Kurzgefasstes Lehrbuch der gerichtlichen Psychiatrie

für Mediziner und Juristen

Von

Prof. Dr. J. Raecke

Frankfurt a. M.

Wiesbaden

Verlag von J. F. Bergmann

1919

ISBN-13: 978-3-642-90283-3   e-ISBN-13: 978-3-642-92140-7
DOI: 10.1007/978-3-642-92140-7

Vorwort.

Das vorliegende Lehrbuch ist aus eigenen Vorlesungen über das Gebiet der gerichtlichen Psychiatrie hervorgegangen, welche für Medizin-Studierende, Ärzte und Juristen zu verschiedenen Zeiten gehalten worden sind. Leitender Gesichtspunkt war bei seiner Abfassung die Forderung nach möglichster Übersichtlichkeit und Kürze ohne Beeinträchtigung des Verständnisses oder Auslassung des für den Praktiker Notwendigen. Grundsätzlich ist daher jeder überflüssig erscheinende Ballast vermieden worden. Die Zahl der Beispiele ist eingeschränkt und nur ein Teil von ihnen ist ohne Kürzungen gebracht worden, um dem Anfänger Muster zu bieten. Die meisten Fälle betreffen eigene Begutachtungen, doch sind einzelne besonders charakteristische Beispiele den Krankenakten der Frankfurter Psychiatrischen Klinik entnommen worden mit Genehmigung von Herrn Geh.-Rat Prof. Sioli, dem ich auch an dieser Stelle meinen Dank sage.

Ferner musste im Interesse der Raumersparnis auf eine erschöpfende Literaturübersicht, auf die Verwertung fremder Kasuistik und auf die Wiedergabe abweichender Anschauungen anderer Autoren grundsätzlich verzichtet werden. Die im Schlussverzeichnisse zusammengestellten Arbeiten, auf welche im Texte nur mit Ziffern hinverwiesen wird, dürften aber dem Leser zur weiteren Orientierung über ihn besonders interessierende Fragen zunächst genügen.

Für die gesamte Anordnung des Stoffes war die Überlegung massgebend, dass es in foro stets in erster Linie darauf ankommt, überhaupt festzustellen, ob geistige Störung vorliegt. Demgemäss enthält der 2. Hauptteil eine ausführlichere Beschreibung der möglichen Zustandsbilder und Würdigung ihrer gerichtsärztlichen Bedeutung, während der 3. Hauptteil sich auf eine mehr gedrängte Darstellung der klinischen Verlaufsformen psychischer Erkrankungen beschränkt.

Neben den ausgezeichneten grossen Handbüchern der gerichtlichen Psychiatrie, welche wir heute bereits besitzen, und die hier im Literaturverzeichnisse durch besonderen Druck hervorgehoben sind, darf vielleicht auch dieses bescheidenere kurzgefasste Lehrbuch sich brauchbar erweisen.

Frankfurt a. M., 30. August 1919.

Raecke.

Inhaltsverzeichnis.

2. Hauptteil.

Ärztliche Aufgaben des psychiatrischen Sachverständigen.

1. Teil.
Die Untersuchung des Geisteszustandes.

2. Teil.
Die wichtigsten psychotischen Symptomenkomplexe.

3. Hauptteil.

Übersicht über die Verlaufsformen der Geisteskrankheiten.

Beispiele.

(Die mit * bezeichneten sind ausführlich wiedergegeben.)

Verzeichnis
der erwähnten Gesetzesparagraphen.

Reichsstrafgesetzbuch (St. G. B.)

§ 51	Seite	2	§ 58	Seite	18	§ 217	Seite	88
§ 55	„	16	§ 175	„	207	§ 224	„	25
§ 56	„	16	§ 176	„	24	§ 225	„	26

Militärstrafgesetzbuch (M. St. G. B.)

§ 2	Seite	18	§ 49	Seite	18

Militärstrafgerichtsordnung (M. St. G. O.)

§ 217	Seite	19

Strafprozessordnung (St. P. O.)

§ 56	Seite	27	§ 81	Seite	9	§ 260	Seite	3
§ 73	„	4	§ 83	„	4	§ 485	„	21
§ 75	„	4	§ 203	„	19	§ 487	„	21
§ 76	„	4	§ 219	„	5	§ 488	„	21
§ 77	„	5	§ 222	„	5	§ 493	„	22
§ 80	„	7	§ 250	„	31			

Bürgerliches Gesetzbuch (B. G. B.)

§ 1	Seite	31	§ 1304	Seite	33	§ 1838	Seite	56
§ 2	„	31	§ 1325	„	71	§ 1906	„	52
§ 6	„	34	§ 1331	„	73	§ 1908	„	53
§ 104	„	32. 58	§ 1333—34	„	72	§ 1910	„	49
§ 105	„	32. 58	§ 1336	„	73	§ 1920	„	51
§ 106—114	„	32	§ 1339	„	72	§ 2229—30	„	64
§ 823—826	„	71	§ 1569	„	73	§ 2238	„	254
§ 827—829	„	70	§ 1583	„	73	§ 2243	„	254
§ 832	„	70	§ 1666	„	56	§ 2253	„	64

Zivilprozessordnung (Z. P. O.)

§ 612	Seite	73	§ 650	Seite	34	§ 671—72	Seite	42
§ 623	„	73	§ 653—55	„	37	§ 675—79	„	43
§ 645	„	34	§ 656	„	38	§ 680—81	„	55
§ 646—47	„	35	§ 658	„	39	§ 683—86	„	55
§ 643	„	34	§ 659—61	„	42	§ 687	„	56
§ 649	„	35	§ 664—65	„	42			

Preussisches Fürsorgeerziehungs-Gesetz (F. E.)

§ 1	Seite	56	§ 5	Seite	57	§ 15	Seite	57
§ 4	„	57	§ 13	„	57			

Einleitung.

Die gerichtliche Psychiatrie handelt von der Stellung des Geisteskranken vor Gericht, mag er nun in einem strafrechtlichen Verfahren der Angeklagte sein, und seine Zurechnungsfähigkeit in Frage kommen, oder mag in einem Zivilprozesse seine Geschäftsfähigkeit, seine Testierfähigkeit als Erblasser angezweifelt werden, mag gegen ihn der Antrag auf Entmündigung oder Ehescheidung schweben. Immer ist in allen diesen Fällen der Richter bei seiner Urteilsfällung auf die Unterstützung des ärztlichen Sachverständigen angewiesen und wird von ihm ein Gutachten einfordern.

Nicht nur der Fachpsychiater, auch der praktische Arzt kann unter Umständen in die Lage geraten, über derartige Gegenstände vor Gericht gehört zu werden, und sollte daher unbedingt über die wichtigsten in Betracht kommenden Bestimmungen und Überlegungen unterrichtet sein. In seiner Sprechstunde erscheinen Angehörige von Geisteskranken und wünschen über juristisch-psychiatrische Grenzfragen belehrt zu werden, bitten um die verschiedensten Atteste oder forschen nach den vermutlichen Aussichten eines von ihnen beabsichtigten Entmündigungsantrages, einer Ehescheidungsklage usw. Hier überall vermag der Arzt einer näheren Kenntnis der gerichtlichen Psychiatrie nicht zu entraten.

Allein nicht weniger wünschenswert ist es, dass auch der Jurist wenigstens eine gewisse Vertrautheit mit diesem Gebiete der medizinischen Wissenschaft erwirbt. Als Strafrichter und vor allem als Entmündigungsrichter kommt er gar nicht selten in die Lage, selbst Fragen an einen Geisteskranken richten zu sollen, um sich ein eigenes Bild von dessen Geisteszustand zu machen. Ferner wird er den Ausführungen ärztlicher Gutachten mit ganz anderem Verständnisse zu folgen vermögen, falls er einen gewissen Begriff von den möglichen Verlaufsformen seelischer Erkrankungen und der hier zu beobachtenden Zustandsbilder besitzt und sich vor allem von den landläufigen Laienirrtümern frei gemacht hat.

Die Erfahrung lehrt, dass für erfolgreiches Zusammenarbeiten des Richters mit dem ärztlichen Sachverständigen gerade die Einsicht in die Schwierigkeiten einer Beurteilung geistiger Ausnahmezustände von wesentlichem Nutzen ist.

---

1. Hauptteil.

Die gerichtlichen Aufgaben des psychiatrischen Sachverständigen.

1. Teil.

Der Geisteskranke in seiner Stellung zum Strafgesetze.

A. Zurechnungsfähigkeit.

1. Der § 51 St. G. B.

In Strafsachen wird der ärztliche Sachverständige vor allem gehört, wenn es sich um die Frage handelt, ob der Angeschuldigte wegen geistiger Erkrankung für sein Vergehen oder Verbrechen nicht verantwortlich gemacht werden kann. Es bestimmt darüber der § 51 des Reichsstrafgesetzbuches (St. G. B.):

> „Eine strafbare Handlung ist nicht vorhanden, wenn der Täter zur Zeit der Begehung der Handlung sich in einem Zustande von Bewusstlosigkeit oder krankhafter Störung der Geistestätigkeit befand, durch welchen seine freie Willensbestimmung ausgeschlossen war."

Der Sachverständige hat also nicht den Beweggründen der Tat in erster Linie nachzuspüren, sondern die gesamte Persönlichkeit des Täters ins Auge zu fassen und festzustellen, ob sich bei ihm eine geistige Erkrankung feststellen lässt. Diese muss aber nicht zu einem beliebigen früheren Zeitpunkte vorhanden gewesen sein oder im Augenblicke der Untersuchung bestehen, sondern sie muss gerade für die Zeit der Begehung der strafbaren Handlung sich erweisen lassen.

Ferner muss sie damals eine ganz bestimmte Stärke erreicht haben, um Straflosigkeit zu bedingen. Nicht jede leichte Abweichung vom Gesunden darf schon als hinreichend gelten. Der erforderliche Grad der Störung wird gekennzeichnet mit dem Relativsatze: „Durch welchen seine freie Willensbestimmung ausgeschlossen war."

Man hat wohl diese im Gesetze gewählte Wendung von ärztlicher Seite bemängelt und eingewandt, eine „freie Willensbestimmung" sei auf

Grund naturwissenschaftlicher Erwägungen überhaupt allgemein, auch bei Gesunden, in Zweifel zu ziehen. Allein auf derartige Überlegungen ist es dem Gesetzgeber gar nicht angekommen.

Es sollte nur die Forderung ausgedrückt werden, dass eine Geistesstörung, um Unzurechnungsfähigkeit zu begründen, einen solchen Grad erreichen müsse, dass sie den regelrechten Ablauf seelischer Prozesse (Fühlen, Denken, Wollen) wesentlich beeinträchtige und dem Patienten jenen Zustand geistiger Gesundheit raube, dem die herrschende Rechtsanschauung die strafrechtliche Verantwortung zuerkennt.

Insofern ist der Relativsatz von ausschlaggebender Bedeutung und darf nicht vom Gutachter unterdrückt werden. Wer an dem Ausdruck „freie Willensbestimmung" allzu grossen Anstoss nimmt, mag hinzufügen: „im Sinne des § 51 St. G. B."

Nebensächlicher ist die Unterscheidung, ob man eine nachgewiesene Geistesumnachtung als „Bewusstlosigkeit" oder „krankhafte Störung der Geistestätigkeit" bezeichnen will. Mit „Bewusstlosigkeit" ist natürlich vom Gesetzgeber nicht etwa eine tiefe Ohnmacht oder ein Koma gemeint, da hier Handlungen überhaupt nicht mehr stattfinden, sondern vielmehr eine gewisse Bewusstseinstrübung, also schliesslich dasselbe, was „krankhafte Störung der Geistestätigkeit" auch ausdrückt.

Unter die „nicht" krankhafte Bewusstlosigkeit sollten Zustände fallen wie Trunkenheit, Schlaftrunkenheit, Nachtwandeln, Fieberdelirien, abnorme Zustände der Gebärenden und mancher Vergifteten. Da der Psychiater aber auch diese Ausnahmezustände zu den „krankhaften Störungen der Geistestätigkeit" zählt, so würde letztere Wendung vollauf genügen.

Immer halte man sich vor Augen, dass der Richter und nicht der Sachverständige nach unserer Gesetzgebung zu entscheiden hat, ob im gegebenen Falle die freie Willensbestimmung ausgeschlossen war oder nicht.

Der Richter trägt die Verantwortung für das Urteil, das er auf Grund freier Beweiswürdigung spricht, und ist so wenig an das Gutachten des Sachverständigen gebunden, als an die beeidigte Aussage irgend eines Zeugen.

Im § 260 der Strafprozessordnung (St. P. O.) heisst es darüber:

> „Über das Ergebnis der Beweisaufnahme entscheidet das Gericht nach seiner freien, aus dem Inbegriffe der Verhandlung geschöpften Überzeugung."

Demgemäss sind die Bestimmungen geistiger Krankheit im § 51 St. G. B. mehr juristischer als medizinischer Art. Der Arzt hätte nach den Motiven des Strafgesetzbuches zunächst zu untersuchen, ob Krankheit vorhanden war oder nicht, und im letzteren Falle sich aller weiteren Erörterungen zu enthalten! Schon die Beantwortung der Frage nach der freien Willensbestimmung wäre streng genommen kaum mehr eine ärztliche Aufgabe. Allein der Richter braucht unter allen Umständen eine nähere Kennzeichnung des Grades der krankhaften Störung und der Sachverständige selbst wird wenigstens in Fällen, wo er Unzurechnungsfähigkeit nicht annehmen mag, sich durch Verneinung der Aufhebung der freien Willensbestimmung gegen Einwürfe der Verteidigung am besten decken.

Andererseits beruhen die Widersprüche zwischen verschiedenen Sachverständigen begreiflicherweise nicht selten darauf, dass sie trotz allgemeiner Übereinstimmung in der medizinischen Auffassung des Falles über die Frage des Grades der Störung und des Vorhandenseins der freien Willensbestimmung sich nicht einigen können.

Das nähere Eingehen des Sachverständigen auf die Einzelheiten der Tat hat erst im Anschluss an die Schilderung der geistigen Gesamtpersönlichkeit des Täters zu erfolgen. Falsch wäre es, wollte der Arzt allein aus der Art der Tat Schlüsse über den Geisteszustand des Täters ableiten.

Ladung.

Staatsanwaltschaft, Untersuchungsrichter und Vorsitzender des Gerichtes können die Zuziehung eines oder mehrerer Sachverständigen veranlassen. Im § 73 St. P. O. wird vorgeschrieben:

„Die Auswahl der zuzuziehenden Sachverständigen und die Bestimmung ihrer Anzahl erfolgt durch den Richter.

Sind für gewisse Arten von Gutachten Sachverständige öffentlich bestellt so sollen andere Personen nur dann gewählt werden, wenn besondere Umstände es erfordern.“

§ 83 St. P. O. besagt:

„Der Richter kann eine neue Begutachtung durch dieselben oder durch andere Sachverständige anordnen, wenn er das Gutachten für ungenügend erachtet.

Der Richter kann die Begutachtung durch einen anderen Sachverständigen anordnen, wenn ein Sachverständiger nach Erstattung des Gutachtens mit Erfolg abgelehnt ist.

In wichtigeren Fällen kann das Gutachten einer Fachbehörde eingeholt werden.“

Für Preussen kommen hier die Provinzial-Medizinalkollegien und als oberste Instanz die wissenschaftliche Deputation für das Medizinalwesen in Berlin in Betracht.

§ 75 St. P. O. verlangt:

„Der zum Sachverständigen Ernannte hat der Ernennung Folge zu leisten, wenn er zur Erstattung von Gutachten der erforderten Art öffentlich bestellt ist, oder wenn er die Wissenschaft, die Kunst oder das Gewerbe, deren Kenntnis Voraussetzung der Begutachtung ist, öffentlich zum Gewerbe ausübt, oder wenn er zur Ausübung öffentlich bestellt oder ermächtigt ist.

Zur Erstattung des Gutachtens ist auch derjenige verpflichtet, welcher sich zu derselben vor Gericht bereit erklärt hat.“

§ 76 St. P. O.:

„Dieselben Gründe, welche einen Zeugen berechtigen, das Zeugnis zu verweigern, berechtigen einen Sachverständigen zur Verweigerung des Gutachtens. Auch aus anderen Gründen kann ein Sachverständiger von der Verpflichtung zur Erstattung des Gutachtens entbunden werden.

Die Vernehmung eines öffentlichen Beamten als Sachverständigen findet nicht statt, wenn die vorgesetzte Behörde des Beamten erklärt, dass die Vernehmung den dienstlichen Interessen Nachteil bereiten würde."

§ 77 St. P. O. bedroht mit Strafen:

„Im Falle des Nichterscheinens oder der Weigerung eines zur Erstattung des Gutachtens verpflichteten Sachverständigen wird dieser zum Ersatze der Kosten und zu einer Geldstrafe bis zu dreihundert Mark verurteilt. Im Falle wiederholten Ungehorsams kann noch einmal eine Geldstrafe bis zu sechshundert Mark erkannt werden.

Die Festsetzung und Vollstreckung der Strafe gegen eine dem aktiven Heere oder der aktiven Marine angehörende Militärperson erfolgt auf Ersuchen durch das Militärgericht."

Aber auch eine Ladung durch den Angeklagten selbst kann der Sachverständige unter Umständen nicht ablehnen. Es heisst im

§ 219 St. P. O.:

„Lehnt der Vorsitzende den Antrag auf Ladung einer Person ab, so kann der Angeklagte die letztere unmittelbar laden lassen. Hierzu ist er auch ohne vorgängigen Antrag befugt.

Eine unmittelbar geladene Person ist nur dann zum Erscheinen verpflichtet, wenn ihr bei der Ladung die gesetzliche Entschädigung für Reisekosten und Versäumnis bar dargeboten oder deren Hinterlegung bei dem Gerichtsschreiber nachgewiesen wird. . ."

Liegt der Ladungstermin so ungünstig, dass der Sachverständige durch dessen Wahrnehmung erheblich in seiner beruflichen Tätigkeit behindert wird, so empfiehlt es sich für ihn, sogleich an das Gericht zu schreiben und unter Darlegung der Gründe um eine Verlegung des Termins zu bitten. Diesem Antrage wird in den meisten Fällen stattgegeben werden.

Ist das persönliche Erscheinen des Sachverständigen voraussichtlich infolge seiner Kränklichkeit oder weiten Entfernung bei schlechter Reiseverbindung für ungewisse Zeit in Frage gestellt, so darf nach § 222 St. P. O. auch seine kommissarische Vernehmung durch einen beauftragten oder ersuchten Richter erfolgen.

Die Zuziehung des psychiatrischen Sachverständigen geschieht in der Regel in der Weise, dass er vom Gerichte eine Vorladung erhält mit der Auflage, den Angeschuldigten auf seinen Geisteszustand vorher zu untersuchen. Mitunter wird auch zunächst die Einreichung eines schriftlichen Gutachtens verlangt und erst nach dessen Erstattung die mündliche Verhandlung festgesetzt.

Begutachtung.

Waren dem gerichtlichen Ersuchen die Strafakten nicht beigefügt, wird es Aufgabe des Sachverständigen sein, sich Einblick in diese zu verschaffen, indem er bei ausreichender Frist schriftlich um ihre Zusendung einkommt oder, sofern die Zeit drängt, sie auf der Gerichtsschreiberei einsieht. Niemals lasse man sich darauf ein, Begutachtungsfälle erst aus der mündlichen Hauptverhandlung selbst kennen zu lernen.

a) Akteneinsicht.

Gründliche Aktenkenntnis ist als Unterlage des Gutachtens zu verlangen. In der Regel vermag man schon aus der Art der Tat, dem Verhalten des Angeschuldigten bei seinen ersten Vernehmungen, den Aussagen mancher Zeugen einen ersten allgemeinen Eindruck darüber zu gewinnen, in welcher Richtung sich die psychiatrische Untersuchung voraussichtlich zu bewegen hat. Liegt ein besonders verwickelter Fall vor mit sehr umfangreichen Akten, verschafft man sich bisweilen am schnellsten eine Übersicht, wenn man zuerst Tatbericht und Anklageschrift heraussucht und die übrigen Akten von rückwärts durchblättert. Dann erst beginnt man die gründliche Akteneinsicht mit mehr Nutzen und wird nicht durch später als überflüssig Erkanntes aufgehalten.

Wichtig sind alle die Punkte, welche die Herbeiführung einer psychiatrischen Begutachtung schliesslich veranlasst haben. Bald sind das Beobachtungen und Erwägungen von richterlicher Seite über auffallendes Benehmen, bald Mitteilungen der Angehörigen und Bekannten über frühere Zeichen geistiger Störung, schwere erbliche Belastung, Kopfverletzungen u. dergl., bald hat erst der Schriftsatz des Verteidigers entlastendes Material in dieser Richtung zusammengetragen.

Allein nicht selten sind gerade die für den Psychiater wertvollsten Erscheinungen bisher unbeachtet geblieben, sind nur zwischen den Zeilen zu lesen, bedürfen näherer Herausarbeitung. An allen derartigen bemerkenswerten Stellen, die noch nach Klärung verlangen, wie auch an den wichtigsten Aussagen der Zeugen lege man sich sogleich Zeichen ein und mache sich dann einen chronologisch geordneten Übersichtsplan über das Vorleben des zu Untersuchenden, die Vorgänge der Tat usw. Erst dann gehe man an die persönliche Exploration.

b) Vorbesuche.

Befindet sich der Angeschuldigte auf freiem Fusse, kann man ihn zu sich in die Sprechstunde bestellen. Will man ihn aufsuchen, tut man im allgemeinen gut, ihn über den Zeitpunkt zu benachrichtigen, damit er zuhause bleibt. Trifft man ihn dann doch nicht, vermag man den Vorbesuch immerhin in Rechnung zu stellen. Für 3 Vorbesuche darf man ohne weiteres liquidieren. Übrigens empfehlen sich manchmal gerade überraschende Besuche ohne vorherige Ankündigung, weil sie allerlei interessante Einblicke gewähren.

Befindet sich dagegen der zu Untersuchende in Haft, so ist es am sichersten, sich vom Untersuchungsrichter eine Besuchserlaubnis ausstellen zu lassen. Doch genügt in der Regel schon das Vorzeigen der Ladung mit dem Auftrage zur Begutachtung des Geisteszustandes.

Ausnahmsweise geschieht es wohl, dass der Sachverständige so kurzfristig geladen wird, dass er keine Möglichkeit mehr hat, noch vor dem Termine einen Vorbesuch zu machen. Er kann dann wenigstens versuchen, vor Beginn der Verhandlung den Angeklagten zu sprechen und in einem Nebenzimmer rasch zu untersuchen. Oder aber er wird den

Vorsitzenden um Einlegung einer Pause zu diesem Zwecke bitten. (Über Untersuchung und Exploration siehe Seite 97.)

Namentlich, wenn ein schriftliches Gutachten verlangt worden ist, mache der Sachverständige, dem bei Akteneinsicht und eigener Exploration einzelne wesentlichere Punkte als ungenügend geklärt erschienen, von seinem Rechte Gebrauch, selbst Anträge auf Vernehmung weiterer Zeugen zu stellen. Dem Antrage sind die Untersuchungsakten beizufügen mit der Bitte um Rückgabe nach Anstellung der Erhebungen. Stets ist anzuraten, dass der Gutachter die von ihm gewünschten Fragen genau vorschreibt, da er sonst kaum brauchbare Auskunft erlangen wird. Einziehung von Vorakten, von Krankenblättern über früheren Anstaltsaufenthalt, von Schulzeugnissen, Militärpapieren u. dgl. ist ebenfalls zu beantragen.

Hat der Sachverständige selbst von Angehörigen, Freunden, Lehrherren, Vorgesetzten usw. des zu Untersuchenden wichtige anamnestische Angaben erhalten, so geht es nicht an, dass er diese unbeeidigten Behauptungen einfach in seinem Gutachten mitverarbeitet. Er beantrage vielmehr die richterliche Vernehmung seiner Gewährsmänner über die von ihm genau aufzuführenden Punkte. Oft macht er dann die Erfahrung, dass unter Eid die Aussagen erheblich eingeschränkt werden.

c) Hauptverhandlung.

Während der mündlichen Verhandlung mache der Sachverständige von seinem Rechte Gebrauch, nicht nur der Vernehmung des Angeklagten und der Zeugen beizuwohnen, sondern auch (nach dem Richter) selbst alle Fragen zu stellen, die ihm geeignet erscheinen, den Fall weiter zu klären. Bisweilen lassen sich da z. B. von Augenzeugen der Tat höchst wertvolle Mitteilungen über Aussehen und Gebaren des Täters herausholen, die in den Akten fehlten und nun einen Dämmerzustand, eine halluzinatorische Erregung u. dgl. m. wahrscheinlich machen.

Alle die hier aufgezählten Rechte des Sachverständigen stützen sich auf § 80 St. P. O., welcher lautet;

„Dem Sachverständigen kann auf sein Verlangen zur Vorbereitung des Gutachtens durch Vernehmung von Zeugen oder des Beschuldigten weitere Aufklärung verschafft werden.

Zu demselben Zwecke kann ihm gestattet werden, die Akten einzusehen, der Vernehmung von Zeugen oder des Beschuldigten beizuwohnen und an dieselben unmittelbar Fragen zu stellen.“

Nach Beendigung der Zeugenvernehmungen hat der Gutachter mündlich sein Gutachten zu erstatten. Er tritt vor den Richtertisch, gibt seine Personalien (Vorname, Alter, Beruf, Konfession) an und wird vereidigt oder erklärt, er gebe sein Gutachten ab unter Berufung auf den ein für allemal geleisteten Sachverständigeneid. Dann muss er frei sein Gutachten vortragen. (Vergl. Seite 10.) Hatte er bereits ein schriftliches Gutachten erstattet, so darf er sich dieses zur Auffrischung seines Gedächtnisses vorher aus den Akten geben lassen und durchsehen. Dagegen ist Ablesen nicht erlaubt. Es ist immer zweckmässig sich eine Disposition einzuprägen, um nichts Wesentliches zu vergessen. Die Ergebnisse der Verhandlung sind aber mitzuverwerten. Mitunter wird der Gutachter sogar unter ihrem Einflusse zu einem anderen Schlusse kommen, als er vorher angenommen hatte. Es ist gut, den § 51 St. G. B. auswendig zu wissen, da er in bejahendem oder verneinendem Sinne am Ende des Gutachtens anzuführen ist.

Langatmige Betrachtungen sind zu vermeiden. Vorgeschichte, Befund, Urteil sind möglichst knapp und verständlich vorzutragen. Hier zeigt sich vorzugsweise die Geschicklichkeit des Gutachters in übersichtlicher Anordnung des Stoffes und überzeugender Beweisführung. Nie sage er mehr, als er sicher begründen kann.

In der Regel hat der Sachverständige nach Erstattung des mündlichen Gutachtens dem Richter, Staatsanwalt und Verteidiger noch einige Fragen zu beantworten. Dabei muss er dann auf seiner Hut sein, dass er sich nicht durch verfängliche Fragen weiter treiben lässt, als er ursprünglich beabsichtigte, sondern sorgsam auf dem Boden seines Gutachtens bleibt. Damit ist seine Tätigkeit beendet. Zu den Plaidoyers zu bleiben, auf die er doch nicht antworten darf, wenn ihm etwa seine Ausführungen entstellt oder bemängelt werden sollten, hat für ihn keinen Zweck. Gewöhnlich wird ihm daher seine Bitte um Entlassung jetzt ohne Anstand gewährt. Nur in besonders verwickelten Fällen und bei Schwurgerichtsverhandlungen, wo öfters spätere Zweifel der Geschworenen auftauchen und zu weiteren Fragen an den Sachverständigen Veranlassung geben, pflegt er zurückgehalten zu werden.

Sachverständiger Zeuge.

Hatte der Sachverständige aus eigenem Wissen neue, vorher nicht bekannte Tatsachen mitgeteilt, so erfolgt, neben seiner Vereidigung als Sachverständiger, die als sachverständiger Zeuge. Ist dagegen der Arzt überhaupt nur als sachverständiger Zeuge geladen worden, hüte er sich mehr als die von ihm beobachteten nackten Tatsachen zu bekunden. Wünscht der Richter von ihm auch Urteile, die er lediglich auf Grund seiner medizinischen Wissenschaft zu fällen vermag, so mache er darauf aufmerksam, dass es sich hier schon um ein Gutachten handeln würde. Er ist dann auch als Sachverständiger zu vereidigen und darf als solcher liquidieren. Anderenfalls hätte er nur Anspruch auf Zeugengebühren oder müsste doch erst seine Ansprüche durchfechten.

d) Anstaltsbeobachtung.

Nicht immer ist es möglich, durch einige wenige Untersuchungen zu einem befriedigenden Verständnis des Falles zu gelangen. Erst längere Beobachtung in einer dazu eingerichteten Anstalt verspricht Aussicht auf Klarlegung. Dann hat der Sachverständige selbst entweder schriftlich vor Festsetzung eines Termins, oder mündlich in der Hauptverhandlung den Antrag auf Einweisung zu stellen. Es geschieht das nach § 81 St. P. O.:

„Zur Vorbereitung eines Gutachtens über den Geisteszustand des Angeschuldigten kann das Gericht anf Antrag eines Sachverständigen nach Anhören des Verteidigers anordnen, dass der Angeschuldigte in eine öffentliche Irrenanstalt gebracht und dort beobachtet werde.

Dem Angeschuldigten, welcher einen Verteidiger nicht hat, ist ein solcher zu bestellen.

Gegen den Beschluss findet sofortige Beschwerde statt. Dieselbe hat aufschiebende Wirkung.

Die Verwahrung in der Anstalt darf die Dauer von sechs Wochen nicht übersteigen.“

Also ohne den Antrag des Sachverständigen kann das Gericht diesen Beschluss nicht fassen. Sobald er daher den Eindruck erlangt, dass sich Anstaltsbeobachtung nicht wird umgehen lassen, zögere er nicht mit diesem Antrage, um unnötigen Zeitverlust zu vermeiden. Seinem Antrage wird wohl meist ohne die geringsten Schwierigkeiten stattgegeben werden. Sollten sich von seiten des Verteidigers Bedenken ergeben, lassen sich diese in einer Aussprache gewöhnlich leicht zerstreuen.

Wichtig ist die ausdrückliche Beschränkung der Beobachtungszeit auf 6 Wochen. Sie ist begreiflich, da sie eine zu lange Ausdehnung der Freiheitsentziehung verhindern soll. Indessen wird mit einer solchen recht willkürlichen Zeitbemessung den ärztlichen Wünschen oft nicht genügt. Wenn schon die meisten psychischen Störungen sich innerhalb dieser Frist bei Beobachtung im Wachsaal und unter Aufsicht von geübtem Personal durch den Facharzt hinreichend klarlegen lassen, gibt es immerhin gewisse Fälle von schleichend sich entwickelnder Psychose (Hebephrenie, Dementia senilis usw.), wo grössere Zeitabschnitte erforderlich wären. Auch epileptische Anfälle sind nicht stets in 6 Wochen festzustellen. Der Sachverständige muss dann eben offen darauf hinweisen, dass die betreffende Möglichkeit von ihm nicht ausgeschlossen werden kann, wenn ihm auch einstweilen sichere Anhaltspunkte für seinen Verdacht fehlen. Hat in einem Strafverfahren die sechswöchige Beobachtung nach § 81 St. P. O. einmal stattgefunden, können später zugezogene Sachverständige und Fachbehörden sie nicht wieder beantragen.

Während der Einweisungszeit durch die Beobachtung festgestellte neue Tatsachen hat der Gutachter in seiner Eigenschaft als Sachverständiger erlangt und braucht über diese nicht noch besonders als Zeuge gehört zu werden. Stellt sich eine Geisteskrankheit heraus, welche die Haftfähigkeit in Frage stellt (vergl. S. 21), empfiehlt es sich, vor Ablauf der 6 Wochen dem Gerichte darüber Mitteilung zu machen, damit der

Kranke nicht erst in die Untersuchungshaft zurückgebracht werden muss. Gelingt es, in einer kürzeren Frist als 6 Wochen zu einem befriedigenden Ergebnisse zu gelangen, so teile man das dem Gerichte sogleich mit, um Zeit und Kosten zu sparen. In der Regel aber erweist es sich als ratsamer, die zur Verfügung stehende Beobachtungszeit voll auszunutzen.

War der Antrag nach § 81 erst in der Hauptverhandlung gestellt worden, so muss die vertagte Verhandlung später zu Ende geführt werden. Geschah der Antrag bereits im Vorverfahren, lässt sich dieses bei Feststellung von Unzurechnungsfähigkeit wegen Geisteskrankheit sogleich einstellen.

e) Schriftliches Gutachten.

Nach Klärung des Falles durch Beschaffung einer aktenmässigen Vorgeschichte und gründlicher eigener Untersuchung bzw. Beobachtung in der Anstalt hat der Sachverständige eine kurze gutachtliche Äusserung, oder ein ausführliches und wissenschaftlich begründetes Gutachten zu erstatten. Es ist darin seine Aufgabe, erstens auf Grund seiner Fachkenntnisse die gesamte Sachlage in verständlicher Weise darzulegen und, wenn angängig, die Diagnose zu stellen, zweitens den Grad der geistigen Störung zur Zeit der Begehung der strafbaren Handlung abzuschätzen und Vorliegen des § 51 St. G. B. zu bejahen oder zu verneinen. Beides sollte zwar in erschöpfender, aber doch möglichst knapper Form geschehen.

Man hüte sich daher im Gutachten vor allem unnötigen Beiwerk wie Literaturangaben, Schulstreitereien, diagnostischen Spitzfindigkeiten. Stets bedenke man, dass ein solches Gutachten keine blosse wissenschaftliche Arbeit darstellt und sich nicht auf ein theoretisches Für und Wider zu beschränken hat, sondern für einen ganz bestimmten praktischen Zweck, nämlich die Urteilsfindung im speziellen Falle, dem Richter die geeigneten Handhaben zu bieten hat. So sollte man auch zu einem eindeutigen und brauchbaren Ergebnisse zu gelangen suchen und dieses klar und uneingeschränkt aussprechen, oder aber man sollte offen eingestehen, dass man dazu nicht imstande ist. Einzelne Ausnahmen wird es natürlich immer geben.

Mit dieser Forderung verträgt sich sehr wohl die andere, dass der Sachverständige sich niemals durch sein Gefühl verleiten lassen darf, mehr zu behaupten, als er tatsächlich zu beweisen imstande ist, sei es unmittelbar durch eigene Beobachtung, sei es mit Hilfe beeidigter Zeugenaussagen. In letzterem Falle ist deutlich zum Ausdruck zu bringen, wieweit die Verwertung solcher Aussagen für das ärztliche Urteil leitend gewesen ist.

Aus den Darlegungen hier erhellt bereits, dass derjenige Täter am leichtesten zu begutachten ist, dessen Geisteszustand zur Zeit der Tat aller Wahrscheinlichkeit nach ungefähr der gleiche war, wie während der Untersuchung durch den Sachverständigen. In erster Linie ist das bei den Strafhandlungen chronisch Geisteskranker zu erwarten. Dagegen sind am schwierigsten rasch ablaufende transitorische Bewusstseinsveränderungen zu beurteilen, welche der Sachverständige persönlich überhaupt nicht zu Gesicht bekommen hat, sondern nachträglich aus der Schilderung von Laien zu erschliessen gezwungen ist.

Das Gutachten selbst zerfällt vorteilhaft in 3 durch Überschriften und Absätze deutlich gegliederte Teile: Vorgeschichte, eigene Beobachtung und Gutachten.

Stets beginne man mit der Vorgeschichte, wie sie sich aus den Akten mit Einschluss der selbst veranlassten Erhebungen ergibt. Man befleissige sich hier gedrängtester Kürze, führe möglichst nur das für die späteren Schlussfolgerungen Bedeutsame an und verweise im übrigen auf das dem Richter sattsam bekannte Aktenmaterial. Es ist ein Ausfluss von Bequemlichkeit und für den Richter ziemlich wertlos, wenn statt einer übersichtlich geordneten Vorgeschichte lediglich eine wahllose Aktenabschrift geliefert wird. Persönliche Auskünfte, welche der Arzt eingezogen hatte, bedürfen der zeugeneidlichen Bestätigung, ehe sie als zuverlässige Grundlage gutachtlicher Folgerungen benützt werden dürfen. (Vgl. S. 7.)

Die eigene Beobachtung beginne mit einem genauen körperlichen Untersuchungsbefunde. Angabe des Lebensalters sollte nicht vergessen werden. Darauf folgen Prüfung der geistigen Fähigkeiten und Schilderung des gesamten Verhaltens. Einzelne charakteristische Antworten sind wortgetreu niederzuschreiben. Überhaupt empfiehlt sich an den wichtigsten Stellen der Exploration wörtliche Wiedergabe von Fragen und Antworten, während seitenlange Mitteilung von Äusserungen in indirekter Rede nur ermüdend wirkt und kein eindrucksvolles Bild gewährt

Allein nur, wenn die gesamte Untersuchung sich in einigen wenigen Vorbesuchen vollzogen hat, sollte man die ungekürzten Protokolle einfügen. Nach mehrwöchiger Anstaltsbeobachtung wirkt die ungekürzte Krankheitsgeschichte meist als überflüssiger Ballast, und der Eindruck der Darstellung leidet unter der Fülle des Nebensächlichen.

Den dritten Hauptteil bildet das eigentliche Gutachten, das die Verarbeitung der beiden voraufgehenden Abschnitte zu einer einheitlichen Gesamtauffassung und die ärztlichen Schlussfolgerungen bringt. Seine sorgsamste Ausführung sei dem Sachverständigen ganz besonders anempfohlen. Es zerfällt, wie schon oben erwähnt wurde, einmal in den Nachweis geistiger Störung überhaupt, und zweitens in die Abschätzung des Grades dieser Störung zur Zeit der Begehung der Tat. Der Fassung des ärztlichen Urteils ist der Wortlaut des § 51 St. G. B. möglichst genau zugrunde zu legen. Der Grad der wissenschaftlichen Überzeugung, mit dem der Gutachter zu seinen Ergebnissen gelangt ist, drückt sich in der Form der Fassung aus.

Man wird also etwa sagen: „1. N. N. ist geisteskrank und leidet an — — —. 2. Mit an Gewissheit grenzender Wahrscheinlichkeit (mit überwiegender Wahrscheinlichkeit) ist anzunehmen, dass N. N. zur Zeit der Begehung der ihm zur Last gelegten strafbaren Handlung sich in einem Zustande krankhafter Störung der Geistestätigkeit befunden hat, durch welchen die freie Willensbestimmung ausgeschlossen war.“

Weniger befriedigend wäre eine Lösung, welche nur mit der „Möglichkeit“ einer Ausschliessung der freien Willensbestimmung sich begnügen wollte. Hier bevorzuge man lieber die Fassung: „Es bestehen aus den und den Gründen Zweifel (begründete Bedenken) an der Zurechnungsfähigkeit.“ Die einzelnen Punkte, welche für und gegen eine solche Annahme sprechen, sind dann getrennt anzuführen. So erhält der Richter Gelegenheit, an der Hand der vom Sachverständigen gelieferten Unterlagen selbst die Erheblichkeit der aufgezählten Bedenken nachzuprüfen, ehe er sich entscheidet, ob er sie sich zu eigen machen will. Hat er ebenfalls Zweifel an der Zurechnungsfähigkeit, muss er nach dem alten Satze in dubio pro reo auf Freisprechung erkennen. Eine Entscheidung des Reichsgerichtes hat ausdrücklich anerkannt, dass es auf die Feststellung ankommt, ob bei dem Angeklagten Geisteskrankheit völlig ausgeschlossen ist!

Indessen dem Richter, welcher die Verantwortung für sein Urteil trägt, steht die freie Beweiswürdigung zu. Der Sachverständige braucht sich nicht gekränkt zu fühlen, wenn der Richter seiner persönlichen Überzeugung folgend anders entscheidet, als es den Ansichten des Sachverständigen entspricht. Dieser steht völlig unbeteiligt dem Verlaufe und Ausgange des Verfahrens gegenüber. Seine wissenschaftliche Überzeugung wird durch das Urteil nicht berührt. Hat er einen Angeklagten als geistesgestört angesehen, wird er das nach dessen Verurteilung auch weiterhin tun. Der Richter hat nur durch seinen Spruch ausgedrückt, dass ihm der Grad der geistigen Störung zur Zeit der Tät kein solcher gewesen zu sein scheine, wie er nach herrschender Rechtsanschauung, d. h. Anschauung von Laien, die Aufhebung der Verantwortlichkeit bedingen würde.

Ein nicht ganz seltener Fehler psychiatrischer Anfänger ist, dass sie bei der gerichtlichen Begutachtung nicht anders verfahren, als handle es sich lediglich um die wissenschaftliche Suche nach der Diagnose. Ist die Form der Geisteskrankheit festgestellt, halten sie schon ihre Aufgabe für erledigt und folgern ohne weiteres die Unzurechnungsfähigkeit. Der Richter muss aber gerade den näheren Nachweis wünschen, dass eben zur Zeit der Begehung der Tat die betreffende Geistesstörung den vom Gesetzgeber verlangten Grad erreicht hatte. Je nach der Sachlage wird dieser Nachweis schon mit wenigen Worten zu erbringen sein oder aber den weitaus schwierigsten Teil des ganzen Gutachtens bedeuten.

Da der medizinische Sachverständige nur zugezogen ist, um sich über den Geisteszustand zu äussern, bedarf es kaum des Hinweises, dass es nicht seine Aufgabe ist, zur Schuldfrage Stellung zu nehmen. Bei jedem derartigen Übergriffe setzt er sich der Möglichkeit schroffster Zurückweisung aus. Indessen kann es doch verwickelt liegende Fälle geben, in denen er sich vielleicht eine andere persönliche Auffassung bildet, als die Anklagebehörde vertritt. Hier sind bei im übrigen streng auf das ärztliche Gebiet beschränkten Erörterungen vorsichtige Wendungen zweckmässig, wie: „Wenn der Beschuldigte die ihm zur Last gelegte Handlung begangen hat, so . . . . .“

An dieser Stelle sei auch die Möglichkeit gestreift, dass ein Angeklagter, der seine Unschuld beteuert, durch Freispruch nach § 51 mit dem Odium der Gemeingefährlichkeit belastet werden kann, während er als Geistesgesunder vielleicht wegen mangelnder Beweise freigesprochen worden wäre. Doch darf sich der Sachverständige durch solche Überlegungen nicht in seiner pflichtgemässen Stellungnahme beirren lassen.

Ausführliche Beispiele von Begutachtung der Zurechnungsfähigkeit sind ausser dem nachstehend angeführten noch die Fälle 12, 14, 34.

Lit. Nr. 116, 169, 190, 192, 339.

Beispiel 1.

(Betrug bei angeborenem Schwachsinn mit epileptischen Anfällen. Unzurechnungsfähig.)

Auf Ersuchen des Schöffengerichts beehre ich mich in der Strafsache gegen den Hilfsarbeiter Gustav S., wegen Betrugs über dessen Geisteszustand nachstehendes Gutachten zu erstatten.

Zur Verfügung standen:

1. Die Akten des Amtsgerichts.
2. Die Feststellungen der Zentrale für private Fürsorge.
3. Eigene Beobachtung.

Vorgeschichte.

Der 23jährige Hilfsarbeiter Gustav S. ist angeklagt, in 6 Fällen Betrug verübt zu haben. Er fiel dadurch auf, dass er ungetragene Kleidungsstücke versetzte. Bei seiner Festnahme erklärte er, er habe die Sachen ohne Wissen seines Vaters in dessen Namen geholt. Auch habe er seinem Bruder eine Uhr entwendet und versetzt. Später räumte er ein, auch die Uhr auf den Namen seines Vaters in einem Geschäft entnommen zu haben. Der Vater weigerte sich, für seinen Sohn aufzukommen, da dieser immer wieder dieselben Sachen mache. Gustav habe sich eine Woche heimlich umhergetrieben. Er sei geistig minderwertig, stamme von einer nervenschwachen Mutter, leide seit dem 1. Lebensjahre an Krampfanfällen, habe in der Schule nichts geleistet, Lesen und Schreiben nie begriffen, habe es nur bis zur 4. Klasse gebracht. Im Geschäft sei er wegen seiner Dummheit nicht zu verwenden gewesen. Auch in einer Gärtnerei, einem Baugeschäft und einer Fabrik sei es vergeblich mit ihm versucht worden. Nicht einmal die untergeordnetsten Arbeiten habe er dort leisten können.

Seit früher Jugend habe der Angeschuldigte den Trieb, Sachen, die ihm gefielen, fortzunehmen, besonders Uhren. Alle Strafen waren da nutzlos. Ferner habe er die Neigung, sich heimlich zu entfernen und umherzutreiben. Er begehe dann, um sich Geld zu verschaffen, unbedenklich Schwindeleien. Etwaigen Verdienst trage er gleich in Bordelle und Wirtschaften. Der Vater suche ihn mit Erdarbeiten zu beschäftigen, doch zeige Gustav sich dabei sehr faul und arbeitsunlustig.

Nach Feststellung der Zentrale für private Fürsorge hat der Angeschuldigte seit Schulentlassung zum Bummeln und Umhertreiben geneigt, kindischen Schabernack getrieben, angebotene Arbeit nicht angenommen oder, wenn er einmal anfangs Eifer zeigte, nicht lange ausgehalten, den Gehorsam verweigert. Auf der Beratungsstelle zur Rede gestellt, weinte er wie ein kleines Kind, versprach Besserung, verfiel aber gleich wieder in seine alten Gewohnheiten.

Eigene Beobachtung.

23 jähriger Mensch von Mittelgrösse, kräftigem Körperbau, schlaffer Haltung. Narbe auf der Stirn, angeblich durch Verletzung im Krampfanfall. Abgeflachtes Hinterhaupt. Alle Reflexe erhalten. Zunge frei von Narben. Stockende Sprache. Mund steht meist offen. Schmaler Gaumen. Innere Organe ohne Besonderheiten.

Macht unbeholfen kindischen Eindruck. Drückt sich ungeschickt aus. Auffallend geringe Kenntnisse. Folgende Proben seien angeführt:

Rechnet 3×4 sind 8; 2×3 sind 7; zählt bis 20 richtig, kann aber nicht zurückzählen. $12 + 6$ sind 18; $23 + 8$ sind 40; $7 - 3$ sind 4. (Rechnet an den Fingern); $10 : 2$ sind 5; $12 : 2$ sind 5. Mit Geld rechnet er etwas besser. Wochentage werden vorwärts richtig aufgesagt, rückwärts gelingt nicht. Weihnachten ist „im Winter". Der Tag hat 10 Stunden. Die Stunde hat 20 Minuten. Hingegen kennt er die Uhr. Er kann nicht richtig lesen, kann nur seinen Namen schreiben; Farben nennt er richtig. Er weiss, dass Stehlen verboten ist, kann nicht sagen, warum. Entschuldigt sich, er habe seine Verfehlungen bereut. Weiss, dass er früher zuweilen Krämpfe hatte, habe sich beim Fallen verletzt und Blut gespuckt, nachher geschlafen. Er habe auch öfter Kopfschmerzen. Er könne nur leichte Arbeit machen, wo er nichts zu denken habe. Mit seiner Entmündigung ist er einverstanden: „Meine Eltern wollen das, weil ich so mit dem Geld nicht weiss, und ich will es auch. Dann habe ich einen Mann und bin versorgt." Urteilsfragen werden sehr schlecht beantwortet.

Gutachten.

Aus der eigenen Untersuchung im Zusammenhalt mit den glaubwürdig klingenden Angaben des Vaters und den Feststellungen der Zentrale für private Fürsorge ergibt sich mit Bestimmtheit, dass der Angeschuldigte an angeborenem Schwachsinn ganz erheblichen Grades leidet.

Er hat in der Schule wenig gelernt, es im Leben zu nichts gebracht, vermag die einfachsten Fragen nicht zu beantworten. Wohl beweist er seinen guten Willen, indem er z. B. vorwärts richtig zählt, aber das geschieht rein gedächtnismässig. Schon die etwas Nachdenken erfordernde Umkehr der Zahlenreihe ist ihm nicht möglich. Lediglich mit Geldstücken geht er etwas geschickter um und vermag hier leidlich zusammenzuzählen, weil er das durch die Anforderungen des täglichen Lebens mehr geübt hat. Überhaupt begreift er konkrete Dinge besser, als theoretische Fragen. So hat er Freude an Uhren, liest sie richtig ab, ist sich dagegen völlig unklar, wieviel Stunden der Tag, wieviel Minuten die Stunde hat. Lesen ist ihm fast ganz unmöglich, schreiben kann er nur seinen Namen.

Nach diesem ganzen Befunde handelt es sich um einen hochgradigen angeborenen Schwachsinn, der fast als Idiotie anzusprechen ist. Ob noch zur Zeit Krämpfe bestehen, mag dahingestellt bleiben. Nach der Schilderung hat er wohl epileptische Anfälle gehabt, doch sind die Straftaten nicht derart, dass ein Dämmerzustand in Frage käme. Er erinnert sich ihrer gut, hat sie offenbar mit einer gewissen Überlegung ausgeführt. Sein anfängliches Leugnen geschah nur aus Furcht vor den Folgen.

Die ganze Entwicklung des Denkvermögens ist kaum über die Stufe eines 7 jährigen Kindes hinausgelangt. Ganz oberflächlich ist seine Kenntnis, dass er nicht stehlen und betrügen darf. Eigentliche sittliche Vorstellungen fehlen. Es besteht kein Zweifel, dass, falls morgen die gleiche Versuchung an ihn herantritt, er wieder in gleicher Weise unterliegen würde. Bei seinem Fortlaufen, Umhertreiben, Stehlen und Schwindeln handelt es sich um blosse Triebhandlungen. Er ist als unerziehbar anzusehen und muss wegen seiner gemeingefährlichen Neigungen zu seiner und seiner Umgebung Sicherheit unter vormundschaftliche Aufsicht kommen, eventuell einer geschlossenen Anstalt übergeben werden.

Ich fasse mein Gutachten dahin zusammen:

1. Der Angeschuldigte leidet an hochgradigem Schwachsinn mit Triebhandlungen.
2. Es ist mit Bestimmtheit anzunehmen, dass er sich zur Zeit der Begehung der ihm zur Last gelegten Straftaten in einem Zustande krankhafter Störung der Geistestätigkeit befunden hat, durch welchen die freie Willensbestimmung ausgeschlossen war.

2. Verminderte Zurechnungsfähigkeit.

Unser heutiges Recht kennt zwar eigentlich keine verminderte Zurechnungsfähigkeit. Allein da für die Reform des Strafgesetzbuches eine solche in Aussicht genommen ward, und nicht nur von medizinischer sondern auch von juristischer Seite das Für und Wider vielfach erörtert worden ist, so hat sich neuerdings bei den Gerichten dieser Begriff immer mehr eingebürgert.

Theoretisch ist er zweifellos berechtigt auf Grund der Überlegung, dass die Natur keine Sprünge liebt, und dass fliessende Übergänge vom Gesunden zum Kranken auf seelischem wie körperlichem Gebiete hinüberziehen. Auf diese Weise entsteht notwendig ein breites Grenzgebiet sogenannter psychopathischer Zustände, deren schwierige Beurteilung immer wieder den Wunsch nach einem Mitteldinge zwischen völlig vorhandener und völlig ausgeschlossener Zurechnungsfähigkeit hat lebendig werden lassen.

Auf der anderen Seite ist nicht zu verkennen, dass in der Praxis die Schaffung einer ausdrücklich anerkannten verminderten Zurechnungsfähigkeit auch ihre ernsten Bedenken haben würde. Nur zu leicht könnte Mangel an Erfahrung oder Verantwortungsscheu einen erlösenden Ausweg aus dem gefürchteten Entweder — Oder in der neu eröffneten Möglichkeit erblicken, auch wenn in Wahrheit ein solcher Grenzzustand gar nicht vorliegt. Namentlich bestände die Gefahr, dass tatsächliche Geisteskranke, deren Leiden schwer zu erkennen ist, zu ihrem Nachteil als nur vermindert zurechnungsfähig angesehen und verurteilt würden.

Will man heute einen Menschen, weil er aus krankhaften Gründen nicht in der gleichen Weise wie der gesunde Durchschnittsmensch Versuchungen zu widerstehen oder die Folgen seiner Tat zu übersehen vermag, milder beurteilt wissen, so besitzt in den meisten Fällen der Richter dazu die Möglichkeit, indem er mildernde Umstände als gegeben erachtet. Der Sachverständige muss nur das Bestehen einer solchen Minderwertigkeit in entsprechender Weise dartun. Allerdings sind heute noch nicht für jeden Paragraphen des Strafgesetzbuches mildernde Umstände zugelassen. Vielleicht wäre erst hier die bessernde Hand anzulegen.

Das Bedenken, dass gerade die Gewohnheitsverbrecher, also die gefährlichsten Elemente, am häufigsten einzelne psychopathische Züge besitzen und daher Anspruch auf solche schonungsvollere Behandlung erheben könnten, würde auch durch die Einführung einer besonderen verminderten Zurechnungsfähigkeit nicht beseitigt werden.

Zur Zeit vermeide man besser den im Strafgesetzbuche nicht enthaltenen Ausdruck „verminderte Zurechnungsfähigkeit" und sage etwa: „N. N. ist ein geistig minderwertiger Mensch, der nicht mit demselben Mass gemessen werden darf wie der gesunde Durchschnittsmensch." Im einzelnen lässt sich das dann näher ausführen. Oder es wäre zu erklären: „Falls der Begriff einer verminderten Zurechnungsfähigkeit in unserem Gesetze schon vorgesehen wäre, so würde N. N. aus den und den Gründen darunter fallen."

Lit. Nr. 7, 11, 32, 232, 233, 293.

3. Zurechnungsfähigkeit Jugendlicher.

Kinder unter 12 Jahren sind nach § 55 St. G. B. noch nicht strafmündig; gegen sie kann nur mit erziehlichen Massnahmen vorgegangen werden. Jugendliche nach vollendetem 12. Lebensjahre, aber unter 18 Jahren, gelangen bei leichteren Verfehlungen vor den Jugendrichter (Schöffengericht), sonst vor die Jugendstrafkammer und Schwurgericht. Auf ihre regelwidrigen geistigen Zustände kann neben dem § 51 unter Umständen auch der § 56 St. G. B. Anwendung finden, der lautet:

„Ein Angeschuldigter, welcher zu einer Zeit, als er das zwölfte, aber nicht das achtzehnte Lebensjahr vollendet hatte, eine strafbare Handlung begangen hat, ist freizusprechen, wenn er bei Begehung derselben die zur Erkenntnis ihrer Strafbarkeit erforderliche Einsicht nicht besass.

In dem Urteile ist zu bestimmen, ob der Angeschuldigte seiner Familie überwiesen oder in eine Erziehungs- oder Besserungsanstalt gebracht werden soll. In der Anstalt ist er solange zu behalten, als die der Anstalt vorgesetzte Behörde solches für erforderlich erachtet, jedoch nicht über das vollendete 20. Lebensjahr."

Wie aus dieser Fassung erhellt, wird nicht geradezu eine krankhafte Störung der geistigen Entwicklung vorausgesetzt, sondern überhaupt der Erfahrungstatsache Rechnung getragen, dass die geistige Entwicklung des Kindes eine individuell sehr verschiedene ist und nicht immer mit dem Lebensalter gleichen Schritt hält. Es soll daher bei Jugendlichen, die das 12. Lebensjahr vollendet haben, stets nachgeprüft werden, ob sie geistig schon so entwickelt sind, als ihrem Alter entspricht.

In der Regel wird nun angenommen, der Richter allein könne durch wenige Fragen an den Jugendlichen feststellen, dass dieser die zur Erkenntnis der Strafbarkeit einer Tat erforderliche Einsicht wirklich besitzt. Höchstens wird zur Vervollständigung des Bildes noch ein Lehrer über die geistigen Fähigkeiten seines Schülers gehört. Der ärztliche Sachverständige wird verhältnismässig selten zur Beantwortung der wichtigen Frage der Einsichtsfähigkeit herangezogen. Die Folge davon ist, dass vielfach Gerichtsärzte und Kreisärzte sich an den Gedanken gewöhnt haben, der § 56 gehe sie nichts an, weshalb sie schon bei mässigen Schwachsinnsgraden sich bestrebt zeigen, das schwere Geschütz des § 51 heranzuführen. Und doch dürfte es wenig zweckmässig sein, jedem Jugendlichen, welcher vorübergehend in der geistigen Entwicklung hinter seinen Altersgenossen zurückgeblieben ist, den Stempel der Unzurechnungsfähigkeit wegen Geisteskrankheit anzuheften, weil er sich eine geringfügige Verfehlung hat zu Schulden kommen lassen, für die man ihn wegen seiner Minderwertigkeit nicht verantwortlich machen möchte. Auch ist sehr zu bedenken, dass für Jugendliche mit einem noch in fortschreitender Entwicklung befindlichen Gehirn erziehliche Massnahmen nützlicher sind, als die Ausstellung eines Freibriefes in Form der Unzurechnungsfähigkeit.

Auf Grund solcher Erwägungen ist entschieden anzuraten, sich des § 56 häufiger zu bedienen. Der ärztliche Sachverständige kann das bei leichteren Intelligenzdefekten in der Weise tun, dass er darlegt, der jugendliche Angeschuldigte habe noch nicht die geistige Entwicklungsstufe eines 12jährigen Kindes erreicht. Aber auch bei schwer psychopathischen Individuen ohne ausgesprochenen Intelligenzdefekt ist eine entsprechende Wendung zu finden. So lässt sich beispielsweise darauf aufmerksam machen, dass gegenüber dem bei Psychopathen oft übermächtig entwickelten Triebleben gerade die auf Verstandesreifung und Gewinnung höherer sittlicher Vorstellungen beruhenden Hemmungen durchaus ungenügend ausgebildet sind, ja gelegentlich fast völlig vermisst werden. Da auch dieser Mangel ein Zurückbleiben in der geistigen Entwicklung gegenüber normalen Zwölfjährigen und eine Schädigung der Einsichtsfähigkeit bedeutet, bietet sein Nachweis dem Richter die Handhabe, fehlende Strafmündigkeit anzunehmen. Mancher Jugendrichter pflegt von dieser Möglichkeit recht gerne Gebrauch zu machen.

Nach dem Vorentwurfe zum neuen Strafgesetzbuche soll auf den § 56 verzichtet und dafür das Strafmündigkeitsalter allgemein auf 14 Jahre hinaufgerückt werden. Man mag die erstere Absicht bedauern. Jedenfalls ist der Ausbau eines eigentlichen Jugendstrafrechtes mit grösserer Erweiterung der richterlichen Bewegungsfreiheit und hauptsächlicher Betonung der erziehlichen Massnahmen an Stelle der Sühne dringend anzustreben. Ein Anfang ist gemacht worden mit der bedingten Strafaussetzung bei erstmalig verurteilten Jugendlichen unter 19 Jahren, gegen die auf eine nicht mehr als sechsmonatliche Freiheitsstrafe erkannt worden ist. Bei guter Führung kann endgültige Begnadigung eintreten.

Über Fürsorgeerziehung siehe unter vormundschaftlichen Massnahmen. (Seite 56.)

Steht ein Jugendlicher unter 18 Jahren vor dem Schwurgericht, so muss gesetzlich den Geschworenen zugleich mit der Schuldfrage die Nebenfrage vorgelegt werden, ob der Angeklagte bei Begehung der Tat die zur Erkenntnis ihrer Strafbarkeit erforderliche Einsicht besessen hat. Allein die Belehrung über die Bedeutung dieser Frage erfolgt nur durch den Vorsitzenden des Gerichts; der Sachverständige pflegt kaum darüber gehört zu werden. Damit verliert diese ganze Fragestellung erheblich an Wert.

Lit. vergleiche Nr. 2, 4, 78, 241, 242.

4. Zurechnungsfähigkeit der Taubstummen.

Das Wesentliche an der Taubstummheit ist das Fehlen des Gehörvermögens. Die auf ihm beruhende Stummheit kann durch geeigneten Unterricht weitgehend gebessert werden. Da aber dem ganzen Leiden angeborene oder doch in frühester Jugend erworbene Gehirnstörungen zugrunde zu liegen pflegen, so ist stets mit der Wahrscheinlichkeit einer geistigen Minderentwicklung oder anderen krankhaften Erscheinungen, wie Krampfanfällen, abnormer Erregbarkeit, Neigung zu Wutausbrüchen und Triebhandlungen zu rechnen. Diese Erfahrung soll der § 58 St. G. B. berücksichtigen:

> „Ein Taubstummer, welcher die zur Erkenntnis der Strafbarkeit einer von ihm begangenen Handlung erforderliche Einsicht nicht besass, ist freizusprechen."

Auch hier erfolgt diese Feststellung meist durch den Richter; bei den Schwurgerichten muss den Geschworenen wieder die betreffende Nebenfrage vorgelegt werden. Es ist aber völlig ungenügend, wenn lediglich die Ansicht eines Taubstummenlehrers gehört wird. Nähere Untersuchung durch den psychiatrischen Sachverständigen dürfte oft genug wesentliche Mängel der geistigen Entwicklung und krankhaft bedingte Charaktereigenschaften, wie ungezügelten Jähzorn, launische Haltlosigkeit, Misstrauen bis zum Grade des Beeinträchtigungswahns aufdecken, wo der Lehrer sich auf die Abschätzung der Bildungsfähigkeit beschränkte. Jedenfalls ist zu bedenken, dass selbst der unterrichtete Taubstumme Anspruch auf mildere Beurteilung als der normale Durchschnittsmensch zu beanspruchen hat. Der nicht Unterrichtete hat wohl stets als unzurechnungsfähig zu gelten.

Lit. vergleiche Nr. 153.

5. Zurechnungsfähigkeit im Militärstrafverfahren.

In § 2 des alten Militärstrafgesetzbuches war festgelegt worden:

> „Diejenigen Bestimmungen, welche nach den Vorschriften des Deutschen Strafgesetzbuches in Beziehung auf Verbrechen und Vergehen allgemein gelten, finden auf militärische Verbrechen und Vergehen entsprechende Anwendung."

Die „entsprechende Anwendung" bedeutete hier eine Einschränkung, insofern sie als Schutz gegen eine Gefährdung der Disziplin verlangt worden war. Zwar die Strafausschliessung durch geistige Erkrankung im Sinne des § 51 St. G. B. ist mit der Übernahme dieses Paragraphen voll anerkannt worden. Dagegen hat der § 49 M. St. G. B. ausdrücklich betont, dass selbstverschuldete Trunkenheit bei strafbaren Handlungen gegen die Pflichten der militärischen Unterordnung, sowie bei allen in Ausübung des Dienstes begangenen strafbaren Handlungen keinen Strafmilderungsgrund bilden dürfte.

Hiernach müsste ein schwerer Fall von Trunkenheit anders beurteilt werden wie vor einem bürgerlichen Gerichte, es sei denn, dass sich die Voraussetzungen des § 51 St. G. B., Bewusstlosigkeit oder krankhafte Störung der Geistestätigkeit (Pathologischer Rausch) erweisen liessen. Dann hätte der Sachverständige mit allem Nachdruck das Vorliegen von Unzurechnungsfähigkeit zu vertreten.

Im übrigen sind Aufgaben, Pflichten und Rechte des ärztlichen Sachverständigen die gleichen, wie vor den bürgerlichen Gerichten. Auch die Einweisung des zu Begutachtenden in eine öffentliche Irrenanstalt behufs Beobachtung auf den Geisteszustand ist zu beantragen nach § 217 der Militärstrafgerichtsordnung:

> „Zur Vorbereitung eines Gutachtens über den Geisteszustand eines Beschuldigten, gegen welchen die Anklage erhoben ist, kann der Gerichtsherr auf Antrag eines Sachverständigen nach Anhörung des Verteidigers anordnen, dass der Angeklagte in eine öffentliche Irrenanstalt gebracht und dort beobachtet werde.
>
> Hat der Angeklagte keinen Verteidiger, so ist ihm ein solcher zu bestellen.
>
> Die im Absatz 1 bezeichnete Anordnung ist dem Angeklagten und dem Verteidiger bekannt zu machen. Gegen die Anordnung findet binnen der Frist von einer Woche die Rechtsbeschwerde an den höheren Gerichtsherrn statt. Dieselbe hat aufschiebende Wirkung.
>
> Die Verwahrung in der Anstalt darf die Dauer von 6 Wochen nicht übersteigen.“

B. Verhandlungsfähigkeit.

Wird durch den Sachverständigen bei einem Angeschuldigten Geisteskrankheit festgestellt, so erhebt sich die Frage nach der Verhandlungsfähigkeit, mag nun das Leiden schon zur Zeit der Tat bestanden haben oder erst in der Untersuchungshaft ausgebrochen sein. Die Verhandlungsfähigkeit ist bei geistiger Störung nicht unter allen Umständen als ausgeschlossen anzusehen. Sie ist jedenfalls dann aufgehoben, wenn der Angeschuldigte durch seine geistige Störung gehindert wird, seine Rechte als Angeklagter wahrzunehmen, dem Gange der Verhandlung zu folgen und sich zu verteidigen. Die Entscheidung hat von Fall zu Fall zu erfolgen. Im allgemeinen leidet die Verhandlungsfähigkeit weniger bei chronisch paranoider Erkrankung und Schwachsinn mit guter Auffassung und geordnetem Gebahren, als bei akut erregten, stuporösen und verwirrten Zuständen, mag auch das Leiden in ersteren Fällen weit schwerer sein: Der § 203 St. P. O. bestimmt darüber:

> „Vorläufige Einstellung des Verfahrens kann beschlossen werden, wenn dem weiteren Verfahren Abwesenheit des Ange-

schuldigten oder der Umstand entgegensteht, dass derselbe nach der Tat in Geisteskrankheit verfallen ist.“

Diese Fassung zeigt, dass der Paragraph nur für diejenigen Fälle gedacht ist, bei denen die geistige Erkrankung erst während der Untersuchung in Erscheinung trat. Allein es finden sich darunter zahlreiche chronische Geisteskranke, deren Störungen früher lediglich übersehen worden waren. Ferner wird die Frage der Verhandlungsfähigkeit besonders bei Personen mit häufigen transitorischen Psychosen aufgeworfen (Epilepsie, Hysterie); ein solcher Anfall mag sich gerade während der Verhandlung einstellen. Namentlich hysterische Ausnahmezustände, die sich plötzlich entwickeln, Dämmerzustände, Erregungen aller Art kommen hier in Betracht. Im allgemeinen soll man mit Bejahung der Verhandlungsfähigkeit nicht zu engherzig sein. Gelegentlich genügt eine kurze Unterbrechung der Verhandlung und Vornahme einiger suggestiver Massnahmen, um bei Hysterischen wieder ein geordnetes Verhalten herzustellen. Bei paranoiden Erkrankungen mache man den Richter darauf aufmerksam, wenn der Angeklagte durch seine wahnhaften Gedankengänge und seine abnorme Reizbarkeit veranlasst wird, seine Verteidigung unzweckmässig zu führen.

Fast immer liegt es im Interesse des Beschuldigten, dass durch möglichst baldige Verhandlung die Schuldfrage geklärt und die Sache zum Abschluss gebracht wird. Gerade psychogene Erregungen werden durch jede neue Ladung frisch ausgelöst und kommen erst zum endgültigen Abklingen, sobald die Kranken das Urteil hinter sich haben. Bisweilen muss monatelang die Verhandlung aus solchem Grunde vertagt werden. Am zweckmässigsten ist dann immer Einweisung zur Beobachtung in eine Anstalt, Behandlung dort und Vorführung durch Personal der Anstalt, sobald eine Besserung erzielt worden ist.

Als Beispiel diene nachstehende Beantwortung einer Anfrage der Staatsanwaltschaft über Verhandlungsfähigkeit einer Hysterika:

Gutachtliche Äusserung.

Frau H. leidet an Hysterie mit ausgesprochener Neigung, auf widerwärtige äussere Lebensumstände mit Nervenzufällen und Erregungszuständen zu antworten. Ihre Verhandlungsfähigkeit ist daher sehr von ihrer augenblicklichen Stimmung abhängig und lässt sich nicht mit Bestimmtheit auf längere Zeit voraus beurteilen. Im hysterischen Anfalle ist ihre Verhandlungsfähigkeit vorübergehend aufgehoben, nach seinem Abklingen wieder vorhanden. Mit der Möglichkeit, dass während der Gerichtsverhandlung solche hysterische Ausnahmezustände einsetzen, muss bei der Frau H. stets gerechnet werden. Da ihr hysterisches Leiden schon seit vielen Jahren besteht, dürfte es sich selbst durch eine längere Kur nicht mit Bestimmtheit durchgreifend bessern lassen. Andererseits braucht man auch nicht die Gefahr einer bleibenden Schädigung ihrer Gesundheit infolge der Aufregungen einer öffentlichen Vernehmung zu besorgen. Auf Grund persönlicher Untersuchung erachte ich die Frau H. zur Zeit als verhandlungsfähig.

Lit. Nr. 201.

C. Strafvollzugsfähigkeit.

Strafen dürfen an Geisteskranken nicht vollstreckt werden. Darüber liegen die folgenden Bestimmungen vor:

§ 485, 2 St. P. O.: „An schwangeren oder geisteskranken Personen darf ein Todesurteil nicht vollstreckt werden".

§ 487, 1 St. P. O.: „Die Vollstreckung einer Freiheitsstrafe ist aufzuschieben, wenn der Verurteilte in Geisteskrankheit verfällt".

Desgl. Absatz 3: „Die Vollstreckung kann auch dann aufgeschoben werden, wenn sich der Verurteilte in einem körperlichen Zustande befindet, bei welchem eine sofortige Vollstreckung mit der Einrichtung der Strafanstalt unverträglich ist".

Betraf der erste Absatz des § 487 eigentliche Geistesstörungen, so vermag der Absatz 3 gegenüber häufigen Krampfanfällen und Zuständen von Morphinismus, Kokainismus mit schwerem körperlichen Verfall von Bedeutung zu werden. Gelegentlich können sogar bei Fehlen geeigneter Pflegeeinrichtungen hysterische Lähmungen, Gangstörungen, Nahrungsverweigerung in Betracht kommen.

Ferner braucht eine Behinderung der Strafvollstreckung nicht unter allen Umständen erst dann einzusetzen, wenn eine geistige Störung bereits ausgebrochen ist. Auch die dringende Gefahr einer solchen Erkrankung mag genügen, d. h. es bildet starke Veranlagung zu geistiger Erkrankung einen Grund für Strafaufschub, wenn die seelische Erregung sich aus Angst vor der Strafe bis zu bedrohlicher Höhe steigert, und Zeichen psychischer Störung sich bemerkbar zu machen beginnen. § 488 St. P. O. führt aus:

„Auf Antrag des Verurteilten kann die Vollstreckung aufgeschoben werden, sofern durch die sofortige Vollstreckung dem Verurteilten oder der Familie desselben erhebliche, ausserhalb des Strafzwecks liegende Nachteile erwachsen.

Der Strafaufschub darf den Zeitraum von 4 Monaten nicht übersteigen.

Die Bewilligung desselben kann an eine Sicherheitsleistung oder andere Bedingungen geknüpft werden".

Es ist ja gar keine Frage, dass es nicht der vom Gesetzgeber beabsichtigte Zweck einer Freiheitsstrafe ist, geistige Erkrankung hervorzurufen. Insofern ist dieser Paragraph durchaus anwendbar, wenn der Arzt den Eindruck erhält, dass sofortiger Strafantritt bei der herrschenden Erregung die schlimmsten gesundheitlichen Folgen nach sich ziehen dürfte. Allein einen grossen Nachteil bedeutet die kurze Befristung des Aufschubs. Die drohende Strafe steht dem Kranken dauernd vor Augen und lässt ihn nicht zur inneren Ruhe gelangen. Viel wird gerade in psychiatrischen Fällen mit der Anwendung obiger Bestimmung nicht erreicht.

Hier überall handelt es sich um Verurteilte, die vor Antritt der Strafe in seelische Ausnahmezustände gerieten. Unter ihnen begegnen wir wieder besonders häufig Hysterikern, welche sich vor dem Gefängnis fürchten. Anders liegt die Sache, wenn eine Psychose erst im Verlaufe der Freiheitsstrafe ausbricht. Handelt es sich dann nicht um eine rasch vorübergehende Störung und erweist sich die Überführung in eine Irrenanstalt als erforderlich, wird in der Regel sehr bald eine Unterbrechung des Strafvollzugs verfügt, um die Kosten der Unterbringung auf die unterstützungspflichtigen Gemeinden abzuwälzen. Das hat den grossen Nachteil für den erkrankten Strafgefangenen, dass seine Strafzeit während der Unterbrechung nicht weiter läuft, und die Zeit, welche er so unfreiwillig in der Irrenanstalt verbringt, ihm nicht gerechnet wird. Wird dann später mit endlich eingetretener Genesung die Rückverbringung in den Strafvollzug notwendig, obgleich dieser ursprünglich die Veranlassung der Erkrankung gebildet hatte, ist natürlich die Gefahr eines Rückfalls sehr gross, und in der Tat sehen wir manche zu langfristigen Freiheitsstrafen Verurteilte wiederholt zwischen Gefängnis und Irrenanstalt hin und her wechseln.

In Preussen sollte daher laut ministerieller Verordnung ein geisteskrank gewesener Verbrecher vor Wiederantritt seiner Strafe erst noch im nächstgelegenen psychiatrischen Adnexe einer Strafanstalt auf seine Strafvollzugsfähigkeit beobachtet werden.

Gelegentlich wird es sich aber überhaupt empfehlen, aus ärztlichen Gründen ein Gesuch des Gefangenen um Anrechnung seiner in der Irrenanstalt verbrachten Zeit zu unterstützen durch einen energischen Hinweis auf die Gefahren erneuter Einsperrung.

Zum mindesten mache man in Fällen, wo die geistige Erkrankung in Einzelhaft entstanden war, rechtzeitig darauf aufmerksam, dass eine Wiederverbringung in Einzelhaft bei etwaiger Weiterverbüssung der Strafe im Interesse der Erhaltung der Gesundheit dringend zu vermeiden ist.

An sich liefe die Strafzeit trotz Verbringung in ein Krankenhaus in den allermeisten Fällen automatisch weiter, würde eben nicht aus fiskalischen Gründen die Unterbrechung verfügt. Denn § 493 St.P.O. bestimmt ausdrücklich:

> „Ist der Verurteilte nach Beginn der Strafvollstreckung wegen Krankheit in eine von der Strafanstalt getrennte Krankenanstalt gebracht worden, so ist die Dauer des Aufenthalts in der Krankenanstalt in die Strafzeit einzurechnen, wenn nicht der Verurteilte mit der Absicht, die Strafvollstreckung zu unterbrechen, die Krankheit herbeigeführt hat.
>
> Die Staatsanwaltschaft hat im letzteren Falle eine Entscheidung des Gerichts herbeizuführen."

Das wäre z. B. bei Selbstbeschädigungen der Fall. Es kann sich dann fragen, ob der Strafgefangene solche in geistesgestörtem Zustande verübt hat, sodass sie ihm auf Grund des § 51 St.G.B. nicht als schuldhafte Absicht zur Last gelegt werden dürfen.

Auch Eingaben der Angehörigen um Erlass des Strafrestes auf dem Gnadenwege werden durch ärztliches Attest unterstützt werden können. Als Beispiel diene folgendes Zeugnis:

„L. H. ist während des Strafvollzuges an einer schweren Geisteskrankheit (Katatonie) erkrankt. Vermutlich hat eine angeborene Veranlagung bestanden, Zeichen geistiger Störung scheinen bereits vor Beginn der Strafhaft beobachtet zu sein. Der eigentliche Ausbruch der Krankheit ist aber erst im Gefängnis erfolgt. Durch die Behandlung in der Klinik ist es gelungen, eine weitgehende Besserung zu erzielen, so dass Hoffnung auf dauernde Genesung gegeben ist. Indessen besteht dringende Gefahr, dass durch Rückverbringung in den Strafvollzug ein Rückfall des Gemütsleidens mit schliesslichem Ausgange in Verblödung herbeigeführt werden kann".

Gegen die grundsätzliche Durchführung einer allgemeinen Anrechnung jeden Krankenhausaufenthaltes auf die Strafzeit lässt sich allerdings anführen, dass durch eine solche Massregel voraussichtlich die Häufigkeit psychogener Hafterkrankungen erheblich vermehrt und die Aussichten ihrer Abheilung vor Ablauf der Strafzeit verschlechtert werden würden. Denn es besteht kein Zweifel, dass der Aufenthalt in einer modernen Irrenanstalt dem Gefängnisse ganz bedeutend vorgezogen wird.

Erwähnt sei, dass ebenso auch bei Untersuchungsgefangenen, die zur Behandlung psychiatrischen Anstalten überwiesen werden, meist sehr schnell aus fiskalischen Gründen Aufhebung des Haftbefehls erfolgt; ist ihre Erkrankung beseitigt, wird von neuem Haftbefehl erlassen.

Lit. Nr. 8, 92, 141, 164, 191, 194, 240, 271.

Verwahrung gemeingefährlicher Geisteskranker.

Die Frage nach der Anstaltsbedürftigkeit hat an sich nichts mit den Begriffen der Zurechnungsfähigkeit oder Geschäftsfähigkeit zu tun, regelt sich vielmehr nach der durch ärztliche Untersuchung festzustellenden Gemeingefährlichkeit oder Pflegebedürftigkeit eines Geisteskranken. Reichsgesetzliche Bestimmungen über die Anstaltsbedürftigkeit bestehen nicht. Nur in einzelnen Bundesstaaten hat eine teilweise Regelung stattgefunden. In Preussen bleibt es Sache der Polizei, die ja allgemein für die öffentliche Ordnung und Sicherheit die Sorge trägt, in erforderlichem Falle eine sachverständige Begutachtung durch den zuständigen Arzt herbeizuführen und die etwa von diesem für notwendig erklärte Unterbringung in geschlossener Anstalt zu veranlassen.

Der Richter, welcher nach § 51 St. G.B. wegen krankhafter Störung der Geistestätigkeit freispricht, hat es bisher nicht in der Hand, gleichzeitig über die weitere Verwahrung des gemeingefährlichen Menschen Bindendes zu verfügen. Die Staatsanwaltschaft muss rechtzeitig die Polizei benachrichtigen, damit der durch Gerichtsbeschluss ausser Verfolgung gesetzte Verbrecher nicht sogleich wieder auf die Öffentlichkeit losgelassen wird. Auch in Fällen, wo es sich nur um eine vorübergehende Psychose zur Zeit der Begehung der Tat gehandelt hatte (Dämmerzustand, pathologischer Rausch, epileptische Tobsucht u. dergl.), wird sich hier der Sachverständige auf Befragen für Vorliegen von Gemeingefährlichkeit aussprechen müssen, wenn jederzeit plötzlich die gleiche Störung auftreten und zu den gefährlichsten Untaten Veranlassung geben kann. Es beruht auf einem bedenklichen Irrtume, falls der Arzt sich sogleich nach einer Exkulpierung auf Grund des § 51 dahin auslässt, der Betreffende sei wieder geistig gesund. Natürlich bleibt immer die Art und Schwere der Tat neben der gesamten Persönlichkeit des Täters zu berücksichtigen.

Die Dauer der Verwahrung sollte so lange ausgedehnt werden, bis durch die erzielte Besserung des Zustandes eine Wiederholung ähnlicher krimineller Vorkommnisse aller Voraussicht nach ausgeschlossen werden darf. Namentlich in früherer Zeit ist dieser eigentlich selbstverständlichen Forderung durchaus nicht immer in genügender Weise Rechnung getragen worden, und die hieraus erwachsenden Missstände haben dann der Presse zu wenig berechtigten Angriffen gegen die forensische Psychiatrie als solche Veranlassung geboten. In Preussen ist daher eine ministerielle Verordnung vom 15. Juni 1901 dahin ergangen, dass alle auf Grund des § 51 St. G. B. freigesprochenen oder nach § 203 St. P. O. ausser Verfolgung gesetzten Personen (Seite 19) sowie diejenigen geisteskranken Verbrecher, bei denen der Strafvollzug ausgesetzt wurde, nicht aus den öffentlichen Irrenanstalten entlassen werden sollen, bevor den betreffenden Polizeibehörden des künftigen Aufenthaltsortes Gelegenheit zur Äusserung gegeben worden ist. Gleiche Bestimmungen gelten für die auf Veranlassung der Polizei aufgenommenen Geisteskranken, wenn jene ausdrücklich das Ersuchen um Mitteilung von einer beabsichtigten Entlassung gestellt hatte.

Lit. Nr. 61, 259, 327.

D. Missbrauch einer geisteskranken Person zum ausserehelichen Beischlafe.

Der § 176 St. G. B. bestimmt im zweiten Abschnitte:

„Mit Zuchthaus bis zu 10 Jahren wird bestraft, wer . . . . . .

2. eine in einem willenlosen oder bewusstlosen Zustand befindliche oder eine geisteskranke Frauensperson zum ausserehelichen Beischlafe missbraucht . . . . .“

Hier hat in der Regel der Sachverständige sich nicht nur darüber zu äussern, ob die betreffende Frauensperson zur Zeit, als gegen sie die unsittliche Handlung begangen wurde, überhaupt geisteskrank war, sondern meist wird noch weiter an ihn die sehr viel schwierigere Frage gerichtet, ob sie so geisteskrank gewesen ist, dass es der Täter auch erkennen musste. Bedenkt man nun, wie lange Zustände geistiger Störung von Laien übersehen zu werden pflegen, wird man bei der Beantwortung dieser zweiten Frage nicht vorsichtig genug verfahren können. Der Nachweis, ob im betreffenden Falle die Geistesstörung allgemeiner bekannt war und ob auch der Täter davon gewusst hatte, lässt sich sicherer durch den Richter vermittelst Zeugenvernehmungen erbringen. Ferner ist zu berücksichtigen, dass gerade manche weibliche Geisteskranke (Manische Erregungen) eben infolge ihres Leidens ungewöhnlich sinnlich erregt sind und ihrerseits den Mann zum Geschlechtsverkehr zu verlocken streben.

Ein noch nicht ganz geklärtes Kapitel bildet die Möglichkeit geschlechtlichen Missbrauchs von weiblichen Personen, die durch Hypnose in willenlosen Zustand versetzt worden waren. Es ist auffallend, welche geringe Rolle derartige Vorkommnisse bisher in der Praxis spielen. Offenbar lassen sich gerade auf diesem Gebiete die Ergebnisse mehr oder weniger spielerischer Experimente nicht ohne weiteres auf die Verhältnisse der Wirklichkeit übertragen. Die praktische Erfahrung lehrt, dass Hypnotisierte sich ernsthaft kaum zu Handlungen bestimmen lassen, welche ihrer gesamten auf Erziehung und Charakter beruhenden Denkweise normaler Zeiten widerstreben. Höchstens mögen Hypnose wie Wachsuggestion als gesteigerte Mittel der Überredungskunst bei schon vorhandener Neigung in Betracht kommen.

Allein selbst in derartigen Fällen bliebe noch zu untersuchen, wie weit es sich tatsächlich um eine durch Hypnose erzeugte Willenlosigkeit gehandelt hat. Die Behauptung, das Opfer eines Notzuchtsattentats gewesen zu sein, wird bekanntlich nicht so ganz selten von gefallenen Mädchen erhoben. Die Aussagen Hypnotisierter haben als besonders unzuverlässig zu gelten und sind auch in der Richtung zu prüfen, ob überhaupt nach der gesamten Sachlage ein sexuelles Delikt in dem von ihnen behaupteten Zustande an ihnen vorgenommen wurde. In dieser Hinsicht dürfte von ihren sexuellen Anschuldigungen das gleiche wie von denen Hysterischer zu sagen sein. (Siehe Seite 28.)

Lit. Nr. 168, 170, 171, 256.

Beispiel 2.
(Geschlechtlicher Missbrauch einer Schwachsinnigen).

Die 32jährige epileptische Anna S. ist von dem Gärtner W. in Abwesenheit ihrer Eltern besucht und geschlechtlich gebraucht worden. Sie behauptet, er habe sie dazu gezwungen. Er gibt an, es sei mit ihrem Einverständnisse geschehen, sie habe ihm vorher gesagt gehabt, wann er sie allein antreffen würde, und habe Vorbereitungen für seinen Empfang getroffen. Er wisse, dass sie an Krämpfen leide, doch habe er sie nicht für geistesschwach gehalten.

Die Untersuchung ergibt wohl das Bestehen einer erheblichen Demenz und von Zuständen von Verwirrtheit im Anschlusse an die Anfälle, doch lässt sich nicht sagen, dass sie dauernd so schwer gestört ist, dass es einem Laien auffallen muss. In ihrer zeitweise auftretenden geschlechtlichen Erregung mag sie sehr wohl den Mann an sich gelockt haben. Ihre eigenen Aussagen sind bei ihrer grossen Lügenhaftigkeit völlig unzuverlässig.

Ein Jahr nach Einstellung des Verfahrens wurde die S. abermals von dem W. geschlechtlich gebraucht. Nunmehr konnte von ihm Unwissenheit nicht mehr geltend gemacht werden.

E. Verfall in Geisteskrankheit infolge von Körperverletzung.

§ 224 St. G. B.: „Hat die Körperverletzung zur Folge, dass der Verletzte ein wichtiges Glied des Körpers, das Sehvermögen auf einem oder beiden Augen, das Gehör, die Sprache oder die Zeugungsfähigkeit verliert, oder in erheblicher Weise dauernd entstellt wird, oder in Siechtum, Lähmung oder Geisteskrankheit verfällt, so ist auf Zuchthaus bis zu 5 Jahren oder Gefängnis nicht unter einem Jahre zu erkennen."

§ 225 St. G. B.: „War eine der vorgezeichneten Folgen beabsichtigt und eingetreten, so ist auf Zuchthaus von 2 bis zu 10 Jahren zu erkennen."

Es fällt hier auf, dass das Gesetz nichts über die Dauer und die Heilbarkeit der verursachten geistigen Störung bestimmt. Freilich dürfte ein wirkliches Versetzen in Geisteskrankheit, auch wenn später einmal Heilung eintritt, für den Verletzten eine so schwere Schädigung bedeuten, dass sein Leiden durchaus dem Verlust des Sehvermögens u. dgl. an die Seite gestellt werden müsste. Allein es würde doch unserer Rechtsanschauung widersprechen, wollte man schon jede flüchtige Bewusstseinstrübung, etwa eine Hirnerschütterung oder einen kurzen deliriösen Zustand, hierher zählen. Also eine gewisse Dauer und Schwere der geistigen Störung ist stets zu verlangen. Meist wird sich das in der Praxis dadurch von selbst ergeben, dass schnell ablaufende seelische Ausnahmezustände bereits bei der Untersuchung durch den richterlicherseits zugezogenen ärztlichen Sachverständigen beseitigt sind. Allerdings wird dann zu prüfen sein, ob nicht Rückfälle zu erwarten bleiben (z. B. bei traumatischer Epilepsie mit zeitweisen Dämmerzuständen).

Ferner hat der Sachverständige sein Augenmerk darauf zu richten, ob wirklich die angeschuldigte Verletzung die hauptsächliche Ursache darstellt oder ob sie bei vorher vorhandener Veranlagung zu ganz den gleichen Ausnahmezuständen nur den zufälligen Anstoss zu einem neuen Ausbruch gegeben hat, der auch sonst wahrscheinlich bei harmloserer Gelegenheit eingetreten wäre. Im letzteren Falle (alte Epilepsie oder Hysterie mit öfteren Anfällen von Bewusstseinsstörung, manisch-depressives Irresein usw.) geht es natürlich nicht an, den Verfall in Geisteskrankheit als alleinige Folge der Misshandlung zu bezeichnen.

Auch Siechtum, Lähmung, Verlust von Gesicht, Gehör und Sprache können unter Umständen auf hysterischem Boden in Erscheinung treten. In allen diesen Fällen gilt der oben gemachte Einwand. Es ist jedesmal sorgfältig abzuschätzen, wieweit die erlittene Misshandlung nach Art, Schwere, begleitender seelischer Erregung und gegenübergestellt der durch Vorgeschichte und Untersuchungsbefund wahrscheinlich gemachten ursprünglichen Veranlagung geeignet erscheint, als eigentliche Ursache des eingetretenen Leidens im Sinne des § 224 zu gelten. Nicht so selten z. B. wird ein Lehrer verklagt, dessen psychopathischer Schüler auf blosse Ohrfeigen mit hysterischen Krämpfen geantwortet hat.

Ferner wird sich gelegentlich herausstellen, dass eine Geisteskrankheit (Paralyse, Katatonie usw.) bereits bestanden hatte und nur im Anschluss an die Verletzung deutlicher hervorgetreten war. Die Verschärfung des § 225 wird kaum je in Frage kommen. Mildernde Umstände für den Täter werden durch den § 228 zugelassen.

Beispiel 3.
(Hysterische Halbseitenlähmung nach Einatmung übelriechender Dämpfe. Schuldhaftes Verhalten des Vorarbeiters behauptet. Anklage wegen schwerer Körperverletzung.)

Der Arbeiter Karl L. hat in einer chemischen Fabrik im Anschlusse an das Einatmen nitroser Dämpfe eine hysterische Unfallserkrankung mit halbseitiger Lähmung und Gefühlsausfall erlitten und deshalb eine Rente zugebilligt erhalten. Nun behauptet er, er sei von dem Vorarbeiter X. absichtlich trotz seines Protestes in den gefährlichen Raum geschickt worden, obgleich diesem bekannt war, dass er früher schon nach Einatmen solcher Gase nervöse Anfälle bekommen habe. X. habe zu ihm gesagt: „Sie teeren! Halb kaput oder ganz kaput ist mir ganz egal!" Der Vorarbeiter bestreitet solche Äusserung. Das Ganze sei ein Racheakt des L., der ihm schon lange aufsässig sei. Anklage wegen schwerer Körperverletzung.

Die Vorgeschichte ergibt, dass L. schon seit Jahren an hysterischen Zuständen ähnlicher Art gelitten hat, die sich z. T. nach seinen Angaben an das Einatmen schlechter Luft angeschlossen hatten. Der Fabrikarzt hatte daher angeordnet, dass er möglichst nicht in solchen Räumen beschäftigt werden sollte. An dem betreffenden Tage war gar keine erhebliche Beimischung nitroser Dämpfe in der Atmungsluft vorhanden gewesen. Die üblichen Vergiftungserscheinungen sind nicht bei ihm beobachtet.

Das Gutachten setzte auseinander, L. werde vollkommen von der Idee beherrscht, dass der leichteste Geruch derartiger Gase seine Gesundheit schädige, und antworte darauf sogleich mit den bei ihm sehr leicht auslösbaren hysterischen Erscheinungen. Die eigentliche Ursache seiner Erkrankung liege in. seiner nervösen Veranlagung, das zufällige Moment der Auslösung stehe erst in zweiter Linie. In vorliegendem Falle habe nach den Zeugenaussagen keinerlei Gefahr für einen normalen Menschen bestanden. Es lasse sich sicherlich nicht sagen, dass der Vorarbeiter X. eine Körperschädigung beabsichtigt habe, auch nicht, dass er solche auf Grund seiner Erfahrung voraussehen musste, so dass Fahrlässigkeit in Frage käme. Der Zustand des L. sei ferner durchaus nicht so schwer, wie dieser sich einbilde, und werde sich durch eine entsprechende Behandlung aller Voraussicht nach beseitigen lassen.

Lit. Nr. 14, 31.

F. Zeugnis- und Eidesfähigkeit Geisteskranker.

§ 56 St. P. O.: „Unbeeidigt sind zu vernehmen: 1. Personen, welche zur Zeit der Vernehmung das 16. Lebensjahr noch nicht vollendet oder wegen mangelnder Verstandesreife oder wegen Verstandesschwäche von dem Wesen und der Bedeutung des Eides keine genügende Vorstellung haben."

An sich wäre also der Geisteskranke von der Vereidigung nicht ausgeschlossen. Sogar die Entmündigung wegen Geisteskrankheit würde noch nicht die Nichtbeeidigung rechtfertigen, so lange noch eine genügende Vorstellung von dem Wesen und der Bedeutung des Eides zu bestehen scheint. Hier läge zweifellos eine Gefahr, wenn der Richter ohne Befragen eines sachverständigen Arztes sich entscheiden wollte.

Es handelt sich nicht nur darum, ob deutliche Verstandesschwäche zutage tritt, sondern es werden ausserdem mannigfache krankhafte Einflüsse wie Wahnvorstellungen, Sinnestäuschungen, Gedächtnisstörungen, ungenügende Reproduktionstreue infolge überwuchernder Phantasietätigkeit und fehlender Selbstkritik die Aussagen eines geistesgestörten Zeugen ohne seine Absicht fälschen; melancholische Hemmung, manischer Überschwang, paranoisches Misstrauen sind auf Vollständigkeit und Zuverlässigkeit des Bekundeten von weitgehendem Einfluss. Dasselbe gilt natürlich von unbeeidigten Zeugenaussagen Geisteskranker, nur dass eben diesen kein so gefährliches Gewicht beigelegt wird. Für die Entscheidung des Sachverständigen kommt unter Umständen auch die grössere oder geringere Einfachheit des Falles, über den der Zeuge gehört werden soll, in Betracht.

Nicht nur falsche Anschuldigungen gegen andere, auch falsche Selbstbezichtigungen werden von Geisteskranken vorgetragen und vor Gericht vertreten. Meist spielt hier Versündigungswahn Melancholischer eine Rolle. In wieder anderen Fällen ist die Selbstbezichtigung zwar begründet, aber die Reue, welche nun plötzlich, vielleicht nach Jahren, zur Anzeige der begangenen Verfehlung treibt, hat krankhafte Wurzeln, und der ohne Zuziehung eines Sachverständigen verurteilte Geisteskranke wird erst im Strafvollzuge als solcher erkannt.

Besonders bedenklich, weil schwer als falsch oder krankhaft begründet zu erkennen, sind die nicht so seltenen wahnhaften Einbildungen Hysterischer und Epileptischer, die teils aus den Erlebnissen flüchtiger Traum- und Dämmerzustände entspringen, teils Ausflüsse paranoider Erregungen bei krankhafter Reizbarkeit und ungetreuem Gedächtnis darstellen. Ferner bleiben aus pathologischen Rauschzuständen, alkoholischen und morphinistischen Delirien, nach den Halluzinationen eines Kokainisten hin und wieder derartige Residualwahnideen zurück.

Die Unglaubwürdigkeit epileptischer Zeugen ist besonders berüchtigt. Ihre Lügenhaftigkeit wird bereits durch die Eigenartigkeit der epileptischen Charakterdegeneration bedingt. Nicht minder häufig begegnet man den sexuellen Anschuldigungen weiblicher Personen mit hysterischem Charakter; neben Rachsucht bildet der Wunsch, eine Rolle zu spielen, die Haupttriebfeder zu ihren falschen Behauptungen.

Die gleiche Beobachtung machen wir endlich bei psychopathischen Kindern. Der Wert von Kinderaussagen ist überhaupt infolge ihrer noch wenig gezügelten Phantasietätigkeit und grossen Beeinflussbarkeit gering und wird im allgemeinen von dem Richter, trotzdem jene unbeeidigt bleiben, viel zu hoch eingeschätzt. Grösste Vorsicht ist hier am Platze!

Beispiel 4.
(Unterschlagung und falsche Anzeige bei hysterischer Pseudologia phantastica. § 51 St.G.B. angenommen.)

Das 20 jährige Dienstmädchen Bertha B. wird beschuldigt, 7 Mark unterschlagen zu haben, die sie zur Bezahlung einer Rechnung mitbekommen hatte. Sie selbst behauptet, auf der Strasse überfallen und beraubt worden zu sein. Ein früherer Bekannter Jean M., der ihr aus Liebe seit Jahren nachstelle, und den sie nicht erhören wolle, sei ihr plötzlich entgegengetreten und habe sie mit der Faust auf den Kopf geschlagen, dass sie bewusstlos geworden sei. Als sie erwachte, habe sie die Börse mit 7 Mark und einem Brustbeutel mit 50 Mark, die sie vom Vater erhalten, zugleich vermisst. Im weiteren Verhör verwickelte sie sich in Widersprüche. Es hatte geregnet, aber ihre Kleider waren nicht schmutzig. Ein Mann des Namens existierte nicht. Der Vater bestritt, ihr je 50 Mark gegeben zu haben. Bei ihr fanden sich mit Jean M. unterzeichnete Briefe an sie, die sie selbst geschrieben hatte, und die romanhaft gewortet waren, z. B.: „Ich weiss, Sie werden kommen trotz aller Warnungen. Ich will es so; Ihr Wille ist nicht massgebend, sondern der meine! Sie werden stets tun, was ich will, wie bisher. Wenn ich ihnen befehle: Gehe in den Main, so werden Sie es tun. Sie werden sich im Geiste alles wiederholen, was Sie hier lesen, immer wiederholen, fühlen Sie meine Macht, ich werde kommen. Ich bin über alles gut orientiert, meine Leute arbeiten gut. Also Sie werden gehorchen und kommen. Es wird Sie keine Ruhe lassen, bis Sie kommen!“ Sie behauptete weiter, der Jean M. habe verschiedentlich bei ihr einzudringen versucht. Zu einem Geständnisse war sie nicht zu bewegen. Sie bat um Verhaftung des Jean M., damit sie endlich Ruhe habe. Er stelle ihr bereits seit ihrem 16. Lebensjahre nach. Die Dienstherrschaft hält die B. für nicht normal, da sie immer schon die wunderlichsten Dinge behaupte, sehr nervös sei.

Der Grossvater mütterlicherseits war geisteskrank, die Mutter ist sehr erregbar, eine Schwester leidet an hysterischen Krämpfen. Die B. litt früher an Ohnmachtsanfällen, las immer sehr viel, hatte starke nervöse Menstrualbeschwerden, war ängstlich, sah abends schwarze Vögel, hatte mitunter das Gefühl, als drücke ihr jemand die Kehle zu. Sie wurde zur Beobachtung der Klinik zugeführt.

Gut genährtes Mädchen. Rachenreflex fehlt. Zittern von Zunge und Händen. Lebhafte Sehnenreflexe. Anästhetische Zonen. Schreit im Schlafe auf, sieht schwarze Äffchen, einen Gehängten am Galgen über dem Bette. Tags wird es ihr plötzlich dunkel vor den Augen, es schwebt ihr was um den Kopf, wie schwarze Vögel. Will öfters das Gesicht des Jean M. vor sich sehen, wähnt, er sei auch in der Klinik. Hört ihren Namen rufen, hört Surren und Pfeifen. Wird plötzlich von Müdigkeit befallen, bekommt keine Luft. Sehr schreckhaft. In der Arbeit sehr ungleichmässig. An manchen Tagen ganz verträumt. An dem angeblichen Raubanfall hält sie zunächst hartnäckig fest, Allmählich geordneter, gibt zu, nie 50 Mark besessen zu haben; die Briefe habe sie wohl selbst geschrieben; warum, wisse sie nicht. Es komme so über sie. Wird mit der Zeit unsicher mit ihrer Erzählung, räumt ein, die Verfolgungen des M. könnten vielleicht auf Einbildung beruhen, es kämen ihr mitunter sonderbare Gedanken, sie wisse nachher nicht, was wahr und was geträumt sei. Vielleicht sei sie gar nicht überfallen worden, sondern habe nur einen Schwindelanfall, wie öfters, gehabt. Von dem Verbleib der 7 Mk. will sie nichts wissen.

Schwer hysterisches Mädchen, das sich in romanhafte Wachträume einspinnt und die Kritik gegenüber den Ausgeburten ihrer krankhaften Phantasietätigkeit verliert, so dass § 51 St. G. B. in Frage kommt. Wird nach Darlegung dieser Verhältnisse vom Schöffengericht freigesprochen.

Beispiel 5.
(Erpressung und falsche Anzeige auf Grund sexueller Wahnideen. [Expansive Paraphrenie] Unzurechnungsfähigkeit).

Die 41 jährige Margarethe S. hatte den Armenpfleger F. um Unterstützung gebeten und war daraufhin von diesem besucht worden. Tags darauf erhielt Herr

F. einen Brief: „Mein Herr! Sie haben gestern meine Formen abgegriffen und mich überfallen mit Gewalt! Ich bin eine anständige Frau. Sie haben allerlei unsittliche Anforderungen an mich gestellt. Ihr Benehmen und Vorgehen ist mir bis jetzt von einem Herrn der Gesellschaft nicht geboten worden. Sie hatten den Auftrag, mir vom Verein das Geld zu übergeben, aber nicht eine Frau, der die Polizei nicht das geringste Sittlichkeitsdelikt nachweisen kann, derart zu belästigen und mit Willkür mich für ihre Zwecke gefügig machen zu wollen. Ich könnte Ihr ganzes Vorgehen der Staatsanwaltschaft anzeigen, denn indem Sie mir das Geld übergeben sollten, verlangten Sie gleichzeitig, ich soll Ihnen zu Willen sein. Das ist Prostitution! Wenn ich das bekannt mache, fliegen Sie aus dem Amt! Ich verlange Schadenersatz von 50 Mk. — NB. Sie können nämlich gewärtig sein, dass der Staatsanwalt Sie fordert, denn derselbe muss mich heiraten." Der Armenpfleger beging in seinem Wunsche, unangenehme Erörterungen zu vermeiden, den Fehler, die 50 Mk. zu schicken. Sogleich folgten weitere erpresserische Briefe mit immer höheren Forderungen. Nun übergab er die Sache der Staatsanwaltschaft.

Bei ihrer Vernehmung behauptete die S., Herr F. habe ihr unter die Röcke an ihren Geschlechtsteil gegriffen und verlangt, dass sie sich ihm hingebe. Hätte er ein reines Gewissen, würde er ihr nicht die 50 Mk. geschickt haben. Sie habe sich mit aller Gewalt gegen seine Angriffe wehren müssen. Gerufen habe sie nicht, um keinen öffentlichen Skandal zu erregen. Sie sei eine Freundin des Staatsanwalts, habe Verbindungen im Ministerium. Als ihr das nichts half, meinte sie, sie habe den F. mit ihren Briefen nur foppen wollen, ihre Verhaftung sei rechtswidrig. Gegen den Gerichtsarzt wurde sie sogleich ausfallend und drohend. Im Gefängnisse sprang sie, einen Kopfkeil im Arme, tänzelnd umher und rief: „O diese Männer!" Benahm sich auch sonst sehr auffallend, behauptete, mit dem Staatsanwalt ein Verhältnis gehabt zu haben. Deshalb werde sie von diesem verfolgt. Sie wurde nach § 81 St. P. O. in die Klinik eingewiesen.

Körperlich keine krankhaften Abweichungen. Sehr erregt. Sie sei unter einem fingierten Verdachte verhaftet worden, weil der Staatsanwalt bodenlos eifersüchtig sei. Der Armenpfleger habe sie gedrosselt und einen Lustmord an ihr verüben wollen. Sie habe ihn aber überwältigt und hinausgeworfen. Bereits in einer anderen Stadt hatte sie ähnliche Erpressungsversuche begangen und war wegen Geistesstörung ausser Verfolgung gesetzt worden. Schimpft beständig über vermeintliche sexuelle Zudringlichkeiten der Ärzte, die alle in sie verliebt seien, sich schon gegenseitig ihretwegen fordern wollten. Brüstet sich den Pflegerinnen gegenüber mit ihrer vermeintlichen Schönheit, ihren Erfolgen in der Liebe, erzählt phantastische Geschichten, wie sich der Staatsanwalt ihr im Gefängnisse zu nähern versucht habe. Vermutet, dass die Ärzte unsittliche Beziehungen zu den Pflegerinnen hätten, droht allen mit Zuchthaus. Sehr unverträglich, glaubt, die Mitkranken seien eifersüchtig auf ihre „preisgekrönte Schönheit". Behauptet, als der Arzt etwas später zur Visite kommt, er habe sich die Nacht mit Dirnen bei Sektgelagen herumgetrieben. Will immer wegen angeblicher körperlicher Beschwerden untersucht werden. Geschieht es, macht sie nachher daraus neue unsittliche Angriffe; geschieht es nicht, beschwert sie sich über pflichtwidrige Vernachlässigung, entstanden aus Zorn über frühere von ihr abgewiesene Angriffe auf ihre Frauenehre.

Erotomaner Verfolgungswahn mit ausgesprochener Neigung zu sexuellen Anschuldigungen gegen die Umgebung. Unzurechnungsfähig und gemeingefährlich.

Aus der später eingeholten Vorgeschichte ergibt sich, dass 2 Geschwister geisteskrank gewesen sind. Sie selbst hat im Auslande ein abenteuerliches Leben geführt. Stets querulatorisch, zu falschen Anzeigen geneigt. In den letzten Jahren immer rastloser und rücksichtsloser, glaubte sich verfolgt, vergiftet, sexuell begehrt, zog in ihrer Erregung von Ort zu Ort, schrieb zahllose Briefe.

Vergl. auch das Beispiel 25.

Endlich kommt es vor, dass der Sachverständige nach der Zuverlässigkeit und Eidesfähigkeit eines Zeugen nicht deshalb gefragt wird, weil dieser früher eine Geisteskrankheit durchgemacht hat, sondern weil der Zeuge nach erstatteter Aussage später geisteskrank geworden ist.

Die Beantwortung aller solcher Fragen ist nicht leicht und verlangt eine sorgfältige Prüfung sämtlicher in Betracht kommenden Umstände. Der Sachverständige sollte sich nur ausnahmsweise darauf einlassen, bei einem in der Hauptverhandlung auftauchenden Zweifel sofort seine Ansicht auszusprechen Vorherige Untersuchung des Zeugen, Einblick in seine Krankenakten usw. sind vorsichtshalber zu verlangen. Immer wird es darauf ankommen festzustellen, ob sich zur Zeit der Vereidigung krankhafte Erscheinungen unabhängig von der Zeugenaussage finden. Dagegen ist es nicht eigentlich Aufgabe des ärztlichen Sachverständigen, diese Aussage selbst auf ihre Zuverlässigkeit zu prüfen, wenn nicht in ihr enthaltene Auffälligkeiten geradezu krankhaften Eindruck erwecken, oder er ausdrücklich darum ersucht worden ist.

Was hier von einem nach seiner Aussage an Geistesstörung erkrankten Zeugen ausgeführt wurde, gilt in gleicher Weise von einem später erkrankten Sachverständigen. Bestehen keine Zweifel an seiner Gesundheit bei Abgabe des Gutachtens, behält dieses seinen Wert. Es heisst daher im § 250 St.P.O.:

> „Ist ein Zeuge, Sachverständiger oder Mitbeschuldigter verstorben oder in Geisteskrankheit verfallen, oder ist sein Aufenthalt nicht zu ermitteln gewesen, so kann das Protokoll über seine frühere richterliche Vernehmung verlesen werden. Dasselbe gilt von dem bereits verurteilten Mitschuldigen."

Lit. Nr. 13, 173, 174, 184, 206, 220, 338.

---

2. Teil.

Die Stellung des Geisteskranken im Zivilprozesse.

A. Geschäftsfähigkeit.

1. Grade der Geschäftsfähigkeit.

Der Zurechnungsfähigkeit des Strafgesetzbuches entspricht an Bedeutung für den psychiatrischen Sachverständigen im Bürgerlichen Gesetzbuche (B.G.B.) die Geschäftsfähigkeit. Er muss hier die hauptsächlichsten in Frage kommenden Bestimmungen merken:

§ 1 B.G.B.: „Die Rechtsfähigkeit des Menschen beginnt mit der Vollendung der Geburt."

§ 2: „Die Volljährigkeit tritt mit der Vollendung des 21. Lebensjahres ein."

§ 104: „Geschäftsunfähig ist: 1. wer nicht das 7. Lebensjahr vollendet hat; 2. wer sich in einem die freie Willensbestimmung ausschliessenden Zustande krankhafter Störung der Geistestätigkeit befindet, sofern nicht der Zustand seiner Natur nach ein vorübergehender ist; 3. wer wegen Geisteskrankheit entmündigt ist."

§ 105: „Die Willenserklärung eines Geschäftsunfähigen ist nichtig. Nichtig ist auch eine Willenserklärung, die im Zustande der Bewusstlosigkeit oder vorübergehender Störung der Geistestätigkeit abgegeben wird."

§ 106: „Ein Minderjähriger, der das 7. Lebensjahr vollendet hat, ist nach Massgabe der §§ 107—113 in der Geschäftsfähigkeit beschränkt."

§ 114: „Wer wegen Geisteschwäche, wegen Verschwendung oder wegen Trunksucht entmündigt oder wer nach § 1906 unter vorläufige Vormundschaft gestellt ist, steht in Ansehung der Geschäftsfähigkeit einem Minderjährigen gleich, der das 7. Lebensjahr vollendet hat."

Durch die obigen Bestimmungen werden also 2 Grade behinderter Geschäftsfähigkeit und ihnen entsprechend 2 Grade geistiger Störung unterschieden: Geisteskrankheit und Geistessohwäche. Der Geisteskranke ist total geschäftsunfähig wie ein Kind unter 7 Jahren. Der Geistesschwache ist noch beschränkt geschäftsfähig wie ein Minderjähriger zwischen 7 und 21 Jahren. Das heisst, er darf mit Zustimmung des Vormundes eine Reihe von Rechtsgeschäften vornehmen, die in den §§ 107—113 näher genannt sind.

Am wichtigsten darunter sind die beiden folgenden Paragraphen:

§ 112 B. G. B.: „Ermächtigt der gesetzliche Vertreter mit Genehmigung des Vormundschaftsgerichts den Minderjährigen zum selbständigen Betrieb eines Erwerbsgeschäftes, so ist der Minderjährige für solche Rechtsgeschäfte unbeschränkt geschäftsfähig, welche der Geschäftsbetrieb mit sich bringt. Ausgenommen sind Rechtsgeschäfte, zu denen der Vertreter der Genehmigung des Vormundschaftsgerichts bedarf.

Die Ermächtigung kann von dem Vertreter nur mit Genehmigung des Vormundschaftsgerichts zurückgenommen werden."

§ 113: „Ermächtigt der gesetzliche Vertreter den Minderjährigen, in Dienst oder in Arbeit zu treten, so ist der Minderjährige für solche Rechtsgeschäfte unbeschränkt geschäftsfähig, welche die Eingehung oder Aufhebung eines Dienst- oder Arbeitsverhältnisses der gestatteten Art oder die Erfüllung der sich aus einem solchen Verhältnis ergebenden Verpflichtungen betreffen. Ausgenommen sind Verträge, zu denen der Vertreter der Genehmigung des Vormundschaftsgerichts bedarf.

Die Ermächtigung kann von dem Vertreter zurückgenommen oder eingeschränkt werden.

Ist der gesetzliche Vertreter ein Vormund, so kann die Ermächtigung, wenn sie von ihm verweigert wird, auf Antrag des Minderjährigen durch das Vormundschaftsgericht ersetzt werden. Das Vormundschaftsgericht hat die Ermächtigung zu ersetzen, wenn sie im Interesse des Mündels liegt.

Die für einen einzelnen Fall erteilte Ermächtigung gilt im Zweifel als allgemeine Ermächtigung zur Eingehung von Verhältnissen derselben Art."

Damit sind dem beschränkt Geschäftsfähigen eine Reihe von Rechten gelassen. Er darf unter obigen Voraussetzungen Dienstverträge eingehen, Geschäfte eröffnen und im Rahmen dieser ihm erlaubten Beziehungen sich sogar unbeschränkt geschäftsfähig bezeigen. Noch mehr, er kann heiraten nach § 1304 B.G.B.:

„Wer in der Geschäftsfähigkeit beschränkt ist, bedarf zur Eingehung einer Ehe der Einwilligung seines gesetzlichen Vertreters. Ist der gesetzliche Vertreter ein Vormund, so kann die Einwilligung, wenn sie von ihm verweigert wird, auf Antrag des Mündels durch das Vormundschaftsgericht ersetzt werden. Das Vormundschaftsgericht hat die Einwilligung zu ersetzen, wenn die Eingehung der Ehe im Interesse des Mündels liegt."

Versagt sind dem beschränkt Geschäftsfähigen unter anderem die Rechte, ein Testament zu errichten, Erbverzicht auszusprechen, die Ämter eines Vormundes, Pflegers, Testamentsvollstreckers u. dergl. zu bekleiden.

Schon aus dem hier Mitgeteilten geht hervor, dass es sich bei Geisteskrankheit und Geistesschwäche des B.G.B. in keiner Weise um medizinische Begriffe handelt, sondern lediglich um juristische. Die beiden Zustände sollen sich nur dem Grade nach voneinander unterscheiden.

Die Geisteskrankheit des B.G.B. bedeutet den schwereren Zustand, wo die geistige Störung einen solchen Grad erreicht hat, dass nicht einmal mehr das geistige Niveau eines siebenjährigen Kindes vorhanden ist. Hingegen stellt die Geistesschwäche des B.G.B. die leichtere Erkrankungsform dar.

Macht man sich das einmal richtig klar, so hütet man sich in Zukunft, die juristischen Begriffe von Geisteskrankheit und Geistesschwäche mit den medizinischen zu verwechseln, und findet nunmehr gar keine Schwierigkeit in der anfangs so verwickelt erscheinenden Nomenklatur. Der Gutachter muss sich merken: Es kann sehr wohl sein, dass ein im medizinischen Sinne Geistesschwacher (z. B. Imbeziller) im juristischen Sinne als geisteskrank zu gelten hat, während ein nach medizinischem Sprachgebrauch Geisteskranker (z. B. Paranoiker) nach dem B.G.B. vielleicht als geistesschwach und beschränkt geschäftsfähig angesehen wird. Daher vermeide der Gutachter in Entmündigungssachen grundsätzlich alle medizinischen Namen, die zu Verwechselungen mit den juristischen Bezeichnungen führen könnten. Es ist das keineswegs besonders schwer und erleichtert dem Richter das Verständnis der gutachtlichen Ausführungen ganz erheblich.

2. Anfechtung der Geschäftsfähigkeit.

Die Geschäftsfähigkeit kann vorübergehend für einen Einzelfall angefochten werden auf Grund der oben angeführten §§ 104 und 105 B.G.B. (Vergl. Seite 32), oder sie kann dauernd aberkannt, bzw. eingeschränkt werden durch die Entmündigung.

a) Vormundschaftliche Massnahmen.

I. Das Entmündigungsverfahren wegen Geisteskrankheit oder Geistesschwäche.

Die Entmündigung regelt sich nach dem § 6 B.G.B., der lautet:

„Entmündigt kann werden: 1. wer infolge von Geisteskrankheit oder Geistesschwäche seine Angelegenheiten nicht zu besorgen vermag;

2. wer durch Verschwendung sich oder seine Familie der Gefahr des Notstandes aussetzt;

3. wer infolge von Trunksucht seine Angelegenheiten nicht zu besorgen vermag oder sich oder seine Familie der Gefahr des Notstandes aussetzt oder die Sicherheit anderer gefährdet.

Die Entmündigung ist wieder aufzuheben, wenn der Grund der Entmündigung wegfällt."

Die weiteren Bestimmungen über das Verfahren enthält die Zivilprozessordnung (Z.P.O.). Das Wesentliche aus ihnen sei nachstehend kurz zusammengefasst:

a) Antrag auf Entmündigung.

Für die Einleitung des Verfahrens ist ausschliesslich dasjenige Amtsgericht, bei welchem der zu Entmündigende seinen allgemeinen Gerichtsstand hat, zuständig (§ 648 Z.P.O.). Hat sich der Betreffende inzwischen ins Ausland begeben, so kommt sein letzter Wohnsitz im Inlande in Betracht. Nach Einleitung des Verfahrens darf aber das Gericht Verhandlung und Entscheidung an das Amtsgericht des jetzigen Aufenthaltsortes des zu Entmündigenden abgeben (§ 650 Z.P.O.). Das ist namentlich dann zweckmässig, wenn letzterer zur Behandlung nach einer auswärts gelegenen Anstalt verbracht worden ist, da sonst seine Vernehmung durch den Richter mit grösseren Schwierigkeiten und Kosten verknüpft wäre.

Nur auf Antrag darf eine Entmündigung wegen Geisteskrankheit oder Geistesschwäche vom Amtsgerichte beschlossen werden (§ 645 Z.P.O.) Der Antrag kann von dem Ehegatten, einem Verwandten oder demjenigen gesetzlichen Vertreter des zu Entmündigenden gestellt werden, welchem die Sorge für die Person zusteht. Gegen eine Person, die unter elterlicher Gewalt oder unter Vormundschaft steht, kann der Antrag von einem Verwandten nicht gestellt werden; gegen eine Ehefrau nur, wenn auf Aufhebung der ehelichen Gemeinschaft erkannt ist oder wenn der Ehemann zur Stellung des Antrags dauernd ausserstande oder sein Aufenthalt dauernd unbekannt ist. Immer ist ausserdem der Staats-

anwalt am vorgesetzten Landgericht zur Stellung des Antrags befugt
(§ 646 Z. P. O.).

Der Antrag kann beim Amtsgerichte schriftlich eingereicht oder
seinem Gerichtsschreiber zu Protokoll gegeben werden und soll eine
Angabe der ihn begründenden Tatsachen, sowie die Bezeichnung der
Zeugen dafür enthalten (§ 647 Z. P. O.). Zweckmässig wird auch sogleich
ein vorläufiges ärztliches Zeugnis vorgelegt, da der Richter die Einleitung der Entmündigung von der Beibringung eines solchen abhängig
machen kann (§ 649 Z. P. O.).

Dieses Zeugnis, das lediglich dem Entmündigungsrichter als
Unterlage für die Einleitung des Entmündigungsverfahrens dienen soll,
um aussichtslose und missbräuchliche Anträge einzuschränken, kann kurz
sein und nur zum Ausdruck bringen, dass die betreffende Person geistesgestört ist und sich für die Entmündigung eignet. Alles Nähere wird
erst später im Laufe des Verfahrens durch Zeugenerhebungen, Vernehmung des Patienten und des Sachverständigen festgestellt. Dann
erfolgt das ausführliche Gutachten. Man vermeide daher, sich im vorläufigen Zeugnisse auf den Unterschied „geisteskrank" oder „geistesschwach" festzulegen. In der Regel genügt schon etwa folgende Fassung:

„Zur Vorlage beim Amtsgerichte bescheinige ich behufs Einleitung des Entmündigungsverfahrens, dass ich den N. N., geboren in X. am . . . ., in meiner
Sprechstunde am . . . . . untersucht habe. Derselbe ist geistesgestört und erscheint zur Entmündigung geeignet."

Wenn man will, mag man auch den Schluss vorziehen: „und vermag seine
Angelegenheiten nicht zu besorgen."

Voraussetzung für Ausstellung eines solchen vorläufigen Zeugnisses
ist immer, dass man den Kranken persönlich und zwar erst kürzlich
untersucht hat. Lag die Untersuchung schon länger zurück, ist das
deutlich zum Ausdruck zu bringen. Der Anfänger merke sich, dass
man gerade mit der Ausstellung des Entmündigungsattestes nicht vorsichtig genug sein kann. Es ist sehr viel leichter, später im Laufe des
Verfahrens, wenn zuverlässige Zeugenaussagen vorliegen, den Fall zu
beurteilen als vorher, wo man sich in der Hauptsache auf oft widersprechende Angaben interessierter und aufgeregter Angehöriger stützen
muss und keine Möglichkeit besitzt, sogleich zu übersehen, wieweit
Übertreibungen eine Rolle spielen. Es geschieht nämlich nicht so ganz
selten, dass durchaus unbegründete Entmündigungsanträge gestellt
werden, um bei Erbschafts- oder anderen Rechtsstreitigkeiten die eine
Partei auszuschalten, ausnahmsweise wohl auch im Einverständnisse mit
dem zu Entmündigenden, um ihm auf diesem Umwege in einem schwebenden
Strafverfahren die Vorteile des § 51 St. G. B. (Unzurechnungsfähigkeit
s. S. 2) zu verschaffen. Häufiger noch liegen zwar allerlei Momente
vor, die tatsächlich eine Entmündigung vielleicht wünschenswert erscheinen

liessen, aber im Laufe des Verfahrens stellt sich heraus, dass sie nicht zur Durchführung ausreichen.

Aus allen diesen Gründen empfiehlt es sich für den Gutachter, falls er die in Betracht kommenden Persönlichkeiten und ihre Verhältnisse nicht schon von früher kennt, sich möglichst nicht auf eine einzige Untersuchung und Unterhaltung hin zur Ausstellung eines Zeugnisses zu entschliessen, sondern stets mehrere Vorbesuche anzustreben. Er hat dabei gleichzeitig den grossen Vorteil, dass er die Angelegenheit in aller Ruhe durchdenken kann. Ferner ist es wünschenswert, die Vorgeschichte nicht nur aus dem Munde des Antragstellers einzuziehen, vielmehr nach Möglichkeit eine Vertrauensperson des Patienten ebenfalls zu hören. Immer mache man sich sorgfältige und getrennte Notizen über das, was die verschiedenen Gewährsleute bekundet haben, und vergleiche sie mit den Eindrücken der eigenen Untersuchung. Ist der Kranke so verschlossen und unzugänglich, dass man fast ausschliesslich auf fremde Angaben angewiesen ist, so bringe man das im Zeugnisse auch zum Ausdruck. Man darf ruhig in das vorläufige Attest hineinschreiben: „Und erscheint, falls die Angaben der Angehörigen richtig sind, zur Entmündigung geeignet." Ja, man mag gelegentlich sogar betonen, dass man sich nicht klar sei über den Fall.

Immer beachte man, dass ebenso wie nicht jeder Geisteskranke unzurechnungsfähig ist, auch nicht jeder Geistesgestörte ohne weiteres der Entmündigung bedarf. Übrigens gehen Entmündigungsbedürftigkeit und Unzurechnungsfähigkeit durchaus nicht immer Hand in Hand. Zur Entmündigung ist stets e i n e bestimmte Voraussetzung erforderlich: Der Kranke muss ausserstande sein, s e i n e A n g e l e g e n h e i t e n z u b e - s o r g e n! Damit tritt offenbar etwas ganz Neues in den Kreis unserer Betrachtung. Nun ist weiter zu fragen: Welchen Umfang haben „seine" Angelegenheiten? Ein Mann in verantwortlicher Stellung oder mit grossem Vermögen, das er selbst zu verwalten pflegt, wird viel eher eines Vormundes im Falle geistiger Erkrankung bedürfen, als ein besitzloser Tagelöhner, der sich durch einfachste Handarbeit seinen Unterhalt erwirbt. Auch hier können sich im Laufe des Verfahrens Gesichtspunkte ergeben, welche dem Arzte bei Ausstellung seines vorläufigen Zeugnisses nicht voll bekannt gewesen waren.

Ein gewiegter Entmündigungsrichter wird auf Grund langjähriger Erfahrung das geeignete Material in der Regel selbst zu beschaffen wissen. Doch kann es im Interesse einer Beschleunigung des Verfahrens zweckmässig sein, wenn der Arzt, welcher das vorläufige Zeugnis ausstellt, zugleich den Antragssteller darauf aufmerksam macht, welche Punkte in erster Linie betont und durch Zeugen festgestellt werden sollten. Sonst mag es gelegentlich geschehen, dass gerade die Hauptsache nicht in die Akten kommt. Auch empfiehlt es sich, den Antrag „wegen Geisteskrankheit **oder** Geistesschwäche“ zu stellen.

Hat das Gericht dem Antrage stattgegeben und das Verfahren eröffnet, erfolgen die Zeugenerhebungen zur Gewinnung der „erheblich erscheinenden Beweise“. Zuvor ist dem zu Entmündigenden Gelegenheit zu einer Benennung von Gegenzeugen zu gewähren. (§ 653 Z. P. O.) Hierauf wird der Termin zur mündlichen Verhandlung unter Zuziehung eines Sachverständigen anberaumt.

b) Der Entmündigungstermin.

Zu merken sind folgende Bestimmungen:

§ 654 Z. P. O.: „Der zu Entmündigende ist persönlich unter Zuziehung eines oder mehrerer Sachverständigen zu vernehmen. Zu diesem Zwecke kann die Vorführung des zu Entmündigenden angeordnet werden.

Die Vernehmung kann auch durch einen ersuchten Richter erfolgen.

Die Vernehmung darf nur unterbleiben, wenn sie mit besonderen Schwierigkeiten verbunden oder nicht ohne Nachteil für den Gesundheitszustand des zu Entmündigenden ausführbar ist.

§ 655 Z. P. O.: „Die Entmündigung darf nicht ausgesprochen werden, bevor das Gericht einen oder mehrere Sachverständige über den Geisteszustand des zu Entmündigenden gehört hat“.

Der Sachverständige erhält die Ladung meist so frühzeitig, dass er noch vor dem Termine seine Vorbesuche ausführen und sich über den Fall sein eigenes Bild machen kann. Anderenfalls wird er das nach dem Termine nachholen müssen. Drei Vorbesuche werden stets bezahlt; erscheinen ausnahmsweise mehr erforderlich, ist ihre Gestattung erst zu beantragen.

Die persönliche Vernehmung des zu Entmündigenden durch den Richter ist zwar nach den oben angeführten gesetzlichen Bestimmungen nicht unbedingt erforderlich, sollte aber stets angestrebt werden. Sie ist auch wohl fast immer ohne Schädigung des Kranken durchführbar. Das Gefühl der Rechtssicherheit würde leiden, wollte man hier das Bestehen „besonderer Schwierigkeiten“ leichthin bescheinigen. Die Vernehmung braucht ja keineswegs an Gerichtsstelle zu geschehen, sondern kann ebenso gut in der Wohnung des zu Entmündigenden oder auch im Krankenhause und der Irrenanstalt erfolgen.

Im **Termin** hat der Richter an den zu Entmündigenden Fragen zu stellen, um sich selbst ein Urteil über dessen Geisteszustand zu bilden. Gelangt er damit nicht zum Ziele, z. B. bei einem seine Wahnideen geschickt verbergenden Paranoiker, oder glaubt er, alles Wissenswerte erfahren zu haben, so fordert er den Sachverständigen, der bisher schweigend zugehört hatte, auf, nun seinerseits Fragen zu stellen. Es ist daher immer zweckmässig, wenn dieser vorher die Akten eingesehen hat.

Dem Sachverständigen fällt dann die Aufgabe zu, durch seine Unterhaltung mit dem zu Entmündigenden schnell ein möglichst klares Bild des Falles zu entwickeln. Dabei halte er darauf, dass die Antworten wortgetreu mitgeschrieben werden. Es geht nicht an, dass der Richter hinterher aus dem Gedächtnis eine zusammenfassende Darstellung der Äusserungen eines Kranken gibt. Gerade das für den Fall Charakteristische geht dabei völlig verloren.

In recht einfach liegenden Fällen, z. B. bei der Entmündigung alter Anstaltsinsassen, mag der Sachverständige wohl imstande sein, sofort im Termin sein Gutachten in die Akten zu diktieren. Vorsichtiger aber ist es und sollte bei irgendwie verwickelter Sachlage stets geschehen, dass der Sachverständige sich die Akten ausbittet und in aller Ruhe daheim das Gutachten ausarbeitet. (Siehe S. 39.)

c) Anstaltsbeobachtung.

Haben die Zeugenvernehmungen, Vorbesuche und Termin nicht genügt, ein hinreichend klares Bild zu schaffen, oder hat sich der zu Entmündigende hartnäckig jeder Untersuchung und Vernehmung entzogen, so mag es geschehen, dass der Sachverständige sich ausserstande sieht, ein abschliessendes Gutachten ohne Anstaltsbeobachtung zu erstatten. Es kann dann die Einweisung zur Beobachtung auf den Geisteszustand nach § 656 Z. P. O. erfolgen, welcher lautet:

„Mit Zustimmung des Antragstellers kann das Gericht anordnen, dass der zu Entmündigende auf die Dauer von höchstens 6 Wochen in eine Heilanstalt gebracht werde, wenn dies nach ärztlichem Gutachten zur Feststellung des Geisteszustandes geboten erscheint und ohne Nachteil für den Gesundheitszustand des zu Entmündigenden ausführbar ist. Vor der Entscheidung sind die im § 646 bezeichneten Personen soweit tunlich, zu hören.

Gegen den Beschluss, durch welchen die Unterbringung angeordnet wird, steht dem zu Entmündigenden, dem Staatsanwalt und binnen der für den zu Entmündigenden laufenden Frist den sonstigen im § 646 bezeichneten Personen die sofortige Beschwerde zu".

Eine solche Einweisung darf auch ohne vorherige richterliche Vernehmung vorgenommen werden. Ihre Dauer ist wie die Anstaltsbeobachtung im Strafverfahren auf 6 Wochen begrenzt. Im übrigen enthält dieser Paragraph gegenüber dem § 81 St. P. O. (siehe S. 9), wesentliche Einschränkungen. Einmal braucht die Beobachtung nicht in einer öffentlichen Anstalt durchgeführt zu werden. Ferner muss ausdrücklich festgestellt werden, dass von einer solchen Massnahme keine Schä-

digung des Gesundheitszustandes zu besorgen ist. Drittens steht allen
Personen, die nach § 646 Z. P. O. zur Stellung des Antrags auf Einleitung
der Entmündigung berechtigt waren (siehe S. 34), ein Einspruch zu. Als
Folge derartiger Erschwerungen ergibt sich, dass die vom Sachverständigen gewünschte Anstaltsbeobachtung durchaus nicht immer zu erreichen
ist. Vielfach scheuen sich die Richter schon gegenüber einem lebhaften
Proteste des zu Entmündigenden vor energischem Vorgehen. Nicht nur von
ihm, auch von einsichtslosen Angehörigen wird häufiger das Bedenken vorgebracht, der Aufenthalt unter psychisch Kranken werde nachteilig auf
seinen Gesundheitszustand einwirken. Der Staatsanwalt wird vielleicht
bei seinem Einspruche ausserdem von fiskalischen Erwägungen geleitet,
da die Kosten unter Umständen von der Staatskasse zu tragen sind.
Es heisst darüber im § 658 Z. P. O.:

> „Die Kosten des Verfahrens sind, wenn die Entmündigung erfolgt, von
> dem Entmündigten, andernfalls von der Staatskasse zu tragen.
> Insoweit einen der in § 646 Abs. 1 bezeichneten Antragssteller bei Stel-
> lung des Antrags nach dem Ermessen des Gerichts ein Verschulden trifft, können
> demselben die Kosten ganz oder teilweise zur Last gelegt werden".

d) Das Entmündigungsgutachten.

Sorgfältigste Ausarbeitung des Gutachtens ist dringend anzuraten.
Eine Abschrift desselben wird vom Gericht an den Regierungspräsi-
denten weitergegeben und unterliegt der Durchsicht auf etwaige Mängel.
Ausserdem werden vielleicht im Falle einer Anfechtungsklage noch wei-
tere Gutachten eingeholt werden, die dann natürlich Ungenauigkeiten und
Unvorsichtigkeiten des ersten Sachverständigen schonungslos aufdecken.
Der zu Entmündigende darf auch verlangen, dass in einer für ihn so
wichtigen Angelegenheit mit aller Gründlichkeit gearbeitet wird.

Das Gutachten zerfällt wieder (wie bei Gutachten im Strafprozesse,
vgl. S. 10) in Vorgeschichte, eigene Beobachtung und eigentliches Gutachten. Die Vorgeschichte hat sich auf aktenmässige Tatsachen zu
stützen, darf aber nicht einfach auf die Akten verweisen sondern muss
alles für die Beurteilung Wesentliche auch wirklich enthalten. Soweit
man ausserdem die Vorgeschichte aus persönlicher Anschauung kennt,
mag man sie unter der eigenen Beobachtung anführen. In der
letzteren sollen körperlicher Befund (mit Altersangabe) und die Ergebnisse der Exploration mit z. T. wörtlich niedergeschriebenen Antworten
des Kranken enthalten sein. Es ist zweckmässig, die Unterhaltungen
bei den verschiedenen Vorbesuchen unter Datumsangabe getrennt mit-
zuteilen. Unnötige Längen sind gleichwohl zu vermeiden. Vorgeschichte und eigene Beobachtung sollen nur so ausführlich sein, dass
sich alle später gezogenen Schlussfolgerungen tatsächlich aus ihnen
ergeben.

Das eigentliche Gutachten zerfällt ebenfalls wieder in zwei Abschnitte. Im ersten wird die wissenschaftliche Diagnose festgestellt und erwogen, ob eine wesentliche Besserung nach der Art des Leidens in nächster Zeit zu erwarten steht. (Wäre dieses der Fall, würde sich ja eine Entmündigung vielleicht erübrigen und blosse Pflegschaft genügen; vgl. S. 49.) Im zweiten, fast noch wichtigeren Teile wird ausgeführt, ob und durch welche krankhaften Erscheinungen der Patient verhindert wird seine Angelegenheiten zu besorgen, wobei der Umfang dieser gleichfalls zu berücksichtigen bleibt. Endlich ist der Grad der Beeinträchtigung der Geschäftsfähigkeit abzuschätzen und je nach der Sachlage entweder eine völlige Aufhebung oder nur eine Beschränkung der Geschäftsfähigkeit anzunehmen. Der Schlusssatz passt sich der Sprache des § 6 B.G.B. (S. 34) an und lautet etwa: „N. N. vermag infolge von Geisteskrankheit (bzw. infolge von Geistesschwäche) im Sinne des § 6, 1 B.G.B. nicht seine Angelegenheiten zu besorgen".

Ausser dem nachstehend mitgeteilten Fall 6 sind noch die Beispiele 11, 13, 17, 26 ausführlich mitgeteilt.

Beispiel 6.
(Angeborener Schwachsinn. Verstärkung der Erscheinungen im Rückbildungsalter. Entmündigung wegen Geistesschwäche.)

Auf Ersuchen des Amtsgerichts in F. erstatte ich in der Entmündigungssache gegen Heinrich G. aus E. nachstehendes Gutachten über dessen Geisteszustand:

Zur Verfügung standen die Akten des Amtsgerichts und die eigene Beobachtung.

Vorgeschichte.
Gegen den am 25. 6. 63 geborenen Heinrich G. ist Entmündigung wegen geistiger Erkrankung beantragt worden. Seine Schwägerin gab am 4. 10. 18 an, er sei seit seinem 5. Jahre nicht richtig normal gewesen, habe in der Schule wenig gelernt und später fast nichts gearbeitet. Wiederholt habe er sich in Anstalten befunden. Jetzt sei er ganz untätig, unsauber, wasche und kämme sich nicht, bilde den Spott der Kinder. Am 14. 1. 19 fügte sie hinzu, G. sei unfähig sich durch eigene Arbeit seinen Unterhalt zu beschaffen, er gehe andere darum an, habe sich schon Essen aus dem Schweinetrog geholt. Niemand wolle mit ihm zu tun haben, da er ganz verwahrlost sei. Sein Bett habe er durch Unreinlichkeit verfaulen lassen, ebenso sein Hemd; seine Kleidung sei abgerissen. Er sei nicht fähig, seine Angelegenheiten zu besorgen.

G. selbst behauptete bei seiner Vernehmung, sich durch Feldarbeit zu ernähren. Bei weiterem Befragen schränkte er das dahin ein, er habe manchmal ausgeholfen, wenn die Russen weg waren. In der Schule sei er aus der 3. Klasse entlassen worden, habe als Messinggiesser lernen wollen, es aber nicht vertragen. Er könne seinen Namen schreiben, aber nicht Briefe; das Aufsetzen falle ihm zu schwer. Kopfrechnen und Auswendiglernen seien ihm stets schwer geworden. Die Aufgabe 2 × 17 macht ihm grosse Mühe. Erst nach mehreren vergeblichen Versuchen gelingt die Lösung. 101 — 8 seien „94".

(Welche Regierung haben wir jetzt?) „Darüber habe ich mich noch nicht befragt."

Hat keinerlei Verständnis und Interesse für die Tagesereignisse.

Eigene Beobachtung.

G. wurde vom 8. 9. 17 bis 16. 5. 18 und vom 26. 11. 18 bis jetzt in der hiesigen Klinik wegen angeborenen Schwachsinns mit Erregungen behandelt. Das erste Mal wurde er aus dem Siechenhause eingeliefert, weil er dort durch seine Unruhe und Neigung zu Verkehrtheiten gestört hatte. Nachforschungen ergaben, dass er in der Kindheit Hirnhautentzündung gehabt und seither geistig gestört gewesen sein sollte. Einen Beruf hatte er nie erlernt. Zuhause habe er meist den ganzen Tag im Bett gelegen; in letzter Zeit war er erregt geworden, hatte viel geschrien und getobt. Er selbst berichtete, er sei wegen schlimmer Füsse ins Siechenhaus gekommen; sonst habe er nur böse Augen gehabt. Jetzt habe er geglaubt, man wollte ihn nachhause entlassen. Zeitlich war er nur ungenau orientiert. Weitere Fragen ergaben einen überraschenden Tiefstand der allgemeinen Kenntnisse: es gebe 31 Monate, die Hälfte von 25 sei 17 und dergl. Nachdem er sich beruhigt hatte, wurde er in die Nervenheilstätte K. verlegt.

Bei seiner 2. Aufnahme gab er selbst nur widerstrebend Auskunft; er sollte wieder nachts viel geschrien und gesungen haben. Auf Befragen, warum er in die Klinik komme, meinte er, er sollte hier neue Kleider erhalten.

Die körperliche Untersuchung ergab folgenden Befund:

55jähriger Mann von Mittelgrösse, leidlichem Ernährungszustande. Abstehende Ohren. Steiler Gaumen. Zähne fehlen grösstenteils. Sehlöcher und Sehnenreflexe regelrecht. Gang sicher, kein Schwanken bei Stehen mit geschlossenen Augen und Füssen. Herztöne rein. Über den Lungen vereinzelte trockene Rasselgeräusche. Wassermannsche Blutprobe negativ. Rückenmarksflüssigkeit normal.

G. blieb anfangs hartnäckig im Bett liegen, war zur Beschäftigung auf dem Felde nicht zu bewegen. Später begann er im Krankensaal zu helfen, zeigte sich wenig anstellig.

11. 1. 19. Weiss nicht, warum er in die Klinik gekommen ist, ist aber mit seinem Aufenthalte hier zufrieden, da er sein regelmässiges Essen hat, lebt in den Tag hinein. Aufmerksam gemacht, dass er doch freiwillig eingetreten sei, gibt er das zu, weiss aber nicht, warum. Gefragt, was er draussen getrieben, behauptet er, seiner Schwägerin geholfen zu haben. Er scheint sehr mit sich zufrieden. Kann nicht 28 und 29 zusammenzählen, nicht 27 von 55 abziehen. Sagt, der Main komme vom Spessart. Wohin er fliesse? „Ich habe die Tour noch nicht gemacht." Weiss nicht, in welcher Provinz er lebt. Das Jahr habe 265 Tage.

(Wieviel Wochen hat das Jahr?) „Genau weiss ich das nicht."

(Unterschied von Fluss und Teich?) „Das haben wir in der Schule nicht gehabt."

(Warum soll man die Menschen mehr nach ihren Taten, als nach ihren Worten beurteilen?) „Ja ja, das habe ich nie gehört."

(Wann Weihnachten?) „Am 22. oder 25. Dezember."

(Wie ist der Krieg ausgegangen?) „Was soll man da sagen? Ich lese dann und wann vom Krieg. Ein Blatt schreibt so und das Blatt schreibt so. Keinen guten Erfolg hat der Krieg nicht gebracht."

Gutachten.

Heinrich G. leidet an ausgesprochenem Schwachsinn (Imbezillität) infolge krankhaft zurückgebliebener Gehirnentwickelung, mag diese nun auf angeborener Veranlagung beruhen oder erst im Anschluss an die Gehirnhautentzündung in den ersten Lebensjahren sich entwickelt haben. Jedenfalls hat sich G. von Jugend auf geistig minderwertig gezeigt, hat in der Schule schwer gelernt, sich in keinem Berufe ausbilden können, es im Leben zu nichts gebracht. Jetzt in den Rückbildungsjahren scheint sich, wie das in derartigen Fällen häufiger beobachtet wird, eine zunehmende Verschlechterung des geistigen Zustandes weiter hinzugesellt zu haben: G. verwahrlost völlig, lässt Unterzeug und Bett im Schmutz verfaulen, sucht sich aus Schweinetrögen Nahrung, hat nächtliche Erregungszustände und Angstanfälle, in welchen er für seine Umgebung störend wird, so dass er zur Zeit nicht ausserhalb der geschlossenen Anstalt verpflegt werden kann.

Seine Kenntnisse sind äusserst mangelhaft, seine Urteilsfähigkeit stark herabgesetzt, seine Orientierung ungenau. Er lebt teilnahmslos in den Tag hinein, hat keine Lust zu regelmässiger Arbeit, liegt am liebsten untätig zu Bette, vermag sich nicht seinen Unterhalt zu verdienen, sondern ist durchaus auf fremde Wartung und Pflege angewiesen, soll er nicht ganz verkommen. Unter diesen Umständen kann es keinem Zweifel unterliegen, dass er ausserstande ist seine Angelegenheiten zu besorgen. Eine wesentliche Besserung ist nach der Art des Leidens nicht zu erwarten.

Zusammenfassend gebe ich mein Gutachten dahin ab:

1. Heinrich G. leidet an Schwachsinn (Imbezillität).

2. Er vermag wegen Geistesschwäche im Sinne des § 6 B.G.B. nicht seine Angelegenheiten zu besorgen.

e) Anfechtung der Entmündigung.

Der die Entmündigung aussprechende Beschluss wird dem Entmündigten nur zugestellt, wenn er auf Geistesschwäche lautete; immer dem Antragsteller, dem gesetzlichen Vertreter des Entmündigten, der Staatsanwaltschaft und der Vormundschaftsbehörde. Er wird durch diese Zustellung an den Geistesschwachen oder den gesetzlichen Vertreter oder durch die Bestellung eines Vormundes für den Geisteskranken wirksam (§§ 659, 660, 661 Z.P.O.). Angefochten kann das Urteil binnen einem Monat werden von dem Entmündigten, der also hierfür prozessfähig bleibt, von dem gesetzlichen Vertreter, den antragsberechtigten Personen und dem Staatsanwalt. Die Anfechtung einer Entmündigung darf sich nicht auf eine inzwischen eingetretene Besserung berufen; hier wäre Wiederaufhebung der Entmündigung zu betreiben (Siehe unten)! Die Anfechtungsklage ist bei dem Landgerichte anzubringen, zu dessen Bezirk das betreffende Amtsgericht gehört (§§ 664, 665 Z.P.O.).

Die nochmalige Vernehmung von Sachverständigen ist nicht erforderlich, falls das nachprüfende Gericht das vorliegende Gutachten für ausreichend ansieht (§ 671 Z.P.O).

Mit dem Siege der Anfechtungsklage wird der die Entmündigung aussprechende Beschluss aufgehoben (§ 672 Z.P.O.).

f) Wiederaufhebung der Entmündigung.

Im Schlussabschnitt des weiter oben angeführten § 6 B.G.B. (Seite 34) hiess es ausdrücklich:

„Die Entmündigung ist wieder aufzuheben, wenn der Grund der Entmündigung wegfällt."

Den betreffenden Antrag stellt beim Amtsgerichte seines Wohnsitzes entweder der Entmündigte selbst oder sein gesetzlicher Vertreter, welchem die Sorge für die Person zusteht, oder der Staatsanwalt durch

Beschluss des Amtsgerichtes (§ 675—678 Z.P.O.). Bei Ablehnung des Antrags kann der Klageweg beschritten werden. Dem Entmündigten kann zu diesem Zwecke ein Rechtsanwalt beigeordnet werden (§ 679 Z.P.O.), denn der Entmündigte ist hier, anders wie bei der Anfechtungsklage, prozessunfähig. In der Regel wird das Amtsgericht, ehe es auf den Antrag eingeht, Vorlage eines ärztlichen Zeugnisses verlangen, das bescheinigt, die Voraussetzungen, welche zur Entmündigung geführt hatten, seien nicht mehr oder wenigstens nicht mehr in dem früheren Masse vorhanden.

Nur wenn die Entmündigung wegen Geistesschwäche erfolgt war, ist mit einem solchen Urteil schon ausgesprochen, der Entmündigte sei wieder fähig, seine Angelegenheiten selbst zu besorgen. Bei dem wegen Geisteskrankheit Entmündigten kommt dagegen auch die Umwandlung der bisherigen Geschäftsunfähigkeit in eine Beschränkung der Geschäftsfähigkeit in Betracht.

Schon mit dieser Umwandlung wird manchem chronisch Kranken zweifellos sehr viel genützt. Nun ist er nicht mehr bar aller Rechte, sondern darf mit Einwilligung seines Vormundes ein Geschäft betreiben usw. (Siehe Seite 32). Durch die grössere Bewegungsfreiheit, welche ihm so gewährt wird, lässt sich zugleich am besten prüfen, wieweit der Kranke wirklich wieder fähig geworden ist selbst für sich zu sorgen, und ist dann dieser Versuch geglückt, mag man mit mehr Vertrauen zur gegebenen Zeit daran gehen, den Schutz einer Entmündigung überhaupt fallen zu lassen.

Hat der Richter auf Grund der vorläufigen Zeugnisse sich zur Einleitung eines Verfahrens entschlossen, werden wieder etwaige Zeugen (für und gegen) gehört und unter Zuziehung eines ärztlichen Sachverständigen der Vernehmungstermin abgehalten. Der Sachverständige erstattet dann wie im Entmündigungsverfahren sein schriftliches Gutachten, das darzutun hat, ob der Grund zur Entmündigung überhaupt weggefallen ist oder nur der Grund zur Entmündigung wegen Geisteskrankheit, so dass also die Umwandlung in die leichtere Form wegen Geistesschwäche einzutreten hätte.

Im allgemeinen wird man sich nicht zu bald nach einer ausgesprochenen Entmündigung zur Befürwortung der Wiederaufhebung entschliessen dürfen. Auch wenn eine ganz wesentliche Besserung besteht, sollte doch eine gewisse Bewährungsfrist zunächst noch abgewartet werden. Bei allen mehr periodisch verlaufenden Psychosen ist das Wiedereintreten schwererer Erscheinungen zu befürchten; bei chronischen Wahnbildungen ist vor allem die Gefahr geschickter Dissimulation gegeben. Andererseits wird gerade hier eine Umwandlung in die leichtere Form der Entmündigung am Platze sein, sobald der Kranke sich in der Tat befähigt zeigt seine Impulse zu beherrschen, wahnhafte Vorstellungen für sich zu behalten und Zusammenstösse mit der Umwelt zu vermeiden.

Bei manisch-depressivem Irresein ist die gesamte Entmündigungs-frage recht schwierig und muss von Fall zu Fall entschieden werden. Meist kommt man überhaupt mit der Pflegschaft aus. (Siehe Seite 49.) Ist indessen einmal die Entmündigung aus bestimmten Gründen durch-geführt worden, sei es wegen sehr langer Dauer oder starker Häufung der Anfälle mit Neigung zu bedenklichen Handlungen, sei es wegen Zurückbleibens krankhafter Züge auch in den freien Zwischenzeiten, dann sollte man es sich immer recht reiflich überlegen, ehe man sich entschliesst, für die Wiederaufhebung einzutreten und zu bescheinigen, dass die Voraussetzungen der Entmündigung fortgefallen seien. Manch-mal bildet gerade das Querulieren gegen eine bisher nicht drückend empfundene Entmündigung das erste Anzeichen einer neu einsetzenden manischen Erregung. Wollte man hier nachgeben, würde die Folge sein, dass der Schutz der Entmündigung gerade in dem Augenblicke fehlte, wo er besonders notwendig wäre.

Grosse Vorsicht erheischt auch die Beurteilung von Remissionen im Verlaufe einer Dementia paralytica oder einer Schizophrenie.

Lit. Nr. 39, **131**, 165, 192, 197, 205, 249, 258, 302, 305.

Beispiel 7.

(Antrag auf Wiederaufhebung der Entmündigung bei manisch-depressivem Irresein abgelehnt.)

Auf Ersuchen des Amtsgerichts in F. verfehle ich nicht, in Sachen betr. Wiederaufhebung der Entmündigung des Franz K. nachstehendes Gutachten über dessen Geisteszustand zu erstatten:

Zur Verfügung standen:

1. Die Entmündigungsakten des Amtsgerichts B.
2. Die Vormundschaftsakten.
3. Die Akten betr. Wiederaufhebung der Entmündigung.
4. Eigene Untersuchung.

Vorgeschichte.

Der am 14. August 1864 geborene Volksschullehrer a. D. Franz K. ist am 11. Juli 1917 wegen Geistesschwäche entmündigt worden. In der Begründung wird ausgeführt, dass K. seit Jahren an Anfällen von manisch-depressivem Irresein ge-litten habe. Wegen beständiger Konflikte sei er pensioniert worden, dann in krank-haft niedergeschlagenem Zustande 1902 ins Wasser gegangen, später planlos umher-geirrt und schliesslich als gemeingefährlicher Querulant nach der Irrenanstalt W. verbracht worden. 1905 sei über ihn vom Prof. S. ein Gutachten dahin abgegeben worden, dass sich der manische Zustand gebessert habe. Er wurde aus der Anstalt entlassen und wieder als Lehrer beschäftigt. Allein 1911 musste er wegen seines krankhaften Verhaltens wieder in den Ruhestand versetzt werden. Er geriet in immer neue Konflikte mit den Behörden, und Ende 1916 traten wieder so heftige Erregungszustände mit Neigung zur Gewalttätigkeit und unüberlegten Handlungen bei ihm auf, dass er seine Angehörigen wiederholt gefährlich misshandelte, grosse

Ausgaben machte und ausserdem in ein Verfahren wegen Diebstahls verwickelt wurde. Schliesslich erfolgte abermals seine Unterbringung wegen Gemeingefährlichkeit in der Irrenanstalt W.

Nach Ansicht des dortigen Gutachters Dr. W. fehlt es dem K. in seinen manischen Zuständen an Selbstbeherrschung und Überlegung, in seinen Depressionen an Tatkraft und Entschlussfähigkeit; aber auch in den Zwischenzeiten zeigten sich Veränderungen des Seelenlebens, in denen die allgemeine psychopathische Grundlage des manisch-depressiven Irreseins zum Ausdruck komme. Die Lebensführung in den letzten Jahren bilde eine Kette unbesonnener, oft unsinniger, sogar strafbarer Handlungen, welche ihn und seine Familie schwer schädigten. Die Entmündigung sei der einzige Weg, den völligen finanziellen Zusammenbruch aufzuhalten, eine Sicherung gegen neuerliche Verwicklungen in strafrechtliche Konflikte und zugleich ein Schutzmittel der Umgebung gegen sein krankhaftes Handeln, entspreche auch seinem eigenen Wunsche.

Nach stattgehabter Entmündigung erfolgte probeweise Entlassung aus der Anstalt W. am 22. IX. 17 mit der Weisung, dass K., um neue Zwistigkeiten zu vermeiden, nicht zu seiner Frau ziehen sollte. Er hat sich daher zu einer in F. verheirateten Tochter begeben. Jetzt verlangt er Aufhebung der Entmündigung.

Eigene Untersuchung.

K. ist seit dem 8. November bis 8. Dezember 1918 von mir wiederholt untersucht worden. Auf körperlichem Gebiete ergab sich folgender Befund:

54jähriger, grosser, kräftig gebauter Mann, von mässiger Ernährung. Schädel ohne Besonderheiten. Sehlöcher gleich, mittelweit, rund, verengern sich gut bei Belichtung und Einwärtssehen. Augenbewegungen frei. Gesicht gleichmässig bewegt. Zunge weicht nach rechts ab, zittert leicht, ist frei von Narben. Sprache nicht gestört. Arm- und Beinbewegungen frei. Sehnenreflexe nicht erhöht. Gang sicher. Kein Schwanken bei Stehen mit geschlossenen Augen und Füssen. Herztöne rein, regelmässig. Puls mittelkräftig, 72 Schläge in der Minute; Schlagaderrohr nicht verhärtet.

Am 12. XI. 18 bestritt K. in einer längeren Unterhaltung entschieden, überhaupt krank gewesen zu sein. Auf die Frage, ob er denn nicht früher an Erregungszuständen gelitten habe, sagte er:

„Ich hatte überhaupt keine Aufregungszustände, auch in der Anstalt nicht. Der Vorgang mit der Tochter und der Frau hatten nur den Zweck einer Züchtigung. Es hat weder im Interesse der Familie gelegen noch meiner Tochter, dass ich entmündigt wurde. Der Entmündigungsantrag ist von der Frau gestellt worden mit der Begründung, ich hätte ihr nach dem Leben getrachtet. Das ist aber nicht wahr. Vielleicht hat der Sekretär, der den Antrag zu Protokoll nahm, ihr diesen unglücklichen Ausdruck in den Mund gelegt. Es war wohl nur eine formelle Sache. Die Tochter hat Interesse daran, dass ich von Hause wegkomme. Da hat sie freie Hand über alles, was da ist."

(Nie Aufregungszustände gehabt?) „Ich weiss nicht, was als Aufregungszustände betrachtet wird. Ich habe mich für berechtigt gehalten, das zu tun, was der Erzieher bezweckt. Ich kann das nicht als Aufregungszustand ansehen. Das kommt doch in der Schule hundertmal vor. Man spricht in solchen Fällen sehr laut, und die Handlungsweise gegenüber meiner Frau wurde für nicht zulässig erklärt. Ich hätte kein Recht, sie zu schlagen. Bei der Verwaltungsbehörde haben wohl 2 Momente mitgespielt: Dass ich beim Gänsekauf als Dieb hingestellt wurde, und die Sache mit der Frau. Dann war es der Behörde auch nicht angenehm, dass ich von den Leuten als Schreiber in Anspruch genommen wurde bei Eingaben. Es hiess, ich hätte die Behörden belästigt."

(Waren die Eingaben sehr scharf?) „Ja, ich habe die Eigenschaft, dass ich ziemlich massiv bin in meiner Schreibweise, d. h. ich sage, wie es ist. Ich habe alles unverhüllt geschildert."

Erscheint sehr mit sich zufrieden, bestreitet jede Krankheit. Da die Gerichtsakten noch nicht eingegangen sind, wird er auf einen späteren Tag wieder bestellt.
Er gibt auf Befragen an, zur Zeit keine Beschäftigung zu haben; er helfe seiner
verheirateten Tochter im Haushalte. Es wird ihm vorgeschlagen, diese mitzubringen.

28. XI. 18. Erscheint ohne die Tochter, zeigt sich äusserlich ruhig und geordnet, behauptet, die Aufhebung der Entmündigung sei für ihn eine Existenzfrage,
da ihm der Aufenthalt in F. zu teuer sei, und ihn der Vormund nur entweder hier
oder in der Irrenanstalt W. leben lassen wolle. An die in den Akten niedergelegten
Vorgänge zeigt er gute Erinnerung.

(Was mit der Post gehabt?) „Ja, mir sind verschiedentlich Briefsendungen verloren
gegangen. Daraufhin habe ich alles einschreiben lassen und innen am Verschluss
habe ich Kontrollstreifen angebracht. Dann hat mir der Empfänger die Kouverts
zurückgeschickt, und die Kontrollstreifen waren zerrissen. Daraufhin hat sich
die Post entschuldigt, aber mein Verdacht, dass die Agentin in P. schuldig sei,
wurde nicht anerkannt. Währenddessen wurde ich zwangsweise in die Irrenanstalt verbracht und mir die weitere Beschwerde verwehrt.“

(An Angehörige Gefallener herangemacht?) „Nein, die Leute sind zu mir gekommen
und haben gebeten, ich möchte doch die Sachen erledigen, weil niemand da sei,
der sonst die Sache mache.

(Was mit Bezirksamtmann H.?) „Mit dem hatte ich wiederholt Konflikte. Der
frühere Bezirksamtmann, den habe ich gut gekannt, mit dem habe ich viel verkehrt, der hat mir jeden Wunsch erfüllt. Sein Nachfolger H. hat gegen mich ein
Untersuchungsverfahren eingeleitet, weil ich Rechtsgeschäfte für andere Leute
gegen Entgelt besorgt hätte. Das war nicht wahr. Ich hatte nichts dafür genommen. Er leitete ein Verfahren gegen mich ein, musste es aber wieder einstellen. Daher war er nachher mir aufsässig. Er hat auch ein Beleidigungs-
verfahren gegen mich eingeleitet, da habe ich mich beim Ministerium beschwert
auf Rat meines Vetters, der pensionierter Landgerichtspräsident ist. Ich wusste
nicht, dass dieser und seine Schwester geistesgestört war.“

Was mit Dr. M.?) „Ich hatte Getreide eingekauft und Dr. M. hat mir verwehrt,
es zu mahlen. Da habe ich mich bei der Regierung beschwert, erhielt kein Recht
und konnte weder Mehl noch Brot bekommen.“

(Auf Vorhalt seiner verworrenen Briefe v. Jan. 17:) „Das habe ich unmittelbar geschrieben, nachdem der Bezirksarzt mich in meiner Wohnung aufgesucht und durch
seine Fragen durcheinander gebracht hatte. Meine Tochter war gerichtlich bestraft wegen ihres Umganges mit gefangenen Franzosen und hatte für ihre
Liebhaber in der Gegend Fett und Eier besorgt. Einen Schwindler, dem sie in
die Hände gefallen war, hatte sie sogar heiraten wollen. Auch Sachen aus dem
Haushalt, die sehr wertvoll waren, hat sie bei ihm abgesetzt. Sie hat auch fremde
Leute ins Haus gebracht und bewirtet und meine Vorräte aufgebraucht. Sie war
mit einem Lehrer verlobt, und wie sie wegging mit einem anderen Soldaten und
ich dazu kam, da habe ich sie zur Rede gestellt und wollte sie nur wegen ihrer
frechen Antworten auf den Mund schlagen und habe sie versehentlich auf die
Nase getroffen. Da ist sie weggelaufen, und ich habe die Tür verriegelt. Den
anderen Tag ist meine Frau weg zu ihrem Bruder.“

(Ihre Frau misshandelt?) „Das ist nicht richtig. Meine Tochter hatte sich vor
Weihnachten geweigert, Kohlen zu besorgen. Da sagte ich, dann sind wir
die Feiertage ohne Kohlen, und ich sagte zu meiner Frau: Du könntest doch
auch auf das Mädchen einwirken, dass sie Kohlen besorgt! Da sagte meine Frau:
Warum hast du es nicht besorgt, du bist doch der alte Narr! Und ich war den
Abend zuvor in der türkischen Stunde gewesen und spät heimgekommen, und da
hatte sie mir auch schon Vorwürfe gemacht. Kurzhin, sie hat alles bemängelt,
was ich getan habe. Da sagte ich nur: Was sagst du da? Da lief sie fort und
ich ihr nach und habe sie nur in der Aufregung über ihren Ausdruck „Narr“
durch einige Schläge zurückgedrängt. Aber ich habe sie nicht niedergeschlagen.

Die Tochter hat dann natürlich die Partei der Mutter ergriffen; aber meine Frau ist gar nicht hingefallen. Ich habe nur mit der flachen Hand zugeschlagen. Meine Tochter hat jedenfalls im Einverständnis mit dem Lehrer in B. gehandelt. Der war gegen mich, weil ich dort ein Haus kaufen wollte. Durch mein Dazwischentreten war das Haus verteuert worden; das machte mich in der Gemeinde missbeliebt."

(Auf Vorhalt der Aussagen seiner Frau über Fälle von Gewalttätigkeit:) „Da habe ich sie nur gefragt, ob der Käufer vom Haus dagewesen sei. Es ist nicht richtig, dass ich geschrien und sie geschlagen habe. Ich habe ihr nur von der Gerichtsverhandlung erzählt. Geschrien habe ich absolut nicht, ich sprach nur in den lauten Tönen, wie man es macht, wenn man was Interessantes erzählt. Aber von einem Erregungszustande im Schlafzimmer ist absolut nicht die Rede, von einer Stunde kann auch schon gar nicht die Rede sein, denn ich war müde und wollte mich hinlegen. — Meine Frau stellt es auch so dar, als hätte ich sie den anderen Tag ohne Veranlassung geschlagen. Aber sie hatte schon im Hausgang die Tochter wegen der Kohlen in Schutz genommen. Sie hatte zu mir den Zuruf gebraucht: Du alter Narr!"

(Sie will gesagt haben: Ja ja!) „Nein, nein, sie hat gesagt: Du alter Narr! Das weiss die Tochter auch. Was meine Frau da geschrieben hat, stimmt alles nicht. Sie schützt immer ein Herzleiden vor, aber die Ärzte sagen, davon könnte keine Rede sein."

(Jedenfalls geschlagen?) „Ach, nein, die Schreierei und das Davonlaufen von ihr waren mir nur lästig, und ich habe sie nur ins Haus zurückgedrängt. Das andere ist nur die Phantasie von dem, der das Schreiben abgefasst hat. Sie ist nämlich eine recht beeinflussbare Person."

(Sind Sie nachts nicht ins Bett?) „Ach was, das ist völlig frei erfunden."

(Sollen ihr einen Bruch getreten haben?) „Das ist wieder nicht richtig. Das Bruchleiden hat sie schon gehabt, ehe sie zum ersten Male entbunden worden ist. Alles das haben nur ihre Angehörigen gemacht, die ein Interesse daran haben, dass ich beseitigt worden bin. Da muss ich aber auch das erzählen, dass meine Frau sich gewehrt hat, als ich zuschlug. Früher hat sie einmal ihr Kind nicht operieren lassen wollen, und als ich ihr das Kind wegnahm, um es dem Arzte zu bringen, da hat sie mir ins Gesicht geschlagen, dass ich vernäht werden musste. Das war 1895. Ich musste mich also vor ihr in acht nehmen, dass sie mich nicht schlug. Ganz dieselben Auftritte hat sie auch als Mädchen im Elternhaus gemacht, wenn sie Auseinandersetzungen mit ihren Brüdern hatte. Da hat sie auch Krach gemacht und ist davongelaufen."

(Im Entmündigungstermin Reue gezeigt?) „Das ist richtig; ich habe gesagt, es war jedenfalls Krankheit, dass ich soviel geschrieben habe und mit so grosser Betonung der Sache, denn das ist mir bei den vielen Besprechungen in W. wiederholt zum Vorwurf gemacht worden, und es war mir gesagt, wenn ich nicht diese Einsicht äussern wollte, würde ich nicht entlassen. Die Verhältnisse da waren nichts weniger als angenehm. Es konnte in W. nicht geheizt werden."

(Waren Sie nun krank?) „Ja, nun, mir war gesagt worden, wenn ich nicht Krankheitseinsicht zeigte, könnte ich nicht entlassen werden. Psychiatrischerseits mag ja auch manches als Krankheit betrachtet werden. Der Assistenzarzt da hat mir den Kraepelin zum Lesen gegeben und gesagt, da sehen Sie es ja selbst, das sind die Merkmale ihrer Krankheit. Die vielen Unterstreichungen in meinen Eingaben sehen ja so aus und die Betonung des Nebensächlichen, aber mein Verhalten zu Frau und Tochter, das waren ganz natürliche Vorgänge, die diese veranlasst haben. Meine Tochter hatte mir durch ihre Geldausgaben genug Ärger verursacht. Da war ich ganz berechtigt so aufzutreten. Sie hat mir auch meine Kleider verschneidert. Jetzt ist sie doch wieder in strafrechtliche Verwickelung gekommen. Meine Tochter hier könnte angeben, wie mich meine Frau mit Eifersüchteleien gequält hat."

(Zur Beschuldigung nächtlicher Unruhe.) „Ich habe bis 9 Uhr abends Klavier gespielt. Meine Frau ist zu früh ins Bett gegangen. Das ist so absurd, solche Dinge gegen mich vorzubringen! Es kann doch nicht das Zeichen einer Geisteskrankheit sein, dass jemand musikalisch ist?“

Erst am 8. Dezember brachte er auf wiederholten Vorschlag seine verheiratete Tochter mit, bei der er wohnt. Diese zeigte sich aber sehr zurückhaltend, nannte ihn wohl reizbar und leicht beleidigt, so dass sie öfters mit ihm in Streit komme, milderte das indessen gleich wieder durch die Bemerkung, „vielleicht war es meine Schuld.“ Gegen seine Frau sei er freilich noch verstimmt und lasse sich nicht ausreden, dass jene an allem schuld sei. Der Vormund halte ihn zu knapp für das teure Leben hier.

Auch an diesem Tage suchte K. zu beweisen, dass das Entmündigungsgutachten ganz unrichtig gewesen sei. Es habe sich auf die 15 Jahre alten Ausführungen von Prof. S. gestützt, bei denen es aber nur darauf angekommen sei zu betonen, dass er kein Querulant sei. Er habe damals absichtlich auf Rat eines Arztes die Schriftstücke verfasst, aus denen S. seine Schlüsse gezogen. Also seien die Unterlagen des Gutachtens von Dr. W. überhaupt nicht zuverlässig. Die angeblichen Krankheitserscheinungen in W. seien nur durch die dortige mangelhafte Ernährung verursacht worden. Auch habe man ihn im Bette liegen lassen, obgleich er völlig gesund war.

(Gesund?) „Vollständig, ich hatte keine Erregungszustände?“

(Aber zu Hause doch?) „Nein, meine Frau hat meinen Ruf im Dorfe untergraben, sie hat die Liebhaber meiner Tochter alle bei sich beherbergt, das darf doch eine Mutter nicht! Zur Züchtigung der Tochter halte ich mich für berechtigt. Mit meiner Frau war es nur eine Rauferei, sie hat auch zugeschlagen, aber es war überhaupt nicht so schlimm, wie man es gemacht hat.“

(Rückfälle möglich?) „Nein, das ist eine reine Willenssache. Wenn ich die Absicht habe, es zu unterlassen, so kann nichts vorkommen.“

(Pläne?) „Hier kann ich nicht bleiben, es ist zu teuer.“

(Wohin?) „Das ist eine ungewisse Sache. Meine Schwester hat mir geschrieben. Zu der könnte ich.“

(Vormund hat nichts dagegen?) „Ja, aber der zahlt mir nicht genug; er verwendet das Geld mehr zur Schuldentilgung. Ich war nie in einem Zustande, dass ich nicht über meine Mittel hätte verfügen können. Alles war von meinen Angehörigen darauf berechnet, mich ins Unrecht zu setzen.“

Gutachten.

Es fragt sich, ob die Voraussetzungen, welche zur Entmündigung des K. am 11. Juli 1917 geführt haben, heute noch gegeben sind. Der damals im sachverständigen Gutachten von Dr. W. vertretenen Auffassung, dass es sich bei K. um einen Fall von manisch-depressivem Irresein handle, muss ich mich auf Grund der Akten und meiner eigenen Beobachtungen durchaus anschliessen. Auch damals war die eigentliche Erregung abgelaufen, jedoch ein Rückblick lehrte, dass bei K. seit Jahren heftige Anfälle von Erregung in verschieden langen Zwischenpausen sich gezeigt hatten, dass er in diesen Erregungszuständen seine und seiner Angehörigen Interessen schwer geschädigt und jeglicher Kritik und Selbstbeherrschung ermangelt hatte. Es musste mit der Möglichkeit gerechnet werden, dass sich solche Erregungszustände in einiger Zeit von neuem wiederholen würden. Diese Gefahr besteht heute, wo kaum mehr als ein Jahr seitdem vergangen ist, zweifellos noch in ziemlich der gleichen Weise.

Aber Herr Dr. W. hatte auch darauf hingewiesen, dass trotz abgelaufener Erregung K. selbst in den anscheinend freien Zwischenzeiten zwischen den Anfällen deutlich ausgesprochener Geistesstörung allerlei krankhafte Züge erkennen lasse. Die gleiche Beobachtung ist noch heute zu machen. Es fehlt dem Entmündigten an jeder richtigen Krankheitseinsicht. Wenn er auch schon früher in W., um aus der Anstalt entlassen zu werden, eine gewisse Reue für sein Tun an den Tag gelegt zu halen scheint, so ist er jetzt völlig bar jeder Selbstkritik, spricht von seinen Angehörigen in feindseliger Weise, wirft ihnen vor, sie hätten falsch über ihn ausgesagt, seien von Widersachern gegen ihn aufgehetzt gewesen oder hätten sich sonst beeinflussen lassen.

Ganz entschieden stellt der Entmündigte in Abrede, je in einem krankhaften Erregungszustande gehandelt zu haben, beschönigt und verteidigt vielmehr einsichtslos sein damaliges gefährliches Treiben und trägt solche Gereiztheit gegen Frau und Tochter zur Schau, dass sehr zu befürchten steht, er würde nach Rückkehr in die Heimat sogleich wieder in schwere Konflikte mit ihnen geraten. Auf Grund dieser Einsichtslosigkeit, welche ihn bis zu der Erklärung führt, seine Entmündigung habe niemals im Interesse seiner Familie gelegen, sucht er zurzeit die Aufhebung seiner Entmündigung zu erreichen.

Bedenkt man ferner, dass früher während seiner erregten Zeiten teilweise gerade in beständigem, einsichtslosem Querulieren gegen die Behörden seine Geistesstörung zutage zu treten pflegte, muss man besonders vorsichtig sein und mit der Möglichkeit rechnen, dass vielleicht sein jetziges Vorgehen gegen die Entmündigung nur das erste Anzeichen einer sich neuerlich meldenden Erregung sein könnte.

Zugegeben mag werden, dass bisher sichere Merkmale einer solchen beginnenden Erregung an ihm noch nicht festzustellen sind; doch schliesst das erfahrungsgemäss nicht aus, dass schon in wenigen Monaten das Bild sich gänzlich verändert und der Geisteszustand sich bedenklich verschlimmert haben könnte.

Aus allen diesen Erwägungen gelange ich zu dem Schlusse, dass die Voraussetzungen, welche im vorigen Jahre zu K.'s Entmündigung Veranlassung gegeben haben, noch nicht weggefallen sind. Es dürfte sich empfehlen, ihn dahin zu bescheiden, dass die Zeitspanne seit dem Entmündigungsbeschlusse zu kurz sei, und dass er seinen Antrag in Jahresfrist wiederholen möge.

II. Pflegschaft.

a) Einsetzung der Pflegschaft.

Die Möglichkeit der Pflegschaft ist vom Gesetzgeber vorgesehen worden, damit nicht bei akuten und rasch ablaufenden Psychosen, welche den Kranken der Fähigkeit, seine Angelegenheiten zu besorgen, für eine verhältnismässig kurze Zeit und sehr plötzlich berauben, erst jedes Mal der umständliche Apparat des Entmündigungsverfahrens in Bewegung gesetzt werden muss. Ohne lange Vernehmungen und ausführliche Gutachten, auch ohne besondere Kosten (!) vermag der Richter bei entsprechendem Antrag sofort eine Pflegschaft für den zur Zeit ganz oder teilweise geschäftsfähigen Patienten zu errichten. Die Handhabe dazu bietet ihm der § 1910 B.G.B.:

„Ein Volljähriger, der nicht unter Vormundschaft steht, kann einen Pfleger für seine Person und sein Vermögen erhalten, wenn er infolge körperlicher Gebrechen, insbesondere weil er taub, blind oder stumm ist, seine Angelegenheiten nicht zu besorgen vermag.

Vermag ein Volljähriger, der nicht unter Vormundschaft steht, infolge geistiger oder körperlicher Gebrechen einzelne seiner Angelegenheiten oder einen bestimmten Kreis seiner Angelegenheiten, insbesondere seine Vermögensange-

legenheiten, nicht zu besorgen, so kann er für diese Angelegenheiten einen Pfleger erhalten.

Die Pflegschaft darf nur mit Einwilligung des Gebrechlichen angeordnet werden, es sei denn, dass eine Verständigung mit ihm nicht möglich ist".

Aus dieser Fassung ergibt sich, dass ein Vorhandensein geistiger Störung nicht unbedingte Voraussetzung für die Errichtung einer Pflegschaft darstellt. Vielmehr kann diese auch durch körperliche Gebrechen begründet werden. Ferner heisst es ausdrücklich, dass die Pflegschaft eingesetzt werden kann, nicht muss! Es ist auch keineswegs erforderlich, dass der betreffende Kranke seine Angelegenheiten in ihrer Gesamtheit nicht zu besorgen vermag, wie bei einer Entmündigung, sondern es wird besonders hervorgehoben, dass der Pfleger schon für einzelne Angelegenheiten oder einen bestimmten Kreis derselben eingesetzt werden darf. Das alles ist wichtig und macht die Einrichtung der Pflegschaft so ausserordentlich nützlich.

Freilich scheint vom ärztlichen Standpunkt ein Mangel durch den Nachsatz bedingt zu sein, dass die Pflegschaft nur mit Einwilligung des Gebrechlichen vom Amtsgericht angeordnet werden soll. Bekanntlich besteht in der Regel bei geistigen Gebrechen nicht soviel Einsicht, dass der Patient zugeben würde, ohne einen Pfleger nicht auskommen zu können. Jeder Versuch, ihm die Notwendigkeit einer Pflegschaft klarzumachen, würde meist nur zu zwecklosen und schädlichen Aufregungen führen, ohne das gewünschte Ziel zu erreichen. Allein diese Gefahr verschwindet, sobald man die Einschränkung des Schlusssatzes dahin auslegt, dass bloss bei der Möglichkeit wirklicher Verständigung — und diese besteht gegenüber einem Geistesgestörten so gut wie nie — die Einwilligung des Gebrechlichen zu fordern ist.

Sinngemäss ist nicht dann eine Möglichkeit der Verständigung vorhanden, wenn der Patient die Worte, die man an ihn richtet, als solche auffasst und irgendwie beantwortet, sondern nur, wenn er unbeirrt durch krankhaftes Misstrauen, Negativismus, Selbstüberschätzung, wahnhafte Verkennung der Sachlage usw. deutlich die Tragweite der gesamten Frage versteht, seine Situation und augenblickliche Unfähigkeit zu sachgemässem Disponieren überblickt. Tut er das nicht, hat er aus krankhaften Gründen keine Einsicht in seinen Zustand, so darf auch die Möglichkeit einer Verständigung mit ihm mit gutem Gewissen verneint werden.

Stellt man sich auf diesen einzig folgerichtigen Standpunkt, erweist sich die Pflegschaft als unentbehrlicher Schutz in zahllosen Fällen akut ausbrechender Psychosen. Bei allein stehenden Geisteskranken, die in bewusstlosem, verwirrtem, willenlosem Zustande oder aber polizeilich gegen ihren Willen der Anstalt zugeführt werden, gelingt es mit

Hilfe dieser Massnahme zu erreichen, dass sofort jemand da ist, der sich der einstweiligen Regelung ihrer Angelegenheiten annehmen darf, und der mit Sorgfalt darüber wacht, dass sie keinen vermeidbaren Schaden erleiden. Auch in dem Falle, dass eine Invalidenrente beantragt werden soll, z. B. bei chronischen Alkoholisten, ist es sehr wünschenswert, dass gleich jemand da ist, welcher die Verhandlungen führt und einstweilen die Rente abhebt, ohne dass deshalb schon der Antrag auf Entmündigung notwendig würde.

Wohl ist mir bekannt, dass manche Psychiater sich noch scheuen, dem Begriffe der Verständigungsmöglichkeit eine derartige Auslegung zu geben. Ihnen ist zu raten, sich im Zweifelsfalle der folgenden Wendung zu bedienen: „Eine Verständigung ist mit N. N. als einem Geisteskranken nicht möglich".

Damit ist zum Ausdruck gebracht, welche Auffassung der Gutachter von dem Begriffe der Verständigungsmöglichkeit hat. Nimmt der Richter diese Auslegung an, so ist der Arzt von der Verantwortung entlastet.

Das betreffende Zeugnis wird sonst etwa lauten: „Behufs Einsetzung einer Pflegschaft wird bescheinigt, dass N. N., geboren am . . . . in X., an . . . leidet und wegen Geistesstörung seine Angelegenheit nicht zu besorgen vermag. Gleichzeitig wird bescheinigt, dass eine Verständigung mit ihm zur Zeit nicht möglich ist"

b) Aufhebung der Pflegschaft.

Wie die Pflegschaft rasch und leicht zu errichten ist, soll sie auch ohne weiteres in Wegfall kommen können, wenn sie ihren Zweck erreicht hat und nicht mehr erforderlich erscheint, daher erklärt § 1920 B. G. B.:

„Eine nach § 1910 angeordnete Pflegschaft ist von dem Vormundschaftsgericht aufzuheben, wenn der Pflegebefohlene die Aufhebung beantragt".

Nach diesen klaren Worten wäre es die Absicht des Gesetzgebers gewesen, die Wiederaufhebung der Pflegschaft in keiner Weise zu erschweren, sondern sie gewissermassen automatisch eintreten zu lassen, sobald die betreffende Person, für welche eine Pflegschaft eingesetzt worden war, die gegebene Einwilligung zurückzieht. Eine solche Bestimmung ist auch offenbar die notwendige Voraussetzung, damit jemand freiwillig auf Grund körperlicher oder geistiger Gebrechen sich zeitweilig einen Pfleger gefallen lassen soll. Muss er hingegen befürchten, dass er die Pflegschaft später nicht durch eigenen Wunsch beseitigen kann, so wird er sich hüten, überhaupt seine Einwilligung auszusprechen, und die Bestimmungen über die Pflegschaft würden erheblich an praktischem Wert verlieren.

Anders liegt freilich die Sache, wenn die Pflegschaft ohne Einwilligung errichtet worden war auf Grund eines ärztlichen Zeugnisses, das der betreffenden geistig gestörten Person die Fähigkeit zu einer Verständigung absprach. In diesem Falle würde es sinnlos sein, wenn einem Antrage des Kranken auf Abschaffung der Pflegschaft unter allen Umständen stattgegeben werden müsste. Hier hat der Richter sicherlich das Recht, ja die Pflicht, sich erst zu überzeugen, ob nunmehr nach ärztlicher Auffassung wieder eine wirkliche Verständigung mit dem früher Geistesgestörten möglich geworden ist. Zeigt es sich z. B., dass ein Geisteskranker infolge von Verfolgungswahnideen, an deren Berechtigung er unerschütterlich glaubt, von der Pflegschaft loskommen will, so wäre es zweifellos verkehrt, seine Forderung zu erfüllen. Die Entscheidung aber, ob und inwieweit Wahnideen eine Rolle spielen, ist vielfach eine so schwierige Aufgabe, dass dazu unbedingt ein Facharzt gehört werden sollte.

Diese Überlegung hat wohl in der Praxis dahin geführt, dass manche Richter dem Antrage auf Abschaffung einer Pflegschaft nur willfahren, falls ihm eine ärztliche Bescheinigung beigefügt ist, die betreffende Person sei wieder imstande, ihre Angelegenheiten selbst zu besorgen. Eine gewisse Berechtigung zu solcher Forderung ergibt sich aus den oben mitgeteilten Erwägungen. Andererseits ist mit diesem Verfahren der Nachteil verbunden, dass sich der Kranke wie bei Wiederaufhebung einer richtigen Entmündigung erst von neuem untersuchen und beobachten lassen muss. Am besten dürfte der Richter von Fall zu Fall seine Entscheidung treffen und im allgemeinen nur dann eine ärztliche Bescheinigung einfordern, wenn früher die Verständigungsmöglichkeit verneint worden war.

Lit. vgl. Nr. 165, 318.

III. Vorläufige Vormundschaft.

Auch bei dem Entmündigungsverfahren ist da, wo besondere Eile geboten erscheint, die sofortige Einsetzung eines vorläufigen Vormundes durch das Gesetz vorgesehen. Der Richter wird sich aber zu einem solchen Verfahren nur entschliessen, falls neben ausgesprochener Erkrankung eine recht erhebliche Gefährdung der Interessen des Kranken zweifelsfrei zutage liegt. Hier ist der § 1906 B.G.B. anzuführen:

> **„Ein Volljähriger, dessen Entmündigung beantragt ist, kann unter vorläufige Vormundschaft gestellt werden, wenn das Vormundschaftsgericht es zur Abwendung einer erheblichen Gefährdung der Person oder des Vermögens des Volljährigen für erforderlich erachtet."**

Bezieht sich dieser Paragraph auch nicht ausschliesslich auf Entmündigungen wegen geistiger Störung, sondern gleichfalls wegen Verschwendung, so haben wir uns doch hier nur mit der ersteren Möglichkeit zu befassen. Gerade bei manchen Formen geistiger Erkrankung, die mit Neigung zu verkehrten Handlungen oder zu willenloser Beeinflussbarkeit beginnen, ist eine solche Vorkehrung entschieden segensreich. Beispielsweise treten beim ersten Ausbruche einer Paralyse bisweilen massenhafte grössenwahnsinnige Pläne hervor, die sofortiges Eingreifen erheischen, soll nicht der Kranke in wenigen Tagen sich und seine Familie ruinieren. Nicht immer genügt die schnelle Verbringung in die Anstalt, um diese Gefahr zu beseitigen. Grosse geschäftliche Interessen können auf dem Spiele stehen, begonnene Unternehmungen müssen abgewickelt werden, und eine blosse Pflegschaft würde nicht genügen, diese Regelung in der wünschenswerten Weise zu erlauben. In anderen Fällen wieder lässt sich ein Schizophrener von seiner Umgebung in der schamlosesten Weise ausbeuten, nicht nur seine Habe, auch seine Gesundheit erscheint durch ihre unlauteren Machenschaften gefährdet, und dem Pfleger fehlen die erforderlichen Handhaben, um gegen solches Treiben energisch vorzugehen. Überall hier wird die Verhängung der vorläufigen Vormundschaft am Platze sein.

Durch die Einführung der Pflegschaft ist also die Anwendung der vorläufigen Vormundschaft zwar eingeschränkt, indessen keineswegs unnötig gemacht worden. Sie erfolgt auf Antrag unter Vorlegung eines oder mehrerer ärztlicher Zeugnisse, während gleichzeitig das gewöhnliche Entmündigungsverfahren betrieben wird. Sie stellt, wie schon ihr Name besagt, nur ein Provisorium dar und wird je nach dem Ausgange des Entmündigungsverfahrens aufgehoben oder in eine dauernde Vormundschaft umgewandelt. Es heisst da im § 1908 B.G.B.:

„Die vorläufige Vormundschaft endigt mit der Rücknahme oder der rechtskräftigen Abweisung des Antrags auf Entmündigung.

Erfolgt die Entmündigung, so endigt die vorläufige Vormundschaft, wenn auf Grund der Entmündigung ein Vormund bestellt wird.

Die vorläufige Vormundschaft ist von dem Vormundschaftsgericht aufzuheben, wenn der Mündel des vorläufigen vormundschaftlichen Schutzes nicht mehr bedürftig ist.“

Demnach gibt es 4 Möglichkeiten, warum die vorläufige Vormundschaft nicht in eine endgültige überleitet: 1. der Entmündigungsantrag wird zurückgezogen; 2. die Entmündigung wird im Verfahren abgelehnt; 3. der Zustand des Kranken bessert sich; 4. die äusseren Umstände bessern sich. Immer ist zu beachten, dass vorläufige Vormundschaft überhaupt nur in Frage kommt, wo ein Entmündigungsverfahren eingeleitet wird. Daher kann sie niemals als blosser Ersatz für die Pflegschaft in Betracht gezogen werden.

IV. Entmündigung wegen Trunksucht.

Der auf Seite 34 ausführlich mitgeteilte § 6 B. G. B. lautete im 3. Absatze: (Entmündigt kann werden)

„**3. wer infolge von Trunksucht seine Angelegenheiten nicht zu besorgen vermag oder sich oder seine Familie der Gefahr des Notstandes aussetzt oder die Sicherheit anderer gefährdet.**“

Obgleich also der übermässige Hang zum Trinken, welchem der „Süchtige“ keinen Widerstand entgegenzusetzen vermag, fraglos einen krankhaften seelischen Zustand bedeutet, erfolgt die Entmündigung wegen Trunksucht nach ganz anderen Gesichtspunkten, als die wegen Geistesschwäche oder Geisteskrankheit.

Dem entspricht, dass die Zuziehung eines ärztlichen Sachverständigen überhaupt nicht für erforderlich erachtet wird und tatsächlich in manchen Amtsgerichtsbezirken so gut wie niemals geschieht. Höchstens wird vielleicht der behandelnde Arzt als sachverständiger Zeuge darüber gehört, ob er durch seine körperliche Untersuchung Anhaltspunkte für die Annahme gewohnheitsmässigen schweren Trinkens gewonnen habe, oder ob sicher durch Alkoholvergiftung entstandene Krankheiten wie Delirium tremens, Alkoholhalluzinose usw. von ihm beobachtet worden sind.

Sehr viel seltener schon werden Fragen gestellt nach dem Vorhandensein seelischer Anzeichen für chronischen Alkoholmissbrauch wie Vergesslichkeit, Einsichtslosigkeit, Reizbarkeit mit Neigung zu unverhältnismässigen Zornausbrüchen u. dgl.

Das Vorliegen der 3 Voraussetzungen einer Entmündigung wegen Trunksucht, wie sie der § 6 B. G. B. anführt, wird im allgemeinen durch den Richter und lediglich auf dem Wege der Zeugenvernehmung festgestellt. Namentlich die Fragen, ob der Trunksüchtige sich oder seine Familie der Gefahr des Notstandes aussetzt oder die Sicherheit anderer gefährdet, werden in der Regel allein auf diese Weise geklärt, lassen sich ja auch vielfach schon durch Laien erschöpfend beantworten. Freilich mag es andererseits genug Fälle geben, wo der Richter durch die Geringfügigkeit des bisher nachweisbaren Schadens zu einer zu leichten Auffassung der Sachlage verleitet wird, während ihn der psychiatrische Sachverständige auf die drohenden Gefahren hätte aufmerksam machen können.

Man sollte vielleicht meinen, der Psychiater sei wenigstens berufen, sein Urteil darüber abzugeben, ob der Trinker seine Angelegenheiten zu besorgen vermag. Allein es ist zu bedenken, dass hier dieser Ausdruck nicht ganz dasselbe bedeuten kann, wie bei der Entmündigung wegen Geisteskrankheit oder Geistesschwäche. Denn sobald sich bei Alkoholisten die gleiche seelische Störung herausgebildet hätte, müsste die Entmündigung eben wegen Geisteskrankheit oder Geistesschwäche, nicht wegen Trunksucht erfolgen. Es liegt da geradezu eine gewisse Gefahr für den psychiatrischen Anfänger vor, der in einer Entmündigungssache wegen Trunksucht zur Frage gehört werden soll, ob der Betreffende chronischer Trinker gewesen sei. Lässt sich nämlich der Sachverständige von seinem Eifer verleiten, den Trinker schon als geistig stark entarteten Menschen zu schildern, so mag er dem Richter schliesslich Bedenken erregen, ob das bisherige Verfahren überhaupt das Richtige war, während sich vielleicht in einem neuen Verfahren wegen Geistesschwäche herausstellt, dass zu dessen Durchführung doch die Unterlagen nicht genügen. Dann aber hätte das ärztliche Gutachten nur geschadet, statt genützt und wäre schuld, dass die bedauernswerte Familie des Trunkenboldes auch weiterhin ohne Schutz bleibt. Hier ganz besonders gilt die Mahnung, nie mehr zu beantworten, als man gefragt wird. Anders liegt die Sache, wenn der Antrag auf Trunksucht oder Geistesschwäche lautete.

Der Richter ist bei der Frage, ob der Trinker seine Angelegenheiten zu besorgen vermag, vor allem bestrebt festzustellen, ob dieser infolge übermässigen Trinkens den Beruf vernachlässigt, und ob immer wieder als Rauschfolgen vorübergehende Zustände körperlicher und geistiger Unfähigkeit zur Arbeit sich geltend machen. Wohl darf dann der Arzt darauf hinweisen, dass bei Fortsetzung eines solchen Lebenswandels bleibende Zerrüttung der geistigen Fähigkeiten zu erwarten sein wird, und dass nur der mit einer Entmündigung zu erreichende äussere Zwang zur Nüchternheit noch Rettung erhoffen lässt.

Auch der Beschluss des Amtsgerichts auf Entmündigung wegen Trunksucht geschieht nur auf Antrag. Eine Mitwirkung der Staatsanwaltschaft ist leider ausgeschlossen; dagegen dürfen Gemeinden und Armenverbände den Antrag stellen. (§ 680 Z.P.O) Recht bedenklich ist folgende Bestimmung (§ 681 Z.P.O.):

> „Ist die Entmündigung wegen Trunksucht beantragt, so kann das Gericht die Beschlussfassung über die Entmündigung aussetzen, wenn Aussicht besteht, dass der zu Entmündigende sich bessern werde."

Oft genug wird auf Grund dieser Bestimmung den Beteuerungen des unverbesserlichsten Alkoholisten, er wolle sich nun wirklich ändern, vom Richter Glauben geschenkt und damit kostbare Zeit verloren.

Der die Entmündigung aussprechende Beschluss tritt mit der Zustellung an den Entmündigten in Wirksamkeit (§ 683 Z.P.O.) und kann binnen einem Monat auf dem Klagewege angefochten werden, sei es gegen den Antragsteller, sei es bei dessen Tode oder Unauffindbarkeit gegen den Staatsanwalt. (§ 684 Z.P.O.)

Die Wiederaufhebung der Entmündigung erfolgt auf Antrag des Entmündigten oder des gesetzlichen Vertreters, dem die Sorge für die Person zusteht. (§ 685 Z.P.O.) Wird vom Gericht dieser Antrag abgelehnt, so ist ebenfalls der Klageweg zu beschreiten. (§ 686 Z.P.O.)

Die Entmündigung einer Person wegen Trunksucht ist vom Amtsgerichte öffentlich bekannt zu machen. (§ 687 Z. P. O.)

Der Vormund darf seinem Mündel den Aufenthalt anweisen und hat bei Erkrankungen für entsprechende Pflege zu sorgen. Damit ergibt sich die Möglichkeit, den einsichtslosen Trinker nach seiner Entmündigung der Entziehungskur in einer Anstalt zu unterwerfen. Soll eine solche Behandlung bleibenden Erfolg haben, ist es erforderlich, die Abstinenz längere Zeit durchzuführen. Es wäre grundfalsch, schon nach kurzdauernder Enthaltsamkeit das Fortbestehen der Trunksucht zu verneinen und eine Wiederaufhebung der Entmündigung zu befürworten. Zum mindesten muss verlangt werden, dass der gebesserte Trinker sich Jahr und Tag in der Freiheit abstinent gehalten hat. Sonst ist baldiger Rückfall mit Bestimmtheit zu erwarten. Anschluss an Abstinenzvereine ist anzustreben.

Lit. vergl. Nr. 50, 250, 312.

V. Fürsorgeerziehung.

Bereits im B. G. B. sind vormundschaftliche Massnahmen zum Schutze gefährdeter Kinder vorgesehen worden. § 1666 bestimmt in seinem 1. Abschnitte:

„Wird das geistige oder leibliche Wohl eines Kindes dadurch gefährdet, dass der Vater das Recht der Sorge für die Person. des Kindes missbraucht, das Kind vernachlässigt oder sich eines ehrlosen oder unsittlichen Verhaltens schuldig macht, so hat das Vormundschaftsgericht die zur Abwendung der Gefahr erforderlichen Massregeln zu treffen. Das Vormundschaftsgericht kann insbesondere anordnen, dass das Kind zum Zwecke der Erziehung in einer geeigneten Familie oder in einer Erziehungsanstalt oder einer Besserungsanstalt untergebracht wird."

Ferner § 1838:

„Das Vormundschaftsgericht kann anordnen, dass der Mündel zum Zwecke der Erziehung in einer geeigneten Familie oder in einer Erziehungsanstalt oder einer Besserungsanstalt untergebracht wird. Steht dem Vater oder der Mutter die Sorge für die Person des Mündels zu, so ist eine solche Anordnung nur unter den Voraussetzungen des § 1666 zulässig."

An diese beiden Paragraphen knüpft das Preussische Fürsorgegesetz vom 2. VII. 1900 an in seinem § 1:

„Ein Minderjähriger, welcher das 18. Lebensjahr noch nicht vollendet hat, kann der Fürsorgeerziehung überwiesen werden:

1. wenn die Voraussetzungen des § 1666 oder des § 1838 B. G. B. vorliegen und die Fürsorgeerziehung erforderlich ist, um die Verwahrlosung des Minderjährigen zu verhüten;

2. wenn der Minderjährige eine strafbare Handlung begangen hat, wegen der er in Anbetracht seines jugendlichen Alters strafrechtlich nicht verfolgt werden kann, und die Fürsorgeerziehung mit

Rücksicht auf die Beschaffenheit der Handlung, die Persönlichkeit der Eltern oder sonstigen Erzieher und die übrigen Lebensverhältnisse zur Verhütung weiterer sittlicher Verwahrlosung des Minderjährigen erforderlich ist;

3. wenn die Fürsorgeerziehung ausser diesen Fällen wegen Unzulänglichkeit der erziehlichen Einwirkung der Eltern oder sonstigen Erzieher oder der Schule zur Verhütung des völligen sittlichen Verderbens des Minderjährigen notwendig ist."

Hierüber beschliesst das Vormundschaftsgericht von Amtswegen oder auf Antrag, nachdem es die Eltern, den gesetzlichen Vertreter, den Gemeindevorstand, den zuständigen Goistlichen und Lehrer gehört hat (§ 4). Bei Gefahr im Verzuge kann vorläufige Unterbringung angeordnet werden (§ 5). Die Fürsorgeerziehung endet mit der Minderjährigkeit (§ 13), oder wenn ihr Zweck erreicht ist, durch Beschluss des Kommunalverbandes. Die entstandenen Kosten fallen dem Ortsarmenverbande zur Last (§ 15).

Die durch dieses hier nur kurz gestreifte Gesetz eingeführte vormundschaftliche Massnahme der Fürsorgeerziehung unterliegt noch einem fortdauernden Ausbau. Sie bedeutet einen erheblichen Eingriff in die elterlichen Rechte. Gleichwohl handelt es sich nur in einem Teil der Fälle um eigentliche Verschuldung der Eltern; ebenso häufig bilden die Eigenart des Kindes und die allgemeinen Lebensverhältnisse die Ursachen der Verwahrlosung des Kindes. Entscheidend ist, dass letztere Tatsache festgestellt wird, damit ein öffentliches Interesse für staatliche Fürsorge besteht. Hier tritt uns ganz neues Recht entgegen.

Ein entschiedener Mangel des Gesetzes ist in der Ausschaltung des Arztes zu erblicken. Nicht dieser sollte ursprünglich nach den Bestimmungen gehört werden, sondern nur Lehrer und Geistlicher. Indessen hat sich infolge zunehmender Erkenntnis von der überaus häufigen krankhaften Veranlagung krimineller Kinder bei den verschiedensten Behörden das Bestreben entwickelt, die Fürsorgezöglinge vor ihrer Überweisung an Erziehungsanstalten einer psychiatrischen Begutachtung zu unterziehen. Es kommt darauf an festzustellen, dass etwa vorhandene psychopathische Störungen keine solche Höhe erreichen, dass sie die Erziehung in einer der für gewöhnlich zur Verfügung stehenden Anstalten ausschliessen. Bei leichteren Graden minderwertiger Veranlagung dürfte es meist genügen auf sie hinzuweisen, damit sie vom Erzieher berücksichtigt werden. Besonders bedenklich sind immer unsoziale Neigungen bei ausgesprochenen Psychopathen. Richtige Psychosen scheiden überhaupt für die Erziehung aus. Dagegen gilt das für Schwachsinn und Epilepsie nicht ohne weiteres, denn es ist in den Ausführungsbestimmungen ausdrücklich anerkannt, dass Zöglinge, die wegen ihres krankhaften Zustandes in Anstalten für Kranke, Gebrechliche, Idioten, Epileptische, Taubstumme oder

Blinde untergebracht werden müssen, damit nicht ohne weiteres aus der Fürsorgeerziehung herausfallen.

Über die beste Art der Unterbringung schwer erziehbarer Psychopathen, ob in besonderen Psychopathenheimen oder in blossen Adnexen unserer Irrenanstalten, gehen zur Zeit noch die Ansichten auseinander. Fortschrittlichere Ausgestaltung unserer Erziehunganstalten wird an sich schon manche der heutigen Schwierigkeiten beseitigen.

Lit. Nr. 2, 78, 90, 161.

b) Vorübergehende Zustände von Aufhebung der Geschäftsfähigkeit.

Nicht nur durch ausgebildete Psychosen, welche dann zur Einleitung der Entmündigung oder zur Einsetzung einer Pflegschaft Veranlassung geben, kann die Geschäftsfähigkeit einer Person beeinträchtigt werden, sondern auch durch rasch vorübergehende Zustände von Bewusstseinsstörung der verschiedensten Art. Das am leichtesten verständliche Beispiel bietet der Rausch: Wer im Zustande sinnloser Trunkenheit sich zu einer Unterschrift hat bereden lassen, kann hernach einwenden, er habe nicht gewusst, was er tat, und fühle sich daher durch seine ihm zu Unrecht entlockte Unterschrift nicht gebunden.

Die in Betracht kommenden §§ 104 u. 105 B.G.B. wurden bereits auf Seite 32 ausführlich mitgeteilt. Von beiden berührt uns vor allem der Abschnitt 2.

Im § 104 wird gleich dem Minderjährigen unter 7 Jahren und dem wegen Geisteskrankheit Entmündigten auch derjenige für geschäftsunfähig erklärt, der „sich in einem die freie Willensbestimmung ausschliessenden Zustande krankhafter Störung der Geistestätigkeit befindet, sofern nicht der Zustand seiner Natur nach ein vorübergehender ist". Ergänzend fügt dann der § 105 hinzu, dass nichtig nicht nur die Willenserklärung eines Geschäftsunfähigen ist, sondern auch eine „Willenserklärung, die im Zustande der Bewusstlosigkeit oder vorübergehender Störung der Geistestätigkeit abgegeben wird".

Vom psychiatrischen Standpunkte gesehen, dürfte die in den beiden §§ 104 u. 105 vorgenommene Trennung der länger dauernden und rasch vorübergehenden Zustände geistiger Störung überflüssig erscheinen. Will man freilich der Geschäftsunfähigkeit eines Minderjährigen unter 7 Jahren und eines wegen Geisteskrankheit Entmündigten entsprechende krankhafte Veränderungen der Geistesverfassung an die Seite stellen, so kann es sich nur um solche durch Psychose oder Demenz verursachte Störungen handeln, die eben nicht vorübergehender Natur sind. Bei ihnen bedeutet der Zusatz, dass die freie Willensbestimmung ausgeschlossen sein muss, ebenso wie im § 51 St.G.B. nur, dass ein gewisser Grad der Störung verlangt wird. (Vgl. S. 2.)

Gelegentlich werden aber bei nachträglichen Anfechtungen der Rechtmässigkeit einer geschäftlichen Willensäusserung mehr flüchtige Anfälle gestörten Bewusstseins eine Rolle spielen, wie sie im § 105 berücksichtigt sind. Hier vermissen wir den Zusatz „krankhaft", ähnlich wie das auch bei dem Ausdruck „Bewusstlosigkeit" im § 51 St. G. B. der Fall gewesen war; der Gesetzgeber hatte wohl die gleichen Zustände im Auge: Rausch, Schlaftrunkenheit, Fieber, Hypnose usw. (Vgl. S. 3.) In erster Linie indessen kommen in Betracht anfallsartige Bewusstseinstrübungen epileptischer und hysterischer Natur, Folgen von Schlaganfall, Gehirnerschütterung und Betäubungen durch Gifte.

Auffallen muss ferner, dass der Gesetzgeber im § 105 B. G. B. nicht wie im § 51 St. G. B. eine Aufhebung der freien Willensbestimmung als Ausdruck des erforderlichen Grades geistiger Störung verlangt hat. Dennoch wird der Gutachter unbedingt daran festhalten müssen, dass eine gewisse Erheblichkeit der Bewusstseinsstörung die notwendige Voraussetzung der Geschäftsunfähigkeit bildet.

Bei chronischen Psychosen, die infolge eingetretener Remission an sich nicht mehr Geschäftunfähigkeit bedingen, mag solche noch vorübergehend durch besondere Umstände ausgelöst werden, so dass dann auch der § 105 und nicht 104 in Anwendung zu kommen hat.

Da bei allen diesen nachträglichen Anfechtungen von Rechtsgeschäften es demjenigen, der Geschäftsunfähigkeit behauptet, auch obliegt, den meist recht schwierigen Nachweis zu führen, so sind derartige Begutachtungen im allgemeinen selten.

(Über den sehr viel häufigeren Spezialfall der Testamentsanfechtungen siehe S. 64 unter Testierfähigkeit!)

Lit. vgl. Nr. 175, 197, 280.

Beispiel 8.

(Angeborener Schwachsinn (Debilität). Wechselschulden. Geschäftsfähigkeit nach § 104 B. G. B. verneint.)

Dem Kgl. Oberlandesgericht, 4. Zivilsenat F. beehren wir uns auf das dortige Ersuchen in Sachen G. gegen R. ein gemeinsames Gutachten darüber zu erstatten, ob der Bekl. sich in der Zeit vom 11. 9. bis 23. 10. 08, insbesondere am 22. 9. 08 und am 28. 9. 08 in einem seiner Natur nach nicht vorübergehenden, die freie Willensbestimmung ausschliessenden Zustande krankhafter Störung der Geistestätigkeit befunden hat.

Zur Verfügung haben gestanden

1. Die Akten des Kgl. Landgerichts W.
2. Die Akten des Polizeipräsidiums in W.
3. Die ärztlichen Akten der Irrenanstalt F. und unsere eigene Beobachtung.

Vorgeschichte.

Die Klägerin behauptet, der p. R. schulde ihr als Akzeptant zweier Wechsel vom 22. 9. 08 und vom 27. 9. 08 den Betrag von 30000 Mk. Der Vertreter des

Beklagten behauptet, dieser sei geisteskrank und auch in der fraglichen Zeit nicht
handlungsfähig gewesen.

Die Kammer für Handelssachen des Kgl. Landgerichts zu W. hat am 24. 5.
10 die Klage abgewiesen mit der Begründung, dass nach dem ärztlichen Gutachten
von Professor S. am 23. 4. 10 R. bereits in der Zeit vom 11. 9. bis 23. 10. 08 sich
in einem seiner Natur nach nicht vorübergehenden Zustande krankhafter Störung
der Geistestätigkeit befunden habe, durch welchen die freie Willensbestimmung ausgeschlossen gewesen sei. R. leide an degenerativem Irresein, das sich namentlich
in Urteilsschwäche, Willensunfähigkeit und allgemeiner Geistesschwäche auf morali-
schem und zum Teil auch auf intellektuellem Gebiete äussere. Der Zustand sei ein
angeborener und habe sich nicht erst in der letzten Zeit zu der jetzigen Höhe entwickelt. Es wurde im Gutachten ausdrücklich betont, dass Kranke wie R. durch
den äusseren Anschein den Laien bisweilen sehr täuschen und durch gewisse scheinbare Leistungen auf intellektuellem Gebiete den falschen Anschein geistiger Gesundheit erwecken können. Erst bei näherer Betrachtung und eingehender Beobachtung
trete der krankhafte Zustand hervor.

Gegen diesen Beschluss hat im Auftrage der Klägerin deren Ehemann Beschwerde erhoben und erklärt, die Ansicht des ärztlichen Sachverständigen stehe
vereinzelt da. Nicht nur alle Bekannten des R. sondern auch die Pfleger der Irrenanstalt, in welcher dieser interniert gewesen sei, hielten ihn für geistig gesund. R.
selbst habe zugegeben, dass alles nur Schiebung von seiten seiner Grossmutter und
seines Vormundes gewesen sei. Diese hätten ihn unter falschen Angaben in die
Anstalt gebracht. Auch habe später ein anderer Arzt in A. über R. das Gegenteil
bescheinigt. Angenommen selbst, R. sei vielleicht vorübergehend in der Anstalt
geistesgestört gewesen, so lasse sich daraus noch nicht folgern, er sei es von Geburt
an gewesen, da er inzwischen Examina absolviert habe. Nachdem das Attest über
die seit Geburt bestehende Geistesgestörtheit abgegeben gewesen sei, sei R. sofort
wieder hergestellt gewesen, so dass er habe entlassen werden können. Die erfolg-
reiche Prüfung zum einjährig-freiwilligen Militärdienste hätte am 24. 3. 06 stattgefunden.

Im Schriftsatze des klägerischen Anwalts wird noch ausgeführt, der Sachverständige habe sich von R. täuschen lassen. Er führe keine Tatsachen im Gutachten an, sondern stütze sich lediglich auf die Aussagen der Grossmutter des R.
Dieser habe verschiedentlich Betrügereien verübt gehabt und, um ihn vor Bestrafung
zu schützen, habe ihn dessen Grossmutter in die Irrenanstalt gebracht. Ein anderer
Irrenarzt habe ihn für durchaus gesund erklärt. R. hat sich vom 24. 7. 09 bis 22.
2. 10 in der Irrenanstalt F. befunden und ist am letzteren Tage entwichen. Durch
ein Gutachten des Anstaltsarztes Dr. S. ist er für seine Straftaten im Jahre 1909
für nicht verantwortlich erklärt worden, nachdem ein Strafverfahren wegen Verfehlungen im Jahre 1908 bereits eingestellt worden war. Es heisst in dem Gutachten, R. zeige für seine mannigfachen Verfehlungen nicht die entfernteste Einsicht,
sei nicht imstande, seinen abnormen Trieben zu widerstehen, und neige unter dem
Einflusse des Alkohols zu Gewalttätigkeiten, für die er hernach nur eine unklare
Erinnerung zu haben scheine. Er befinde sich seit Jahren in einem Zustande krankhaft nervöser Überreizung.

Ferner heisst es in einer Auskunft von Professor S. an den Vorsitzenden der
Strafkammer vom 6. 10. 09, der geistige Schwächezustand des R. bestehe schon
seit Jahren und habe seit längerer Zeit derart zugenommen, dass er infolgedessen
allgemein und dauernd als geisteskrank anzusehen sei. Nach Entweichen des R.
wurde am 25. 2. 10 auf eine Anfrage des Vormundes sowie der Polizei geantwortet,
der Zustand des Entwichenen habe sich in letzter Zeit gebessert gehabt, so dass man
den Versuch einer Entlassung wohl befürworten könnte.

Am 26. 3. 10 erstattete dann in A. der Bezirksarzt Dr. L. auf Grund eigener
Beobachtung im Krankenhause ein Gutachten, in welchem er ausführte, R. leide seit
früher Jugend an angeborenem Schwachsinn, sei erblich belastet, habe von früher Jugend

auf sittlichem Gebiete Mangel an Mitgefühl, an Liebe für die Angehörigen und an Ehrgeiz zutage treten lassen. Er zeige planlosen Eigensinn, Genusssucht, Ausschweifung, unsinnige Verschwendung und rohe Gewalttätigkeit. Für seine verbrecherischen Handlungen könne er nicht zur Verantwortung gezogen werden, da er dem moralischen Schwachsinn verfallen sei, und ausserdem sein Verstand sich infolge von übermässigem Alkoholgenuss und ausschweifender Lebensweise verwirrt habe. R. müsse als degenerativ erachtet werden. Zur Zeit erscheine er ruhig und von Irrsinn frei, allerdings nicht von seinem moralischen Schwachsinn, so dass er noch als geistesschwach zu begutachten sei. Da es fraglich sei, ob er genug moralische Kraft besitze, um fernerhin auf korrekten Bahnen zu wandeln, könne seine Entlassung nur eine bedingte sein. Doch liege zur Zeit kein Grund vor, ihn als gemeingefährlich zu bezeichnen.

Eigene Beobachtung.

R. wurde am 24. 7. 1909 in die hiesige Irrenanstalt aufgenommen. Die nachfolgenden Angaben über sein Vorleben stammen teils aus den Akten, teils von seiner Grossmutter, teils von einer verwandten Frau W.

Die Mutter hat sich nach einer Eheirrung vergiftet. Die Mutter des Vaters war vorübergehend in einer Nervenheilanstalt. Der Vater soll von einer unbezähmbaren Heftigkeit gewesen sein, hatte mehrere Jahre vor der Ehe Syphilis. Auch der Sohn hat als kleines Kind Zeichen von Syphilis geboten. Sein Bruder starb im Alter von 2 Monaten an allgemeiner Abmagerung.

In der Schule hat R. nur sehr mässig gelernt und namentlich Mathematik schlecht begriffen. Sein anfänglicher Fleiss liess auf dem Gymnasium nach; er blieb sitzen und konnte das Einjährige nur mühsam auf der Presse machen. In den letzten 3 Jahren wurde sein Lerneifer immer geringer. Er hatte nur noch für Autos und dergl. Interesse. In einer Reparaturwerkstätte hielt er es aber nicht aus, sagte, er habe kein Geschick dazu. Seine schon früher vorhandene Neigung zum Verschwenden nahm solchen Umfang an, dass er wegen dieser entmündigt werden musste. Er geriet in schlechte Gesellschaft, die ihn ausnutzte, nahm viel Alkohol zu sich. Er zeigte sich heftig, reizbar, konnte keinen Widerspruch vertragen. Er schlug im Ärger Sachen kaput, kam betrunken nachhause. Gegen seine Grossmutter war er grob und rücksichtslos. Während sie selbst in ihrer übertriebenen Güte zu ihm alles zu beschönigen versucht, geht aus Mitteilungen der Frau W. hervor, dass R. von jeher herzlos war, Tierquälereien beging und Neigung zum Stehlen hatte. Im Alter von 12 Jahren war er von seinem Vater ins „Rauhe Haus" in Hamburg geschickt worden, weil er fortgesetzt stahl und einer lebenden Katze die Augen ausstach. Die Grossmutter wusste ihn dort wieder fortzunehmen. In seinen Erregungszuständen schlug er im Hause zusammen, was ihm unter die Hände kam. Er erpresste von seiner Grossmutter Geld, fälschte Wechsel. Er verkehrte in gewöhnlichsten Kneipen mit fragwürdigen Existenzen, brachte solche auch mit in die Wohnung, trat Türen ein, ging leichtsinnig mit Schusswaffen um und kam dadurch mit der Polizei in Konflikt.

Die körperliche Untersuchung ergab bei R. keine sog. Entartungszeichen, keine Veränderungen am Schädel. Die Pupillen erschienen gleich, rund, mittelweit, verengten sich gut bei Belichtung und Einwärtssehen, Augenbewegungen frei. Gesicht gleichmässig bewegt, Zunge gerade, frei von Narben. Sehnen- und Hautreflexe regelrecht. Tast- und Schmerzempfindung nicht gestört. An den inneren Organen keine Besonderheiten.

Bei der Aufnahme war er lebhaft, sprach viel, gab an viel getrunken zu haben. Es habe ihn aufgeregt, dass ihn 4 Schutzleute aus seiner Wohnung in das Krankenhaus gebracht hätten. Er fügte sich zunächst in die Hausordnung, erschien äusserlich ziemlich ruhig, beschimpfte aber seinen Besuch, weil man ihn hierher getan hätte. Auch bei Unterhaltungen mit den Ärzten geriet er sehr bald in Erregung, wenn man auf seine Handlungsweise zu sprechen kam. Verschwendung bestritt er; er habe soviel Geld, dass er sich dergleichen leisten könne. Eine gewinnbringende Beschäftigung habe er auch nicht nötig, er wolle sich amüsieren. Übrigens habe er eine Erfindung gemacht, die ihm viel Geld einbringen würde.

Diese Uneinsichtigkeit hielt auch weiter an, er schimpfte auf Angehörige und Behörden, hielt sich für völlig unschuldig und verlangte seine Entlassung. Während er sich einerseits beklagte, er habe nichts zu tun, hielt er andererseits bei keiner Beschäftigung stand. Mit allem war R. unzufrieden. Das Zimmer behing er mit Reklamezetteln, verdarb dabei rücksichtslos die Tapeten, äusserte, das könne ersetzt werden: er tue in seinem Zimmer, was er wolle. Das Essen, das ihm nicht gut genug war, schüttete er zum Fenster hinaus. Nachts zerbrach er wiederholt Lampenschirme, angeblich aus Ungeschicklichkeit. In seiner krankhaften Gereiztheit schalt R. über die harmlosesten Vorkommnisse und wollte dann zuweilen nichts essen. Selbst auf die Grossmutter schalt er in der lieblosesten Weise, nannte sie ein altes Luder, von der er nichts hören und sehen wollte. Sie sei schuld, dass er hier sitze. Als man ihm mit der Zeit grössere Freiheit liess, Ausfahrten, Teilnahme an Anstaltsfesten und Konzerten gewährte, zeigte er auch hierfür keine Spur von Dankbarkeit, nahm alles als ihm zustehend hin, setzte seine Scheltereien über Ärzte, Pfleger der Anstalt fort und legte überhaupt eine ganz ungewöhnliche Reizbarkeit an den Tag. So lieferte ihm der Anstaltsphotograph ein bestelltes Bild nicht gleich ab. Als er demselben nun zufällig begegnete, beschimpfte er ihn in masslosester Weise, nannte ihn „Lügner“, „Vagabund“, „Kamel“ und ähnliches. Zwar wurde er im Laufe der Behandlung etwas ruhiger und zugänglicher, doch verlor sich die abnorme Reizbarkeit nie. Sobald etwas nicht ganz nach seinem Kopfe ging, fing er an, Sachen zu zertrümmern, mit Selbstmord zu drohen, zu schelten und zeigte eine völlige Unfähigkeit zur Selbstbeherrschung. Dadurch geriet er beständig mit seiner Umgebung in Konflikte. Meist hielt er sich für sich allein. Vom Januar 1910 ab fiel auf, dass er sich sichtlich bemühte, wenigstens den Ärzten gegenüber ein bescheideneres Wesen an den Tag zu legen, und sich auch anschickte, sich zu beschäftigen. Er entwich dann bei einer Beurlaubung im Februar.

R. hatte in der Anstalt stets dagegen protestiert, dass er geisteskrank sein sollte. Irgendwelche Reue über sein Tun zeigte er nicht. An allem sei nur die unrichtige Erziehungsmethode der Grossmutter schuld. Ausserdem habe er im Suff gehandelt. Er gab wohl zu, dass ihn andere Leute ausgenutzt hätten, entschuldigte sich aber damit, er sei nun einmal ein unruhiger Geist, und nach seiner Entmündigung wegen Verschwendung, die ihn gekränkt habe, sei ihm alles egal gewesen. Kriminelle Handlungen stellte er dauernd in Abrede.

Die Intelligenzprüfung ergab recht mässige Kenntnisse; die Urteils- und Merkfähigkeit erwiesen sich gering.

Gutachten.

R. ist geistesschwach. Das hat die mehr als halbjährige Beobachtung in der hiesigen Anstalt mit Sicherheit ergeben. Damit im Einklang stehen die Angaben der Angehörigen, die indessen keineswegs in erster Linie die Stütze unseres Gutachtens bilden. Ebenso unrichtig erscheint die Annahme, R. habe selbst versucht, sich als geistesgestört hinzustellen, hat er doch im Gegenteil stets dagegen protestiert, dass man ihn als geistesgestört erachte, und seine Entlassung aus der Anstalt immer wieder verlangt. Es kann daher keineswegs wundernehmen, wenn er auch heute noch betont, er sei stets geistig normal gewesen, und einzig seine Grossmutter habe ihn als geistesgestört erscheinen lassen wollen. Derartige Behauptungen sind erfahrungsgemäss aus dem Munde Schwachsinniger recht häufig und beweisen nur, dass die völlige Uneinsichtigkeit andauert, wie denn auch Tatsache ist, dass R. bis heute nicht das geringste Verständnis für seinen Zustand und seine geistige Beschaffenheit besitzt.

Diese Einsichtslosigkeit zusammen mit dem Fehlen jeglicher Anwandlung von Reue ist durch die ganze Dauer seines Aufenthaltes hier hervorgetreten. Dazu kamen vor allem eine beispiellose Gefühllosigkeit und Undankbarkeit gegen seine Grossmutter, die alles für ihn getan hat, masslose Reizbarkeit mit Entwicklung gelegentlicher Wutausbrüche im Umgang mit Mitpatienten, Pflegern und Ärzten. Vorübergehend mochte er sich wohl zusammennehmen, besonders in der letzten Zeit, als es ihm um seine Entlassung zu tun war. Allein eine wirklich tiefgreifende Änderung in seinem Wesen liess R. nie erkennen. Es ging ihm dauernd jegliches Verständnis für das Verfehlte seines Tuns ab. Er schob alle Schuld auf andere, lebte in den Tag hinein, dachte nur an sein Vergnügen und war fest überzeugt, dass ihm grosses Unrecht widerfuhr.

Mit dieser weitgehenden Urteilslosigkeit und Unfähigkeit, die heftigen Regungen seines Trieblebens durch vernünftige Überlegung im Zaume zu halten, verbanden sich Schwäche der Merkfähigkeit und eine durchgängige Minderwertigkeit seiner intellektuellen Leistungen.

Mit dieser Feststellung steht keineswegs im Widerspruch, dass es dem R. gelungen ist, ein Examen zu bestehen. Trotz tiefgreifender Defekte können solche Schulleistungen reproduktiver Art bei gehöriger Nachhilfe gelegentlich gelingen, zumal die Bedingungen hierzu gar keinen Vergleich aushalten mit dem Masse von Urteilsfähigkeit, wie es das praktische Leben erfordert. Bei R. sind schon von Jugend auf geistige Mängel zutage getreten. Zu dem Schlusse, dass es sich in erster Linie um eine angeborene Entwicklungshemmung handelt, die erwachsen ist auf dem Boden schwerer erblicher Belastung, führt auch eine nähere Betrachtung der Art dieses Schwachsinns. Es ist eine häufige Erscheinung, dass solche geistigen Schwächezustände auffälliger werden, wenn das praktische Leben anfängt, seine Ansprüche an Urteilskraft und moralischen Halt eines Individuums zu stellen, während es vorher der Schutz von Schule und Haus vor schlimmeren Entgleisungen bewahrte.

Es widerspricht den Tatsachen, wenn behauptet wird, der Amtsarzt in A. habe den R. für geistesgesund erachtet. Auch dieser Gutachter hat sich ganz auf den hier vertretenen Standpunkt gestellt, wenn er sagte, R. leide seit frühester Jugend an angeborenem Schwachsinn, sei erblich schwer belastet und biete Mangel an Mitgefühl, an Liebe zu den Angehörigen und Fehlen von Ehrgeiz; wenn er ferner von planlosem Eigensinn, Genusssucht, Ausschweifung, unsinniger Verschwendung und roher Gewalttätigkeit spricht. Der Gutachter sagt ausdrücklich, R. sei als irrsinnig zu erachten und erscheine nur zurzeit nicht mehr als anstaltsbedürftig, weil er ruhiger geworden sei. Zugleich deckt sich diese Beurteilung der Anstaltsbedürftigkeit mit einer ungefähr um dieselbe Zeit von der hiesigen Anstalt aus an den Vormund des R. erteilten Auskunft.

Es bleiben also nur die Ansichten verschiedener Laien, die den R. als geistig gesund betrachten. Laien sind natürlich auch Irrenpfleger, da bei ihnen alle Bedingungen zu einer Beurteilung fehlen, wie sie hier in Frage steht. Es mangelt nicht nur die wissenschaftliche Vorbildung, sondern auch jene Erfahrung, wie sie nur dem geübten Facharzte nach langjähriger praktischer Durchbildung zur Seite stehen kann, um die schwerwiegende Frage nach der geistigen Gesundheit oder Krankheit eines Menschen zu entscheiden. Wenn Laien gerade geneigt sind, manche Schwachsinnige als besonders gesund und raffiniert anzusehen, so ist das eine alte Beobachtung, die uns in der Auffassung des Falles R. nicht beirren darf.

Wenden wir uns nun der Frage zu, ob sich R. auch in der Zeit vom 11. 10. 08 bis 23. 10. 08 in einem die freie Willensbestimmung ausschliessenden Zustande krankhafter Störung der Geistestätigkeit befunden hat, so werden wir zunächst darauf verweisen, dass wir die Geistesschwäche des R., die heute so stark ist, dass sie ihn für seine Straftaten unverantwortlich macht, als eine geistige Schwäche bezeichnet haben, die auf angeborener Entwicklungshemmung beruht.

Wir befinden uns mit der hier vorgetragenen Auffassung des Falles in völliger Übereinstimmung mit dem Amtsarzte in A., der ausdrücklich für die im Jahre 1908 begangenen Straftaten Unzurechnungsfähigkeit des R. angenommen hat. Wenn schon unsere eigene Beobachtung sich nur auf die Zeit vom Juli 1909 an erstreckt hat, so ist doch mit Bestimmtheit zu sagen, dass der bei der Aufnahme R.'s in die Anstalt vorhandene Zustand in mindestens gleicher Stärke schon vorher bestanden hat. Über wesentliche Schwankungen im Befinden des R. ist nie etwas bekannt geworden. Seine Entwicklung dürfte vor 2 Jahren höchstens noch unvollkommener gewesen sein, als heute. Auch bleibt zu bedenken, dass gerade in der fraglichen Zeit 1908 der Geisteszustand des R. durch die von ihm zugegebene Trunksucht eher stärker geschädigt war, als später in der Anstalt, wo R. abstinent leben musste. Somit fehlen alle Anhaltspunkte für die Annahme, dass bei R. erst nach Oktober 1908 die in der Anstalt beobachtete Geistesschwäche sich herausgebildet haben sollte.

Zum Schlusse fassen wir unser gemeinsames Gutachten dahin zusammen:

1. R. leidet an angeborener Geistesschwäche.
2. Der Beklagte hat sich bereits in der Zeit vom 11. 9. 08 bis 23. 10. 08, insbesondere am 22. 9. 08 und am 27. 9. 08 in einem seiner Natur nach nicht vorübergehenden, die freie Willensbestimmung ausschliessenden Zustande krankhafter Störung der Geistestätigkeit befunden.

B. Testierfähigkeit.

Mit der Geschäftsunfähigkeit wegen Geisteskrankheit (§ 104 B.G.B.; vergl. S. 32 u. 58) ist auch die Möglichkeit, ein Testament zu errichten, aufgehoben. Die Testierfähigkeit wird ferner geregelt durch folgende gesetzliche Bestimmungen:

§ 2229 B.G.B.: „Wer in der Geschäftsfähigkeit beschränkt ist, bedarf zur Errichtung eines Testamentes nicht der Zustimmung seines gesetzlichen Vertreters.

Ein Minderjähriger kann ein Testament erst errichten, wenn er das 16. Lebensjahr vollendet hat.

Wer wegen Geistesschwäche, Verschwendung oder Trunksucht entmündigt ist, kann ein Testament nicht errichten. Die Unfähigkeit tritt schon mit der Stellung des Antrags ein, auf Grund dessen die Entmündigung erfolgt."

§ 2230: „Hat ein Entmündigter ein Testament errichtet, bevor der die Entmündigung aussprechende Beschluss unanfechtbar geworden ist, so steht die Entmündigung der Giltigkeit des Testaments nicht entgegen, wenn der Entmündigte noch vor dem Eintritte der Unanfechtbarkeit stirbt.

Das Gleiche gilt, wenn der Entmündigte nach der Stellung des Antrags auf Wiederaufhebung der Entmündigung ein Testament errichtet und die Entmündigung dem Antrage gemäss wieder aufgehoben wird."

§ 2253: „Ein Testament sowie eine einzelne in einem Testament enthaltene Verfügung kann von dem Erblasser jederzeit widerrufen werden.

Die Entmündigung des Erblassers wegen Geistesschwäche, Verschwendung oder Trunksucht steht dem Widerruf eines vor der Entmündigung errichteten Testaments nicht entgegen."

Abgesehen von geringen Ausnahmen ruht also für die Dauer einer Entmündigung die Testierfähigkeit vollständig. Die rechtlichen Verhältnisse liegen da überall so klar, dass der Richter seine Entscheidungen ohne die Unterstützung eines psychiatrischen Sachverständigen zu treffen vermag. Neben dem ordentlichen öffentlichen Testamente, das in Anwesenheit von Zeugen vor Richter oder Notar errichtet wird, gibt es noch die Möglichkeit des privaten (eigenhändigen oder zeugenlosen, sog. holographischen) Testamentes, das eigenhändig geschrieben und unterzeichnet und mit Angabe von Ort und Tag versehen sein muss.

Der Sachverständige wird in der Regel nur herangezogen, wenn die im Testamente niedergelegte Willenserklärung nachträglich mit der Begründung angefochten wird, der Erblasser sei infolge geistiger Störung damals nicht geschäftsfähig gewesen (§§ 104 u. 105 B. G. B.; vergl. S. 32 u. 58).

Neben eigentlichen Psychosen (Dementia senilis, arteriosclerotica, paralytica usw.) kommen hier vorübergehende seelische Ausnahmezustände aller Art, namentlich Delirien und Benommenheit im Laufe der zum Tode führenden Krankheit in Betracht.

Hatte nun der Sachverständige den Erblasser zu dessen Lebzeiten nie selbst untersucht und behandelt, hat er ihn womöglich überhaupt nie gekannt, so bleibt er ausschliesslich auf die Aussagen Dritter angewiesen, und diese pflegen meist leider recht voreingenommen und widerspruchsvoll, d. h. je nach dem persönlichen Standpunkte gegenüber dem Inhalte des Testamentes gefärbt zu sein.

Aufgabe des Sachverständigen muss es dann sein festzustellen, ob überhaupt eine geistige Störung vorlag und ob diese gerade zur Zeit der Errichtung des Testamentes einen solchen Grad erreichte, dass sie die Testierfähigkeit aufhob.

Handelt es sich um ein selbstgeschriebenes Testament, so mag man vielleicht hoffen, aus Handschrift, Form der Abfassung und gelegentlichen Eigentümlichkeiten des Inhalts wesentliche Schlüsse ziehen zu dürfen. War der letzte Wille vom Erblasser zu Protokoll gegeben worden, könnten Richter oder Notar über etwaige Beobachtungen in ihrem Gespräche mit diesem gehört werden. Allein es ist zu bedenken, dass wenn ihnen wirklich erheblichere Zweifel aufgetaucht wären, sie sich gar nicht auf die Sache eingelassen haben würden. Selbst der Hausarzt erweist sich vielfach als psychiatrisch zu ungeschult, als dass seine Auffassung ohne weiteres übernommen werden könnte. Wichtiger sind schon seine tatsächlichen Beobachtungen und seine Kenntnis der Verhältnisse.

In der Hauptsache aber sieht sich der Sachverständige meist auf Laienaussagen angewiesen. Von den mehr oder weniger zahlreichen Personen, welche den Erblasser in der kritischen Zeit gesehen und gesprochen haben, bringt die Mehrzahl erfahrungsgemäss statt zuverlässiger Tatsachen ihre subjektiven Anschauungen vor. Dennoch darf der Sachverständige sich nicht die Mühe verdriessen lassen, ihre sämtlichen Behauptungen sorgfältig durchzusehen und das brauchbar Erscheinende herauszuschälen. Am zweckmässigsten ist es immer, wenn er selbst ihren Vernehmungen durch den Richter beiwohnt und eigene Fragen an sie richten darf. Mitunter ergibt sich da unerwartet eine bezeichnende

Einzelheit, die neues Licht auf die ganze Frage wirft. Jede positive Tatsache ist mehr wert, als hundert negative Auskünfte. Unter Umständen wird sich der Sachverständige auch veranlasst sehen, Antrag auf weitere Erhebungen in bestimmter Richtung zu stellen.

Niemals vergesse man unter dem Wust von kleinen Einzelzügen, die so zusammengetragen werden, dass es nicht sowohl darauf ankommt, ob der Erblasser ein schrulliger Psychopath, ja ob er überhaupt je einmal geisteskrank war, als vielmehr darauf, ob er gerade zur Zeit der Errichtung seines Testamentes so schwer geistesgestört gewesen ist, dass er als geschäftsunfähig angesehen werden musste. Dieser springende Punkt ist zweifelsfrei zu beweisen! Blosse Möglichkeiten geben uns da keine Gewissheit; alle gefühlsmässigen Überzeugungen, Rücksichten auf die Folgen der Entscheidung haben zurückzutreten. Leider bergen eben in dieser Hinsicht die von den behandelnden Ärzten zur Verfügung gestellten Aufzeichnungen leicht Fehlerquellen.

Beeinflusst durch die Auffassung der ihm persönlich gut bekannten Familie deutet vielleicht der nicht psychiatrisch durchgebildete Hausarzt rückschauend schon gelegentliche Gemütserregungen des Erblassers als psychotische Zustände und entdeckt nachträglich krankhafte Züge, wo er früher nicht daran gedacht hatte. Ihm selbst unbewusst arbeitet er sich bei der ihm ungewohnten Abfassung eines den Geisteszustand behandelnden Gutachtens immer tiefer in die Vorstellung von einer tatsächlich vorhandenen Psychose hinein und liefert schliesslich weitgehende Urteile, die durch seine ursprünglichen mageren Beobachtungen in keiner Weise gestützt werden.

Hier ist für den gerichtlichen Sachverständigen ganz besonders höchste Vorsicht geboten. Er halte sich, unbeeinflusst durch fremde Stellungnahme, streng an das Tatsächliche, lasse womöglich den Vorgutachter zur Feststellung seiner wirklichen Beobachtungen nochmals vernehmen und sichte kritisch das gesamte Material, bis er festen Boden unter den Füssen fühlt. An sich ist in derartig schwierigen Fragen die Zuziehung mehrerer Sachverständiger zu begrüssen, falls jeder seine eigene Verantwortung voll und ganz zu tragen bereit ist und sich nicht auf Erfahrung uud Gefühl des anderen verlässt.

Oft genug wird das endliche Ergebnis langwieriger Arbeit doch ein unbefriedigendes bleiben. Man muss sich damit abfinden und nicht mehr herauszubringen versuchen wollen, als dem heutigen Stande unserer Wissenschaft entspricht.

Lit. Nr. 132, 281.

Beispiel 9.

(Anfechtung eines Testamentes wegen geistiger Minderwertigkeit und Hirnsyphilis. Nachweis geistiger Störung ist nicht erbracht.)

Auf Ersuchen des Landgerichts 7. Zivilkammer, in F. beehre ich mich in Sachen G. gegen G. nachstehendes Gutachten darüber zu erstatten, ob sich der am 27. 10. 09 kinderlos verstorbene C. G. zur Zeit der Errichtung des angefochtenen Testamentes

(April 04) in einem die freie Willensbestimmung ausschliessenden Zustande krankhafter Störung der Geistestätigkeit befunden hat.

Zur Verfügung standen die Akten in Sachen G. gegen G.

Vorgeschichte.

Der im Alter von 56 Jahren kinderlos verstorbene Erblasser hat seine Ehefrau mit einer Rente abgefunden und die eigenen Geschwister zu Erben eingesetzt. Die Witwe ficht die Gültigkeit des Testamentes mit der Begründung an, ihr Mann habe in einem Zustande krankhafter Störung der Geistestätigkeit gehandelt, welche die freie Willensbestimmung ausschloss.

In einem beigefügten Atteste des Hausarztes Dr. D. vom 17. 2. 11 wird behauptet, der Erblasser habe durch natürliche Veranlagung ein minderwertiges Nervensystem gehabt, das durch Lues und Alkohol weiter zerrüttet worden sei. Schon die Eheschliessung vor völliger Heilung der Lues lasse einen solchen Mangel an Überlegung und Verantwortungsgefühl erkennen, dass darin ein Defekt zu erblicken sei: Schon mit 30 Jahren habe er sich infolge von Vergesslichkeit übervorteilen lassen, habe als Bräutigam Einladungen zum Rendezvous verschlafen, sei beim Vorlesen eingenickt. Er sei leicht zu Tränen gerührt gewesen, charakterschwach, energielos, leicht beeinflussbar, habe seine Ehefrau nicht gegen Taktlosigkeiten anderer geschützt. In den letzten 8 Jahren sei er unsauber am Körper und in der Kleidung gewesen. Alle diese Erscheinungen sprächen für Schwäche und Degeneration des Zentralnervensystems, durch welche es ihm wohl unmöglich gewesen wäre, die Tragweite der letztwilligen Verfügungen, die ihm von anderer Seite nahegelegt worden seien, zu beurteilen.

Dagegen berichtet Prof. B. nur von schwerer und vermutlich syphilitischer Erkrankung der Hauptschlagader und von einer sonderbaren Mischung von Forschtun und Kritiklosigkeit dem eigenen Leiden gegenüber. Die seit 8 Jahren bemerkbaren Abnormitäten in der Lebensführung bedeuteten einen Defekt, der — hauptsächlich auf dem Gebiete des Charakters liegend — die Willensfreiheit als nicht uneingeschränkt vorhanden erscheinen lasse. „Möglicherweise" habe eine angeborene Minderwertigkeit mitgewirkt.

Demgegenüber wandten die Beklagten ein, der Erblasser sei im geschäftlichen Leben ein Muster von Ordnung, Pünktlichkeit und Genauigkeit gewesen und habe bis wenige Stunden vor seinem Ableben als Leiter des Geschäftes mit voller geistiger Kraft gearbeitet. Er habe noch der Steuereinschätzungskommission angehört und wiederholt das Amt eines Vormundes und Armenpflegers bekleidet. Allerdings habe er ebenso wie sein Vater gestottert und manche Eigenheiten zur Schau getragen.

Bei seiner Vernehmung erklärte Dr. D., er sei seit 98 Hausarzt gewesen. G. habe stets, besonders zuletzt, eine stotternde Sprache gehabt, sei stets leicht erregbar gewesen, habe sich, wenn er nicht auf den Besuch des Arztes vorbereitet gewesen war, schlecht gewaschen gezeigt. 1900 habe er an Schwindel, Kopfschmerz, leichtem Haarausfall gelitten. Auf Befragen habe er Syphilis abgestritten und erst 1906 zugestanden. 1903 sei zuerst die Schlagadererweiterung festgestellt worden. Besonders in den beiden letzten Jahren sei G. scheu und vergesslich gewesen. Seine Frau habe über zeitweise Schlafsucht im Beginn der Ehe, geringe Potenz und Neigung zum Trinken geklagt. 1903 musste er wegen seines Herzzustandes fast mit Gewalt im Zimmer gehalten werden; später habe er sich ganz der Behandlung entzogen. Dr. D. vermutet, dass die Lues auch seine Hirnarterien ergriffen haben könne. Der Vater habe an Paralysis agitans gelitten.

Die Zeuginnen K., Sch., Frau Kr. und der Zeuge M. bekunden, dass der Erblasser viel getrunken habe, während die A. auch das entschieden bestreitet, sie habe ihn nur einmal nach Sektgenuss bei einem Jubiläum angetrunken gesehen.

Die Zeuginnen S., P., Frau Kr. berichten weiter, G. sei mit schmierigen Händen zu Tisch gekommen, habe das Unterzeug selten gewechselt, seine Kleider ungern säubern lassen. Dagegen behauptet die A., er sei stets anständig in Benehmen und Anzug gewesen, habe freilich wenig auf Kleidung gegeben, viel in seinem Garten

gearbeitet. Eine Badegelegenheit habe im Hause gefehlt. Diese Zeugin, welche den
G. 10 Jahre bedient hat, will auch nichts von unflätigem Schimpfen bemerkt haben,
wogegen M. und Frau Kr. berichten, er habe gegen seine Arbeiter Ausdrücke wie
„Schwein" und „Sau" gebraucht, auf der Strasse laut über Hunde gescholten und
darauf aufmerksam gemacht, wenn ein solcher die Notdurft verrichtete.

Die Zeugen P., F., L., R. schildern den Erblasser als schüchtern, energielos,
scheu, verlegen und wortkarg. Zeugin F. betont jedoch, er sei früher schüchterner
gewesen als später, und M. erzählt, die Aufregung habe sich besonders 1900 ge-
legentlich einer Operation gezeigt. War G. erregt, lief er in den Garten oder ins
Haus und kam ruhig und arbeitsfähig ins Geschäft zurück, als sei nichts passiert.
Die Ehefrau G. habe einmal über mangelhaften Schutz durch ihn gegen ein freches
Dienstmädchen geklagt, und dass er seinen Bruder nicht wegen einer angeblichen
Beleidigung zur Rede stellen wollte.

Die Zeugen K., S., P., Frau Kr. berichten übereinstimmend, der Erblasser sei
oft müde gewesen, habe auffällig zum Schlafen geneigt. Indessen sei diese Schlafsucht ebenso wie Vergesslichkeit schon in der Brautzeit vorhanden gewesen. Seine
anstrengende Arbeit habe ihn ermüdet.

Nur der Zeuge M. will vom Erblasser selbst gehört haben, dass er sich in
den letzten Jahren weniger leistungsfähig fühlte und über sein Gedächtnis klagte.
G. sei an Körper und Geist immer weniger geworden, habe aber bis zuletzt seine
Berechnungen immer richtig gemacht.

Alle Zeugen, die sonst geschäftlich mit G. zu tun hatten, sagen übereinstimmend
aus, er sei ihnen geistig durchaus frisch erschienen, so dass sie nie Zweifel an seiner
Geschäftsfähigkeit gehegt hätten. Im besonderen rühmt der Makler P., der bis zuletzt mit G. gearbeitet hat, dessen Verständnis und Gewissenhaftigkeit. Auch D. hat
stundenlang mit ihm Privatangelegenheiten besprochen und ihn in geistiger Beziehung vollkommen normal gefunden, und der Schlossermeister S., welcher von
1907—1909 häufiger mit G. verhandelte, bemerkte ausser seinem Sprachfehler nichts
Auffälliges.

Endlich betont der Buchhalter K., der über 20 Jahre bei G. im Geschäft war,
ausdrücklich dessen vorzügliches Gedächtnis. Niemals sei an ihm ein Versagen der
Fähigkeit, die allgemeine Geschäftslage zu beurteilen und zu disponieren, aufgefallen.
Alle Kalkulationen habe G. völlig selbständig aufgestellt. Wörtlich erklärt dieser
wichtige Zeuge: „Noch einige Stunden vor seinem Tode habe ich eine sehr umfangreiche Rechnung mit dem Verstorbenen durchgesprochen und dabei kein Nachlassen
des Gedächtnisses oder Nachlassen seiner geistigen Kräfte bemerkt."

Gutachten.

Es gehört zu den schwierigsten Aufgaben des ärztlichen Sachverständigen
sich über Geisteszustand und Geschäftsfähigkeit einer Person zu äussern, die er
selbst niemals gesehen hat. Er ist hier auf die oft widersprechenden Zeugenaussagen angewiesen.

Indessen ergeben im vorliegenden Falle die tatsächlichen Beobachtungen der
Sachverständigen und Zeugen ein im grossen und ganzen übereinstimmendes Bild.
Nur ihre Deutungen sind verschieden und diese lassen sich an der Hand der Akten
und der wissenschaftlichen Erfahrung nachprüfen.

Vor allem muss hervorgehoben werden, dass der Beweis einer wirklichen
Geisteskrankheit des Erblassers zu irgendwelcher Zeit seines Lebens nirgends erbracht worden ist, auch nicht von den behandelnden Ärzten, die nur über körperliche Störungen einwandfreie Berichte geben, über seelische Veränderungen dagegen
nur ein sehr dürftiges Material beibringen.

Als festgestellt darf gelten, dass der Erblasser die letzten 6 Jahre seines
Lebens an einer, vermutlich syphilitischen, Erkrankung der Hauptschlagader gelitten
hat und auch hieran gestorben ist. Dagegen ist nicht ausgemacht, sondern höchstens
als möglich zuzugeben, dass der syphilitische Krankheitsprozess ausserdem die Gehirngefässe in Mitleidenschaft gezogen hatte. Die von Dr. D. bekundeten Kopfschmerzen

und Schwindelerscheinungen 9 Jahre vor dem Tode liessen wohl an eine damals einsetzende Hirnsyphilis denken, doch sind diese Erscheinungen offenbar bald wieder verschwunden und niemals so heftig gewesen, dass sie sonst einem der zahlreichen Zeugen aufgefallen wären. Diese berichten nur über Müdigkeit und Vergesslichkeit in jener zurückliegenden Zeit. Ebenso hat sich später niemals das deutliche Bild einer syphilitischen Hirnerkrankung entwickelt, vielmehr ist G. dauernd bis zu seinem Tode fähig geblieben, selbständig sein Geschäft zu leiten, und nirgends findet sich in den Akten die Erwähnung charakteristischer Krankheitssymptome.

Dass kein fortschreitender Lähmungsblödsinn (Dementia paralytica), der sich gerade auf dem Boden alter Lues entwickelt, bei G. vorgelegen hat, geht aus den Angaben der Ärzte hervor. Auch ein irgendwie erheblicher angeborener Schwachsinn muss nach der gesamten Lebensführung und geschäftlichen Tätigkeit des Erblassers ausgeschlossen werden. Ferner kann nicht von einem so starken chronischen Alkoholismus die Rede sein, dass dadurch die geistigen Fähigkeiten gegen Ende des Lebens wesentlich gelitten hätten. Von häufiger Betrunkenheit und schwereren Rauschzuständen wird nichts berichtet, Wahnideen und Sinnestäuschungen sind nie beobachtet. Nur einzelne Zeugen meinen, dass G. mehr trank, als seinem Gesundheitszustande gut war.

Die Nervenerkrankung des Vaters, die keine Geisteskrankheit war, darf nicht als Verdachtsmoment für seelische Störungen des Erblassers verwertet werden. Selbst Irrsinn der Eltern beweist noch nichts für den Geisteszustand der Kinder.

Eher wäre zu erwägen, ob der mit 56 Jahren verstorbene G., zumal er Syphilis durchgemacht hatte und an Veränderungen von Herz und Hauptschlagader litt, nicht eine beginnende Verhärtung der Gehirngefässe im Sinne einer Arteriosklerose aufgewiesen haben mag. Manche Angaben der Zeugen liessen sich in solcher Richtung deuten: Erregbarkeit, Rührseligkeit, selbstgeklagte Vergesslichkeit und Leistungsabnahme, Verschlechterung der Sprache, Schlafsucht, Nachlassen von Reinlichkeits- und Anstandsgefühl, Kritiklosigkeit gegenüber dem eigenen Befinden.

Freilich muss mit Entschiedenheit betont werden, dass diese Zeugenaussagen teils nicht unbestritten dastehen, teils einer sehr viel harmloseren Deutung zugänglich sind. Schüchtern, erregbar, wenig besorgt um sein Äusseres scheint G. von jeher gewesen zu sein. Er war ausserdem Stotterer und vielleicht schon dadurch leicht verlegen. Seine Müdigkeit meldete sich vor allem nach anstrengender Arbeit, könnte auch mit dem Genusse geistiger Getränke im Zusammenhang gestanden haben. Ferner waren Schlafsucht und Vergesslichkeit bereits vor seiner Verheiratung aufgefallen! Vollends Einsichtslosigkeit und Ungehorsam von Patienten gegenüber ärztlichen Anordnungen sind zu häufige Erscheinungen, als dass man sie von vornherein auf geistige Abnormität beziehen dürfte. Das Gleiche gilt leider von dem sträflichen Leichtsinn, mit dem erfahrungsgemäss jahraus jahrein ungenügend geheilte Geschlechtskranke trotz aller Aufklärungsversuche in die Ehe zu treten pflegen.

Allein selbst wenn wir alle Zeugenaussagen in der Weise deuten wollten, dass bei G. in den letzten Jahren eine beginnende Verkalkung der Hirngefässe sich eingestellt hätte, so wären wir nach dem vorliegenden Aktenmaterial noch immer nicht berechtigt, die weitergehende Behauptung aufzustellen, dass es dadurch schon zu einer Geistesstörung mit Aufhebung der Geschäftsfähigkeit gekommen wäre.

Bei den von einzelnen Zeugen gerügten Auffälligkeiten hat es sich niemals um wirkliche Verkehrtheiten gehandelt, die Zweifel an der Testierfähigkeit zu wecken geeignet sind, höchstens um unangenehme Gewohnheiten und Charakteranomalien. Wohl hat der Zeuge M. im Jahre 1900 „Erregungszustände" beobachtet, aber von einer später fortschreitenden Störung dieser Art nichts bekundet. Ausdrücklich erklärt er, jene Zeit sei die schlimmste gewesen. Die weitere Angabe, dass sich G. immer schnell beruhigte, indem er die Arbeit vorübergehend liegen liess und sich in den Garten oder das Haus begab, um dann wiederzukehren, als sei nichts gewesen, erinnert doch mehr an die einfache Erregbarkeit vieler Herzkranker, die sich von ihrem Ärger momentan hinreissen lassen.

Sehr viel wichtiger sind die bestimmten Erklärungen zahlreicher Zeugen, in erster Linie des langjährigen Buchhalters, über die dauernde geistige Frische, Geschäftsgewandtheit und Gewissenhaftigkeit bis zum Tode. Unter diesen Umständen hat es als ausgeschlossen zu gelten, dass das bereits 5 Jahre vor Lebensende abgefasste Testament in einem durch fortschreitende geistige Schwäche bedingten Zustande von Aufhebung der freien Willensbestimmung errichtet worden wäre.

Blosse Einschränkung der Willensfreiheit, wie sie Professor B. angenommen hat, würde an sich die Testierfähigkeit noch nicht aufheben, da diese sogar ein Minderjähriger unter Umständen besitzt. Indessen scheint mir das beigebrachte Beweismaterial noch nicht einmal ausreichend, eine solche Einschränkung der Willensfreiheit wahrscheinlich zu machen. Völlig verfehlt ist der Versuch von Dr. D., aus der von ihm vermuteten „angeborenen Minderwertigkeit" des Erblassers Unfähigkeit zur Abgabe der letztwilligen Verfügung herzuleiten.

Alles in allem fasse ich mein Gutachten dahin zusammen: Aus dem vorliegenden Aktenmaterial ergeben sich keine Anhaltspunkte für die Annahme, dass sich C. G. zur Zeit der Errichtung des angefochtenen Testamentes in einem die freie Willensbestimmung ausschliessenden Zustande krankhafter Störung der Geistestätigkeit befunden hat.

C. Deliktsfähigkeit.

Die gesetzlichen Bestimmungen lauten:

§ 827 B.G.B.: „Wer im Zustande der Bewusstlosigkeit oder in einem die freie Willensbestimmung ausschliessenden Zustande krankhafter Störung der Geistestätigkeit einem anderen Schaden zufügt, ist für den Schaden nicht verantwortlich. Hat er sich durch geistige Getränke oder ähnliche Mittel in einen vorübergehenden Zustand dieser Art versetzt, so ist er für einen Schaden, den er in diesem Zustande widerrechtlich verursacht, in gleicher Weise verantwortlich, wie wenn ihm Fahrlässigkeit zur Last fiele; diese Verantwortlichkeit tritt nicht ein, wenn er ohne Verschulden in den Zustand geraten ist".

§ 828: „Wer nicht das 7. Lebensjahr vollendet hat, ist für einen Schaden, den er einem anderen zufügt, nicht verantwortlich.

Wer das 7. aber nicht das 18. Lebensjahr vollendet hat, ist für einen Schaden, den er einem anderen zufügt, nicht verantwortlich, wenn er bei Begehung der schädigenden Handlung nicht die zur Erkenntnis der Verantwortlichkeit erforderliche Einsicht hat. Das Gleiche gilt von einem Taubstummen".

§ 829: Wer in einem der in den §§ 823—826 bezeichneten Fälle für einen von ihm verursachten Schaden auf Grund der §§ 827, 828 nicht verantwortlich ist, hat gleichwohl, sofern der Ersatz des Schadens nicht von einem aufsichtspflichtigen Dritten erlangt werden kann, den Schaden insoweit zu ersetzen, als die Billigkeit nach den Umständen, insbesondere nach den Verhältnissen der Beteiligten, eine Schadloshaltung erfordert und ihm nicht die Mittel entzogen werden deren er zum standesmässigen Unterhalte sowie zur Erfüllung seiner gesetzlichen Unterhaltungspflichten bedarf".

§ 832: „Wer kraft Gesetzes zur Führung der Aufsicht über eine Person verpflichtet ist, die wegen Minderjährigkeit oder wegen ihres geistigen oder körperlichen Zustandes der Beaufsichtigung bedarf, ist zum Ersatze des Schadens verpflichtet, den diese Person einem Dritten widerrechtlich zufügt. Die Ersatzpflicht tritt nicht ein, wenn er seiner Aufsichtspflicht genügt oder wenn der Schaden auch bei gehöriger Aufsichtsführung entstanden sein würde.

Die gleiche Verantwortlichkeit trifft denjenigen, welcher die Führung der Aufsicht durch Vertrag übernimmt".

Da § 827 B. G. B. sich in seiner Fassung ziemlich eng an die des § 51 St. G. B. anschliesst, genügt es hier, im allgemeinen auf die dortigen Ausführungen zu verweisen (siehe S. 2). Beachtenswert ist aber und stellt eine Besonderheit der Bestimmungen über Deliktsfähigkeit dar, dass Alkoholisten, Morphinisten usw., auch wenn sie der freien Willensbestimmung entbehrten, dennoch für ihre Handlungen verantwortlich gemacht werden können, falls sie durch eigenes Verschulden in solchen Zustand geraten waren. Krankhafte Intoleranz gegen geistige Getränke kann da unter Umständen von Bedeutung werden. Neben psychopathischer Veranlagung haben vor allem schwere Kopfverletzungen und erschöpfende Krankheiten eine derartige Wirkung. (Siehe S. 91.)

Hinsichtlich der Forderung der Einsichtsfähigkeit im § 828 B.G.B. ist in den Ausführungen zu § 56 St. G. B. auf Seite 16 nachzulesen. Bei § 832 B. G. B., der uns Irrenärzte näher angeht, wird es immer in erster Linie davon abhängen, wie die Begriffe „Amtspflicht" und „gehörige Aufsichtsführung" ausgelegt werden.

Endlich § 829 kommt dem beleidigten Rechtsempfinden entgegen und sucht auch den bemittelten Geisteskranken zum Ersatz des von ihm angerichteten Schadens heranzuziehen, wenn er Leben, Körper, Gesundheit, Freiheit, Eigentum eines anderen verletzt (§ 823 B. G. B.), Verläumdungen, Notzucht usw. verübt hat (§§ 824, 825, 826).

D. Anfechtung der Ehe auf Grund geistiger Erkrankung.

1. Nichtigkeitserklärung.

Auf Grund geistiger Erkrankung kann eine Ehe für nichtig erklärt oder aber geschieden werden. Indessen hat sich der Gesetzgeber bestrebt gezeigt, durch eine Reihe erschwerender Bestimmungen zu verhindern, dass in dieser Beziehung zu leichtherzig verfahren wird. Noch weniger als bei der Frage der Zurechnungsfähigkeit genügt da schon die Tatsache geistiger Erkrankung an sich allein. Zur Auflösung der Ehe wird nicht nur ein gewisser Grad geistiger Erkrankung verlangt, sondern es kommen noch andere, ausserhalb der Krankheit als solcher gelegene Momente mitbestimmend in Betracht.

Über die Nichtigkeit bzw. Anfechtung einer Eheschliessung haben wir folgende gesetzliche Bestimmungen:

§ 1325 B.G.B.: „Eine Ehe ist nichtig, wenn einer der Ehegatten zur Zeit der Eheschliessung geschäftsunfähig war oder sich im Zustande der Bewusstlosigkeit oder vorübergehender Störung der Geistestätigkeit befand. Die Ehe ist als von Anfang an gültig anzusehen, wenn der Ehegatte sie nach dem Wegfalle der Geschäftsunfähigkeit, der Bewusstlosigkeit oder der Störung der Geistestätigkeit bestätigt, bevor sie für nichtig erklärt oder aufgelöst worden ist. Die Bestätigung bedarf nicht der für die Eheschliessung vorgeschriebenen Form".

§ 1333: „Eine Ehe kann von dem Ehegatten angefochten werden, der sich bei der Eheschliessung in der Person des anderen Ehegatten oder über solche persönliche Eigenschaften des anderen Ehegatten geirrt hat, die ihm bei Kenntnis der Sachlage und bei verständiger Würdigung des Wesens der Ehe von der Eingehung der Ehe abgehalten haben würden".

§ 1334: „Eine Ehe kann von dem Ehegatten angefochten werden, der zur Eingehung der Ehe durch arglistige Täuschung über solche Umstände bestimmt worden ist, die ihn bei Kenntnis der Sachlage und bei verständiger Würdigung des Wesens der Ehe von der Eingehung der Ehe abgehalten haben würden. Ist die Täuschung nicht von dem anderen Ehegatten verübt worden, so ist die Ehe nur dann anfechtbar, wenn dieser die Täuschung bei der Eheschliessung gekannt hat.

Auf Grund einer Täuschung über Vermögensverhältnisse findet die Anfechtung nicht statt".

§ 1339: „Die Anfechtung kann nur binnen 6 Monaten erfolgen.

Die Frist beginnt .... in den Fällen der §§ 1332—1334 mit dem Zeitpunkt, in welchem der Ehegatte den Irrtum oder die Täuschung entdeckt, .. ".

Damit ist also gesagt, dass eine Nichtigkeitserklärung der Ehe beantragt werden darf, wenn sich herausstellt, dass der eine Gatte zur Zeit der Eheschliessung geisteskrank war. Allein hatte es sich nur um eine vorübergehende Geschäftsunfähigkeit im Sinne des § 105 B.G.B. (siehe S. 59) gehandelt, und fand der betreffende Gatte nach seiner Genesung und vor Auflösung der Ehe Gelegenheit diese zu bestätigen, so wurde sie dadurch zu einer gültigen. Der gesunde Gatte hat seinerseits das Recht die Ehe anzufechten, wenn er über die Geisteskrankheit des anderen nichts gewusst, sich also geirrt hat oder arglistig getäuscht worden ist. Auch eine schwere psychopathische Veranlagung, Hysterie und Epilepsie können unter Umständen zu den im § 1333 genannten „persönlichen Eigenschaften" zu rechnen sein. Um einen Missbrauch dieser Bestimmung auszuschliessen, ist aber ausdrücklich die Klausel beigefügt: „Bei verständiger Würdigung des Wesens der Ehe". Damit ist Vorsorge getroffen, dass nicht etwa eine unwichtige Eigenschaft des einen Teils, der zufällig dem anderen unangenehm ist, als Grund zur Anfechtung angeführt werden kann.

Übrigens treten alle diese Paragraphen verhältnismässig selten in Anwendung. Der psychiatrische Sachverständige hat sich noch am ersten über die Frage zu äussern, ob Geisteskrankheit zur Zeit der Eheschliessung bestand. Namentlich beginnende Paralytiker gehen nicht so selten unüberlegte Ehen mit Personen ein, die es offensichtlich nur auf ihr Geld abgesehen haben. Schwieriger liegt schon die Sache bei einer heilbaren Manie. Immer ist genau zu erforschen, ob das Leiden tatsächlich bereits vor der Eheschliessung in erheblichem Grade bestanden hat; es vermag hin und wieder auch das Gelegenheitsmoment der

Heirat auf eine in der Entwickelung befindliche Psychose auslösend
zu wirken.

Kurz erwähnt sei ferner:

§ 1331 B.G.B.: „Eine Ehe kann von dem Ehegatten angefochten werden,
der zur Zeit der Eheschliessung oder im Falle des § 1325 zur Zeit der Bestätigung
in der Geschäftsfähigkeit beschränkt war, wenn die Eheschliessung oder die Bestätigung ohne Einwilligung seines gesetzlichen Vertreters erfolgt ist“.

Die Anfechtungsfrist von 6 Monaten beginnt hier mit dem Zeitpunkte, in welchem die Eingehung oder Bestätigung der Ehe dem gesetzlichen Vertreter bekannt wird oder der Ehegatte die unbeschränkte
Geschäftsfähigkeit erlangt. (§ 1339.)

§ 1336 B.G.B. „Die Anfechtung der Ehe kann nicht durch einen Vertreter orfolgen. Ist der anfechtungsberechtigte Ehegatte in der Geschäftsfähigkeit beschränkt, so bedarf er nicht der Zustimmung seines gesetzlichen Vertreters.

Für einen geschäftsunfähigen Ehegatten kann sein gesetzlicher Vertreter
mit Genehmigung des Vormundschaftsgerichts die Ehe anfechten. In den Fällen
des § 1331 kann, so lange der anfechtungsberechtigte Ehegatte in der Geschäftsfähigkeit beschränkt ist, nur sein gesetzlicher Vertreter die Ehe anfechten“.

Sonst gilt in Ehesachen ein in der Geschäftsfähigkeit beschränkter
Ehegatte als prozessfähig (§ 612 Z.P.O.).

2. Ehescheidung wegen geistiger Erkrankung.

Weitaus wichtiger als die oben besprochenen Paragraphen sind
für den Psychiater die Bestimmungen, welche das B.G.B. über die Ehescheidung wegen Geisteskrankheit getroffen hat!

§ 1569 B.G.B.: „Ein Ehegatte kann auf Scheidung klagen,
wenn der andere Ehegatte in Geisteskrankheit verfallen ist,
die Krankheit während der Ehe mindestens 3 Jahre gedauert und
einen solchen Grad erreicht hat, dass die geistige Gemeinschaft zwischen den Ehegatten aufgehoben, auch jede Aussicht
auf Wiederherstellung dieser Gemeinschaft ausgeschlossen ist“.

§ 1583: „Ist die Ehe wegen Geisteskrankheit eines Ehegatten
geschieden, so hat ihm der andere Ehegatte Unterhalt in gleicher
Weise zu gewähren wie ein allein für schuldig erklärter Ehegatte“.

Für einen geschäftsunfähigen Ehegatten wird der Rechtsstreit durch
den gesetzlichen Vertreter geführt (§ 612, 2 Z.P.O.). Um Gewähr dafür
zu schaffen, dass bei der Klage auf Scheidung wegen Geisteskrankheit
Dauer und Grad der Krankheit in zuverlässiger Weise festgestellt
werden, bestimmt weiter § 623 Z.P.O.:

„Auf Scheidung wegen Geisteskrankheit darf nicht erkannt
werden, bevor das Gericht einen oder mehrere Sachverständige über den Geisteszustand des Beklagten gehört hat.“

Durch die Bestimmungen des § 1569 B.G.B. hat der Gesetzgeber
die Möglichkeit einer Ehescheidung wegen geistiger Erkrankung ganz

erheblich erschwert. Zunächst muss immer, auch in Fällen unheilbaren Leidens, mit der Einreichung der Scheidungsklage gewartet werden, bis die Krankheit mindestens 3 Jahre während der Ehe gewährt hat. Dann wird 2. gefordert, dass die geistige Erkrankung bereits eine gewisse Höhe erlangt hat, dass nämlich die geistige Gemeinschaft zwischen den Ehegatten durch sie aufgehoben wird. 3. muss bekundet werden können, dass keine Aussicht mehr auf Wiederherstellung dieser geistigen Gemeinschaft besteht.

Der Begriff der geistigen Gemeinschaft ist kein medizinischer, seine Auslegung kann daher eine verschiedene sein. Weil man nun annehmen muss, dass der Gesetzgeber die Ehescheidung wegen Geisteskrankheit lediglich erschweren, nicht aber für einen Teil der Psychosen überhaupt unmöglich machen wollte, so geht es nicht an, das Vorhandensein solcher Gemeinschaft schon gelten zu lassen, sofern nur der kranke Teil eine gewisse blöde Anhänglichkeit an den Tag legt, oder ein durch wahnhafte Gedankengänge sonderbar beeinflusstes Interesse. Vielmehr gehört unbedingt zum Begriffe der erhaltenen geistigen Gemeinschaft Verständnis für berechtigte Wünsche und Bestrebungen des anderen Gatten, für die Anforderungen der wirklichen Welt, ein tätiges Mitfühlen und Miterleben. Wird diese früher vorhandene Übereinstimmung der Interessen durch krankhafte Vorgänge gestört und unmöglich gemacht, ist offenbar von einer wahren Gemeinschaft nicht mehr die Rede.

Die Entscheidung, ob ein solcher Grad geistiger Erkrankung vorliegt, muss von Fall zu Fall getroffen werden. Er deckt sich keineswegs mit den sonst im B. G. B. gebrauchten Begriffen Geisteskrankheit und Geistesschwäche, auch nicht mit Geschäftsunfähigkeit. Es kann sehr wohl unter Umständen bei einem nur wegen Geistesschwäche Entmündigten und daher noch beschränkt geschäftsfähigen Patienten die eheliche Gemeinschaft aufgehoben sein. Vielfach ist der betreffende Ehegatte überhaupt nicht entmündigt. Doch dürfte es sich im Falle der Einleitung einer Entmündigung empfehlen, Personen, denen man die Fähigkeit zur ehelichen Gemeinschaft abgesprochen hat, auch für völlig geschäftsunfähig zu erklären.

Hat der Sachverständige in seinem Gutachten Vorhandensein und Dauer einer geistigen Störung festgestellt und dargelegt, dass sie zur Zeit die oben gekennzeichnete Höhe erreicht hat, so tritt weiter an ihn die noch schwierigere Aufgabe heran, sich über die Prognose mit einer Bestimmtheit äussern zu sollen, wie sie uns nach dem heutigen Stande der Psychiatrie durchaus nicht immer zu Gebote steht. Am besten vermögen wir noch über den voraussichtlichen Verlauf organischer Gehirnerkrankungen Auskunft zu geben. Sehr viel schwieriger sind schon schizophrene Zustände, auch wenn sie lange gedauert hatten, zu beurteilen. Ist bereits bleibende Verblödung eingetreten oder nicht? Wird die Krankheit mit so geringen Defekten ausheilen, dass man praktisch von einer Genesung sprechen darf? Oder wird es wenigstens zu einer längeren Remission kommen, welche die Wiederkehr der geistigen Gemeinschaft erlaubt? Das sind alles Fragen, welche wir nach unseren heutigen Kenntnissen keineswegs sicher beantworten können. Es wird sich daher nicht vermeiden lassen, dass in diesen Punkten verschiedene Sachverständige manchmal geteilter Auffassung sind. Im Grunde genommen stellt hier der Gesetzgeber an die Psychiatrie übertriebene Anforderungen.

Will man sich praktisch mit dem Gesetzesparagraphen abfinden und möglichst in jedem Falle zu einer Antwort zu gelangen suchen, so darf man nur eine annähernde Gewissheit anstreben.

Die ganz seltenen Ausnahmen der Spätheilungen von hoffnungslos erscheinenden Fällen, wie sie vereinzelt in der Literatur niedergelegt sind, haben aus unserer Berücksichtigung auszuscheiden. Trotzdem werden immer noch Fälle übrig bleiben, in denen wir unsere Unentschiedenheit eingestehen müssen.

Nachstehend seien einige Fingerzeige zur Lösung der heiklen Aufgabe geboten: Zunächst ist zu betonen, dass die Ausbildung eines erheblicheren organischen Blödsinns, wie er uns im Verlaufe der progressiven Paralyse, des arteriosklerotischen Irreseins, des Greisenschwachsinns, bei manchen Formen genuiner Epilepsie entgegentritt, niemals mehr eine wesentliche Restitution erwarten lässt. Zeitweise Schwankungen in der Stärke einzelner Symptome, Stillstände im Fortschreiten des Gehirnprozesses mögen wohl der Umgebung vorübergehende Besserungen vortäuschen. Allein wirkliche Heilungen sind ausgeschlossen und Wiederkehr der einmal verloren gegangenen geistigen Gemeinschaft zwischen den Ehegatten steht nicht zu erwarten.

Ebenso pflegt die Ausbildung eines fixen Wahnsystems bei allen chronischen paranoiden Psychosen, mag man sie nun zur Paranoia und Paraphrenie oder Schizophrenie rechnen, keine Aussicht auf Heilung zu gewähren. Sind hier die Wahnideen gegen den Ehegatten gekehrt oder sind alle Interessen von der realen Welt einschliesslich Familie hinweg und krankhaften Einbildungen zugewandt, darf die geistige Gemeinschaft als dauernd aufgehoben gelten.

Dagegen sind manische und melancholische Erkrankungen in der Regel mehr flüchtiger Natur. Selbst die stärksten Erregungszustände können restlos wieder verschwinden, mögen sie gleich in selteneren Fällen über Jahr und Tag angehalten haben. Nur stärkere Häufung manisch-depressiver Anfälle mit kaum mehr vorhandenen freien Zwischenpausen und mit bleibenden Charakterveränderungen, die gerade das

Fortbestehen der geistigen Gemeinschaft verhindern, dürfte eine Ausnahme bilden. Indessen sollte sich der Gutachter zu einem derartigen Urteile lieber erst entschliessen, wenn er über eine viele Jahre umfassende sehr genaue Beobachtung des betreffenden Falles verfügt. Noch weniger kommen blosse hysterische Zustände und vorübergehende epileptische Bewusstseinstrübungen ohne Ausbildung erheblicherer Demenz in Frage.

Am unbefriedigendsten ist, wie schon oben hervorgehoben wurde, die Stellung des Sachverständigen gegenüber allen schizophrenen Schwächezuständen ohne Auftreten stärkerer Wahnbildung. Hier lassen sich kaum allgemeine Gesichtspunkte aufstellen, sondern jeder Fall will besonders betrachtet sein. Verfügt der Sachverständige nicht über sehr grosse Erfahrung, sollte er lieber die endgültige Entscheidung ablehnen. Im allgemeinen spricht jahrelanges affektarmes Gebahren mit deutlicher Zerfahrenheit und automatenhafter Ausprägung immer der gleichen Tics und Manieren für eine üble Prognose. Allein nirgends erlebt man gelegentliche grössere Überraschungen, als gerade bei diesen Erkrankungsformen. Immerhin wird man sich vor Augen halten dürfen, dass plötzlich einsetzende Remissionen mit geordnetem Verhalten und Interesse für die Umgebung doch höchst selten von längerem Bestande sind. Bei alten schizophrenen Anstaltsinsassen sieht man öfters solche unverhoffte Besserungen auftauchen und wieder schwinden, ohne dass dadurch Anstaltsbedürftigkeit und Aufhebung der geistigen Gemeinschaft irgendwie berührt würden. Stereotypes Drängen nach Hause, Abfassen einsichtsloser Briefe, deren Inhalt zu den tatsächlichen Verhältnissen im schroffsten Widerspruche steht, dürfen niemals als Zeichen von Wiederkehr normalen Mitfühlens mit der Familie gedeutet werden.

Wieder anders liegt die Sache bei den auf Alkohol- und Morphiumsucht beruhenden psychischen Erkrankungen. Sachgemässe Behandlung und verständnisvolle Fürsorge der Angehörigen vermögen oft das Bild vollständig zu ändern. Weitgehende und dauernde Besserungen werden sogar da noch erreicht, wo es sich schon um bleibenden Zerfall zu handeln schien. Hier sind also jedenfalls zuvor Entmündigung und Anstaltseinweisung zu versuchen, ehe zur Scheidung geschritten werden sollte. Ungefähr das gleiche hat von allen anderen Irrsinnsformen zu gelten, welche noch durchgreifender Behandlung zugänglich erscheinen.

Aus dem Gesagten ergibt sich, dass hier noch weniger als bei Fragen nach Zurechnungsfähigkeit und Geschäftsfähigkeit mit der Feststellung der medizinischen Diagnose für den Sachverständigen die Hauptaufgabe getan ist. Im Gegenteil hebt dann erst der schwierigere Teil des Gutachtens an. Aus Diagnose und Prognose lassen sich niemals die massgebenden Gesichtspunkte einfach schematisch ableiten. Jeder einzelne Fall will gesondert betrachtet und sorgfältigst überlegt sein.

Lit. Nr. 41, 45, 157, 166, 215.

Beispiel 10.

(Ehescheidungsklage wegen Geisteskrankheit. Aufhebung der geistigen Gemeinschaft durch paranoischen Eifersuchtswahn bei Tabes.)

Dem Landgericht, 3. Zivilkammer, in F. beehre ich mich in der Ehescheidungs sache S. gegen S. nachstehendes Gutachten darüber zu erstatten, ob die Beklagte seit mindestens 3 Jahren geisteskrank ist, und die Geisteskrankheit einen solchen Grad erreicht hat, dass die geistige Gemeinschaft zwischen den Parteien aufgehoben, auch jede Aussicht auf Wiederherstellung dieser Gemeinschaft ausgeschlossen ist.

Zur Verfügung standen:

1. Die Ehescheidungsakten.
2. Die Pflegschaftsakten.
3. Eigene Beobachtung.

Vorgeschichte.

Der Installateur Philipp S. hat gegen seine Ehefrau Julie S. die Ehescheidung wegen Geisteskrankheit beantragt, weil ihn die Beklagte schon seit einer Reihe von Jahren grundlos mit heftigem Hass verfolgt, zu welchem der Kläger nicht den mindesten Anlass geben will. Sie beleidige und beschimpfe ihn masslos, werfe ihm widernatürliche Unzucht vor, Verkehr mit Frauenzimmern, die Absicht, sie zu vergiften. Mehrfach habe sie ihm ins Gesicht gespieen, ihn geschlagen. Sie habe ihn auch in Briefen an andere Personen unerhört verleumdet. Sie habe den Haushalt vernachlässigt und nicht mehr für ihn sorgen wollen. Daher hatte er sich auf ärztlichen Rat entschlossen, der Beklagten ein eigenes Häuschen einzuräumen.

Der Arzt Dr. K. gibt an, die Ehefrau S. bereits vor 4 Jahren wegen ihrer Wahnvorstellungen behandelt zu haben.

Der Sohn Karl S. hat bekundet, dass seine Mutter seit 6 Jahren in immer steigendem Masse dem Vater Eifersuchtsszenen gemacht habe. Schliesslich sei kein Tag ohne eine solche Szene vergangen. Sie habe ihn „Louis, Betrüger, Bankrotteur" geschimpft, im Kaffee Gift geschmeckt, behauptet, der Vater treibe mit seinen Söhnen Päderastie.

Der Sohn Richard S. war Zeuge, wie die Mutter den Vater in ihrer Erregung schlug und anspuckte, auch der Geschäftsführer M. ist wiederholt bei ähnlichen Szenen zugegen gewesen. Ferner liegen Briefe an andere Personen vor, in welchen die Beklagte den Ehemann als Lumpen, herzlosen Schuft, Louis ersten Ranges bezeichnet, dem sie das Schlimmste wünsche. Er gehöre ins Zuchthaus! In Briefen an die eigenen Söhne benennt sie den Vater: „Alte sexuelle Sau".

Später gab der Kläger noch an, seine Frau sei stets leicht erregbar gewesen, habe sich immer zurückgesetzt geglaubt. Die Eifersucht habe sich vor 8 Jahren zuerst bemerkbar gemacht. Vor 6 Jahren habe sie ein Nervenleiden bekommen und das Wasser nicht mehr halten können. Seither habe er auf ärztlichen Rat den Geschlechtsverkehr mit ihr eingestellt. Seitdem sei ihr Zustand immer wüster geworden. Sie war seither fest überzeugt, dass Kläger Unsittlichkeiten im Hause treibe und ihr nach dem Leben trachte. Er benutze die Kinder und die Hauskatze zur geschlechtlichen Befriedigung, halte sich Frauenzimmer, tue ihr Gift in die Speisen. Wiederholt habe sie Nahrungsmittel in der Apotheke auf Gift untersuchen lassen wollen. Gegen die Kinder und Fremde war sie freundlich; der Hass richtete sich nur gegen ihn. Sie suchte ihn zu ärgern, wie sie konnte. Als er mit der Familie umziehen musste, weigerte sie sich trotz allen Bittens, das alte Haus zu verlassen. Man musste sie mit Gewalt in eine Droschke packen und ins Sanatorium fahren, bis sie sich be-

ruhigt hatte. Schliesslich duldete sie aus Eifersucht keine Bedienung mehr im Hause,
weckte nachts den Mann wiederholt, um ihn zu kontrollieren, so dass er überhaupt
nicht mehr zum Schlafen kam.

Eigene Beobachtung.

Den ersten Vorbesuch machte ich in Begleitung des Sohnes Karl. Die Beklagte empfing uns freundlich, erzählte sogleich von der Schlechtigkeit des Mannes,
redete sich schnell in Aufregung hinein. Er habe ihr seine Treulosigkeit eingestanden,
er sei in seine Schwiegermutter verliebt und lasse sich von der verhetzen. Sie könne
und wolle nicht mehr mit ihm zusammenleben. Er habe sie vergiften wollen. Die
Kinder behandle er auch nicht richtig; sie sähen immer so schlecht aus. Die körperliche Untersuchung ergab:

50jährige Frau von mittlerer Ernährung, Sehlöcher untermittelweit, nicht ganz
rund, starr auf Lichteinfall, verengern sich bei Einwärtssehen. Sprache nicht gestört.
Kniescheibenreflexe fehlen. Gang unsicher. Schwanken bei Stehen mit geschlossenen
Augen und Füssen. Schmerzempfindung am Oberschenkel gesteigert, am Unter-
schenkel herabgesetzt. Sie klagt über reissende Schmerzen in den Beinen seit
mehreren Jahren, hält sich aber nur für leicht nervenleidend.

Bei den weiteren Unterhaltungen zeigte die Beklagte nie das geringste Interesse
oder Anhänglichkeitsgefühl für den Gatten. Seine Erwähnung rief nur Zornausbrüche
hervor. Ihre masslosen Beschuldigungen hielt sie alle aufrecht. Sie zeigte sich vollkommen beherrscht von dem Gedanken, dass ihr Ehemann ein gewissenloser Schurke
sei, der vor den schlimmsten Verbrechen nicht zurückschrecke. Alle Einwände
prallten von ihr ab.

Gutachten.

Die Beklagte bietet zurzeit die Erscheinungen eines Rückenmarksleidens (Tabes
dorsalis), das sich bereits vor einer Reihe von Jahren entwickelt haben dürfte. Dieses
Leiden kann sich erfahrungsgemäss im Laufe der Zeit mit einer Gehirnerkrankung
(Dementia paralytica) verbinden, doch fehlen hier für eine solche Annahme einstweilen
noch sichere Anhaltspunkte. Dagegen kann gar kein Zweifel bestehen, dass sich
bei der Beklagten das Bild der Verrücktheit (Paranoia) eingestellt hat, indem sich
ein fixiertes Wahnsystem der Verfolgung bei ihr nachweisen lässt.

Diese Geisteskrankheit besteht nach den Zeugenaussagen zweifellos schon
länger als 3 Jahre, hat vielleicht mit wahnhafter Umbildung der durch das Nervenleiden bedingten abnormen Sensationen begonnen und zu der unerschütterlichen Überzeugung geführt, dass ihr Ehemann Unsittlichkeiten treibt und ihr nach dem Leben
trachtet.

Die Frage, ob eine Eifersucht begründet ist oder nicht, lässt sich ärztlich nie entscheiden. Auch die Stärke einer eifersüchtigen Erregung dürfte noch nicht als Beweis
krankhafter Entstehung gelten. Allein die ganze Art des Gedankenganges, die Ungeheuerlichkeit der Beschuldigungen, für welche sich die Beklagte überhaupt nicht
Beweise beizubringen bemüht, zeigen in charakteristischer Weise, dass es sich hier
um Wahnideen handelt. Für die Beklagte sind ihre Einfälle und Vermutungen sofort
Tatsachen, von denen sie sich nicht mehr abbringen lässt. Sie hat jedes Gefühl dafür
verloren, wie es auf die Kinder wirken muss, wenn sie vor ihnen in derartigen Aus-
drücken über den Vater spricht. Von ihrem krankhaften Hass wird sie zu den gemeinsten Beschuldigungen und Angriffen fortgerissen, zu Verleumdungen gegenüber
dritten Personen; sie schickt das Essen zur Untersuchung in die Apotheke, schikaniert
den Mann in der zwecklosesten Weise, vernachlässigt, um ihm zu schaden, den
Haushalt.

Nach dem Inhalt der Wahnvorstellungen kann es auch keinem Zweifel unter-
liegen, dass durch die bestehende Geisteskrankheit die geistige Gemeinschaft zwischen
den Eheleuten aufgehoben wird. Die Frau hat sich in eine hasserfüllte Feindin dem
Manne gegenüber infolge ihrer krankhaften Gedankengänge verwandelt, die jedes
Zusammenleben mit ihm verabscheut und zur Unmöglichkeit macht. Von einer
Übereinstimmung der Interessen ist da keine Rede mehr.

Da es sich ferner um eine allmählich entwickelte und stetig fortschreitende fixierte Wahnbildung handelt, so ist nach wissenschaftlicher Erfahrung eine Heilung nicht mehr zu erwarten. Entweder wird der Wahn dauernd in ziemlich der gleichen Form bestehen bleiben, oder es mag mit der Zeit im Anschluss an die Rückenmarks-erkrankung sich eine Verblödung durch Übergreifen des organischen Prozesses auf das Gehirn einstellen. In beiden Fällen ist aber mit einer Wiederkehr der geistigen Gemeinschaft zwischen den Eheleuten nicht mehr zu rechnen.

Zusammenfassend gebe ich daher mein Gutachten dahin ab:

1. Die Beklagte ist seit mehr als 3 Jahren während der Ehe geisteskrank.

2. Ihre Krankheit hat einen solchen Grad erreicht, dass die geistige Gemeinschaft zwischen den Parteien aufgehoben ist.

3. Es ist mit grösster Wahrscheinlichkeit anzunehmen, dass auch jede Aussicht auf Wiederherstellung dieser Gemeinschaft aus-geschlossen ist.

2. Hauptteil.

Die ärztlichen Aufgaben des psychiatrischen Sachverständigen.

Erster Teil.
Die Untersuchung des Geisteszustandes.

A. Vorgeschichte.

Die Erhebung der Vorgeschichte kann nicht gründlich und umfassend genug geschehen. Immer ist zu berücksichtigen, dass in gerichtlichen Begutachtungsfällen auf die eigenen Angaben des Exploranden, wenn solche überhaupt zu erlangen sind, noch weniger Verlass als sonst schon bei psychiatrischen Untersuchungen zu sein pflegt. Handelt es sich um die Frage der Zurechnungsfähigkeit, begegnen wir meist der Sucht zu Übertreibungen und Erfindungen jetziger wie früherer Krankheitszeichen. Handelt es sich um Entmündigung, wird umgekehrt alles Krankhafte möglichst verheimlicht oder abgeleugnet.

Aber auch die Aussagen der Angehörigen dürfen keineswegs als zuverlässig gelten, sind vielmehr immer mehr oder weniger von ihrem persönlichen Interesse am Ausgange der Begutachtung gefärbt. Man suche daher zwar unverdrossen nach Auskünften, wo nur immer solche zu erlangen sind, hüte sich jedoch, ihnen bindenden Wert beizumessen. Man ordne und sichte aufmerksam den erlangten Stoff, beachte Widersprüche, gehe neuen Fährten, die sich unverhofft dargeboten haben, nach und stelle schliesslich, wenn der bisherige Akteninhalt zur Beurteilung nicht genügt, neue genau formulierte Anträge über Einziehung von Vorakten, Krankenblättern und über Vernehmung von neuen Zeugen in wichtig erscheinenden Fragen. Nur was zeugeneidlich erhärtet ist, darf als vorgeschichtliche Tatsache in Gutachten benutzt werden.

Die Erfahrung lehrt uns, dass jedes Menschen Geisteszustand einer grossen Reihe von Einflüssen ausgesetzt ist. Zunächst ist mit der Möglichkeit einer erblichen Belastung zu rechnen; dann kommen die Einwirkungen der verschiedenen Lebensabschnitte und bei Frauen des Fortpflanzungsgeschäftes in Betracht; drittens ist zu erforschen, ob Missbrauch berauschender Getränke und syphilitische Ansteckung vorgelegen haben; endlich sind überstandene sonstige schwere Krankheiten und Kopfverletzungen zu beachten.

Erst nach Klärung aller dieser Punkte der Vorgeschichte werde an die Bewertung der eigenen Untersuchungsergebnisse herangegangen.

1. Heredität.

Die Bedeutung der erblichen Belastung für die gerichtliche Psychiatrie ist früher von vielen Gutachtern überschätzt worden, die sich dann mit ihren zu weit gehenden Schlussfolgerungen dem berechtigten Spotte der Richter aussetzten. Feststellungen darüber, ob eine Grosstante oder Kousine irrsinnig gewesen war, sind ebenso wertlos, wie der Nachweis irgend eines beliebigen Nervenleidens bei näheren Angehörigen. Wesentliche Bedeutung für die Beurteilung eines Falles erlangen höchstens beunruhigende Häufungen von geistigen und nervösen Störungen innerhalb einer Familie oder das Auftreten von Geisteskrankheit, Epilepsie, starker Psychopathie direkt bei Eltern und Geschwistern des zu Begutachtenden.

Öfters beobachten wir, dass in bestimmten Familien eine ausgesprochene Disposition zu seelischen Erkrankungen immer derselben Form vorhanden ist, z. B. an Schizophrenie oder an manisch-depressivem Irresein. Leiden Eltern und Kinder an der gleichen Geisteskrankheit, spricht man von einer gleichartigen Vererbung. Wo derartige Verhältnisse in einer Familie nachweisbar sind, wird man bei sehr auffälligen Handlungen von Geschwistern eines Kranken zu dem Verdachte berechtigt sein, es könnte sich bei jenem vielleicht ebenfalls um beginnende Geistesstörung handeln.

Überhaupt spielt bei solchen aus angeborener Veranlagung heraus ohne wesentliche Mitwirkung äusserer Ursachen sich entwickelnden endogenen Psychosen das Moment der erblichen Belastung eine weit grössere Rolle, als bei allen exogenen Erkrankungen, die einer Gehirnverletzung, Vergiftung, Infektion usw. ihre Entstehung verdanken. Dennoch darf auch hier die Disposition nicht ausser acht gelassen werden. Ausgesprochen vererbbar ist die Epilepsie. In manchen Familien besteht auffallende Neigung zu frühzeitigem Eintritt von Schlagaderverhärtung.

Trunksucht der Eltern, die bereits vor der Geburt des betreffenden Kindes bestand, ist sicherlich recht bemerkenswert, sehen wir doch immer wieder, dass die Nachkommenschaft von Säufern ausserordentlich zu psychopathischen Erscheinungen, Epilepsie, Idiotie und Psychosen veranlagt ist.

Syphilis der Erzeuger, weniger die Tuberkulose, ist von Bedeutung. Ferner erscheinen etwaige erschöpfende Krankheiten und stärkere Traumen der Mutter zur Zeit der Schwangerschaft geeignet, die Entwickelung der Frucht zu schädigen.

Immer wird es als ungünstig anzusehen sein, wenn die gleiche Belastung von beiden Eltern her auf den Nachkommen eingewirkt hatte. Das ist vornehmlich der Grund, weshalb Blutsverwandtschaft der Erzeuger Beachtung verdient, und Inzucht im allgemeinen als unheilvoll angesprochen wird. Man darf von einer erblich bedingten geistigen Entartung reden, wenn durch zunehmende Häufung ungünstiger Anlagen die Keimmasse, welche von Generation zu Generation weitergegeben ward, eine fortschreitende Verschlechterung erfährt. Die Sprösslinge derartiger Familien weisen zahlreiche psychopathische Züge, körperliche Degenerationszeichen (siehe S. 99) und ausgesprochene Neigung zum Verfall in Geisteskrankheit auf. Allein auf solche fortschreitende Degeneration kann mit Zuführung frischen Blutes wieder Regeneration folgen. Nur in den schwersten Fällen sehen wir unter Entwickelung fortpflanzungsunfähiger Idioten und Missbildungen die entartete Familie aussterben.

Immer sollte sich der gerichtliche Sachverständige den wichtigen Satz vor Augen halten, dass selbst die stärkste erbliche Belastung im Einzelfalle nicht unbedingt Geistesstörung zur Folge haben muss. Ihr Nachweis soll freilich seinen Verdacht erregen und vermag manche Beobachtung zu erklären, aber über den Geisteszustand des zu Begutachtenden selbst sagt sie ihm noch nichts!

Lit. Nr. 163, 178, 285.

2. Die verschiedenen Lebensabschnitte.

a) Früheste Kindheit.

Über die Erkrankungen der Fötalzeit wissen wir wenig; wir sehen nur ihre Folgen in Entwickelungshemmungen des Gehirns zutage treten. Während einer schweren Geburt kann es durch Quetschungen und Zerreissungen des Gehirngewebes zu Blutungen und dauernden Störungen kommen. Auch die Asphyxie (Scheintod) der Neugeborenen scheint bleibende Schädigungen herbeiführen zu können.

In den ersten Lebensjahren sind es häufiger meningo-enzephalitische Erkrankungen, welche die regelrechte Entwickelung des Gehirns behindern, auch zu Taubstummheit Veranlassung zu geben vermögen. Sehr ungünstig pflegen ferner unter Umständen schwerere Gehirnerschütterungen zu wirken. Die in der frühesten Jugend auftretenden Krämpfe sind gelegentlich das erste Anzeichen einer sich später einstellenden Epilepsie; öfter aber verlieren sie sich wieder, ohne Folgen zu hinterlassen.

Bei Schwachsinnigen beobachten wir in der Regel bereits ein verspätetes Erlernen von Sprechen und Gehen, geringe Teilnahme für die Aussenwelt, stumpf-apathisches Wesen oder triebartige Unruhe nnd übermässiges Schreien.

Bei nervösen, psychopathischen Kindern spielen ausser Krampferscheinungen und Ticks vor allem Schlafstörungen eine grosse Rolle. Bei solchen Kindern treten gern früh unsoziale Neigungen auf, Stehlen, Schwänzen, triebartiges Fortlaufen, auch vorzeitiges Erwachen des Geschlechtstriebes mit Hang zu Unsittlichkeiten.

Lit. Nr. 90, 178, 294.

b) Pubertät.

In der Zeit der geschlechtlichen Reifung wirken eine Reihe von inneren und äusseren Ursachen zusammen, welche bedingen, dass gerade hier geistige Störungen so besonders häufig in Erscheinung treten. Einmal vollziehen sich eingreifende Umwälzungen auf körperlichem und seelischem Gebiete, die nicht ohne Einfluss auf eine etwa vorhandene Veranlagung zu psychischen Ausnahmezuständen sind. Dann pflegt gerade in dieser kritischen Epoche der junge Mensch aus dem Schutze des Elternhauses ins Leben hinauszutreten und mannigfachen Versuchungen ausgesetzt zu sein.

Schon bei Gesunden machen sich während der sogenannten Flegeljahre überschwängliches, schwärmerisches Wesen, Neigung zur Selbstüberhebung mit Ablehnung jeder Autorität, vorschnelles Urteil und albernes Gebahren vielfach bemerkbar. Bei Psychopathen gewinnen solche Erscheinungen mitunter bedenklichen Umfang. Impulsive Handlungen sind bei ihnen nicht selten. Auch die in der Pubertätszeit ausbrechende Hebephrenie trägt gerne manche derartigen Züge. — Manischdepressives Irresein, Epilepsie und Hysterie lassen sich oft in ihrem Beginn auf jene Zeit zurückführen.

Mit dem Erwachen des differenzierten Geschlechtstriebes geht normalerweise Hand in Hand die Ausbildung eines höheren Begriffs- und Urteilsvermögens, das Entstehen eines festen Charakters. Die noch halb unbewussten geschlechtlichen Regungen führen zunächst zu stürmischen Freundschaften des gleichen Geschlechts, bis sich allmähliches Einlenken in die normalen heterosexuellen Bahnen einstellt. Hier überall sehen wir bei Psychopathen mannigfache Abweichungen von der Regel: Kindische Haltlosigkeit bleibt bestehen. Homosexuelle Neigungen setzen sich fest. Das Triebleben erhält die Oberhand, zeigt krankhafte Färbung.

Neben allerlei nervösen Beschwerden, Mattigkeit und Zerstreutheit machen sich trübe Stimmungen mit weltschmerzlichen Grübeleien geltend, Reizbarkeit und Neigung zu Wutausbrüchen, stereotype Angewohnheiten wie Grimassieren, Nägelkauen, Spucken, Zupfen usw. Ausserordentlich verbreitet ist Masturbation (Onanie).

Eigentümlich und praktisch wichtig ist die moralische Entartung, welche sich gelegentlich bei Psychopathen im Pubertätsalter überraschend äussert. Es ist wie ein Versagen der intellektuellen Widerstandskraft gegenüber der durch die Schulentlassung erlangten Ungebundenheit. Die Betreffenden handeln völlig unüberlegt, triebartig und begehen unter Umständen die erschreckendsten Gewalttaten. Charakteristisch ist dabei das Ausbleiben aller hemmenden Vorstellungen, obgleich sie sonst vorhanden und richtig affektbetont sein mögen.

Nicht nur Heimweh führt bei solchen unreifen, halb kindlichen Wesen, die sich plötzlich in das rauhe Erwerbsleben hinausgestossen und auf sich allein gestellt sehen, zu gewaltsamen Delikten wie Brandstiftung und Mord der ihnen als Kindermädchen anvertrauten Kinder. Manchmal entlädt sich sogar bei Jugendlichen, die zu Hause wohnen bleiben und nur den ganzen Tag in der Fabrik arbeiten sollen, die innere Unzufriedenheit mit den äusseren Verhältnissen in ähnlich gewaltsamer Weise. Meist handelt es sich um von Haus aus wenig begabte oder geradezu schwachsinnige Individuen. Die Tat kann von langer Hand vorbereitet und in ihren Einzelheiten überlegt sein. Dennoch erfolgt die schliessliche Ausführung triebartig und mit elementarer Wucht.

Als Beispiel sei ein 15 jähriger Arbeitsbursche angeführt, der sich ein grosses Messer kaufte und ein ihm völlig unbekanntes Kind auf der Strasse an sich lockte, um ohne voraufgegangenen Wortwechsel neunmal auf dasselbe einzustechen. Bei allen Vernehmungen gab er lediglich als Grund. an, er habe das Kind töten wollen aus Ärger darüber, dass andere fröhlich spielten, während er selbst immer in der Fabrik arbeiten sollte. „Ich war immer so allein und die anderen so fröhlich; ich habe es aus Neid getan! Ich musste es tun"! Man war erst versucht, an einen Fall von Hebephrenie zu denken. Allein die fortgesetzte Beobachtung ergab keinerlei Anhaltspunkte dafür. Es liess sich nur zeigen, dass die Vorgeschichte des leicht beschränkten Menschen eine Reihe psychopathischer Züge enthielt. Zu Hause hatte es an Aufsicht gefehlt, das Lesen zahlreicher Kriminalromane mag weiter von unheilvollem Einflusse gewesen sein. Im Gefängnis führte er sich musterhaft.

Gerade der in der Pubertät auftauchende kriminelle Hang von Psychopathen berechtigt noch lange nicht zur Annahme von Unverbesserlichkeit. Die willensschwachen und übermässig beeinflussbaren Individuen, die in diesem gefährdeten Lebensabschnitte zuerst entgleisen, lassen sich bei rechtzeitiger Entfernung aus ungeeigneter Umwelt und durch erziehliche Massnahmen oft dauernd umstimmen. Auch ist mit der Möglichkeit einer verspäteten Ausreifung des Charakters zu rechnen.

Lit. Nr. 142, 178, 336.

c) Rückbildungsalter.

In den Jahren des 5. und 6. Lebensdezenniums, wo die beginnenden Rückbildungsprozesse im Körper die entgegengesetzten Umwandlungen einzuleiten beginnen, sehen wir bei beiden Geschlechtern eine stärkere Neigung zur Erkrankung an depressiven Geistesstörungen. Teilweise spielt schon eine sich entwickelnde Arteriosklerose der Gehirngefässe eine Rolle. Manchmal handelt es sich um sogenanntes Senium praecox, indem bereits ausgesprochen atrophische Vorgänge im Sinne eines Greisenmarasmus körperlich wie geistig sich vorzeitig geltend machen. Namentlich bei von Haus aus geistig minderwertigen Menschen, schweren Psychopathen und Imbezillen, die bis dahin noch mit Ach und Krach durch das Leben gekommen waren, werden im Rückbildungsalter die Mängel durch weiteres geistiges Nachlassen stärker bemerkbar und führen zu Konflikten mit der Aussenwelt. (Vergl. Beispiel 6, S. 40 und Beispiel 32, S. 200.)

Neben den häufigeren depressiven Involutionszuständen sind es noch paranoide und schizophrene Krankheitsbilder, welche für diesen Lebensabschnitt besonders charakteristisch sind. Man hat geradezu von einer Gruppe der „Spätkatatonien" gesprochen. Mit zunehmendem Alter tritt immer mehr das Moment der geistigen Schwäche in den Vordergrund.

Bei Frauen ist es vor allem das Klimakterium, die Zeit, da die Menstruation erlischt, welche zur Entstehung von nervösen und psychischen Krankheitserscheinungen Veranlassung gibt.

Wir haben in dem folgenden Abschnitte „Menstruation" nochmals darauf einzugehen.

Lit. Nr. 178.

3. Die weiblichen Generationsvorgänge.

a) Menstruation.

Seelische Veränderungen zur Zeit der Menstruation werden bei vielen Frauen beobachtet. Vor allem körperliche und geistige Ermüdbarkeit mit Abschwächung der gewohnten Energie, Reizbarkeit mit Neigung zur Weinerlichkeit und Launenhaftigkeit treten öfters hervor, auch wenn keine eigentlichen menstruellen Beschwerden bestehen. Verstärkt werden derartige psychische Abweichungen durch alle gleichzeitig einwirkenden körperlichen und gemütlichen Schädigungen, durch Aufregung, Schwächung, starken Blutverlust usw. Dann entwickelt sich vielfach eine quälende Unruhe mit Hang zu unüberlegten Handlungen. Je erheblicher die Veranlagung zu nervösen Störungen von Haus aus ist, je mehr psychopathische Züge auch in der sonstigen Zeit sich finden, um so deutlicher nehmen diese seelischen Veränderungen eine krankhafte Färbung an.

Hysterische und epileptische Leiden pflegen in der Zeit der Menstruation vermehrte Erscheinungen zu machen. Bei Imbezillen gewinnt das ungebändigte Vorherrschen des Trieblebens eine erhöhte Ausprägung. Aber auch richtige transitorische Psychosen, die sich nicht immer dem grossen Sammelbegriffe Hysterie ohne weiteres zuzählen lassen, spielen sich bisweilen ab. Namentlich sind es manieartige Erregungen mit heftigen Zornausbrüchen und Neigung zur Gewalttätigkeit, die beobachtet werden. Seltener haben solche vorübergehende Irrsinnsanfälle einen mehr depressiven Anstrich. Übrigens gehören auch bei ausgebildeten Psychosen vorübergehende Steigerungen der krankhaften Erregung im Zusammenhange mit der Menstruation zu den regelmässigsten Erscheinungen. Praktisch wichtig ist die Erfahrungstatsache der erhöhten Selbstmordneigung bei menstruierenden Frauen. Ferner wird über eine gesteigerte Libido bei ihnen berichtet.

Nach alledem gewinnt man durchaus den Eindruck, dass zur Zeit der Menses das weibliche Triebleben überhaupt lebhafter hervortritt, und wird es verstehen, dass verhältnismässig oft in diesem Zustande Frauen zu kriminellen Handlungen neigen.

Nur höchst selten sind es freilich wirklich zwangsartige Antriebe, die sich da übermässig zur Geltung bringen, sondern meist liegt nur ein Versagen der sonst vorhandenen Hemmungen vor. Es mag dann wohl geschehen, dass z. B. bei Hysterie immer gerade zur Zeit der Menses Diebstähle ausgeführt werden, während sich die betreffenden Frauen in der Zwischenzeit zusammennehmen und ihre Begierden beherrschen. Noch häufiger sind Gewalttätigkeiten infolge krankhafter Reizbarkeit. Fast stets wird dann die genauere Prüfung ergeben, dass auch in der freien Zwischenzeit ein gewisser Ansatz zu ähnlichen Triebneigungen vorhanden war.

Das unregelmässige Eintreten und allmähliche Fortbleiben der Menses im Klimakterium geht vielfach mit mannigfachen nervösen Beschwerden einher: Herzklopfen, Wallungen zum Kopfe, Beklemmungsgefühl auf der Brust, Flimmern, Ohrensausen, Kopfschmerzen, Schwindelanwandlungen und Schlafstörungen werden da geklagt. Reizbarkeit und weinerliches Wesen mit hypochondrischen Gedankengängen gesellen sich gern hinzu. Ausgebildetere depressive Psychosen sind dagegen mehr auf die allgemeine Involution (siehe S. 85) oder auf arteriosklerotische Vorgänge zu beziehen. Die rein klimakteriellen nervösen Beschwerden pflegen meist sich ziemlich bald wieder zu verlieren.

Lit. Nr. 178, 276, 341.

b) Gravidität.

Die weitgehenden Umwälzungen, denen der weibliche Organismus in der Schwangerschaft ausgesetzt ist, bleiben ebenfalls nicht ohne Rückwirkung auf das Nervensystem, speziell das Gehirn. Vermutlich sind es neben reflektorischen Vorgängen, wie sie vom wachsenden Uterus ausgehen und neben allgemeineren Ernährungs- und Stoffwechselstörungen hauptsächlich Änderungen der Blutmischung und Beimengungen giftiger Fermente, welche den schädlichen Einfluss auf das Zentralnervensystem ausüben. Daneben können aber je nach den äusseren Umständen rein seelische Momente wie Sorge, Scham, Angst vor der Geburt erheblichere Bedeutung gewinnen. Der Grad ihrer Einwirkung hängt immer ganz wesentlich von der Schwere der vorhandenen psychopathischen Veranlagung ab.

Besonders häufig begegnen wir, zumal bei bestehender psychopathischer Disposition einzelnen nervösen Beschwerden in der Schwangerschaft wie Kopfschmerzen, Schwindel, Ohnmachtsanwandlungen, Erbrechen, Neuralgien, Kreuzweh, Wadenkrämpfen, allgemeiner Unruhe mit Schlaflosigkeit. Auf seelischem Gebiet machen sich vor allem Reizbarkeit, unbegründeter Stimmungswechsel, Neigung zum Grübeln, Niedergeschlagenheit, Weinen, Gefühl allgemeiner Leistungsunfähigkeit, selbst Anwandlungen von Lebensüberdruss bemerkbar. Der Appetit wird bisweilen schlecht, oder aber Zustände von Heisshunger wechseln mit Anwandlungen von Ekel vor den gewohnten Speisen; die sonderbaren Gelüste mancher Schwangeren sind allgemein bekannt. Ausserdem können sich Eklampsie, Chorea, Polyneuritis und eine Reihe schwerer Psychosen entwickeln. In der Regel jedoch bleibt es bei den geschilderten leichteren Beschwerden.

Ähnlich wie bei der Menstruation (vergl. S. 86) wird auch während der Gravidität diese gesteigerte Labilität der seelischen Funktionen jede bereits vorhandene psychopathische Veranlagung stärker hervorheben und gleichzeitig durch Verminderung der Hemmungen und Betonen der affektiven Seite die bisherige Widerstandsfähigkeit gegenüber auftauchenden Versuchungen herabsetzen. Daher erheischt es jedenfalls Beachtung, wenn festgestellt wird, dass ein Delikt gerade im Zustande der Schwangerschaft begangen wurde.

Endlich entwickelt sich in einzelnen Fällen bei psychopathischen Frauen, die sich ursprünglich auf das kommende Kind gefreut hatten, mit Zunahme der Schwangerschaftsbeschwerden wachsender Abscheu und Hass gegen die Frucht mit dem dringenden Wunsche, von derselben befreit zu werden (Schwangerschaftskomplex), und führt zu Lebensüberdruss mit triebartigen, recht gefährlichen Selbstmordversuchen. Dieses psychogene Krankheitsbild kann zeitweilig einer agitierten Melancholie ausserordentlich ähnlich sehen; allein mit einer Unterbrechung der Schwangerschaft verschwindet der gesamte bedrohliche Symptomenkomplex.

Lit. 72, 178.

c) Entbindung.

Bei sehr vielen Gebärenden ist der Geisteszustand gegen die Norm verändert infolge der heftigen Wehenschmerzen, der starken körperlichen Anstrengung, der unbestimmten Furcht vor dem, was noch kommen soll. Bei Erstgebärenden spielt ausserdem die Überraschung des Neuen mit, bei unehelich Gebärenden vielleicht noch Gefühle von Scham oder Angst vor Entdeckung. Jedenfalls dürfen wir voraussetzen, dass sich das Weib während des Geburtsaktes recht häufig in einem Zustande mehr oder weniger hochgradiger Erregung befinden wird. Tritt hierzu eine von Haus aus vorhandene psychopathische Veranlagung, so sind die Vorbedingungen zur Entstehung transitorischer psychischer Ausnahmezustände gegeben.

Gelegentlich entwickeln sich nur kurzdauernde traumartige Verwirrtheitszustände (S. 153) mit ungenügender nachträglicher Erinnerung an die stattgehabten Vorgänge. In anderen Fällen aber treten masslose Zornausbrüche mit triebartiger Gewalttätigkeit oder plötzliche Anwandlungen depressiver Art mit Selbstmordneigung auf. Noch häufiger sind gewisse leichtere Störungen der seelischen Leistungen: Apathie, Ratlosigkeit, Unfähigkeit, die Gedanken zu sammeln und zweckentsprechend zu handeln. Namentlich leicht imbezille Personen vermögen sich mit ihrer schwierigen Lage bei überraschend einsetzender Geburt nicht abzufinden, geraten in kopflose Aufregung und begehen Verkehrtheiten, die bis zum Kindsmord führen können. Auch ihre Erinnerung an die Einzelheiten vermag später stark getrübt zu sein.

Der Gesetzgeber hat auf diesen eigenartigen psychischen Zustand bei unehelich Gebärenden Rücksicht genommen und im § 217 St. G. B. bestimmt:

> „Eine Mutter, welche ihr uneheliches Kind in oder gleich nach der Geburt vorsätzlich tötet, wird mit Zuchthaus nicht unter 3 Jahren bestraft.
>
> Sind mildernde Umstände vorhanden, so tritt Gefängnisstrafe nicht unter 2 Jahren ein."

Dagegen fehlt für ehelich Gebärende eine entsprechend milde Bestimmung, obgleich auch hier ähnliche Ausnahmezustände vorliegen können. Manche Gerichtsärzte vertreten die Anschauung, dass dieser § 217 bereits alles umfasse, was medizinisch zugunsten einer Kindsmörderin, bei der nicht ausgesprochene Unzurechnungsfähigkeit im Sinne des § 51 bestand, angeführt werden dürfte. Ein solcher Standpunkt ist aber nicht haltbar. Es gibt zahlreiche Übergangsmöglichkeiten bis zum Grade eines echten Dämmerzustandes und so mannigfache Abstufungen hinsichtlich der Beeinträchtigung normaler Besonnenheit, dass jeder Fall von Kindsmord, der in seinen Motiven nicht völlig klar zutage liegt, von sachverständiger psychiatrischer

Seite eingehend nachgeprüft werden sollte. Oft genug erweist sich die Darlegung der möglichen krankhaften Wurzeln auf das Urteil des Richters von weittragendem Einflusse.

Vielfach handelt es sich um noch junge Individuen, bei denen geistige Minderwertigkeit und stets schon vorhandene Neigung zu impulsivem Tun festgestellt werden können. Ihre scheinbar reuelose Verstocktheit und Gefühllosigkeit gewinnen bei näherer Betrachtung ein ganz anderes Aussehen, wirken statt strafverschärfend vielleicht umgekehrt im Sinne eines Anspruchs auf besonders milde Beurteilung.

Wichtig ist ferner stets die Prüfung, ob nicht eine beginnende Geisteskrankheit wie Hebephrenie in Frage kommen kann. Eine solche Entscheidung ist manchmal nicht leicht. Ausschlaggebend vermag der Nachweis zu werden, dass die Betreffende während der Schwangerschaft einen einwandfrei beobachteten Schub derartiger Geistesstörung bereits durchgemacht hat.

d) Wochenbett und Laktation.

Im Verlaufe von Wochenbett und Stillgeschäft sehen wir mit Vorliebe ausgebildete Geisteskrankheiten in Erscheinung treten: Man hat geschätzt, dass ungefähr auf 400 Wöchnerinnen eine Psychose komme! Eine bestimmte Form von puerperalem Irresein gibt es indessen nicht, sondern es gelangen die verschiedensten klinischen Krankheitsbilder zur Entwickelung. Am häufigsten sind Amentia, Schizophrenie und manisch-depressives Irresein. Es scheint, dass körperliche Erschöpfung und infektiöse Vorgänge mehr noch als seelische Erregungen für den Ausbruch von Bedeutung sind. Zumal für die Entstehung der endogenen Krankheitsbilder spielen die erbliche Belastung und die gesamte Veranlagung die wesentlichste Rolle. Mitunter sehen wir in jedem Wochenbett einen neuen Schub von schizophrener Erkrankung auftreten. Bei deliriösen Störungen ist immer an Eklampsie zu denken.

Da es sich in der Hauptsache um voll ausgebildete Psychosen handelt, ist die forensische Bedeutung des puerperalen Irreseins verhältnismässig gering. Bei Aufnahme der Vorgeschichte einer Angeklagten ist aber darum doch von einem gewissen Interesse die negative Tatsache, dass im Verlaufe ihrer Schwangerschaften und Wochenbetten sich niemals geistige Störungen gezeigt hatten.

Lit. vgl. 178.

4. Alkoholmissbrauch.

Trunksucht der Eltern kann Epilepsie, Schwachsinn und Psychopathie bei der Nachkommenschaft zur Folge haben.

Das Bild des chronischen Alkoholismus wird im speziellen Teile näher besprochen werden. Hier soll nur mit Nachdruck auf die Notwendigkeit hingewiesen werden, in jedem Falle psychiatrischer Begutachtung sich die Frage vorzulegen, ob Alkoholmissbrauch in Frage kommt. Vor allem bei Prüfung der Zurechnungsfähigkeit ist es von hoher Bedeutung, ob Potus des Täters für die kritische Zeit nachgewiesen werden kann, und ob er gegen Alkohol nur geringe Widerstandsfähigkeit besitzt, so dass die Möglichkeit des pathologischen Rausches vorliegt (siehe S. 160). Indessen auch in zivilrechtlichen Fragen vermag die Tatsache verübten Alkoholmissbrauchs wichtig zu werden.

Der jahrelang fortgesetzte übermässige Genuss von berauschenden Getränken, zumal von Schnaps, erzeugt eine bleibende Schädigung des Gehirns, auf deren Boden sich flüchtige psychische Störungen bei dauernden intellektuellen und ethischen Mängeln entwickeln. Nicht immer treten ausgebildete Delirien in Erscheinung, auch vereinzelte nächtliche Halluzinationen, anfallsweise Bewusstseinstrübungen und Erregungen von manchmal epileptoidem Charakter gelangen isoliert zur Beobachtung.

Es gehört zu einer gründlichen Vorgeschichte, dass über das Bestehen von Alkoholmissbrauch, sei es jetzt oder früher, Klarheit geschaffen wird. Blosses Befragen des zu Untersuchenden führt noch nicht immer zum Ziele; jedenfalls ist Ergänzung seiner Angaben durch die Mitteilungen Dritter anzustreben. Die einwandfreie Feststellung, dass man es mit einem Trinker oder einer Trinkerin zu tun hat, wird meist geeignet sein, ein ganz neues Licht auf einen Begutachtungsfall zu werfen. Gerade die Trinkerinnen aber pflegen erfahrungsgemäss ihre Sucht bis auf das Äusserste abzustreiten.

Über das forensisch besonders wichtige Zusammenwirken von Kopfverletzung und Alkohol für das Zustandekommen psychischer Ausnahmezustände siehe auf Seite 94! Ob richtige Epilepsie durch Alkoholmissbrauch erst erworben und nicht nur bei vorhandener Anlage ausgelöst wird, ist strittig und mag daher unberücksichtigt bleiben.

Dagegen ist hier die geeignete Stelle, um über den sogenannten normalen Rausch, wie ihn sich der Gesunde bei Gelegenheit zuzieht, einige Worte zu sagen: An sich ist gewiss jeder Rausch etwas Krankhaftes, eine akute Alkoholvergiftung. Er ist von einer fortschreitenden Abnahme der geistigen Leistungsfähigkeit begleitet, welche nur anfangs durch die Erleichterung der Willensantriebe überdeckt wird. Der Berauschte erfreut sich zunächst einer rascheren Umsetzung seiner Gedanken in Worte und Handlungen, lässt aber dabei früh die Kritik vermissen und vermag nicht mehr die gewohnten Hemmungen rechtzeitig einzuschalten. Allmählich machen sich Erschwerung der Auffassung und des Denkens bei Verlust der sittlichen Empfindungen bemerkbar. Körperliche Lähmungserscheinungen, Lallen, Taumeln, Unsicherheit feinerer Bewegungen vollenden das Bild. Forensisch wichtig sind die im Stadium der anfänglichen motorischen Erregung meist zu verzeichnende Unternehmungslust, Prahl- und Streitsucht, Steigerung des Geschlechtstriebes, Neigung zur Gewalttätigkeit, ferner der oft zurückbleibende weitgehende Erinnerungsausfall. Diesen in normalen Bahnen ablaufenden Rausch nennen wir noch nicht krankhaft!

Während zum Bilde des normalen Rausches das Wohlgefühl (Euphorie) gehört, welches ja gerade von den sich Betrinkenden in erster Linie, ob bewusst oder nicht, angestrebt wird, beobachten wir bei den sogenannten Intoleranten gelegentlich schon nach geringen Alkoholdosen unangenehme Körperempfindungen, Wallungen zum Kopfe, Schwindel, Herzklopfen, Beklemmung u. dergl. In anderen Fällen geniessen sie zwar eine kurze Euphorie, geraten aber dann sogleich in Angst- oder Erregungszustände, werden ohne Grund weinerlich oder zornig-brutal. Endlich kann es namentlich bei gleichzeitiger Einwirkung seelisch erregender Momente zu richtigen Dämmerzuständen kommen. (Vergl. dort.)

Ausser der erworbenen Intoleranz von Traumatikern und alten chronischen Trinkern haben wir die angeborene zahlreicher Psychopathen zu berücksichtigen. Es ist nicht durchaus notwendig, dass hier überall schon geringe Alkoholdosen rauschmachend wirken, obgleich das wohl die Regel in solchen Fällen bildet, sondern es kann ein krankhaft gefärbter Rausch ebensowohl erst nach erheblichen Alkoholmengen in Erscheinung treten.

Der normale Rausch gilt nicht als eine krankhafte Störung der Geistestätigkeit im Sinne des Gesetzgebers. Höchstens kann einmal eine sehr schwere Trunkenheit als Bewusstlosigkeit mit Aufhebung der freien Willensbestimmung anzusehen sein. „Sinnlosigkeit" bildet hierzu nach juristischer Auffassung nicht die notwendige Voraussetzung, sondern es genügt schon eine weitgehende Störung des Selbstbewusstseins, so dass trotz erhaltener Fähigkeit zum Handeln Inhalt und Wesen dieser Handlungen nicht mehr erkannt werden. Dann aber hat man es im Sinne des Psychiaters immer bereits mit krankhaften Störungen, die unter den Begriff des pathologischen Rausches fallen, zu tun.

Lit. Nr. 5, 37, 130, 180, 214, 237, 244, 289, 297.

5. Syphilis.

Syphilitische Ansteckung stellt eine der Hauptursachen geistiger Störungen dar. Sie bedroht nicht nur den einzelnen, sondern infolge ihrer grossen Übertragbarkeit ganze Familien, beeinträchtigt infolge Schädigung der Keimmasse die geistige Entwickelung der Nachkommenschaft oder wird geradezu als angeborene Syphilis auf die Kinder vererbt. Die von ihr verursachte Zerstörung des Gehirngewebes erzeugt fortschreitenden Blödsinn.

Die von einem Erwachsenen neu erworbene Syphilis vermag bereits im Frühstadium zu psychischen Erkrankungen Veranlassung zu geben. Häufiger und weitaus wichtiger sind jedoch die im Spätstadium einsetzenden Formen der Hirnsyphilis, zu denen wir auch die Dementia paralytica zu rechnen haben. (Siehe dort!)

So lange wir noch bei Fehlen einwandfreier körperlicher Zeichen die Tatsache stattgehabter syphilitischer Ansteckung nur aus den eigenen Mitteilungen des zu Begutachtenden erfahren konnten, war das Ergebnis solcher Nachforschung stets unsicher. Nichtwissen durch Vergesslichkeit und Gleichgültigkeit, häufiger aber bewusstes Ableugnen trübten die Zuverlässigkeit der Auskunft. Heute ermöglicht der positive Ausfall der Wassermannschen Blutprobe eine zuverlässige Feststellung des Sachverhalts. Indessen schliesst negativer Wassermann noch nicht die Möglichkeit früher durchgemachter Syphilis aus.

Der Sachverständige sollte sich in jedem Begutachtungsfalle die Frage vorlegen, ob angeborene oder erworbene Syphilis im Spiele sein kann, und bei vorhandenen Verdachtsgründen die Vornahme der Blutprobe anstreben. Allerdings besagt der blosse Nachweis von Syphilis niemals, dass deshalb geistige Störung angenommen werden darf. Allein auf beobachtete seelische Veränderungen kann durch solche Feststellung ein neues Licht geworfen werden. Gründliche neurologische Untersuchung mag durch Aufdeckung organischer Veränderungen am Zentralnervensystem weitere Anhaltspunkte für die Annahme eines fortschreitenden Gehirnleidens ergeben. Bedeutungsvoller als der positive Ausfall der Wassermannschen Reaktion im Blute ist immer das Bestehen der gleichen Reaktion in der durch Lumbalpunktion gewonnenen Rückenmarksflüssigkeit.

Gelegentlich können, wie es scheint, alle körperlichen Merkmale eines gehirnsyphilitischen Prozesses dauernd fehlen und dennoch neben mannigfachen nervösen Beschwerden hysteriforme Erregungen, Schlafsucht, Nachlassen der geistigen Fähigkeiten in ihrer Gesamtheit, selbst vereinzelte Halluzinationen und Neigung zur Wahnbildung sich bemerkbar machen. Wegen des möglichen starken Schwankens dieser Zustände bietet ihre Beurteilung grosse Schwierigkeiten. Am greifbarsten erweisen sich noch epileptiforme Schwindel- und Krampfanfälle mit krankhafter Reizbarkeit und gelegentlichen Aufregungs- oder Verwirrtheitszuständen. In anderen Fällen haben wir mehr das Bild einer blossen reizbaren Nervenschwäche vor uns und werden, falls ernstere Symptome dauernd fehlen, auch unsere Begutachtung wie in einem Falle von Neurasthenie einzurichten haben. (S. 221.)

Lit. vergl 178.

6. Andere Infektionskrankheiten.

Nach schweren akuten Infektionskrankheiten, zumal nach Typhus können geistige Schwächezustände, nervöse Reizbarkeit, auch epileptische Erscheinungen zurückbleiben. Mitunter wird eine früher nicht vorhandene Widerstandsunfähigkeit gegen Alkohol und Neigung zur Entwicklung krankhafter Rauschformen beobachtet.

Weniger Bedeutung für den gerichtlichen Sachverständigen hat im allgemeinen die Tatsache, dass im Verlaufe solcher Infektionskrankheiten ausgesprochene Geisteskrankheiten mannigfacher Art, am häufigsten Delirien und Amentiabilder, auftreten. Hier liegt der Zusammenhang zu klar zutage. Höchstens dürften solche Fälle forensisches Interesse gewinnen, in welchen die erste Entwickelung der geistigen Störung dem offenen Ausbruche der körperlichen Krankheit voraufging und gleich zu verkehrten Handlungen Veranlassung gab. Doch handelt es sich hier immer nur um eine ganz kurze Frist von Stunden bis Tagen.

Wichtiger ist schon die Tatsache, dass auf dem Boden mehr chronisch verlaufender Infektionen, wie Tuberkulose, alter Malaria sich mit der Zeit geistige Störungen entwickeln können. Namentlich bei vorgeschrittener Lungenschwindsucht beobachtet man nicht selten ausgesprochene seelische Veränderungen: Reizbarkeit, Eigensinn mit völliger Einsichtslosigkeit für den eigenen Zustand, erhöhte geschlechtliche Erregbarkeit, plötzliche Stimmungsschwankungen bei vorherrschender Euphorie stehen im Vordergrunde. Es stellen sich aber auch wohl richtige Erregungs- und Verwirrtheitszustände ein, die schliesslich als Delirien oder Amentia in der letzten Zeit vor dem Tode dauernd bestehen können.

Bei der Malaria haben wir eigentliche Delirien mehr während der akuten Fieberanfälle, dagegen überwiegen im Zustande des chronischen Paludismus oder der Malaria-Kachexie depressive Bilder, ferner energieloses, apathisches Wesen, Nachlassen des Gedächtnisses.

Auf die Folgen der Schlafkrankheit braucht bei ihrer geringen Bedeutung für unsere Breiten hier nicht eingegangen zu werden. Dagegen sei kurz erwähnt, dass ausser den Infektionskrankheiten auch jedes erschöpfende körperliche Leiden, besonders die Krebskachexie, gelegentlich zum Auftreten deliriöser Bewusstseinstrübungen Anlass gibt. Vor allem für die Frage der Testierfähigkeit eines Erblassers, der im Verlaufe einer derartigen, zum Tode führenden Krankheit sein Testament errichtet hatte, sind diese Verhältnisse von Bedeutung.

Lit. 178.

7. Kopfverletzungen.

Über die traumatischen Geistesstörungen und über die sogenannte traumatische Neuropsychose ist im speziellen Teile auf das Wesentliche

nachzulesen. Hier soll nur die Notwendigkeit betont werden, bei jeder
Vorgeschichte nach etwa erlittenen schweren Kopfverletzungen zu fragen, und bei jeder körperlichen Untersuchung auf Schädelnarben zu fahnden.

Allerdings werden in der Regel nicht nur der zu Begutachtende
sondern auch seine Angehörigen über jede kleine Kopfverletzung, die er
jemals erlitten haben mag, von selbst Auskunft geben, da die Bedeutung
der Schädeltraumen für die Entstehung geistiger Störungen im Volke
allgemein überschätzt zu werden pflegt. Der Gutachter wird also das
ihm angebotene Material sehr kritisch zu sichten haben und meist wenig
Brauchbares zurückbehalten. Indessen geschieht es doch gelegentlich,
dass gerade bedeutungsvollere Unfälle zufällig nicht mitgeteilt werden.
Man vergesse daher nie zu fragen; wesentlich ist immer, dass eine Gehirnverletzung, zum mindesten in der Form einer einwandfreien Gehirnerschütterung (Bewusstlosigkeit, Erbrechen, Schwindel, Kopfschmerz),
stattgehabt hatte. Diese Feststellung bedeutet wieder nicht, dass aus
ihr nun gleich auf geistige Störung zu schliessen wäre, sondern sie soll
uns die selbst beobachteten Auffälligkeiten deuten helfen.

Am einfachsten liegt die Sache immer dann, wenn im direkten
Anschluss an das Trauma dauernde krankhafte Erscheinungen zurückgeblieben waren, wie Kopfschmerzen, Schwindel- oder Krampfanfälle,
starke Reizbarkeit, Vergesslichkeit, Stimmungsschwankungen, Nachlassen
der intellektuellen Leistungsfähigkeit. Dann ist am inneren Zusammenhange nicht zu zweifeln. In anderen Fällen wird mehr der Verdacht
zu äussern sein, dass eine vorhandene Reizbarkeit die Folge des früher
erlittenen Traumas darstellt und daher als krankhaft eingeschätzt werden
muss, oder dass die behauptete zeitweise Vergesslichkeit und Denkerschwerung glaubwürdig erscheinen. Natürlich bleibt eine eigene Prüfung
trotzdem anzustreben. Sehr bedeutungsvoll kann sich die Tatsache gestalten, dass nach Kopfverletzungen erfahrungsgemäss krankhafte Widerstandsunfähigkeit gegen Alkoholgenuss sich herauszubilden vermag und
dann öfters zum Entstehen von pathologischen Rauschformen führt.

Endlich ist eine Abstumpfung der sittlichen Empfindungen und Hemmungen beschrieben worden. Doch sei man mit
der Annahme einer solchen traumatischen Charakterdegeneration äusserst
vorsichtig! Die wenigsten Fälle halten scharfer Kritik stand. Immer
muss gefordert werden, dass an der Hand einer ausführlichen und absolut zuverlässigen Vorgeschichte überzeugend dargetan werden kann,
dass ungefähr mit dem Zeitpunkte des angeschuldigten erheblichen
Kopftraumas die vorher nicht vorhandenen Triebneigungen eingesetzt
haben.

Ganz unzulässig ist es jedenfalls, als Entschuldigung für eine beliebige Straftat weit in der Vergangenheit zurückliegende Kopfverletzungen heranziehen zu wollen. Gehirnerschütterungen in der Jugend,

wenn nachher die Schule ohne alle Störungen durchgemacht, ein Beruf mit Erfolg ergriffen werden konnte, haben für die Verfehlungen des späteren Lebens meist überhaupt keine Bedeutung.

Lit. Nr. 178.

8. Haft.

In der Untersuchungshaft wie im Strafvollzuge treten nicht selten Geistesstörungen in Erscheinung. Einmal können im Strafvollzuge schon vorher vorhandene und verkannte chronische Irrsinnsformen jetzt erst offenbar werden, odor das bis dahin nur im Anzuge befindliche Leiden bricht infolge der seelischen Erregung plötzlich aus; dann aber bilden auch die mit der Einsperrung im Gefängnis an sich gesetzten Schädigungen eine wichtige Ursache für die Entstehung geistiger Erkrankungen.

Verhältnismässig geringe Bedeutung für den gerichtlichen Sachverständigen besitzen die chronischen Erkrankungen im Strafvollzuge. Vorwiegend sind es katatonische und paranoide Bilder, die sich da entwickeln. Den Inhalt des Wahns bilden hauptsächlich Verfolgungs- und Beeinträchtigungsvorstellungen gegenüber Richter, Staatsanwalt, Anstaltsleitung, Aufsehern, Mitgefangenen. Häufig ist Nahrungsverweigerung infolge von Vergiftungsfurcht. Namentlich bei lebenslänglich Verurteilten wird bisweilen der aus jahrelangem, sehnsüchtigem Wunsche hervorgegangene Wahn beobachtet, begnadigt zu sein. Gereiztes, misstrauisches Wesen, unmotivierte Erregungszustände, Selbstbeschädigungsversuche, Verweigerung der Arbeit und andere Disziplinlosigkeiten sind öfter die ersten Anzeichen einer krankhaften seelischen Veränderung, die sich in Einzelhaft besonders leicht zu entwickeln scheint. Der Psychose kann ein ausgesprochen querulatorischer Zug aufgeprägt sein.

Ausserdem kommt es im Strafvollzuge auf dem Boden schwerer Psychopathie zu mannigfachen akuten und nach Entfernung aus der unangenehm empfundenen Umgebung rasch ablaufenden Geistesstörungen mit lebhaften Sinnestäuschungen und phantastischer Wahnbildung (vgl. degenerative Wahnbildung S. 193), auch mit deutlicher Bewusstseinstrübung und nachheriger Erinnerungslosigkeit. Es sind sowohl der Amentia als der akuten Halluzinose der Trinker ähnliche Zustandsbilder beschrieben worden. Sofortige Unterbrechung des Strafvollzuges und Verlegung in eine Irrenanstalt sind das beste Behandlungsmittel.

Sehr viel wichtiger sind für den Gutachter die akuten Geistesstörungen der Untersuchungshaft. Von der Möglichlichkeit des Ausbruchs eines Delirium tremens oder einer Alkoholhalluzinose bei alten Säufern, von der Auslösung eines manisch-depressiven Anfalls oder einer schizophrenen Erkrankung durch die Verhaftung sehen wir hier ab. Die haftpsychotischen Zustände im engeren Sinne sind ausgesprochen psychogener Natur: Sie werden durch die einwirkenden seelischen Erregungen (Schreck, Scham, Reue, Furcht, Heimweh, Sehnsucht, Verzweiflung, körperliches Unbehagen), den

Wunsch krank zu erscheinen und dadurch den Folgen der Tat zu entgehen usw., also durch die gesamte Situation hervorgerufen und unterhalten und verschwinden mit deren Änderung, d. h. mit Entfernung aus der Haft, unter Umständen sofort wieder. Insofern lassen sich diese „Situationspsychosen" ungezwungen den hysterischen Geistesstörungen zurechnen.

Die Formen können sich im einzelnen recht verschieden gestalten, verraten aber stets durch die geschilderte Abhängigkeit von äusseren Einflüssen ihre innere Verwandtschaft. Am häufigsten finden sich folgende 4 Verlaufsmöglichkeiten: Ängstliche oder zornmütige Erregungszustände, Stupor, Dämmerzustände, phantastische (degenerative) Wahnbildung.

1. In den Erregungszuständen kommt es zu heftigstem Toben und Brüllen, Zerstören des Mobiliars, Zerreissen der Kleider, Angriffen auf die Umgebung. Doch haftet zumeist dem ganzen Gebahren etwas Theatralisches und Übertriebenes an. Vielfach sind hysterische Zeichen, Krampfanfälle, Lähmungen, Sensibilitätsstörungen vorhanden. Die Orientierung und nachfolgende Erinnerung können auf der Höhe der Erregung verloren gehen.

2. Der Stupor kann äusserlich dem katatonischen (siehe S. 140) stark ähneln, ist aber weniger tief und sehr unbeständig. Die Betreffenden halten sich meist sauber, sorgen selbst für ihre Bedürfnisse, vermeiden unbequeme Stellungen, finden sich auch in neuer Umgebung auffallend schnell zurecht, machen plötzliche Fluchtversuche oder komplottieren heimlich mit anderen Kriminellen. Durch starke Reize, wie Faradisieren, lässt sich der Stupor in der Regel rasch beseitigen. Die spätere Erinnerung ist nicht immer gestört.

3. Der charakteristische Dämmerzustand der Untersuchungsgefangenen ist der Gansersche Symptomenkomplex mit Vorbeireden. (Siehe S. 159.) Meist sind es ausgesprochen hysterische Individuen, welche in dieser Weise erkranken. Die Entwicklung des Zustandes vollzieht sich ziemlich plötzlich: Der Untersuchungsgefangene, der bis dahin sachgemäss geantwortet hatte, fängt unter dem Druck der belastenden Feststellungen an zu verstummen, ausweichende und sinnlose Äusserungen zu machen, verkehrte Handlungen zu begehen. Dringt man in ihn, blickt er sich ratlos um, scheint nicht zu begreifen, was man von ihm will. Mit Vorliebe werden, namentlich anfangs, verworrene Briefe geschrieben. Bei völliger Ausbildung eines solchen Dämmerzustandes hockt der Kranke mit unendlich blödem Gesichtsausdruck da, vermag die bekanntesten Gegenstände nicht mehr zu benennen, stammelt wie ein kleines Kind. Dennoch unterliegt auch hier der Grad der Bewusstseinseinengung unter dem Einflusse äusserer Vorgänge unberechenbaren Schwankungen, ja kann plötzlich verschwinden. Werden keine eingreifenden Massnahmen angewandt, klingt die Störung von selbst in einigen Tagen oder Wochen ab. Selten nur zieht der Zustand sich in Schüben über Monate hin. (Beispiel 22, S. 168.)

4. Die phantastische Wahnbildung ist ganz besonders mit Übertreibung gemischt. Am meisten fällt auf der schroffe Widerspruch zwischen dem oft in der Hauptsache geordneten Gebahren und dem tollen Unsinn, der als Wahnsystem vorgetragen wird. Die kritiklos ausschweifenden Grössenideen könnten höchstens bei der Paralyse ähnlich vorkommen, haben sogar dafür etwas zu Gemachtes. Die Faseleien enthalten ausser Anspielungen auf die Tagesereignisse, immer wiederkehrende Unschuldsbeteuerungen und Angriffe auf die Behörden, obgleich die zur Last gelegte Handlung und alle damit zusammenhängenden Vorgänge angeblich vollständig dem Gedächtnisse entschwunden sind. Hier bestehen zweifellos Übergänge zur bewussten Simulation. (Vgl. Beispiel 37.)

Der schliessliche Ausgang aller dieser haft-psychotischen Zustände ist stets Genesung. Verschont man den Kranken mit unnötig erregenden Explorationen und überlässt ihn in der Irrenanstalt einige Zeit sich selbst, setzt die Aufhellung am raschesten ein. Bisweilen wird hernach ausser Erinnerungsverlust für die Zeit des seelischen Ausnahmezustandes noch eine retrograde Amnesie behauptet, welche die Straftat mitumfasst. Ihre Echtheit ist wohl sehr zu bezweifeln.

Für die Begutachtung ist übrigens das Vorhandensein solchen nachträglichen Erinnerungsausfalles gleichgültig. Die Feststellung, dass die Psychose erst während der Untersuchungshaft bei einem bis dahin ganz geordneten Menschen ausgebrochen ist, genügt zur Entscheidung, dass sie für die Zeit der Straftat nicht in Frage kommt. Höchstens mag die in ihr zutage tretende geistige Minderwertigkeit und Neigung zu geistigen Erkrankungen die Annahme einer verminderten Zurechnungsfähigkeit begründen. (Siehe S. 15.) Verwechselungen mit Schizophrenie und mit Simulation sind zu vermeiden!

Lit. Nr. 191, 210, 222, 240, 271.

B. Eigene Untersuchung.

1. Körperlicher Befund.

Die Untersuchung des zu Begutachtenden hat immer sowohl den körperlichen Befund wie den Geisteszustand zugleich zu berücksichtigen. Im Gutachten selbst empfiehlt es sich der besseren Übersichtlichkeit wegen, die Ergebnisse der körperlichen Untersuchung der stets grösseren Raum beanspruchenden psychischen Exploration voraufzustellen. Bei der ursprünglichen Vornahme dieser Prüfungen mag es hingegen wohl manchmal zweckmässiger sein, zunächst mit einer unverfänglichen Unterhaltung und unauffälligen Beobachtung zu beginnen und erst später, vielleicht nur von Zeit zu Zeit, die somatischen Untersuchungsmethoden einzuflechten. Das muss sich im einzelnen von Fall zu Fall je nach den Umständen verschieden gestalten. Nur hüte man sich bei solcher äusserlich regellos verlaufenden Untersuchung vor der versehentlichen Auslassung wesentlicher Feststellungen.

Ein gewisses Schema sollte man daher zur Kontrolle im Kopfe haben. Der körperliche Befund muss vor allem berücksichtigen:

1. Reflexe: Pupillenlichtreflex, Korneal- und Konjunktivalreflex, Rachenreflex, Sehnenreflexe, besonders Patellarreflex, Hautreflexe, besonders Zehenreflex.
2. Lähmungen: Augenmuskeln, Fazialis, Zunge; Mono-, Hemi- und Paraparesen der Glieder (Verhalten des Ganges). Sprach- und Schreibstörungen.
3. Störungen der Sinnesempfindungen: Augenhintergrund, Gesichtsfeld, Tast- und Schmerzgefühl. Gleichgewicht.

Auf die einzelnen Untersuchungsmethoden selbst kann hier nicht eingegangen werden. Darüber ist in den betreffenden Leitfäden nachzulesen. Hervorgehoben seien nur folgende Hauptgesichtspunkte:

Verzogene und ungleiche Pupillen haben an sich wenig zu bedeuten, erwecken aber Verdacht auf Störung der Lichtreaktion. Erweist sich diese auffallend träge oder gar erloschen bei gut erhaltener Konvergenzreaktion, so handelt es sich um das wichtige Argyll-Robertsonsche Phänomen, das ausser bei Tabesdorsalis (blosser Rückenmarkserkrankung ohne geistige Störung) in erster Linie bei Dementia paralytica sich findet und zwar dann verbunden mit folgendem Symptom:

Artikulatorische Sprachstörung, sogenanntes Silbenstolpern, ist charakteristisch für Dementia paralytica: Der Kranke kann längere Sprachprüfungsworte nicht richtig nachsprechen, bleibt an einzelnen Lauten hängen, verschleift sie, spricht sie undeutlich, schmierend aus, verdoppelt Silben, stellt sie um, lässt andere ausfallen. Im Gesicht machen sich gleichzeitig Muskelflattern und Mitbewegungen bemerkbar. Bei öfteren Versuchen wird die Störung meist nur stärker. Ebenso ist die Schrift zittrig, ausfahrend, zeigt Auslassungen von Buchstaben, Silben oder ganzen Worten.

Fehlen oder deutliche Differenz der Patellarreflexe findet sich besonders bei Tabes und Dementia paralytica. Bei letzterer kann auch hochgradige Steigerung vorhanden sein. Gleiches Verhalten können die an sich nicht so konstanten Achillessehnenreflexe bieten.

Positiver Wassermann im Blut spricht nur für eine syphilitische Ansteckung überhaupt, dagegen in der Rückenmarksflüssigkeit und verbunden mit krankhafter Eiweissvermehrung sowie Lymphozytose daselbst für eine syphilitische Erkrankung des Zentralnervensystems, in erster Linie Dementia paralytica.

Der allgemeine Körperzustand ist zu beachten: Vorzeitiges Greisentum, kindliche Körperbildung; gerötete Augen, Zittern von Zunge und Händen, Druckempfindlichkeit der grossen Nervenstämme bei Trinkern;

Verhärtung und Schlängelung der fühlbaren Schlagadern, erhöhter Blutdruck bei Arteriosklerose; Kropfbildung oder Fehlen der Schilddrüse.

Zu den Degenerationszeichen lassen sich rechnen: Abnorme Schädel (Microcephalus, Hydrocephalus, Turmschädel), auffallende Schiefheit von Kopf und Gesicht, steiler Gaumen, Wolfsrachen, Hasenscharte, Missbildungen an den Ohren, falsche Zahnstellung, Schwimmhautbildung, überzählige Finger oder Zehen, Missbildung der Geschlechtsteile, der Wirbelsäule, Zwergwuchs, Riesenwuchs usw. Sie haben nur bei gehäuftem Auftreten Bedeutung als Warnungszeichen für die Möglichkeit einer gleichzeitigen krankhaften seelischen Veranlagung.

Jede Veränderung an den inneren Organen ist zu berücksichtigen. Auf das Vorkommen von Krampfanfällen ist zu fahnden. Zungenbisse und Narben unbekannter Herkunft lassen an die Möglichkeit einer Epilepsie denken.

2. Psychische Exploration.

Die eigentliche Erforschung des Geisteszustandes hat in der Regel im Rahmen einer vertraulichen Unterhaltung zu geschehen. Man vermeide auch in Äusserlichkeiten den Anschein des Verhörs, trage gegenüber Kriminellen kein Misstrauen in ihre Behauptungen zur Schau, bestehe nicht auf der Form von Frage und Antwort, sondern lasse möglichst den zu Untersuchenden frei erzählen. Wichtiges ist unauffällig zu notieren, und zwar möglichst wörtlich. Allein unnötig vieles Mitschreiben gleich anfangs macht leicht kopfscheu. Wertvoll ist immer ein eigenhändiger Lebenslauf des Exploranden. Erlauben es die äusseren Umstände, sollte ausserdem in der Zeit zwischen den einzelnen Untersuchungen das Benehmen des zu Begutachtenden unauffällig überwacht werden. Einwandfrei gelingt das freilich nur bei Anstaltsbeobachtung. Mindestens beim letzten Besuche ist aber stets auch ein ausführliches, wörtlich niedergeschriebenes Protokoll mit Fragen und Antworten anzulegen.

Die Aufmerksamkeit des Untersuchenden richte sich in der Hauptsache auf folgende Punkte:

1. Wie ist die Stimmungslage? Abnorm traurig, ängstlich oder heiter, gereizt? Besteht auffälliger Stimmungswechsel? Apathie?
2. Wie äussert sich die Willenstätigkeit? Gesteigerte Bewegung mit Rededrang? Hemmung und Einsilbigkeit bis zur starren Stummheit? Stereotype Absonderlichkeiten in Gebärden und Sprache? Erhöhte Beeinflussbarkeit der Willensäusserungen oder blindes Widerstreben?
3. Wie ist die Bewusstseinshelligkeit? Getrübt bis aufgehoben? Besteht Orientierung für Umgebung, Ort und Zeit, Verständnis für die Vorgänge der Aussenwelt?
4. Wie vollzieht sich der Denkablauf? Gehemmt, anscheinend be-

schleunigt, zerfahren? Sind Vorstellungen und Urteile durch Sinnestäuschungen und Wahnideen verfälscht? Besteht Zwangsdenken?

5. Wie sind Gedächtnis, Kombinations- und Urteilsfähigkeit? Verfügt der zu Untersuchende über das seinem Alter und Lebensstellung entsprechende Wissen? Bestehen Gedächtnisausfälle für
bestimmte Zeitabschnitte oder Erinnerungsfälschungen? Wie
ist die Merkfähigkeit für Jüngsterlebtes? Ist ursprünglicher
Mangel oder krankhafter Verlust früher vorhandener sittlicher
Vorstellungen nachweisbar? Besteht triebhaftes Handeln?

Die Stimmungslage wird zumeist durch die äussere Beobachtung während der Unterhaltung erschlossen. Nur darf man sich durch
eine angenommene Maske nicht täuschen lassen. Geeignete Fragen und
Bemerkungen können hier bisweilen die wahre Stimmung zum Durchbruch bringen.

Das Verhalten der Willenstätigkeit tritt im gesamten Gebahren wie in der Art der Antworten zutage. Ablehnendes Wesen
kann auf Misstrauen und Trotz beruhen, die durch allmähliche Weckung
von Vertrauen zu beseitigen sind.

Eine in den Antworten zur Schau getragene Desorientierung
darf nicht mit dem sonstigen Benehmen im Widerspruche stehen. Hier
können neben Briefkontrolle Wahrnehmungen von Aufsichts- und Wartepersonal wertvoll werden.

Störungen des Denkablaufs werden bei wörtlicher Nieder-
schrift aller Äusserungen am besten zum Ausdruck gebracht. Eigene
Schreibereien des zu Untersuchenden sind bei kritischer Verwertung
nützlich und lassen nicht nur Ideenflucht, Zerfahrenheit, stereotype
Maniriertheit usw. erkennen, sondern auch wahnhafte Gedankengänge
und halluzinatorische Einflüsse.

Bei angeborener Abschwächung der intellektuellen Fähigkeiten ist Prüfung der Schulkenntnisse zweckmässig; bei erworbener
sind Gedächtnis und Urteil in erster Linie zu untersuchen. Stärkere
Herabsetzung der Merkfähigkeit führt zu ungenauer Orientierung. Die
Prüfungsergebnisse können ungünstig beeinflusst sein durch Ermüdung,
Unaufmerksamkeit, Unlust, Haftenbleiben bei Bewusstseinstrübung, Fehlen
der Wortbilder bei Aphasie.

Zweckmässig benutzt man bei Intelligenzprüfungen einen vorher
zusammengestellten Fragebogen, der etwa enthält: Rechenaufgaben,
Fragen über Zeit- und Längenmasse, Gewichte, geschichtliche und geo-
graphische Daten; Nachsprechen von 5—7 stelligen Zahlen, Vorwärts-
und Rückwärtssagen der Monate; Unterschiedsfragen, Erklärung von
Eigenschaften, Fremdworten, Sprichwörtern, Bildern, Ergänzung eines
verstümmelten Textes, Wiedererzählen einer Geschichte; Fragen über
ethische Begriffe, nach Tagesereignissen, Anforderungen des praktischen
Lebens usw.

Nur richtige Beantwortung der vorgelegten Fragen hat zuverlässigen
Wert für die Beurteilung. Bei falscher Beantwortung ist die Möglichkeit schlechten Willens nie ganz auszuschliessen. Man verlasse sich da

nicht ohne weiteres auf den persönlichen Eindruck, sondern suche durch Zeugenvernehmungen das eigene Untersuchungsergebnis zu kontrollieren.

Näheres über Untersuchungsmethoden siehe: Cimbal, Taschenbuch zur Untersuchung nervöser und psychischer Krankheiten. Berlin, Springer; und Raecke, Psychiatrische Diagnostik. Berlin, Hirschwald. 1919.

2. Teil.

Die wichtigsten psychotischen Symptomenkomplexe.

Die Betrachtung der möglichen Formen von Geistesstörungen lehrt, dass bestimmte Zustandsbilder und Symptomenverkuppelungen mit besonderer Häufigkeit uns entgegentreten. Zwar wissen wir heute auf Grund klinischer Erfahrung, dass solche Zustandsbilder nicht mit den wirklichen Krankheitseinheiten verwechselt werden dürfen, die vor allem aus Art der Entstehung, Verlauf und Ausgang erschlossen werden müssen. Indessen bleibt darum doch der Symptomenkomplex des Zustandsbildes immer das im Augenblick tatsächlich Gegebene, das der Gutachter durch persönliche Unterredung feststellt, und aus dem er seine weiteren Folgerungen zieht.

Bedenkt man ferner, dass es für den gerichtlichen Sachverständigen oft genug überhaupt bloss auf die Feststellung ankommt, ob zur Zeit Geistesstörung von bestimmtem Grade vorliegt, während ihm der Streit um die Bezeichnung nebensächlich erscheint, so könnte man sogar versucht sein, in der forensischen Psychiatrie sich mit der Erkennung des Zustandsbildes grundsätzlich zu begnügen. Allein das ist nicht angängig, weil ja bisweilen, z. B. in Fragen der Entmündigung, der Ehescheidung usw., auch die voraussichtliche Prognose von erheblichem Einfluss auf die Schlusssätze des Gutachtens ist, und diese vermag nur durch Feststellung der bestimmten klinischen Krankheitsform gewonnen zu werden.

Bei solcher Sachlage empfiehlt es sich für das vorliegende Lehrbuch, zunächst einen Überblick über die dem Gutachter bei seinen Untersuchungen unmittelbar entgegentretenden psychotischen Symptomenkomplexe zu geben und dann von diesen hinzuweisen auf die ihnen vermutlich zugrunde liegenden Krankheitseinheiten. Letztere werden erst im dritten Teile des Lehrbuches kurz dargestellt werden.

1. Der depressiv-ängstliche (melancholische) Symptomenkomplex.

a) Zustandsbild.

Den hervorstechendsten Zug bildet ängstliche Niedergeschlagenheit, welche durch wirkliche Vorgänge gar nicht oder ganz ungenügend begründet ist, abnorm heftig auftritt und übermässig lange andauert.

Meist ist die traurige Verstimmmung schon im gespannnten Äusseren ausgeprägt: Starre Haltung, geringes Mienenspiel, einsilbig scheues Wesen, Neigung zum Weinen ergeben zusammen ein charakteristisches Bild. Die Mundwinkel sind schmerzlich herabgezogen, die Stirn in Falten gelegt, der Blick matt, wie erloschen. Untätig starren die Kranken vor sich hin, sitzen unbeweglich auf dem gleichen Fleck, kommen Aufforderungen nur langsam, mühsam nach.

Auf Befragen klagen sie, dass sie an nichts mehr Freude hätten, sich zu nichts mehr imstande fühlten, zu keinem Entschlusse aufraffen könnten. Jede kleinste Tätigkeit steht ihnen schliesslich als unüberwindbare Aufgabe bevor. Alles erscheint ihnen düster, farbenleer, hoffnungslos. Am besten deucht es ihnen, sie wären gar nicht mehr auf der Welt!

Aber nicht immer klagen die Kranken ihre Beschwerden. Vielfach bestreiten sie entschieden, krank zu sein, ja stellen frühere auffällige Erscheinungen als bewusste Simulation hin! Ihre jetzige Unfähigkeit betrachten sie als Ausfluss der Faulheit, schildern ihren eigenen Charakter, ihre Vorgeschichte in den düstersten Farben, bezichtigen sich vermeintlicher oder tatsächlicher (bisher in gesunden Zeiten verschwiegener) Verbrechen. Hier verwechsle man nicht krankhafte Depression mit Reue! Schlaf und Appetit pflegen gestört zu sein, die Verdauung ist träge. Oft kommt es zu Weinausbrüchen.

Sehr wichtig ist das Auftreten von Angstzuständen. Es ist durchaus nicht erforderlich, dass beständig neben der traurigen Niedergeschlagenheit sich ängstliches Wesen bemerkbar macht. Angst tritt gelegentlich nur anfallsweise, z. B. nachts, auf. In anderen Fällen beherrscht sie dauernd das Krankheitsbild, bedingt Beklemmungs- und Druckgefühl in der Herzgegend, Atemnot, Herzklopfen. Heftigste Bewegungsunruhe kann sich einstellen mit verzweiflungsvollem Jammern, Händeringen, Haarausraufen, Hinundherlaufen, Wälzen am Boden u. dgl. In derartigen Anfällen werden auch Schweissausbruch und weite Pupillen beobachtet; auf der Höhe der Angst entwickelt sich Trübung des Bewusstseins mit triebartiger Gewalttätigkeit gegen die eigene Person oder die Umgebung und mit nachherigem Erinnerungsausfall: Raptus melancholicus.

Sind Wahnvorstellungen vorhanden, handelt es sich vorwiegend um Kleinheits- und Versündigungsideen: Die Kranken werden nicht müde, ihre eigene Minderwertigkeit an den Pranger zu stellen, sie hätten immer nur an sich gedacht, nie für ihre Angehörigen gesorgt, seien an allom Unglück schuld! Da sie sich für die grössten Verbrecher halten, immer neuer Unterlassungen, Lügen, Verfehlungen und Untaten bezichtigon, sind sie auch auf schreckliche Strafen gefasst, ausgesuchte Martern und schimpflichste Hinrichtung, ewige Verdammnis. Teils wünschen sie solche Busse, teils fürchten sie sie, flehen um Gnade, suchen sich durch Selbstmord ihr zu entziehen. Ja, sie gehen zuweilen dazu über, ihre Unschuld zu beteuern, eine Verwechslung zu behaupten, man habe ihre Verfehlungen masslos übertrieben, sie verleumdet; kurz es gesellen sich Züge von Verfolgungswahn hinzu.

Recht häufig ist Verarmungswahn: Infolge ihrer Faulheit und Untüchtigkeit haben sie ihre Familie ruiniert, alles verloren, Vermögen, Stellung, Achtung der Mitmenschen. Jetzt müssen sie und die Angehörigen elend verhungern. In der Vorstellung, nichts bezahlen zu können, weisen sie hartnäckig das Essen zurück, wollen keinen ärztlichen Besuch, keine Pflege.

Halluzinationen können dauernd fehlen oder doch wenig hervortreten. Am lebhaftesten werden sie in heftigen Angstanfällen mit Bewusstseinstrübung. Schreckhafte Visionen von Teufeln, Leichen, Henkern, Kerkern, ganzen Hinrichtungsszenen werden da berichtet. Neben einzelnen drohenden und schimpfenden Stimmen erhebt sich noch häufiger ein verworrener, beängstigender Lärm: Jammerndes Hilfegeschrei von gepeinigten Angehörigen mischt sich mit dem Getöse von Glocken, Trommeln, Kanonen, nahenden Häschern. Oder es handelt sich mehr um illusionäre Umdeutung tatsächlicher Geräusche: Ein rollender Wagen, Schritte vor der Türe scheinen das Nahen der Polizei anzukündigen. Der Arzt selbst, das Pflegepersonal werden für den Staatsanwalt, Richter, für Henker oder Teufel gehalten.

In vielen Fällen von krankhafter Depression fehlt dauernd jede Wahnbildung. Die Schwere der Störung ist mehr aus der Hemmung des Gedankenablaufs zu erschliessen. Schon das subjektive Insuffizienzgefühl ist vor allem eine Folge der krankhaften Denkerschwerung: Der Patient klagt selbst, er könne nicht recht denken, sich nicht geistig beschäftigen, nicht lesen, schreiben, ermüde sogleich bei allem, was er anfange. Aber auch objektiv durch Prüfung lässt sich diese Denkhemmung dartun: Leichteste Fragen erfordern übermässig lange Überlegung. Für Ablesen der Uhr, Lösung von Rechenaufgaben wird unverhältnismässige Zeit beansprucht, alle Aufforderungen nur langsam, zögernd befolgt, mehrere gleichzeitige Aufträge werden schlecht behalten.

Erreicht die allgemeine Hemmung höhere Grade, kann die Bewegungsarmut in Bewegungslosigkeit (Stupor), die Einsilbigkeit in Stummheit (Mutismus) überführen. Der depressive Kranke reagiert kaum mehr auf äussere Eingriffe, nimmt von selbst keine Nahrung zu sich, sitzt oder liegt dauernd in der gleichen steifen Haltung, im Bette mit vom Kissen abgehobenem Kopfe, oder steht starr wie eine Bildsäule auf dem gleichen Flecke, lässt achtlos unter sich gehen. Manchmal zeigt sich das Gesicht noch schmerzlich verzogen, manchmal bietet es eine leere, maskenartige Starre ohne jede Mimik.

Sehr gewöhnlich werden die Ängstlich-Depressiven von nervösen Sensationen mannigfacher Art beeinflusst. Wenden sie diesen eine übertriebene Aufmerksamkeit zu, entwickeln sich leicht hypochondrische Befürchtungen, die dann dem gesamten Krankheitsbilde ein besonderes Gepräge verleihen, wie es bei dem folgenden Symptomenkomplex geschildert werden soll (S. 110).

Die grosse Neigung zum Selbstmord wurde bereits kurz erwähnt. Sie macht alle Depressiven im höchsten Grade überwachungsbedürftig. Namentlich das Auftreten plötzlicher Angstanfälle hat als sehr gefährlich zu gelten. Doch ist immer zu bedenken, dass je ruhiger und geordneter ein Lebensüberdrüssiger erscheint, er um so umsichtiger und raffinierter seinen Selbstmordplan zu entwerfen und durchzuführen imstande ist. Hiergegen bietet die einzige relative Sicherheit der Wachsaal einer geschlossenen Anstalt.

b) Klinische Stellung des depressiv-ängstlichen Symptomenkomplexes.

Die Hauptkrankheit, in deren Verlaufe wir dem geschilderten Symptomenkomplexe begegnen, ist das manisch-depressive Irresein bzw. seine melancholische Phase (vgl. Seite 220). Hier kann er viele Monate, selbst Jahre hindurch in fast unveränderter Weise fortbestehen. In reinster Ausprägung zeigt er dann 3 Kardinalsymptome: Depressive Verstimmung, Denkhemmung, Bewegungsarmut. Die Intelligenz pflegt nicht zu leiden, wenn schon die Denkhemmung vorübergehend eine leichte Abschwächung der geistigen Fähigkeiten vortäuschen mag.

Längeres Bestehen eines depressiv-ängstlichen Symptomenkomplexes wird auch bei einer bestimmten Verlaufsform der Katatonie beobachtet, die mit der Zeit zur Verblödung führt. (Vergl. dort.) Anfangs kann die Unterscheidung von der melancholischen Phase des manisch-depressiven Irreseins auf Schwierigkeiten stossen. Wichtig ist das Auftreten von Negativismus, ausgesprochenen Stereotypien und Manieren (Grimassieren),

Wechsel von stuporösen und triebartig erregten Phasen (schamloses Masturbieren), albernes Wesen, zerfahrene Äusserungen, impulsive Verkehrtheiten ohne tiefere Affektbetonung.

Bei psychogener Entstehung auf dem Boden psychopathischer Veranlagung (vergl. Hysterie) ist eine verursachende seelische Erregung nachweisbar. Der ganze Affekt hat von vornherein etwas Oberflächliches, Theatralisches, wird fast aufdringlich zur Schau getragen. Das Moment der Hemmung tritt zurück. Anfallsweise Erregungen mit triebhafter Selbstbeschädigung, hochgradige Unruhe sind häufig, gelegentlich bestehen Zwangsvorstellungen.

Mehr episodische Depressionen leiten zuweilen die Hebephrenie (läppisches, zerfahrenes Wesen mit Auftreten von Gemütsstumpfheit) ein und manche paranoide Erkrankungen (Auftreten von Beziehungswahn und Verfolgungsideen), finden sich ferner als anfallsweise Verstimmungen bei der Epilepsie (oft ausgesprochene Bewusstseinstrübung, Neigung zu brutalen Zornausbrüchen und Selbstbeschädigungen, rasches Schwinden aller Erscheinungen) und dem chronischen Alkoholismus (Suizidneigung!).

Bei der Dementia paralytica macht sich die fortschreitende geistige Schwäche in der Sinnlosigkeit der Wahnideen, dem widerspruchsvollen Gebahren, der deutlichen Gedächtnisabnahme geltend. Ausschlaggebend ist hier der körperliche Befund. (Vergl. S. 98.)

Bei der Dementia arteriosclerotica mag lange Zeit eine gewisse Depression das psychische Bild beherrschen, ehe sich der charakteristische Schwachsinn ausbildet. Körperliche Störungen, erhaltene Krankheitseinsicht fallen auf.

Bei Dementia senilis kommt neben dem hohen Alter meist der mattere Affekt, das kindische Wesen, in Betracht. Die sich entwickelnde Verblödung ist nicht lange zu übersehen.

Manche Autoren grenzen noch eine klimaterielle Melancholie vom manisch-depressiven Irresein ab. Das Zustandsbild ist aber ziemlich das gleiche. Der Verlauf der klimateriellen Form kann sich langwieriger und weniger günstig gestalten.

c) Stellung des depressiv-ängstlichen Symptomenkomplexes in foro.

In Ländern, welche den Selbstmordversuch mit Strafe belegen, wie England und Nordamerika, wird der Ängstlich-Depressive gegen das Gesetz besonders leicht verstossen. Allein auch bei uns kann die Art der Ausführung des Suizids ein Verbrechen darstellen, wenn z. B. der Tod durch Brandstiftung angestrebt wird oder wenn überhaupt gleichzeitig eine Gefährdung anderer Personen eintritt. Recht verhängnisvoll kann der leider gar nicht so seltene Wunsch eines lebensüberdrüssigen Kranken werden, seine nächsten Angehörigen, zumal Kinder, mit in den Tod zu nehmen, um sie vor den befürchteten Schrecknissen zu retten. Gerade Verarmungswahn und Versündigungswahn mit der Erwartung furchtbarer Bestrafung geben zu solchem Plane eines Familien- oder

Gattenmordes Veranlassung, der dann mit vollster Überlegung ins Werk gesetzt werden mag. (Beispiel 11, S. 109.)

Nicht immer geht der Depressive offen vor und fordert die anderen auf, mit ihm aus der Welt zu scheiden. Er will ihnen vielleicht den Entschluss ersparen oder besorgt, dass man ihm seine Voraussage nicht glaubt, wie man ihm bisher schon seine Befürchtungen hat ausreden wollen. Heimlich schreitet er zur Tat, überfällt die Angehörigen im Schlafe, sucht sie zu vergiften oder greift plötzlich mit mehrfach geladenem Revolver an. Kinder sind am meisten der Gefahr ausgesetzt, von der schwermütigen Mutter dem Tode überliefert zu werden. Gasvergiftung, Erhängen, Erdrosseln, Abschlachten mit dem Messer, gemeinsamer Sprung ins Wasser sind die häufigsten Arten dieses Familienmordes. Oft genug verliert nur das Kind das Leben, während die Anstifterin selbst im letzten Augenblick der Mut verlässt oder ein zufällig Hinzukommender rettet.

Bei Liebenden erwächst der Entschluss, gemeinsam in den Tod zu gehen, häufiger schon auf dem Boden physiologischer Verzweiflung, wenn sich der angestrebten ehelichen Verbindung nicht zu beseitigende Schwierigkeiten in den Weg gestellt haben. Immerhin ist auch hier mit der Möglichkeit zu rechnen, dass wenigstens der eine Teil in krankhafter Depression gehandelt hat.

Ein besonderes und recht wichtiges Kapitel bilden die Fälle von Brandstiftung oder Gewalttätigkeit aus melancholischer Verstimmung durch Heimweh. Hier hat sich die Depression in der Regel auf dem Boden des Schwachsinns oder doch der angeborenen psychopathischen Minderwertigkeit entwickelt (vgl. Seite 84). Namentlich junge Mädchen, die nach der Schulentlassung zum ersten Male von Hause fort sind und sich in Stellung als Kindermädchen befinden, haben schon wiederholt im krankhaften Drange, um jeden Preis fortzukommen, die ihnen anvertrauten Kinder ausgesetzt oder zu vergiften versucht.

Nicht immer lassen sich solche wahnhaften Überlegungen und Befolgen eines durchdachten Planes bei den Gewalttätigkeiten Depressiver nachweisen. Mitunter drängt nur die hochgradige innere Angst zu irgend einer gewaltsamen Entladung. Gerade plötzliche Affektausbrüche bei getrübtem Bewusstsein (Raptus melancholicus) sind besonders bedrohlich. Die Umgebung wird vielleicht illusionär verkannt; schreckhafte Sinnestäuschungen spielen eine Rolle. Rücksichtslose Angriffe auf die Umgebung erfolgen in sinnlos triebartiger Weise. Hinterher tritt Beruhigung ein, der Kranke fühlt sich wie von einer Last befreit, vermag aber eigentliche Gründe für sein Tun nicht anzugeben.

In anderen Fällen wieder lassen plötzlich hervorbrechende Angst oder ein momentaner Einfall die schon länger gehegte Absicht überraschend zur Tat werden. Ja es kommt vor, dass allein eine zufällig sich bietende Gelegenheit die unwiderstehliche Entladung der inneren Spannung auslöst, während noch wenige Minuten vorher der Kranke selbst nicht an eine solche Gewalttat dachte und seiner Umgebung ganz unauffällig erschienen war. Hier überall ist es in erster Linie Aufgabe des Sachverständigen, das Bestehen von Geistesstörung zur Zeit der Begehung der strafbaren Handlung nachzuweisen; die Klarlegung der Motive wird ihm nicht immer gelingen.

Gerade die unerwarteten Stimmungsschwankungen Depressiver lassen sich absolut nicht voraussehen, wenn sie bei bis dahin leichtverstimmten und für Trostworte zugänglichen Patienten das erste Mal hervorbrechen. Es sind diese Verhältnisse auch für die straf- und zivilrechtliche Frage von Bedeutung, wieweit in einem Falle von Suizid im Krankenhause Ärzte und Pflegepersonal die Verantwortung trifft. Nur wer die Unberechenbarkeit der Handlungen mancher Depressiven aus eigener Anschauung kennt, wird hier gerecht urteilen. Die Gepflogenheit mancher Gerichte, in derart knifflichen Fragen von nicht psychiatrisch durchgebildeten Ärzten Gutachten einzuziehen, ist nicht zu billigen.

Manche Depressive kündigen infolge ihres quälenden Gefühls der Leistungsunfähigkeit verzweifelt Arbeit und Stellung, anstatt sich krank zu melden. Sie haben nicht das Bewusstsein, wirklich krank zu sein, sondern halten sich in ihrem Kleinheitswahne für unfähig, faul und schlecht, keines Vertrauens mehr würdig. Andere, bei denen hypochondrische Gedankengänge mitspielen, glauben, nie wieder arbeitsfähig zu werden, verkaufen vorschnell ihr Geschäft und machen sich dann Vorwürfe, leichtsinnig ihre Existenz aufgegeben und die Familie an den Bettelstab gebracht zu haben, lassen sich in der Sorge um ihr Auskommen unüberlegt in neue Unternehmungen ein, denen sie nicht gewachsen sind, und erleiden neue Verluste. In allen derartigen Fällen liegt es dem Sachverständigen ob, den Nachweis mangelnder Geschäftsfähigkeit nach dem § 104 B. G. B. zu erbringen. (Seite 58.)

Mehr anfallsweise auftretende Verstimmungen mit ängstlicher Unruhe führen zu planlosem Fortlaufen und Vagabundieren unter Vernachlässigung übernommener Pflichten; triebartiges Trinken mag sich hinzugesellen. Hier ist stets an die Möglichkeit einer epileptischen Grundlage zu denken.

Auch die krankhafte Entschlusslosigkeit kann gelegentlich zu strafrechtlicher Verfolgung Veranlassung geben, wenn sie Beamte und Angestellte in Vertrauensposten (Kassierer) zu schwerer Vernachlässigung ihrer Pflichten bringt. Notwendige schriftliche Arbeiten, Beantwortung von wichtigen Briefen, Eintragungen in die Geschäftsbücher erfolgen nur unregelmässig oder unterbleiben ganz, weil sich der Kranke nicht mehr dazu imstande fühlt. Schliesslich bedingt das subjektive Insuffizienzgefühl sogar eine unüberwindliche Scheu, überhaupt noch einen eingehenden Brief zu öffnen, so dass sich Stapel unerledigter Schriftstücke ansammeln, die der Depressive in seiner ratlosen Angst, um Aufsehen und Vorwürfe zu vermeiden, womöglich versteckt oder bei Seite schafft.

Ebenso schlecht werden die eigenen Interessen wahrgenommen: Rentenquittungen werden nicht unterschrieben, Lose verfallen; aus Mangel an Übersicht entstehen Schulden; um die Lücken zu stopfen, wird der Besitz zu Spottpreisen verschleudert. Das entschlusslose Schwanken führt oft zu ganz widerspruchsvollen Massnahmen.

Handelte es sich nicht mehr um blosse Hemmung infolge der Depression, sondern war diese mit einer fortschreitenden geistigen Schwäche verknüpft (z. B. bei Dementia arteriosclerotica), so gewinnt die Unfähigkeit zur Besorgung eigener Angelegenheiten und zur Erfüllung der Amtspflichten natürlich rasch einen immer beängstigerenden Umfang.

Der Gutachter muss wissen, dass gerade bei den leichten Formen reiner Depression (Manisch-depressives Irresein) sich lange Zeit ausser dem quälenden Insuffizienzgefühl mit Mangel jeglicher Initiative nur allerlei nervöse Beschwerden zeigen können, so dass eine laienhafte Umgebung das Bestehen von Krankheit überhaupt nicht anerkennt und bei plötzlicher Verschlimmerung mit unerwarteten Verkehrtheiten zuversichtlich behauptet, der Betreffende sei bis dahin völlig gesund gewesen.

Erst wenn man sich dann eingehend nach allen Einzelheiten erkundigt, erfährt man von weiter zurückliegenden charakteristischen Veränderungen. Zuweilen bietet die gegen früher klein und unsicher gewordene Handschrift Anhaltspunkte für die Zeit des Krankheitsbeginnes. Von hohem Interesse sind ferner alle Aufzeichnungen des Kranken, Tagebücher, Briefe, Randbemerkungen und Unterstreichungen in letzthin gelesenen Zeitungen und Büchern. Ein melancholischer Seeoffizier, der bis zum Tode unauffällig Dienst versah, hatte einige Tage vor seinem alle Kameraden überraschenden Selbstmord (Sprung ins Meer) in der Rangliste hinter seinen Namen geschrieben: „Grundgänger" (Ausdruck für einen Torpedo, der nicht an die Oberfläche zurückkehrt).

Im übrigen ist bei der Beurteilung des Geisteszustandes der Hauptnachdruck zu legen auf dauernd niedergeschlagene Stimmung mit Änderung des gewohnten Gebahrens, der Anschauungen und der Leistungsfähigkeit. Wichtig sind auch etwaiger Verlust von Schlaf und Appetit, Klagen über zahlreiche nervöse Beschwerden, zumal in der Herzgegend, Angstanfälle, Neigung zu haltlosem Weinen.

Lebensüberdruss braucht durchaus nicht geäussert zu werden, obgleich er vorhanden ist.

Auf die Neigung Depressiver zu unbegründeten Selbstanzeigen infolge von Versündigungswahn ist bereits auf Seite 28 eingegangen worden. Lässt sich die Grundlosigkeit solcher Selbstbeschuldigung dartun, liegt die Sache für den Gutachter einfach. In Fällen, wo tatsächliche frühere Verfehlungen in der Depression angezeigt werden, kommt lediglich Prüfung der Verhandlungs- und Strafvollzugsfähigkeit in Betracht.

Die Frage einer Entmündigung wird sich nach der den depressiven Zustandsbildern zugrunde liegenden klinischen Krankheitsform zu richten haben. Bestehen Anhaltspunkte für einen fortschreitenden, zu geistiger Schwäche führenden Prozess und stehen irgend erhebliche geschäftliche Interessen auf dem Spiele, so sollte mit der Einleitung der Entmündigung nicht gezögert werden. Liegt nur ein Anfall von manisch-depressivem Irresein vor, so dürfte bis zu dessen in absehbarer Zeit zu erwartendem Ablaufe die Einsetzung der Pflegschaft genügen. Siehe Seite 49.

Die geistige Gemeinschaft der Ehegatten wird durch eine depressive Erkrankung zunächst nicht in Frage gestellt.

Lit. Nr. 84, 126, 183, 184, 230, 292, 295, 298.

Beispiel 11.
(Gattenmord in depressiver Verstimmung mit paranoiden Zügen. Vorliegen von § 51 St. G. B.)

54jähriger Beamter Eduard T. erschlägt nachts seine schlafende Frau mit einem Hammer, nachdem er ihren Hund entfernt hat; sein eigener Selbstmordversuch durch Erhängen misslingt. Bei seiner Verhaftung erklärt er, er habe die Tat ausführen müssen, er habe aus Liebe gehandelt, es habe ihn die Furcht beherrscht, sie würden ins Elend geraten. „Es war zwischen uns abgemacht, Bertha sollte eher sterben!"

Seit vielen Jahren schon war T. nervös, zeitweise stark deprimiert, hatte sich in verschiedenen Sanatorien behandeln lassen. Vor 9 Jahren stellten sich quälender Kopfschmerz, Schwindel, Schlaflosigkeit, Verfolgungsideen, heftige Angstzustände ein, die ihn zu wiederholten Selbstmordversuchen trieben; er sprang ins Wasser, suchte sich zu erhängen. Nach seiner Entlassung stellten sich gelegentliche Aufregungszustände ein. Er zeigte ausgesprochene Grossmannssucht, prahlte mit seinem Gelde, gab Gesellschaften, hielt Bekannte im Wirtshause frei, kaufte sich ein Reitpferd, legte sich halb scherzweise den Grafentitel zu, sang und lachte viel, lebte weit über seine Verhältnisse. Einmal gab er ein ziemlich wertloses Buch im Selbstverlag heraus, das ihm erhebliche Kosten verursachte. In der letzten Zeit entwickelte sich bei ihm wieder eine ängstliche Depression mit der Befürchtung, es gehe etwas gegen ihn vor. Er war niedergeschlagen, fühlte sich arbeitsunfähig, hörte nachts unheimliche Geräusche, Lärmen und Pfeifen, glaubte von unbekannten Leuten Vorwürfe und Drohungen zu vernehmen: „Kurz es war alles systematisch darauf angelegt, mich und meine Frau zu vernichten!" Er fürchtete, die Behörde werde ihn entlassen wegen Verleumdungen, wolle ihm sein Gehalt entziehen, und dann müssten er und die Frau verhungern. Er machte am 30. 9. einen Erhängungsversuch, aber der Strick riss. Weiter äusserte er Selbstvorwürfe, er habe einmal das Dienstmädchen geküsst; die Behörde werde ihn deswegen massregeln: „Alles ist verloren, Stellung, Ansehen, Familienglück!" Am 2. 10. schritt er zur Mordtat.

Bei der Untersuchung gab er an, seine Frau habe von dem drohenden Unheil nichts gewusst; daher habe er aufräumen müssen. Überall habe er sagen hören: T. hat das und das gemacht und muss fort! Selbst die Arbeiter im Hause hätten darüber gesprochen. Das habe seinen Entschluss befördert. Er sei überzeugt gewesen, dass schon ein behördliches Verfahren gegen ihn eingeleitet sei. Freunde und Bekannte hätten sich sichtlich von ihm zurückgezogen. Die vielen Anfeindungen hätten ihn mürbe gemacht. Immer habe er Äusserungen gehört: „Es dauert nicht mehr lange! Morgen werden Sie abgeholt! Jetzt werden sie ihn nehmen! Es ist vollständig genügend, um ihn zu liefern!" u. dergl.

Er selbst hielt sich nicht für krank, sondern betonte, er habe die Tat in zurechnungsfähigem Zustande begangen.

Auch in der Anstalt bestand die ängstliche Niedergeschlagenheit zunächst weiter, er glaubte sich von seinen Mitkranken angefeindet und bedroht, hatte ausgesprochenen Lebensüberdruss. Dann entwickelte sich eine krankhaft gehobene Stimmung mit Bewegungsdrang, Anfertigen zahlloser Schriftstücke und mit Grössenideen. Er zeigte ein selbstbewusstes, anmassendes Wesen, legte sich fürstliche Titel bei, scherzte und lachte viel, während der Verfolgungswahn vollkommen in den Hintergrund trat.

Das Gutachten führte aus, dass T. den Mord auf Grund depressiver Verstimmung mit ängstlichen Wahnvorstellungen und Sinnestäuschungen verübt hat. Sein jetziger Anfall mit Selbstmordneigung zeigt weitgehende Ähnlichkeit mit dem früheren Anfalle vor 9 Jahren. Er wähnt, seine Stelle zu verlieren, fürchtet, dass seine Frau dem Elend preisgegeben wird, und darum beschliesst er, sie umzubringen, um ihr ein grösseres Unglück zu ersparen. Beherrscht von diesem Entschlusse, geht er planmässig zu Werke, hat auch jetzt noch Erinnerungen an die Einzelheiten der Tat. Ein derartiges Vorkommnis, dass geisteskranke Personen ihre liebsten Angehörigen morden, um sie vor einer eingebildeten Gefahr zu bewahren, ist gar nicht so selten. Sie handeln bei der Begehung einer solchen Straftat nicht frei, stehen vielmehr völlig unter dem Banne ihrer Wahnvorstellungen.

Das Gutachten sprach sich daher mit Bestimmtheit für das Vorliegen der Voraussetzungen des § 51 St. G. B. aus.

2. Der depressiv-hypochondrische Symptomenkomplex.

a) Zustandsbild.

Eine besondere Abart depressiver Verstimmung bildet die hypochondrische. Auch sie kann mit Hemmung und Angst verbunden sein. Eine scharfe Abgrenzung von dem depressiv-ängstlichen Zustandsbilde ist überhaupt nicht möglich, da sich diesem, wie bereits (S. 104) erwähnt wurde, einzelne hypochondrische Züge jederzeit beigesellen können. Allein bei dem voll entwickelten hypochondrischen Symptomenkomplexe stehen die krankhaften Störungen der Selbstempfindung dauernd derartig im Vordergrunde, und es kommt zu einer so übermächtigen Hinlenkung der gesamten Aufmerksamkeit auf die Vorgänge im eigenen Körper, während Hemmung und Angst mehr oder weniger zurücktreten, dass sich in diesen ausgeprägten Fällen doch ein ganz abweichendes Zustandsbild entwickelt, welches gesonderte Besprechung verdient.

Der Hypochonder hat fortgesetzt die merkwürdigsten Sensationen und deutet sie in ausgesprochen wahnhafter Weise, indem er sich zu diesem Zwecke gewissermassen eine eigene Anatomie und Physiologie schafft. Er berichtet z. B. mit vollster Überzeugung, sein Kleinhirn sei geschwollen, er habe die Krätze innerlich, so dass sie nur zu fühlen, nicht zu sehen sei; er habe einen Frosch im Magen, der vermutlich durch Verunreinigung des Trinkwassers mit Froschleich hineingeraten sei, und dergl. mehr. Die Art der Ideen, ihre Deutungen entsprechen dem jeweiligen Grade von Bildung und Intelligenz. Es erregt Verdacht auf eine sich entwickelnde geistige Schwäche, wenn ganz phantastische Angaben gemacht werden wie, der Kopf sei aus Glas, der Hals aus Holz, alle Eingeweide verbrannt, der Magen verschwunden, so dass die Nahrung gleich in die Beine falle, die Nase sei gerutscht, die Glieder abgefault usw.

Die Stimmung ist vorherrschend niedergeschlagen, doch auch unzufrieden, misstrauisch, gereizt. Gelegentlich berichtet der Hypochonder sogar mit einem gewissen Triumphe über seine vermeintlichen Beobachtungen am eigenen Körper, bewundert vor dem Spiegel sein eigenes Leidensgesicht, weint dann wieder voll Mitleid mit sich selbst. Er liest gern und viel über Krankheiten nach, spricht nur von seinem Zustande, hat für nichts anderes mehr Interesse, geht von Arzt zu Arzt, will fortwährend untersucht werden, führt aber eine ihm verordnete Kur selten durch, weiss vielmehr alles besser.

Vielfach wird er durch seine krankhaften Empfindungen und Vorstellungen zu den absonderlichsten Massnahmen und Angewohnheiten veranlasst, und verfolgt eine ganz unsinnige Lebensweise. Dabei fällt aber auf, dass interkurrente körperliche Erkrankungen selbst schwerer Art verhältnismässig wenig Beachtung finden, während durch seine wahnhaften Beschwerden fortgesetzt die übertriebensten Klagen ausgelöst werden. Die angeblich peripheren Sensationen dürften in der Hauptsache als rein zentral bedingte, den Halluzinationen nahestehende Vorgänge aufzufassen sein. Es handelt sich überhaupt bei der Hypochondrie um eine der paranoiden Wahnbildung verwandte Erkrankung. Man kann bisweilen geradezu von einem fixierten hypochondrischen Wahnsystem reden. Mischungen mit Verfolgungsideen, indem die vermeintlichen Beschwerden auf fremde Beeinflussungen zurückgeführt werden, sind häufig.

Der Hypochondrische zeigt eine trübe, abweisende, auch wohl misstrauische Miene, doch in der Regel durchaus kein gedrücktes, eher ein selbstbewusstes Gebahren. Er sitzt meist untätig umher, wenn er sich nicht gerade mit irgend einer Behandlung seines vermeintlichen Leidens beschäftigt. Um ihn beredt zu machen, braucht man nur auf dieses die Sprache zu bringen. Die Ausdrucksweise, mit der er seine Empfindungen beschreibt, pflegt recht charakteristisch zu sein. Wichtig ist die Art, wie er Einwendungen aufnimmt, ob er sich noch Belehrungen zugänglich zeigt, oder ob er schon völlig von wahnhaften Gedankengängen beherrscht wird. Weiter empfiehlt es sich zur Entscheidung, wieweit Verfolgungsideen mitspielen, nach der Entstehung seines Leidens zu fragen, ob es sich ganz von selber eingestellt habe oder durch fremde Schuld verursacht sei.

Im Gegensatze zu Nervösen mit bloss zeitweise übertriebenen Klagen wird man bei Geisteskranken bald auffällige Schrullen bemerken, die Fingerzeige für den weiteren Gang der Untersuchung geben. Gehörstäuschungen können vorhanden sein. Mitunter begegnet man ausgesprochenem Hang zum Querulieren.

b) Klinische Stellung des depressiv-hypochondrischen Symptomenkomplexes.

Depressiv-hypochondrischen Zügen begegnen wir bei den verschiedensten Psychosen. Ferner finden sie sich ohne ausgesprochene Geistesstörung bei Hysterie, Neurasthenie und Epilepsie. Der Sachverständige wird also aus ihrem Vorhandensein allein noch keine weitgehenden Schlüsse ziehen dürfen, sondern sie nur zum Anlass nehmen, eine gründliche Untersuchung des Geisteszustandes zu verlangen. Die ältere Anschauung, dass es eine selbständige Krankheit Hypochondrie mit eigenartigem Verlaufe geben sollte, ist heute ziemlich allgemein verlassen.

In der Regel wird die genauere Prüfung von Vorgeschichte und Verlauf wahrscheinlich machen, dass es sich nur um ein besonderes Zustandsbild im Rahmen des manisch-depressiven Irreseins handelt. Nicht immer lässt sich dann auch Hemmung der Gedanken und Bewegungen nachweisen. Nur vorübergehend treten Angst und Selbstbeschuldigungen deutlich hervor. Dagegen fällt der Wechsel mit expansiven Phasen in die Augen.

Sehr häufig entwickeln sich allmählich bei schrulligen Hypochondern immer unverkennbarer Stereotypien und Manieren, wie sie Schizophrenen eigen zu sein pflegen. Zerfahrenes Denken, Negativismus, gemütliche Abstumpfung, Verlust der Energie machen sich bemerkbar. Gerade Katatonie und Hebephrenie werden gerne von hypochondrischen Zuständen eingeleitet.

Die enge Verbindung mit manchen paranoiden Erkrankungen wurde bereits oben erwähnt. Das Hervortreten von Beziehungs- und Verfolgungswahn unter Umständen auch Stimmenhören weist auf die Zugehörigkeit zu diesen Formen (Paranoia, Paraphrenie, Dementia paranoides) hin.

Bei Unfallkranken mit sogenannter traumatischer Neuropsychose verknüpft sich manchmal im Laufe ihres Rentenkampfes gegen die Berufsgenossenschaft das depressiv-hypochondrische Bild mit einer querulatorischen Kampfstimmung. In letzter Linie dürfte es sich auch hier in seinen Ansätzen um eine Kombination von hypochondrischen und paranoiden Ideen (Gefühl rechtlicher Benachteiligung) handeln.

Manche Psychopathen (besonders konstitutionell Verstimmte) neigen dazu, unter dem erregenden Eindrucke von Berichten oder persönlichen Beobachtungen über irgendwelche Krankheiten bei anderen sich sogleich einzubilden, selbst das gleiche Leiden zu haben, und so vorübergehend in einen depressiv-hypochondrischen Zustand zu geraten. Meist sind sie aber aufklärender Belehrung schnell zugänglich. Nur bei schwerer Psychopathie entwickeln sich gelegentlich ernstere Bilder, die fast schon den Eindruck geistiger Störung erwecken können.

Ausserdem bemerken wir sehr oft hypochondrische Wahnbildung in den Depressionszuständen organischer Gehirnkranker, vor allem bei Dementia paralytica und senilis. Hier nimmt der Wahn mit Vorliebe ganz unsinnige, phantastische Formen an. Im übrigen darf auf das an gleicher Stelle über den depressiv-ängstlichen Symptomenkomplex Gesagte zurückverwiesen werden (Seite 105).

c) Stellung des depressiv-hypochondrischen Symptomenkomplexes in foro.

Wie der hypochondrische Zustand an sich im Verlaufe der verschiedenartigsten Psychosen vorkommt, sind auch die bei ihm zu beobachtenden Delikte sehr mannigfacher Art und mehr durch die übrigen Krankheitsäusserungen, als gerade durch die hypochondrischen Gedankengänge bestimmt. Treten bei manisch-depressivem Irresein Angstzustände oder Hemmung hinzu, werden besonders die auf Seite 105 bis 107 geschilderten Straftaten zur Beobachtung gelangen. Über die forensische Bedeutung der Paranoia siehe S. 132.

Schizophrene Hypochonder neigen auf Grund ihrer Wahnideen manchmal zu Selbstverstümmelungen oder suchen durch Entlaufen in die Wildnis eine „naturgemässe Lebensweise" zu erlangen und machen sich so unter Umständen militärischer Vergehen schuldig. Nicht selten melden sie sich hartnäckig krank und behaupten, wegen ihrer vermeintlichen Leiden nicht Dienst tun zu können.

Vielfach geraten Hypochonder mit ihren übertriebenen Klagen in den Verdacht der Simulation, zumal wenn Rentenansprüche, Schadenersatzklagen u. dergl. in Frage kommen. Würdigung des gesamten Zustandes wird vor solchen Verwechslungen bei der Begutachtung schützen.

Vernachlässigung des Berufes, ungenügende Besorgung der eigenen Angelegenheiten können Ausschliessung der Geschäftsfähigkeit und Einleitung von Pflegschaft bezw. Entmündigung erforderlich machen. Die egoistische Einschränkung des gesamten Interessenkreises, rücksichtsloses Verlangen, dass die Familie sich der schrullenhaften Lebensführung anzupassen hat, mag eine Aufhebung der geistigen Gemeinschaft in der Ehe zur Folge haben (vergl. S. 73). Die Aussichten auf Besserung dieses Zustandes hängen vor allem von der Art des Grundleidens ab.

Wichtiger noch ist der Nachweis hypochondrischer Züge als Zeichen geistiger Erkrankung in Fällen schleichend beginnender Demenz bei Senilen, die mit dem Strafgesetzbuch in irgend welcher Weise in Konflikt geraten sind: Diebstahl, Sittlichkeitsverbrechen usw.

Im allgemeinen spielt der hier besprochene Symptomenkomplex forensisch keine grosse Rolle. Über die bisweilen auftretenden Zwangsvorstellungen, Phobien, Zwangsantriebe vergl. S. 191!

Beispiel 12.
(Hypochondrisches Zustandsbild im Verlaufe des manisch-depressiven Irreseins. Entmündigung wegen Geistesschwäche.)

In der Entmündigungssache des Agenten Alexander B. erstatte ich das erforderte ärztliche Gutachten auf Grund eigener Beobachtung und nach Kenntnisnahme der Akten, wie folgt:

Vorgeschichte.

Der 49 jährige Alexander B. stammt von einem beschränkten Vater und einer hysterischen Mutter, hat in der Schule schwer gelernt, war schon als Kind nervös reizbar und neigte zu Wutanfällen. Anfangs war er im väterlichen Geschäfte tätig, dann wurde er sehr unternehmend, machte sich selbständig, liess sich auf Spekulationen ein, verlor alles. Dann folgt eine ruhigere Zeit, wo er sich mit Vertretungen begnügte. Plötzlich fing er mit dem Gelde seiner Frau wieder zu spekulieren an, büsste alles ein, beging ein Sittlichkeitsdelikt und kam ins Gefängnis. Damals soll er zuhause unsinnige Erregungszustände gezeigt und das Mobiliar zertrümmert haben. Mit jedem fing er Streit an, witterte überall Verfolgungen und Schikanen, trug Schusswaffen bei sich, war laut und lärmend. Später wurde er ängstlich, niedergeschlagen, klagte über nervöse Beschwerden, lief von einem Arzte zum anderen. Er behandelte sich selbst, weil die Ärzte nichts fanden, bildete sich ein, auch der Sohn sei herzleidend, nahm ihn aus seiner guten Lehrstelle fort. Es kam zum Streite mit der Familie. B. drohte mit Schiessen, wurde durch die Polizei der Irrenanstalt zugeführt.

Eigene Beobachtung.

Körperlich gesunder, gut genährter Mann mit reichlichem Fettpolster. Alle Reflexe regelrecht. Keine Lähmungserscheinungen.

B. behauptet, nicht gehen zu können, macht kleine ängstliche Schritte. Unbeobachtet bewegt er sich sicher. Klagt über eigentümliche nervöse Empfindungen: Es sei ein Gefühl wie ein zugespitzter Zuckerhut, das andere wie ein flaches Dach; in der Muskulatur ein drehendes Gefühl, über den ganzen Körper ein Drahtgeflecht. Der rechte Beinnerv sei zu weich, der Schulternerv zu hart, in den Gelenken seien rheumatische Ablagerungen, hervorgerufen durch die Nervosität; bisweilen platzten diese und liessen den Gelenken keine freie Bewegung; auf der ganzen rechten Seite sei ein lähmendes Gefühl, die Zellenvibration, und auf dem Herzen und den Lungen sei ein kochendes Gefühl; in der Haut seien so runde kleine Dinger, die fortsprängen, wenn man daran massierte. Solche und ähnliche hypochondrische Empfindungen beschreibt B. mit grosser Geschwätzigkeit und anscheinendem Behagen.

Auch jetzt noch hält er an sonderbaren Vorstellungen fest wie, er sei voll schlechter Säuren, in seinen Muskeln sei eine heisse Flut und zuviel Phosphor, das Fleisch sei zu flüssig. In seine kaufmännischen Misserfolge hat er kein Einsehen, wähnt sich von seiner Umgebung schikaniert, seine Frau gehöre in die Anstalt. Seine Kenntnisse sind recht oberflächlich. Er hält sich für sich, ist reizbar, unterhält sich nicht, beschäftigt sich kaum, hat nur Interesse für die Vorgänge in seinem Körper.

Gutachten.

Die mitgeteilten aktenmässigen Tatsachen und eigenen Beobachtungen zeigen, dass B. ein von Haus aus geistig minderwertiger, seit Jahren an krankhaften Stimmungsschwankungen leidender Mensch ist, bei dem sich zur Zeit eine schwere hypochondrische Verstimmung entwickelt hat, die seine Fähigkeit zu geordneter Beschäftigung aufhebt und Erregungszustände mit wahnhafter Verfälschung der Wirklichkeit und Bedrohung seiner Umgebung herbeiführt. Wohl ist nach fast $^3/_4$ jähriger Anstaltsbehandlung eine gewisse Beruhigung eingetreten und die Heftigkeit der Erregungen ist mit dem Fortfall äusserer Reize zurückgegangen, aber seine phantastischen Wahnvorstellungen dauern fort, die Beurteilung seiner eigenen Persönlichkeit und die krankhafte Auffassung seiner Umgebung lässt keine Korrektur erkennen, und es ist nach seiner Vergangenheit vorauszusehen, dass neue Erregungen mit recht bedenklichen Handlungen wieder auftreten werden, durch die er sich und seine Familie bedenklich schädigen kann.

Es ist nach seinem gesamten früheren Verhalten mit dauernder Genesung nicht zu rechnen, sondern zu befürchten, dass er auch weiterhin durch urteilsloses Verhalten und unsinnige Unternehmungen seiner Familie schweren Nachteil zufügen wird.

Aus allen diesen Erwägungen ergibt sich, dass B. infolge geistiger Störungen nicht imstande ist, seine Angelegenheiten zu besorgen. Er bedarf wegen Geistesschwäche im Sinne des § 6, 1. B. G. B. der Entmündigung.

3. Der manische Symptomenkomplex.

a) Zustandsbild.

Den schärfsten Gegensatz zur Depression zeigt der manische Zustand: Dauernd krankhaft gehobene, ausgelassen heitere Stimmung ohne Mass und Ziel, ohne zureichende Begründung durch die tatsächlichen Vorgänge, meist verbunden mit abnorm gesteigertem Bewegungs- und Rededrang, mit überstürztem abspringendem Denken, sogenannter Ideenflucht.

Das ganze Bild ist in ausgesprocheneren Fällen ausserordentlich charakteristisch und lässt keinen Zweifel zu, dass hier ein krankhaftes Verhalten vorliegt: Der Patient befindet sich in unablässiger Bewegung, läuft, tanzt, schreit und singt, greift alles an, zerstört in übermässiger Vielgeschäftigkeit, was er erwischt, putzt sich phantastisch heraus, zeigt wildes Grimassieren und Gestikulieren, vollführt allerlei Jongleurkunststückchen und gymnastische Produktionen.

Ein Hauptsymptom seiner Erregung ist ferner sein eigenartiger Rededrang: Er schwatzt unaufhörlich, so dass er bald ganz heiser wird. Anfangs ist der Inhalt seiner Reden noch verständlich. Es zeigt sich, dass jeder äussere Vorgang seine Aufmerksamkeit erregt und den Ausgangspunkt einer neuen Gedankenreihe bildet, dass aber die Aufmerksamkeit an nichts haftet, sich immerfort Neuem zuwendet und damit die Rede von einem Gegenstand zum anderen springt, der Faden

8*

verloren wird, so dass der Kranke vom Hundertsten ins Tausendste gerät. Sogar die selbst geäusserten Worte beeinflussen den Gedankengang, lenken ihn plötzlich in ganz andere Richtung, indem zufällig ein-
fallende Zitate, Wortwitze, Reime eingeschaltet und weiter ausgesponnen
werden, rein äusserliche Klangähnlichkeiten zu sinnwidriger Aneinander-
reihung von Worten verleiten. Schliesslich geht überhaupt jeder erkennbare gedankliche Zusammenhalt verloren, und es werden nur noch
unfertige Satztrümmer, unmögliche Wortzusammenstellungen, blosses Gefasel aufeinander gehäuft. Als Beispiel von Ideenflucht diene folgendes
manische Gerede:

„Acidum boricum, bohr' dir in der Nas' herum! Nante, Tante, Tarantella,
Arabella, Belladonna, Primadonna, Divan, Kindchen, mach doch die Beine breit!
Bereit sein, ist alles, Dalles" usw.

Die Schreibereien Manischer bieten je nach der Schwere der
Störung inhaltliche Ideenflucht oder ein völlig unverständliches Gewirr
von Worten, Buchstaben, Strichen und Punkten. Die mächtigen Schrift-
züge sind hastig, ungleichmässig und unfertig hingeworfen. Das zur
Verfügung stehende Papier ist nach allen Seiten hin überschrieben und
verschmiert. An ausgeschriebenen Sätzen fallen die zahlreichen Schnörkel
und Unterstreichungen auf. Flüchtige Zeichnungen werden hier und da
eingefügt.

Vereinzelte Sinnestäuschungen und Wahnideen im Sinne
der Grösse treten wohl auf, sind aber mehr flüchtigen Einfällen ver-
gleichbar und bleiben ohne erheblichen Einfluss. Häufiger besteht
Personenverkennung. Die Intelligenz leidet nicht. Die Orientierung geht nur vorübergehend, auf der Höhe der Erregung, verloren.
Die Erinnerung kann nachher eine gute sein. Der Geschlechtstrieb ist
gesteigert, Lust an unzüchtigen Reden und Handlungen tritt ungeniert
hervor.

**So deutlich krankhaft sich derartige, vollentwickelte Zustands-
bilder darstellen, so schwierig vermag sich die Erkennung leichte-
ster Grade von manischer Erregung zu gestalten. Meist wird in
strafrechtlichen Fällen die mit der Wirklichkeit in schroffem Widerspruche stehende vergnügte Stimmung einen Fingerzeig bieten.
Ferner sind es die allgemeine Unruhe, das viele Schwatzen, ab-
springende Denken, der Mangel von Ermüdungsgefühl und Schlaf,
welche die Aufmerksamkeit des Beobachters erregen.**

Massenhafte Pläne und Entwürfe schiessen dem Kranken durch
den Kopf. Immer wieder hat er etwas Neues, das sein ganzes Interesse
in Anspruch nimmt. Mit Feuereifer geht er an alles heran, ohne doch
etwas fertig zu bringen, weil ihm jede Ausdauer mangelt. In seiner
Selbstüberschätzung erkennt er entgegenstehende Schwierigkeiten
nicht an, urteilt er abfällig über fremde Leistungen, prahlt mit seinem

eigenen Können. Seine Ausgaben wachsen in bedenklicher Weise, da er in Erwartung übertriebener Gewinne den Wert des Geldes übersieht, jeden zuverlässigen Masstab verloren hat. Was seine Augenblickslaune reizt, will er haben. In seinem übersprudelnden Glücksgefühle feiert er kostspielige Feste, lädt sich von allen Seiten Gäste ein, macht ihnen grosse Geschenke. Trinkgelage, Maitressenwirtschaft, Spiel, Wetten, Reisen verschlingen schnell Unsummen.

Bei der Beurteilung derartiger Vorgänge ist der Hauptnachdruck auf die Feststellung zu legen, dass dieser Leichtsinn etwas Neues vorstellt und nicht im normalen Charakter des Betreffenden liegt, dass also eine weitgehende Veränderung eingetreten ist. Es gibt von Haus aus psychopathisch veranlagte Menschen, die ihr Leben lang zu solchem unüberlegten Drauflosleben neigen. (Konstitutionell Erregte und Haltlose s. S. 188). Bei ihnen wäre es verkehrt, aus ähnlichen Vorkommnissen gleich auf den Ausbruch einer Psychose schliessen zu wollen. Temperament und Milieu sind stets zu berücksichtigen.

Ein weiterer Punkt, der auf beginnende manische Erkrankung Licht werfen mag, ist die Veränderlichkeit der Stimmung. In der Regel verbindet sich krankhafte Heiterkeit mit grosser Reizbarkeit und Neigung zu unvermitteltem Übergang in Zorn oder Weinen. Mitunter wird nicht der geringste Widerspruch vertragen, es wird sofort mit masslosem Wutausbruch, ja blinder Gewalttätigkeit reagiert. Hat sich diese Reizbarkeit erst neuerdings entwickelt und früher nicht zu den Charaktereigenschaften gehört, kann nicht zufälliger Alkoholmissbrauch oder eine andere erklärende Ursache für die Veränderung gefunden werden, verdient das Symptom jedenfalls ernste Beachtung.

In wieder anderen, praktisch recht wichtigen Fällen tritt unerträglich nörgelndes und rechthaberisches Gebahren in den Vordergrund mit gehässigen Verläumdungen und Anschuldigungen, eigensinnigem Querulieren und Prozessieren. Da die übrigen Krankheitserscheinungen zunächst weniger hervortreten mögen, ist gerade hier rechtzeitiges Erkennen des manischen Komplexes nicht immer leicht. Zu beachten sind die krankhafte Unruhe und Vielgeschäftigkeit, die gehobene Stimmung mit Selbstüberschätzung, die Rede- und Schreibwut. Oft sind die Schriftstücke in ihrer oben geschilderten hastigen Unfertigkeit, den sprunghaften Ausführungen und vielen Unterstreichungen besonders charakteristisch.

b) Klinische Stellung des manischen Symptomenkomplexes.

Wie schon der Name besagt, kommt der manische Symptomenkomplex am häufigsten im Verlaufe des manisch-depressiven Irreseins zur Beobachtung. Gerade die leichtere und forensisch wichtigere Form, weil sie der rechtzeitigen Erkennung grössere Schwierigkeiten entgegensetzt, tritt uns hier als sogenannte Hypomanie entgegen. Die Kardinalsymptome, deren gelungener Nachweis ohne weiteres die Diagnose Manie gestattet, sind heitere Verstimmung, Ideenflucht, Bewegungsdrang. Erleichtert wird die Diagnose durch die anamnestische Feststellung, dass bereits in früheren Jahren ein Anfall von Manie oder Depression aufgetreten und in Heilung ausgegangen war.

Allein ausserdem treten uns episodisch maniakalische Zustände noch bei den verschiedensten Psychosen entgegen. Fasst man diese Bezeichnung nicht zu eng, lassen sich die meisten heiteren Erregungen dahin zählen, da sie sich vorwiegend mit Rede- und Bewegungsdrang verbinden. Freilich ist ausser in der echten Manie die eigentliche Ideenflucht nicht häufig.

Am ersten begegnen uns noch recht ähnliche Bilder bei den Schizophrenen. Namentlich die heitere Erregung der Hebephrenen lässt sich manchmal nur schwer von der Manie abtrennen. In der Regel besteht allerdings ein mehr zerfahrenes und gedankenarmes Schwatzen als richtige Ideenflucht. Der Affekt erscheint oberflächlicher und läppischer; die Bewegungsunruhe trägt mehr triebartigen Charakter; es fehlt die eigentliche Initiative; stereotype Manieren und Schrullen bilden sich aus; Aufmerksamkeit und Interesse für die Aussenwelt lassen nach.

Ungefähr das gleiche gilt von den gelegentlichen läppisch-heiteren Erregungen der Katatoniker, nur dass sich hier sehr bald Negativismus und Befehlsautomatie, übertriebene Faxen, Verbigerieren und Wortsalat geltend machen, und stuporöse Phasen sich einschieben.

Die maniakalischen Erregungszustände im Verlaufe der Dementia paralytica gehen meist mit unsinnigem Grössenwahn einher und lassen nicht nur auf psychischem Gebiete Nachlassen der geistigen Kräfte, Abnahme von Gedächtnis und Urteilskraft erkennen, sondern vor allem körperlich die auf Seite 98 näher beschriebenen Symptome: Verlangsamung und Schwinden der Lichtreaktion, Sprachstörung, Veränderung des Kniephänomens, Pleozytose, Eiweissvermehrung und Wassermann in der Lumbalflüssigkeit. Krampf- und Schwindelanfälle, flüchtige Lähmungen und Aphasien, Blasenstörungen können die Aufmerksamkeit auf ein solches beginnendes organisches Leiden lenken.

Die heiteren Verstimmungen der Epileptiker mögen sogar mit echter Ideenflucht verbunden sein. Die Vorgeschichte und der rasche Ablauf, das Auftreten von charakteristischen Krampfanfällen wird vor Verwechslungen schützen.

Bei der Hysterie sehen wir vorwiegend kindisch-albernes Gebahren in den anfallsweisen heiteren Erregungen, sogenannte Moriazustände, oder es mischen sich deliriöse Bewusstseinstrübungen bei.

Verhältnismässig selten sind manische Bilder bei Arteriosklerotikern und Senilen. Die geistige Schwäche gibt ihnen besondere Färbung.

c) Stellung des manischen Symptomenkomplexes in foro.

Die Verfehlungen, welche in der heiteren Verstimmung begangen werden, stellen sich in den meisten Fällen als Ausfluss von Übermut, Selbstüberschätzung, überströmendem Schaffensdrang, gesteigerter Geschlechtslust oder aber von Reizbarkeit dar.

Der Kranke macht verschwenderische Bestellungen in Läden und Wirtschaften, ohne zu beachten, dass er nicht zahlen kann. Er treibt kindischen Unfug, ärgert auf der Strasse die Passanten, mischt sich in alles, fängt grundlos Streit an, verübt Unzüchtigkeiten, nimmt fort, was ihm gefällt. Begegnet ihm Widerspruch, ist er gleich mit Schimpfen und Schlagen bei der Hand, gerät rasch in ausgesprochene Tobsucht. Sein ganzes Benehmen, schon sein aufgeputztes Äussere ist vielfach so auffallend, dass er bald allgemein als Geisteskranker angesehen wird. Höchstens mag zunächst fälschlich an blosse Trunkenheit gedacht werden, da er sich auch im Alkoholgenuss unmässig zeigt und wenig verträgt. Völlige Verkennung des Leidens durch Laien dürfte in ausgesprochenen Fällen auf die Dauer nicht vorkommen.

Anders liegt jedoch die Sache, wenn nur die leichtere Erkrankungsform, die Hypomanie, besteht. Da kann die Entscheidung der Frage, ob Geisteskrankheit vorliegt, sogar dem Sachverständigen Schwierigkeiten bereiten. Die Handlungsweise wirkt nicht absolut unverständlich; der Kranke versucht sein Tun mit dialektischer Geschicklichkeit zu begründen und zu entschuldigen (Raisonnierende Manie) und überrascht durch scharfsinnige Bemerkungen. Orientierung und Gedächtnis sind gut erhalten, ebenso die Urteilsfähigkeit, soweit nicht seine eigene Person in Frage kommt. Eigentliche Ideenflucht braucht nicht hervorzutreten. Immer aber dürfte die fortgesetzte Beobachtung die Sachlage klären (vgl. S. 120).

Selten handelt es sich übrigens um schwerere Straftaten. Meist tragen die Verfehlungen (Unfug, öffentliches Ärgernis, Diebstahl, Zechprellerei) den Stempel dummer Jungenstreiche, wie folgende kurze Beispiele dartun mögen:

Eine Kranke störte in der Kirche die Predigt durch wiederholte Zurufe, pflückte Blumen auf fremden Gräbern, suchte ein Denkmal, weil es ihr nicht gefiel, umzuwerfen und bezeugte hernach ihre Reue, indem sie es bekränzte und ihm ein Ständchen brachte.

Ein Notar wollte während seiner Manie umziehen, feierte aber mit den Packern wüste Zechgelage und liess seinen Kassenschrank mit Dokumenten und Depositen unverschlossen im Stalle stehen, bis das Gericht Siegel anlegte. Dann erregte er im besuchtesten Lokale der Stadt öffentliches Ärgernis, indem er mit Hilfe einer Giesskanne demonstrierte, wie die Frauen des Ortes ihr Wasser abschlügen.

Ein Apotheker störte das Begräbnis von Kunden, indem er mit einer Spieldose erschien und die leeren Arzneiflaschen ins Grab nachwarf. Ferner änderte er eigenmächtig die Rezepte, drohte bei Widerspruch, er werde Gift zugiessen, und empfing den revidierenden Kreisarzt mit einem Eimer Wasser.

Eine Krankenschwester pflegte in der Manie alle möglichen Leute einzuladen und ihnen Geschenke zu machen. Für die Herren stellte sie Spiegel in ihrem Zimmer auf, sagte, sie könnten sich gleich bei ihr rasieren. Einem Handwerker gab sie einen Teller Schmierseife mit der Behauptung, es sei gute Bratenbrühe. Wiederholt bedrohte sie im Zorn ihre Umgebung mit einem alten Säbel, prügelte ihre Dienstboten. Im Krankenhause glaubte sie auf Grund wahnhafter Beobachtungen einem Giftmordkomplott auf die Spur gekommen zu sein, erstattete darüber Anzeige. Später lärmte sie in ihrem verschlossenen Zimmer, warf Flaschen aus dem Fenster, leistete den eindringenden Schutzleuten wütenden Widerstand.

Ein angetrunkener Hausierer Sch. erstattet Anzeige, vor einem halben Jahre habe er zwei Unbekannte eine Scheibe einwerfen sehen. Als der Schutzmann das nicht protokollieren will, wird jener erregt, schimpft masslos, behauptet, der Schutzmann habe sich von den zwei Tätern bestechen lassen. Im Haftlokal lärmt er, schlägt Scheiben ein, führt heftige Beschwerde über ungenügende Lüftung, schlechtes Essen, Faulheit der Beamten, droht mit Anzeigen wegen „Unterschlagung und Vorspiegelung falscher Tatsachen“. Erst als der Zustand sich nach Tagen nicht ändert, wird an Geistesstörung gedacht und ärztliche Untersuchung des Sch. veranlasst.

Der Amtsarzt schildert ihn nun als unverschämt und anspruchsvoll; er verlange besseres Essen, tägliche Bäder und Massage, schimpfe, spioniere, intriguiere, ergehe sich in den unflätigsten Beleidigungen und Verdächtigungen. Es heisst dann wörtlich am Schlusse des Gutachtens: „Mitunter frech und brutal nahm Sch. zu anderen Zeiten mit verschlagenem, lauerndem Blick eine unterwürfigere Haltung ein, wenn er glaubte, auf diesem Wege weiter zu kommen. Immer war er über Zeit, Ort, Umgebung klar orientiert und seiner Handlungsweise sich bewusst. Niemals hat er Wahnideen und Sinnestäuschungen geäussert. Seine Stimmung war meist mürrisch, leicht erregt und dann war er zu masslosem Schimpfen geneigt. Er hat ein gutes Gedächtnis und genügendes Urteilsvermögen. Wenn bei Sch. paranoide Züge nicht fehlen, so habe ich doch nie daran gedacht, dass derselbe geisteskrank und für sein Tun nicht verantwortlich ist. Ich halte denselben für die fleischgewordene Niedertracht und Bosheit, einen durch und durch verlumpten Menschen, der ins Korrektionshaus, aber nicht in eine Irrenanstalt gehört. Es unterliegt keinem Zweifel, dass derselbe wie bisher auch in Zukunft Polizei und Gerichte dauernd beschäftigen wird. Ich gebe zu, dass man über den Geisteszustand anderer Ansicht sein kann, und so stelle ich, da es sich zugleich darum handelt, den hochgradig gemeingefährlichen Menschen dauernd zu internieren, den Antrag aus § 81 St.P.O. Ich selbst muss es ablehnen, in eine weitere direkte Beziehung zwecks Prüfung des Geisteszustandes zu treten, da ich keine Lust mehr habe, mich von diesem Menschen in Gegenwart von Gefängnisbeamten in der unflätigsten Weise belästigen zu lassen.

Die Untersuchung in der Psychiatrischen Klinik ergab das Bestehen einer einwandfreien Manie mit querulatorischen Neigungen. Später wurden mehrere depressive Anfälle mit schwerer Hemmung und Angst beobachtet. Das verfehlte amtsärztliche Gutachten ist hier so ausführlich mitgeteilt worden, weil es in klassischer Form zeigt, wieso die falsche Beurteilung derartiger maniakalischer Zustände auch durch Ärzte in der Regel zustande kommt: Der Drang zu vielgeschäftigem Mutwillen und Unfugstiften wird als Ausdruck einer gemeinen Gesinnung betrachtet und die ihm zugrunde liegende krankhafte Verstimmung völlig übersehen. Mangel von Bewusstseinstrübung und Gedächtnisschwäche, von Sinnestäuschungen und ausgesprochenen Wahnvorstellungen darf nicht gegen die Annahme einer Manie verwertet werden. Ideenflüchtiges Reden tritt nicht immer deutlich hervor. Ausschlaggebend sind der expansive Affekt und der Bewegungsdrang.

Ferner lehrt unser letztes Beispiel, wie der wegen einer Lappalie verhaftete Maniacus durch seine Widersetzlichkeit und Neigung zu lügenhaften Beschwerden seine Lage fortgesetzt verschlimmert. Hat sich so erst ein ganzer Rattenschwanz von Straftaten entwickelt, wird der Kranke vom Richter leicht als ein ganz raffinierter und unverschämter Verbrecher angesehen, dem mit aller Strenge des Gesetzes entgegengetreten werden muss. Die Aktenbemerkungen, die Beobachtungen der Aufseher dürfen dann nicht den Sachverständigen beeinflussen, dass er voreingenommen dem zu Begutachtenden entgegentritt. Hat die persönliche Untersuchung keine sichere Feststellung geistiger Störung erbracht, sollte in derartigen Fällen stets die Anstaltsbeobachtung beantragt werden.

Soldaten verstossen gegen die Manneszucht. Beamte fallen durch anstössiges Betragen in der Öffentlichkeit auf, geraten mit Vorgesetzten, Untergebenen, Publikum in Konflikte, werden durch endlose Eingaben, Beschwerden und Bewerbungen lästig, halten die Dienststunden nicht ein, wollen plötzlich den ganzen Betrieb ändern, lassen sich bei Vermahnungen zu den gröbsten Beschimpfungen und Beleidigungen hinreissen. Gelegentlich drängen sich Manische in ihrer Selbstüberschätzung an hochgestellte Personen heran, suchen eine politische Rolle zu spielen, finden auch wohl bei ihren hetzerischen Reden eine gläubige Anhängerschaft.

Zu noch bedenklicheren Handlungen vermag die gesteigerte Libido zu verführen, zumal wenn noch Alkohol im Spiele ist. Männliche Kranke lassen es dann mitunter nicht mit Unzüchtigkeiten in Wort und Gebärde und mit unsittlichen Anträgen bewenden, sondern werden brutal, machen Notzuchtsversuche, dringen gewaltsam in die Wohnung der von ihnen begehrten Dame ein, oder aber sie vergehen sich an Kindern.

Ein maniakalisch erregter Paralytiker gründete für die Schuljugend einen Päderastenklub, zu dem er besondere Satzungen ausarbeitete. Er wurde verhaftet, als er an der Schultüre Aufrufe zum Eintritt in den Klub verteilen wollte. Da sein beginnendes Leiden vom Gerichtsarzte übersehen wurde, fand seine Verurteilung statt. Erst im Strafvollzuge trat die Krankheit deutlich hervor, so dass die Überführung in die Klinik erfolgte.

Andere Kranke schädigen mehr sich selbst, indem sie sich von ihrer Umgebung, zumal der weiblichen, finanziell a u s n u t z e n lassen. Überhaupt gerät der Manische bei fehlender Aufsicht gewöhnlich sehr rasch in die übelste Gesellschaft. Weibliche Kranke verfallen leicht der Prostitution.

Möglichst schnelle Verbringung in geschlossene Anstalt, Einsetzen einer Pflegschaft sind die besten Schutzmassregeln. Eine E n t m ü n - d i g u n g wird bei dem voraussichtlich raschen Ablauf einer reinen Manie meist nicht erforderlich werden. Doch können besondere Umstände oder ungewöhnliche Häufung und lange Dauer der einzelnen Anfälle Ausnahmen von diesem Satze rechtfertigen. Bei Verdacht auf ein dem manischen Zustandsbilde zugrunde liegendes ernsteres Leiden wird sich von vornherein die Entmündigung empfehlen. Im Gutachten ist auf den krankhaften Affekt mit Überwiegen des Trieblebens über die durch sprunghaften Gedankengang, phantastische Ideen und abnorme Beein- flussbarkeit geschädigte Überlegung hinzuweisen. Herrscht querulieren- des Verhalten vor, lässt sich zeigen, wie dieses durch krankhafte Reiz- barkeit, krankhaften Schaffenstrieb und krankhaften Verlust von Selbst- kritik und Urteil erzeugt und unterhalten wird.

Bei nicht erfolgter Entmündigung ist manchmal nachträglich die G e s c h ä f t s f ä h i g k e i t anzufechten wegen der unsinnigen Bestellungen, Geschenke, Kontrakte, auch der unter fremdem Einflusse abgefassten Testamente.

Der Kranke selbst pflegt während seiner Erregung völlig e i n - s i c h t s l o s zu sein und den Angehörigen und Ärzten ihre Massnahmen zu seinem Schutze auf das Äusserste zu erschweren. Bei seinen dia- lektisch gewandten Hetzereien und Verleumdungen gelingt es ihm gar nicht so selten, Unterstützung bei Presse und Publikum zu finden. Ein grosser Teil der immer wiederkehrenden Behauptungen von angeblich widerrechtlicher Einsperrung im Irrenhause und Entmündigung aus Ge- winnsucht gehört hierher. Dauert der ob solcher Beschwerden be- gonnene Rechtsstreit nur lange genug, kann schliesslich der manische Anfall ablaufen, so dass der letzte Gutachter in der Tat wenig Krankhaftes mehr zu beobachten vermag. Auch das ist ein Grund mehr, die Einleitung der Entmündigung hier nur in Notfällen zu be- treiben.

Ist dagegen die Entmündigung einmal da, soll man es sich auch sehr überlegen, ehe man für die W i e d e r a u f h e b u n g eintritt. Die Gefahr der Wiedererkrankung ist bei Manie immer gross. Zuweilen ist es bereits eine herannahende Erregung, welche den Kranken zum An- trage auf Aufhebung der Entmündigung veranlasst, wie denn auch pen- sionierte Beamte nicht so selten bei herannahender Manie im subjektiven Gefühle erhöhter Schaffenskraft ihre Wiederbeschäftigung betreiben. (Vergl. Beispiel 7, Seite 44.)

Ehescheidung kommt vor allem dann in Frage, wenn ein unaufhaltsam fortschreitendes Grundleiden wie Paralyse die maniakalische Erregung verursacht hat. Der manische Anfall an sich hebt die geistige Gemeinschaft sicher nur vorübergehend auf. Doch mag bei Häufung der Anfälle mit der Zeit ein dauerndes unleidliches Wesen sich ausbilden, so dass dem anderen Gatten die Fortsetzung der Ehe nicht zugemutet werden kann; von einer wirklichen Gemeinschaft im Fühlen, Denken, Wollen ist dann eben nicht mehr die Rede. Endlich werden auch unsinnige Ehen in maniakalischem Zustande geschlossen, auf deren Nichtigkeit erkannt werden muss. (Seite 72.)

Lit. Nr. 85, 143, 264, 283, 298.

Beispiel 13.
(Manie, Schwindeleien. Nicht zurechnungsfähig.)

Dem Herrn Ersten Staatsanwalt in M. beehren wir uns auf das Ersuchen vom 16. 1. 12 das nachfolgende Gutachten über den Geisteszustand des Schlossers Emil R. zu erstatten:

Aus den Untersuchungsakten geht hervor, dass R. vom 1. 5.—7. 11. 1911 bei dem Schmiede H. zu S. als Geselle in Stellung war und seine Arbeit zur Zufriedenheit verrichtete. Er hat sich dann nach K. begeben und dort vom 1.—11. 12 eine Reihe von Einwohnern in der Weise beschwindelt, dass er ihnen vorredete, er wolle ein Schmiedegeschäft errichten und dazu ein Haus kaufen; er habe Geld, und ausserdem werde seine Mutter ihm in den nächsten Tagen 3000 Mark schicken. Er liess sogleich in dem Hause eines Zeugen ohne dessen besondere Erlaubnis das Holzgebälk herausreissen, liess Sand anfahren und behauptete, er habe bereits ein eisernes Gebälk bestellt. Mit ähnlichen Behauptungen kaufte er Zigarren und andere Waren, bestellte sich grössere Posten, brachte auch in eine Wirtschaft noch Arbeiter mit, die mit ihm zechten; bezahlte aber in dieser Zeit nichts, während er früher stets richtig bezahlt hatte.

Bei seiner Vernehmung am 13. 12 bestritt er, falsche Vorspiegelungen gebraucht zu haben, und gab an, dass er von seiner Mutter Geld erwartet hätte. Aus der Aussage seiner Mutter Frau D. in F. geht hervor, dass R. im Frühjahr 1909 als Geisteskranker vom Militär entlassen worden ist und sich bis 1910 in der Irrenanstalt W. befunden hat. Zur Zeit sei er ohne Verdienst und irre in der Welt umher.

R. wurde am 30. 12. 11 in die hiesige Anstalt aufgenommen, weil er in den letzten Tagen sich bei seiner Mutter sehr aufgeregt gezeigt hatte, unnütze Dinge kaufte, z. B. eine Violine, ohne spielen zu können, seine Mutter mit einer Schere bedroht hatte und sich sehr gewalttätig zeigte. Aus den Militärpapieren und Krankenblättern von W. geht folgendes hervor:

R. trat am 18. 10. 07 beim Militär ein und führte sich bis August 08 straflos. Von da an machte sich ein völliger Umschwung in seinem Benehmen geltend, weshalb er dem Lazarett zur Beobachtung auf seinen Geisteszustand übergeben wurde. Dort zeigte er sich sehr aufgeregt, machte tolle Streiche, sprach jedoch derart scheinbar vernünftig, dass man sich nicht zur Annahme einer Geistesstörung entschliessen konnte. Man versetzte ihn vielmehr zur Arbeiterabteilung, da seine schlechte Führung zunahm. Dort trat plötzlich ein Zustand allgemeiner geistiger und körperlicher Hemmung ein, sogenannter Stupor, der 2 Wochen andauerte; dann folgte wieder heitere Erregung. R. wurde nun als geisteskrank erkannt und nach der Irrenanstalt W. verbracht. Von dort wurde er nach eingetretener Beruhigung entlassen. Nun blieb er zunächst in häuslicher Pflege, bis ihn eine neue Erregung forttrieb.

Seine Krankheit jetzt zeigt die bekannten Symptome der Manie, Reizbarkeit, erhöhtes Selbstgefühl mit Streitsucht, leichte Ideenflucht, Neigung zu obszönen Malereien, Gewalttätigkeit. Nach den vorliegenden Krankenblättern hat früher die gleiche Form dieser in periodischen Anfällen verlaufenden Geisteskrankheit bestanden. Da die äussere Ordnung des Gedankenganges bei R. ziemlich erhalten bleibt, darf man von einer „raisonierenden Manie" reden, d. h. einer leichteren Form des Leidens, bei welcher die krankhaften Handlungen immer in scheinbar vernünftiger Weise begründet werden.

Nach seiner Entfernung von Hause hat R. längere Zeit ein unstätes Leben geführt, ist nach der Schweiz gewandert und öfters bettelnd umhergezogen. Erst vom Frühjahr 1911 ab schien er ruhiger zu werden und hat dann einige Zeit an derselben Stelle gearbeitet. Dann steigerte sich seine Erregung wieder bis zur Aufnahme in die hiesige Anstalt, wo er dauernd die Erscheinungen einer schweren Geisteskrankheit zeigt. Der körperliche Befund ergibt keine Abweichungen von der Regel.

Gutachten.

Emil R. leidet an einer periodischen Geistesstörung mit ausgesprochen raisonnierend-manischem Charakter. Die manischen Zustände dauern über Jahr und Tag und beginnen gewöhnlich, z. B. beim Militär, in so versteckter Weise, .hauptsächlich mit unmoralischen, gesetz- und disziplinwidrigen Handlungen, dass die Umgebung, selbst Ärzte, nicht alsbald den Zustand als krankhaften erkennen.

Dazwischen liegt ein anscheinend ziemlich normaler Zwischenraum, wie im Sommer 1911. Da nun jetzt wieder ein schwerer manischer Zustand besteht, der sich anscheinend seit November 1911 langsam entwickelt hat, und da die strafbaren Handlungen durchaus schon den Charakter der manischen Geistesstörung tragen, so begutachten wir, dass es keinem Zweifel unterliegen kann, dass R. bereits bei Begehung der strafbaren Handlungen im Dezember 11 sich in einem Zustande krankhafter Störung der Geistestätigkeit befunden hat, durch welchen seine freie Willensbestimmung ausgeschlossen war.

Beispiel 14.

(Manisch-depressives Irresein.   Entmündigung wegen Geisteskrankheit.)

Dem Amtsgericht zu F. beehre ich mich in der Entmündigungssache wider Josef M. das über seinen Geisteszustand erforderte Gutachten zu erstatten:

Zur Verfügung standen die Gerichtsakten, die Krankenblätter der Irrenanstalt F. und eigene Beobachtung.

Vorgeschichte.

Josef M. ist am 28. 12. 72 in R. geboren. Die Mutter war sehr nervös, litt an Muskelschwund. Ihr Vater war geistig schwach. Als Kind entwickelte sich Josef auffallend langsam, nachdem er mit 2 Jahren Typhus durchgemacht hatte. In der Schule lernte er schwer, war sehr vergesslich, zeigte keine Ausdauer, litt $\frac{1}{2}$ Jahr an Veitstanz. Stets war er aufgeregt, zum Weinen geneigt. Mit der Berechtigung zur Obersekunda verliess er die Schule, brachte in der Kaufmannslehre nicht die einfachste Arbeit zustande. Auch war er unpünktlich, blieb wiederholt wegen „Verstimmungen" zu Hause. Er war dann menschenscheu, zu Tränen geneigt, sprach kein Wort.

1890 steigerte sich die depressive Verstimmung derart, dass Anstaltsbehandlung notwendig wurde. Später sollte er in einer mechanischen Werkstätte als Volontär arbeiten, leistete aber wieder nichts. Bereits nach 5 Monaten musste er wegen tobsüchtiger Erregung der Psychiatrischen Klinik in H. zugeführt werden.

1897 brach abermals eine heftigere Erregung aus: Josef fuhr nach H. zu einem Freunde, legte sich in dessen Bett und schoss mit einem Revolver in die Decke und zum Fenster hinaus. Es erfolgte seine Überführung nach der Irrenanstalt in F.

Eigene Beobachtung.

Josef M. ist 31 Jahre alt, mittelgross, gutgenährt, blass. Pupillen, Sehnen- und Hautreflexe sind regelrecht. Die Zunge wird gerade vorgestreckt. Der Gang ist sicher. Kein Schwanken bei Fuss- oder Augenschluss. Tast- und Schmerzempfindung ungestört. Innere Organe bieten keine krankhafte Abweichung. Puls regelmässig, von mittlerer Stärke. Auffallend sind einzelne choreiforme Zuckungen, besonders in der Nackenmuskulatur, dann im Gesicht, die sich bei Erregung steigern.

Er ist in der hiesigen Anstalt behandelt worden:

1. Vom 10. 2.—1. 7. 97: War erregt, schrie ununterbrochen:

„Nicht ins Grab! Nicht in den Ofen! Gift! Kopf ab!" Sprach von Hölle und Teufel. Später folgte ein Zustand von allgemeiner Hemmung. Nach der Entlassung war er noch sonderbar.

2. Vom 23. 8.—14. 9. 01: Heitere Erregung mit Schwatzen, Prahlen, Pfeifen, Lärmen, Neigung zur Gewalttätigkeit.

3. Vom 16. 4.—1. 9. 02: Polizeilich gebracht, weil er einen Verwandten mit Totschiessen bedroht hatte. Sehr erregt, gewalttätig, querulierend.

4. Am 7. 9. 02: Kommt von selbst in aufgeregtem Zustande, deklamiert und pfeift, entweicht, wird aber nach wenigen Tagen tobsüchtig, nach Zertrümmerung von Fensterscheiben wieder eingeliefert. Zerreist Wäsche, zerbricht Teller und Löffel, wirft Kot an die Decke. Schlaflos.

2. 1. 03: Zertrümmert seine Waschschüssel, droht den Arzt tätlich anzugreifen. Diese Erregung klingt erst im Februar 03 ab, setzt schon im Mai wieder ein: Zerschlägt Fenster, zertrümmert Möbel, sehr streitsüchtig. Im Juni ängstlich, Kopfschmerzen, isst schlecht, glaubt Pech und Schwefel zu riechen. Im Juli nörgelnd gereizt. Im September freier, doch ohne Lust zur Beschäftigung. Von Oktober 03 ab wieder erregter, im Dezember schlaflos, singt und deklamiert viel, knüpft ein Liebesverhältnis mit vermögensloser Witwe an, macht ihr Geschenke, will sie heiraten. Januar 04 plötzlich traurig verstimmt, weint viel, hat Reue über sein Tun. Februar ebenso plötzlich wieder heiter erregt, knüpft gleich wieder das Verhältnis an, entweicht, reist nach W. und wird dort wegen seines auffallenden Gebahrens verhaftet. Hatte versucht in eine fremde Wohnung einzudringen. Im Polizeigewahrsam zerstört er für 90 Mark Sachen, wird zur Anstalt zurückgebracht. Hier krankhaft gereizt, einsichtslos, schimpft und droht mit Tätlichkeiten.

Bei dem Termin am 17. 3. 04 in gedrückter Stimmung, gibt zu, zeitweise geistesgestört zu sein. Er habe sich eingebildet, durch Hypnose den Kranken helfen zu können, sei deshalb mitunter freiwillig zur Aufnahme gekommen. Auch habe er Liebesvorstellungen, die sich zeitweise an bestimmte weibliche Wesen knüpften. Seine tobsüchtigen Erregungen seien häufiger geworden. In ihnen habe er mitunter Messiasideen. Nach dem Termin setzte bald Steigerung der Erregung ein mit Verlust dieser Einsicht.

Gutachten.

Josef M. ist geisteskrank und leidet an manisch-depressivem Irresein, d. h. an periodisch auftretenden Anfällen von abwechselnd melancholischer Verstimmung und maniakalischer Erregung, die auch mit einzelnen Sinnestäuschungen und Wahnvorstellungen einhergehen und in den letzten Jahren immer häufiger auftreten, so dass sie kaum noch wirklich freie Zwischenzeiten erkennen lassen. Entwickelt hat sich diese Geistesstörung auf dem Boden eines dauernden Schwachsinns mässigen Grades und der Degeneration.

M. ist erblich belastet, hat sich als Kind spät entwickelt, in der Schule und im späteren Leben nie etwas Rechtes geleistet. Dass schon der Vater diese geistige Schwäche erkannt hat, geht aus seinem Testament hervor, in welchem er wegen der „Verstandesverwirrung" seines Sohnes einen gerichtlichen Nachlass-Kurator eingesetzt hat. Nur dieser Vorsichtsmassregel war es zuzuschreiben, dass nach dem Tode des Vaters das Vermögen nicht verloren gegangen ist, denn M. wird regelmässig in seinen manischen Erregungen von gesteigerter Unternehmungslust und Kraftgefühl zu zwecklosen Ausgaben getrieben und hat nicht nur immer die Zinsen regelmässig aufgebraucht, sondern auch von einer Klausel im Testamente Gebrauch gemacht, nach welcher er zu Kurzwecken sein Kapital angreifen darf.

Eine noch grössere Gefahr liegt für ihn wie für seine Umgebung in der Tatsache, dass seine tobsüchtigen Erregungen in den letzten Jahren ständig an Heftigkeit und Häufigkeit zugenommen haben. Diese Anfälle pflegen jetzt so plötzlich zu beginnen, und so schnell einen bedenklichen Grad zu erreichen, dass es unmöglich ist, den Kranken, falls er sich auf freiem Fusse befindet, vorher immer rechtzeitig in die Anstalt zu schaffen. In der Erregung wird M. meist gleich sehr gewalttätig und zerstörungssüchtig, hat auch wiederholt zur Schusswaffe gegriffen.

Ferner wird er, wie er selbst zugibt, in seinen Erregungen regelmässig von sexuellen Ideen gepackt. Er verspricht weiblichen Personen die Ehe, macht ihnen Geschenke, verlockt sie dadurch zu geschlechtlichem Verkehr. Nach Ablauf der Erregung, in seiner traurigen Verstimmung empfindet er Reue und bricht die Beziehungen ab. Sobald jedoch wieder heitere Erregung einsetzt, vergisst er sogleich alle Vorsätze und folgt blindlings seinen krankhaften Antrieben, die ihn dann unwiderstehlich beherrschen.

Die grosse Gefahr, welche aus allen diesen Tatsachen für ihn und andere entspringt, sieht M. wohl in seinen Depressionen und freien Zeiten ein und ist dann mit seinem Aufenthalte in der Anstalt ganz einverstanden. Allein kaum meldet sich eine Erregung, ändert sich sein gesamtes Verhalten: Er wird unzufrieden, rechthaberisch, plant grosse Unternehmungen, verliert jede Einsicht, verlangt seine Entlassung und ist durch Vernunftgründe nicht mehr zu beeinflussen. Ihn dann gegen seinen Willen zurückzuhalten, ist nicht angängig, solange sich die Erregung noch in mässigen Grenzen hält. Und doch sind gerade diese Zustände beginnender krankhafter Störung besonders gefährlich, weil hier M. auf Leute, die ihn nicht näher kennen, den Eindruck des Normalen macht.

Dennoch ist er dann bereits unfähig sich zu beherrschen und plötzlichen Antrieben oder Leidenschaften Widerstand zu leisten. Jede höhere Überlegung ist bei ihm ausgeschaltet. Da diese Zustände leicht krankhafter Verstimmung in den letzten Jahren sich sehr gehäuft haben und fast nur noch mit schweren, tobsüchtigen Anfällen und mit Depressionen abwechseln, so muss M. zur Zeit als dauernd ausserstande angesehen werden, die Folgen seiner Handlungen zu beurteilen und seine Interessen richtig wahrzunehmen.

Ich gebe daher mein Gutachten dahin ab:

Josef M. leidet an manisch-depressivem Irresein auf schwachsinnig degenerativer Basis und vermag infolge von Geisteskrankheit im Sinne des § 6, 1 B.G.B. nicht seine Angelegenheiten zu besorgen.

4. Der paranoische Symptomenkomplex.

a) Zustandsbild.

Als Paranoia oder Verrücktheit bezeichnete die ältere Psychiatrie eine Psychosenform, bei welcher es sich allgemein um das Auftreten von Sinnestäuschungen und Wahnideen handelte, die sich zu einer Art System zusammenschlossen, so dass der Kranke trotz erhaltener Besonnenheit und formaler Logik gewissermassen in einer eingebildeten Welt lebte. Dieses in der Tat höchst charakteristische Krankheitsbild entwickelt sich indessen, wie die weitere Forschung dargetan hat, unter den allerverschiedensten Umständen bei so mannigfachen Prozessen, dass aus dem blossen Vorhandensein eines paranoischen Zustandes noch keine sehr weitgehenden Schlussfolgerungen über Art und voraussichtlichen Verlauf des Leidens gezogen werden dürfen. Um so wertvoller ist aber der Nachweis eines paranoischen Zustandsbildes für die uns in foro zunächst am meisten bewegende Frage, ob überhaupt Geistesstörung für jetzt oder für eine bestimmte zurückliegende Zeit angenommen werden soll.

Der wesentliche Zug im psychischen Verhalten Paranoischer ist ihre Neigung, zufällige Vorgänge in ihrer Umgebung in Beziehung zu ihrer Person zu bringen. Durch diesen Beziehungswahn gewinnt alles eine besondere Bedeutung: Das Lächeln eines Passanten, sein Ausspucken, seine Handbewegung; aber auch das Bellen der Hunde, Schnattern der Gänse, der Flug der Vögel, Anhalten der Wagen usw. Man gibt ihm Zeichen, spricht über ihn, alles ist auf ihn aufmerksam. Inschriften und Anzeigen betreffen seine Person; die Leitartikel der Zeitungen bringen Anspielungen auf seine Verhältnisse.

Bestehen Sinnestäuschungen, Halluzinationen und Illusionen, glaubt er vielleicht auch zu verstehen, zu hören, was von Menschen und Tieren zu ihm oder über ihn gesagt wird. Oder er vernimmt Gottes Stimme oder eine „innere" Stimme, die irgendwoher aus seinem eigenen Körper zu ihm redet, sein Tun kritisiert.

Mit dem Beziehungswahn verbindet sich der Verfolgungswahn: Es geht etwas gegen ihn vor, man will ihm nicht wohl, es hat sich eine ganze Verschwörung gebildet, die gegen ihn arbeitet, ihm nach dem Leben trachtet. Je nach seinen Kenntnissen und persönlichen Interessen wähnt er bald, mit politischen und konfessionellen Parteien zu tun zu haben, bald mit alten Neidern, Konkurrenten im Berufe, Nebenbuhlern in der Liebe, verfeindeten Familienmitgliedern, oder aber es ist mit seiner eigenen Person ein besonderer Zweck verbunden und er hat eine hohe Mission zu erfüllen, ist der wahre Thronerbe, der Messias, hat Ansprüche auf eine Millionenerbschaft, die man ihm nicht gönnen will usw.

Grössenwahn verbindet sich also häufig mit dem Verfolgungswahn, gehört indessen keineswegs stets zum paranoischen Symptomenkomplexe. Höchstens lässt sich sagen, dass eine gewisse Überschätzung der Bedeutung des eigenen Ichs in der Tatsache ausgebildeten Beziehungs- und Verfolgungswahns meist enthalten sein dürfte.

Mannigfach wie die speziellen Richtungen der Wahnideen sind auch die vorkommenden Sinnestäuschungen sowohl nach Art wie Inhalt.

Stehen gleich in der Regel die Gehörstäuschungen (Stimmen) im Vordergrunde, so beobachten wir doch Beteiligung aller Sinnesgebiete, einzeln oder kombiniert. Vorherrschend handelt es sich um quälende Beeinflussungen von aussen; seltener sind angenehme Empfindungen.

Hässliche Gerüche werden wahrgenommen, die auf Zuleitung schädlicher Gase, Beschmiertwerden mit Unrat usw. zurückgeführt werden. Das Essen schmeckt nach Gift, wird deshalb zurückgewiesen. An einzelnen Körperstellen sticht und zuckt es, als würde ein elektrischer Strom durchgeleitet. Lichtblitze und Bilder erscheinen, als würden sie durch Spiegel, Scheinwerfer oder ähnliche Apparate hervorgerufen. Vor allem aber sind es immer wieder die „Stimmen“, welche bald laut, bald leise und von den verschiedensten Seiten her den Kranken beschimpfen, bedrohen, zu Verkehrtheiten auffordern, in seinem Denken und Tun kritisieren, und die entweder direkt von bestimmten Personen auszugehen scheinen oder ebenfalls auf Beeinflussung mit besonderen Apparaten, Telephonie ohne Draht usw., zurückgeführt werden.

Je intelligenter und gebildeter der Kranke von Haus aus gewesen ist, um so komplizierter und ausgeklügelter stellt sich gewöhnlich sein Wahnsystem dar. Indessen hängt die Folgerichtigkeit des Systems und die Bewahrung einer gewissen Kritik im Denken mehr noch ab von der jedesmaligen Art des zugrunde liegenden Krankheitsprozesses.

Bei den meisten Paranoiden fällt ihr misstrauisches und zurückhaltendes Gebahren auf. Sie wittern überall Beeinträchtigungen, lesen aus harmlosen Vorgängen und Äusserungen boshafte Anzüglichkeiten heraus und geraten infolgedessen mit ihrer Umgebung ständig in Streit, suchen entweder den vermeintlichen Schikanen durch öfteren Wohnungswechsel und weite Reisen aus dem Wege zu gehen oder setzen sich mit Scheltworten, Drohungen und Anzeigen zur Wehr und können durch plötzliche rücksichtslose Gewalthandlungen äusserst gefährlich werden. Man spricht dann von „verfolgten Verfolgern“.

Bei Kranken, die Selbstbeherrschung üben und äusserlich vollste Besonnenheit bewahren, vermag man lange über alle möglichen Dinge zu reden, ohne dass sie von ihren Wahnideen etwas verraten.

Gelegentlich lenken trotzdem einzelne Auffälligkeiten der gebrauchten Wendungen den Verdacht des Untersuchers auf das Vorhandensein wahnhafter Gedankengänge und veranlassen ihn, durch geeignete Fragen die Kranken zum Aussprechen derselben zu provozieren. Nicht immer gelingt das gleich. Denn manche Paranoiker hüten sich sorgsam dem Arzte gegenüber, Sachen zu sagen, von denen sie aus Erfahrung wissen, dass sie als Zeichen geistiger Störung betrachtet werden. Andere nehmen eben auf Grund ihres Wahnsystems an, die betreffenden Vorgänge seien allgemein bekannt und der Untersucher stelle sich nur unwissend, um sie zu ärgern. Sie weichen daher allen solchen Fragen aus oder werden gleich unfreundlich und ablehnend. Man darf sich dadurch von seinem Ziele nicht abbringen lassen, sondern muss entweder darauf ausgehen, den dissimulierenden Kranken im Laufe eines unbefangenen Gespräches zu überlisten und, ohne dass er die Absicht merkt, zu Eingeständnissen zu bewegen, oder man muss unter Umständen geradezu den Kranken reizen und aufregen, damit er im Affekt seine Beherrschung verliert und, vielleicht unter Schimpfworten, mit seinen wahnhaften Anschuldigungen herausrückt.

Handelt es sich um die Frage der Aufhebung einer Entmündigung, mag man auch dem zu Untersuchenden seine früher geäusserten Wahnideen und daraus entsprungenen Verkehrtheiten vorhalten und seine Ansicht über ihre Krankhaftigkeit erforschen. Selten wird die Dissimulation soweit gehen, dass der Paranoiker gegen seine innere Überzeugung Krankheitseinsicht an den Tag legt, eher schützt er Mangel der Erinnerung vor, häufiger beschönigt er und lässt sich allmählich dazu verleiten, offen in die Verteidigung seines Wahns einzutreten (vgl. S. 43).

Sehr vielfach haben paranoische Kranke, wie bereits auf Seite 111 erwähnt wurde, sonderbare Empfindungen im Körper, die sie hypochondrisch umdeuten. Auch das muss man berücksichtigen und bei objektiv nicht begründeten nervösen Beschwerden auf Verfolgungsideen (Entstehung der Beschwerden durch fremde Beeinflussung) fahnden.

Sehr wichtig ist der Eifersuchtswahn, der bei Personen beiderlei Geschlechts in gleicher Weise in Erscheinung zu treten vermag. Seine Abgrenzung gegen eine nichtkrankhafte Eifersucht ist nicht immer leicht. Am klarsten, auch für den Laien, liegt die Sache dann, wenn sich nachweisen lässt, dass die Eifersucht vollkommen unbegründet ist, oder wenn sie sich in lächerlich kritikloser Weise gegen jede beliebige Person richtet, die nur überhaupt mit dem beargwöhnten Ehegatten in die allerflüchtigste Berührung gerät. So werden unter Umständen alle Lieferanten und Briefträger, nur weil sie ins Haus kommen, als Rivalen angesehen, ebenso wildfremde Passanten auf der Strasse, der Gutachter, der Richter usw.

Allein es gibt auch Fälle von Eifersuchtswahn, in denen der beargwöhnte Teil es tatsächlich mit der ehelichen Treue nicht immer allzugenau genommen hatte, und wo doch die erhobenen Beschuldigungen Ausfluss wahnhafter Gedankengänge sind. Darum sollte sich der Sachverständige stets vor Augen halten, dass es nicht seine Aufgabe ist festzustellen, ob die Eifersucht an sich begründet sein mag oder nicht, sondern in erster Linie stets, ob das Vorstellungsleben des Betreffenden krankhaft verändert ist, und ob ihn wahnhafte Gedankengänge beherrschen.

Es wird daher vor allem wichtig sein, die Begründung der vorgebrachten Anklage und den Bericht über die angeblich beobachteten Belastungspunkte eingehend zu prüfen.

Der vom Eifersuchtswahn Beherrschte wittert überall Unsittlichkeiten und unerlaubte Handlungen. Kommt er nach Hause, macht die Frau ein so verdächtiges Gesicht, als sei sie überrascht, fühle sich schuldig, habe was zu verbergen. Im Zimmer ist eine merkwürdige Unordnung. Auf dem Sofa ist ein kleiner Fleck; das könnte vielleicht ein Samenfleck sein, die Spur eines eben stattgehabten Ehebruchs! Das Bett erscheint ganz frisch gemacht; wahrscheinlich war es vorher zerwühlt worden. Ein plötzliches Knarren könnte von einem fortschleichenden Galan herrühren, der sich bisher irgendwo in der Wohnung versteckt gehalten hatte.

Zu derartigen mannigfaltigen falschen Deutungen treten weiterhin noch richtige Halluzinationen: Nachts bewegt sich eine fremde Person im Zimmer, im Bette sind zwei Beine zuviel. Eine Stimme flüstert plötzlich: „Es ist Zeit zu gehen; sonst wacht er auf und entdeckt uns!" Allmählich gerät der kranke Teil in immer steigende Erregung, überwacht den anderen Gatten auf Schritt und Tritt, macht ihm und verdächtigen Personen in der Nachbarschaft die heftigsten Szenen, verbarrikadiert nachts die Wohnung oder trifft besondere Vorrichtungen zur Feststellung von heimlichen Besuchen. Durch die rücksichtslosen Vorwürfe und masslosen Schimpfereien in Gegenwart von Kindern und Fremden wird dem gesunden Gatten das Leben zur Hölle gemacht. Väter mit dem Wahne der ehelichen Untreue wollen die Kinder nicht mehr als die ihrigen anerkennen, bemerken an ihnen Ähnlichkeiten mit den vermeintlichen Nebenbuhlern. Der Kranke misshandelt womöglich seine unschuldige Frau in brutalster Weise, um ein Geständnis zu erzwingen, schlägt die Kinder, weil ihm diese nichts über die vermuteten Besuche in seiner Abwesenheit zu erzählen wissen. Allein Eifersuchtskranke werden auch gegen andere, welche sie im Verdachte des unerlaubten Verkehrs mit ihrer Frau haben, gelegentlich durch Bedrohungen und gewalttätige Angriffe höchst gefährlich.

Eine andere praktisch bedeutungsvolle Wahnform ist die erotomanische, bei der das erkrankte Individuum sich von einer oder mehreren Personen sexuell begehrt wähnt. Meist werden die Namen gesellschaftlich höher stehender oder in der Öffentlichkeit vielgenannter Menschen mit diesem Wahne verflochten. Aber es geschieht auch, zumal bei weiblichen Kranken, dass sie ziemlich wahllos jeden Beliebigen, der zufällig mit ihnen in Berührung gerät, für verliebt ansehen. Hinzutretende Verfolgungsvorstellungen lassen dann weiter die Annahme entstehen, dass entweder Dritte das Glück aus Missgunst zu stören suchen, oder dass der andere Teil in rasender Liebesleidenschaft oder Eifersucht Verfolgungen anzettelt und unzüchtige Attentate macht. Es können dann wiederum gegen solche vermeintlichen sexuellen Nachstellungen Abwehrmassregeln ergriffen werden. Mitunter werden nur unsittliche

Anträge behauptet, häufiger versuchte nächtliche Besuche und Berührungen oder sogar direkte körperliche Einwirkung mit phantastischen Apparaten. Erinnerungsfälschungen und Konfabulationen spielen eine wesentliche Rolle. Manche weibliche Paranoische behaupten, mit dem wahnhaften Gatten schon rechtmässig getraut zu sein, legen sich seinen Namen und Titel bei.

Beim Querulantenwahnsinn entwickelt sich im Anschluss an einen ungünstig verlaufenen Rechtsstreit der Wahn rechtlicher Beeinträchtigung. Der Kranke setzt sich gegen eine vermeintliche Rechtsbeugung mit Beschwerden, Eingaben, Aufrufen, Beschimpfungen von Gegenzeugen, Richtern und allen in Betracht kommenden Behörden in heftigster Weise zur Wehr. Mit der Zeit zieht sein Wahnsystem immer weitere Kreise; in massloser Selbstüberschätzung fühlt er sich als berufener Vorkämpfer des Rechts überhaupt, betreibt eine Reform der Gesetzgebung, legt die vorhandenen Paragraphen einseitig zu seinen Gunsten aus, arbeitet mit missverstandenen Schlagworten und ist für Belehrung vollständig unzugänglich.

Auch hier kommt es für den Gutachter in erster Linie nicht darauf an, wie weit dem Querulanten überhaupt einmal Unrecht geschehen sein mag, sondern wie er alles in bestimmte Beziehung zu seiner Person bringt, wahnhaft deutet, überall böswillige Schikanen vermutet, nur seine eigenen Interessen gelten lässt und aus ganz ungenügenden Unterlagen oft die ungeheuerlichsten Schlüsse zieht.

Endlich sei an dieser Stelle kurz das induzierte Irresein erwähnt: Das Wahnsystem kann bei engem und abgeschlossenem Beisammenwohnen auf eine andere zur Erkrankung veranlagte Person übertragen werden, so dass auch diese von seiner Richtigkeit überzeugt erscheint, unter Umständen im gleichen Sinne zu halluzinieren beginnt.

b) Klinische Stellung des paranoischen Symptomenkomplexes.

Paranoide Bilder finden sich episodisch bei den verschiedenartigsten Geisteskrankheiten. Ihre allmähliche Abtrennung hat den Begriff der alten klassischen Paranoia stark zusammenschmelzen lassen. Noch allgemein anerkannt wird die Form einer

Paranoia chronica: Ganz allmähliche und schleichende Entwickelung eines logisch ausgebauten und dauernd fixierten Wahnsystems ohne Störung der Besonnenheit und ohne Ausbildung eigentlicher geistiger Schwäche. Es ist, als ob das Wahngebäude aus der gesamten Geistesanlage des Betreffenden im Laufe des Lebens folgerichtig hervorwachse und zu einer Umwandlung der Persönlichkeit, im Sinne einer Verrückung der Stellung zur Aussenwelt, führe. Sinnestäuschungen spielen eine geringe Rolle.

Von dieser Verlaufsform wird neuerdings als selbständige Krankheit die Paraphrenie abgetrennt: Das Moment der Neuerkrankung tritt für möglich gehalten haben. Der Paranoiker darf grundsätzlich nicht für seine Handlungen verantwortlich gemacht werden, denn es ist nie zweifelsfrei auszuschliessen, dass seine Tat krankhafte Wurzeln hatte. Verfolgte Verfolger sind stets für gemeingefährlich zu erachten!

Nicht immer gehen die Kranken gegen ihre vermeintlichen Gegner tätlich vor; sie wenden sich auch wohl mit Beschuldigungen und Verleumdungen an seine Familie, seine Vorgesetzten, die Staatsanwaltschaft, suchen ihre Behauptungen durch die Presse, selbstverlegte Broschüren an die Öffentlichkeit zu bringen und verursachen dadurch ihrem Opfer schweren Schaden. Ja, sie verbinden mit ihren Drohungen erpresserische Forderungen. Namentlich, wenn es sich um von Erotomanen behauptete Sittlichkeitsvergehen handelt, geschieht es dann wohl gelegentlich, dass der Beschuldigte in seiner Scheu vor öffentlichen Anwürfen und in der falschen Hoffnung, durch eine kleine Abfindung allen weiteren Ärger zu sparen, die grosse Torheit begeht, die erste Entschädigungsforderung wirklich zu gewähren. Damit aber hat er dem hartnäckigen Kranken nur eine um so schärfere Waffe in die Hand gedrückt, und die Tatsache des Schweigegeldes erschwert ihm später die Feststellung, dass es sich lediglich um wahnhafte Einbildungen handelt. (Vergl. Beispiel 5, S. 29.)

Wohl könnte gelegentlich ein ruhiger und besonnener Paranoiker, der gelernt hat, seine Wahnideen für sich zu behalten und sie keinen merklichen Einfluss auf sein Tun gewinnen zu lassen, als Zeuge gehört werden in Fragen, die seine Person und seine Interessen nicht näher berühren, seinen Affekt nicht erregen. Doch ist auch hier immer grösste Vorsicht geboten; mit der Möglichkeit wahnhafter Erinnerungsfälschungen, misstrauischer Umdeutung der beobachteten Tatsachen bleibt stets zu rechnen.

Ungefähr das Gleiche gilt von der Geschäfts- und Testierfähigkeit solcher Kranken. Es gibt vereinzelte chronische Paranoiker, die ohne auffälligere Störung in ihrem Berufe tätig sein können, und deren Wahn ihre Handlungsfähigkeit kaum beeinträchtigt. Immerhin ist auch da die Gefahr vorhanden, dass sie infolge reizbarer Eigenbeziehung und wahnhaft verfälschten Urteils doch zu einer krankhaft schiefen Auffassung der Verhältnisse gelangen müssen und der eigentlichen freien Willensbestimmung im Sinne des Gesetzgebers entbehren. Geschickte Dissimulation darf nicht den Gutachter über die Schwere der eingetretenen psychischen Veränderung hinwegtäuschen. Jeder Fall ist eingehend zu prüfen.

Nicht ganz einfach liegt die Entmündigungsfrage. Wo das gesamte Denken und Tun von Wahnvorstellungen beherrscht wird, ist bei chronischem Leiden die Entmündigung geboten. Andererseits gibt es, wie gezeigt wurde, Fälle, in denen der Kranke seine eigenen Angelegenheiten lange Zeit tadellos zu besorgen scheint. Hier mag von der drückenden Massnahme Abstand genommen werden, so lange er nicht mit der Aussenwelt in Konflikte gerät. Verfolgte Verfolger würden besser stets entmündigt, da sich unmöglich absehen lässt, zu welchen Verkehrtheiten sie von ihren Einbildungen plötzlich verleitet werden. Zu dem Kreise ihrer Angelegenheiten gehört auch der entsprechende Verkehr mit der Umwelt, und es ist eine völlig verkehrte Humanität, wenn man einem Narren die Freiheit lässt, zahlreiche Geistesgesunde zu quälen und zu schädigen. Das hier Ausgeführte gilt besonders von den Querulanten, denen gegenüber Behörden und Sachverständige mitunter eine erstaunliche Langmut an den Tag legen. Auch hat man wohl in der Befürchtung, dass die Entmündigung neue Erregungen bedingen werde, vorgeschlagen, von jener ganz abzusehen, und nur alle Willenserklärungen des Querulanten als nichtig zu behandeln. Ob man auf solche Weise immer um die Massnahme der Entmündigung wird herum kommen können, erscheint mir doch fraglich. Wird dieselbe überhaupt eingeleitet, sollte sie dann besser gleich wegen Geisteskrankheit erfolgen, weil sonst der verfolgte Verfolger die ihm gelassene beschränkte Geschäftsfähigkeit nur zu weiteren Beunruhigungen seiner Umgebung benutzen würde. Bei friedlicheren Paranoikern mag dagegen oft genug die Entmündigung wegen Geistesschwäche genügen.

Tritt eine Besserung ein, sei man zunächst vorsichtig mit der Wiederaufhebung der Entmündigung wegen Geisteskrankheit. Zweckmässiger ist erst die Umwandlung in die leichtere Form, damit der Kranke zeigt, wie er die ihm gebotene grössere Bewegungsfreiheit benutzt, und weil damit ein zuverlässigeres Urteil über die Dauer dieser Besserung gewonnen wird.

Bei der Frage der Ehescheidung in paranoischen Zuständen hat neben Dauer und Prognose, die von der jedesmaligen Art des Grundleidens abhängt, die Auslegung des Begriffes „Aufhebung der geistigen Gemeinschaft" zu entscheiden. Viele besonnene Kranke zeigen trotz ihres unveränderlichen Wahnes lebhaftes Interesse für Weib und Kind. Dennoch muss unter Umständen die geistige Gemeinschaft für aufgehoben erklärt werden; denn nicht nur der Eifersuchtswahnsinnige, der an Ehebruch glaubt, und der Verfolgte, welcher durch seine schrullenhaften Massnahmen der Familie ein Zusammenleben mit ihm unmöglich macht, auch der von Grössenideen beherrschte, der übertriebenen Aufwand verlangt und seine Angehörigen abhält, durch ihrer Hände Arbeit für den nötigen Verdienst zu sorgen, oder eine vernünftige Erziehung und Berufsausbildung der Kinder hindert, macht eine wirkliche geistige Gemeinschaft der Ehegatten, wie sie auf S. 74 verstanden wurde, zur deutlicher hervor; stürmische Erscheinungen wie Halluzinationen, Illusionen, Affektschwankungen, phantastische Erinnerungsfälschungen machen sich bemerkbar. Zwar bleibt auch hier die Besonnenheit erhalten, aber eine gewisse Urteilsschwäche wird mit der Zeit unverkennbar.

Die Aufstellung einer akuten Paranoia ist nicht mehr üblich; Zustandsbilder, die man so bezeichnen könnte, gehören teils zum manisch-depressiven Irresein (expansiver oder hypochondrisch-depressiver Affekt, Bewegungsdrang oder Hemmung, baldiger Ablauf), teils zur Schizophrenie (s. unten!), kommen ferner vor bei Amentia (massenhafte Sinnestäuschungen, Bewusstseinstrübung, Ratlosigkeit), bei Epilepsie (Krampfanfälle, explosive Reizbarkeit und Gewalttätigkeit), bei Hysterie (die oberflächlichere Wahnbildung wird durch äussere Vorgänge veranlasst, Wachträume, Dämmerzustände).

Am häufigsten findet sich der paranoische Symptomenkomplex episodisch im Verlaufe der Schizophrenie, verbunden mit hebephrenen und katatonischen Zügen. Eine mehr selbständige Stellung nimmt die meist ebenfalls hierhergezählte Dementia paranoides sive phantastica ein mit dauernder phantastischer Wahnbildung, zahlreichen Sinnestäuschungen, verworrenen Äusserungen (Wortneubildungen), Erregungszuständen, schnellem geistigen Zerfall.

Eifersuchtswahn entwickelt sich mit Vorliebe bei chronischen Alkoholisten; akutes Auftreten von Stimmenhören mit persekutorischer und hypochondrischer Wahnbildung findet sich bei Alkoholhalluzinose.

Querulantenwahn erwächst ausser auf dem Boden chronischer Paranoia bezw. Paraphrenie besonders bei Manie, Hysterie, Schizophrenie; Pseudoquerulantenwahn bei Psychopathen. Blosses eigensinniges Querulieren ist noch keine Geisteskrankheit.

Auch bei angeborenem Schwachsinn und bei den zur Demenz führenden organischen Gehirnkrankheiten (Dementia paralytica, arteriosclerotica, senilis usw.) wird Wahnbildung mannigfacher Art beobachtet.

c) Stellung des paranoischen Symptomenkomplexes in foro.

Besonders oft gelangen zur gerichtsärztlichen Begutachtung die verfolgten Verfolger, zu denen auch die geisteskranken Querulanten gezählt werden dürfen. Der in vermeintlicher Notwehr handelnde Paranoiker wird in seiner Erbitterung zu den schwersten Verbrechen getrieben: Mord, Todschlag, schwere Körperverletzung, Beleidigungen, Störung der öffentlichen Ordnung, Widerstand gegen die Staatsgewalt, Sittlichkeitsverbrechen. Aber auch alle möglichen anderen Delikte können auf Grund paranoischer Gedankengänge verübt werden, ohne dass immer der Zusammenhang mit dem Wahnsystem sich im einzelnen klarlegen lässt. Trotzdem ist es nicht angängig, bei nachgewiesener Geistesstörung auf Grund der äusserlichen Besonnenheit etwa eine teilweise Zurechnungsfähigkeit annehmen zu wollen, wie das einzelne Autoren

Unmöglichkeit. Daran vermag seine aufrichtige Beteuerung nichts zu ändern, dass ihm das Wohl der Seinen über alles gehe und dass sich nur der andere Ehegatte seinen Wünschen zu fügen brauche, um die vollste Harmonie herzustellen.

Allein selbst wenn die häusliche Eintracht zunächst nicht durch den gegen andere Personen gerichteten Wahn gestört wurde, sehen wir letzteren nicht selten mit der Zeit das gesamte Denken des Kranken so erfüllen, dass jede Gemeinschaft der Gefühle, Anschauungen, Bestrebungen unrettbar verloren geht.

Lit. Nr. 30, 36, 74, 87, 94, 104, 114, 134, 149, 151, 174, 185, 186, 187, 262, 342, 345.

Beispiel 15.
(Mord bei Dementia paranoides. § 51 St. G.B. liegt bestimmt vor.)

Dem Herrn Ersten Staatsanwalt bei dem Königlichen Landgericht F. erstatte ich im Vorverfahren wegen Mordes gegen den Karl D. nachstehendes ärztliches Gutachten über dessen Geisteszustand und insbesondere darüber, ob bei Begehung der Tat die Voraussetzungen des § 51 St. G.B. bestanden haben.

Zur Verfügung standen die Untersuchungsakten, Entmündigungsakten, Krankenblätter der Irrenanstalt F. und die eigene Beobachtung.

Vorgeschichte.

Am 8. Mai morgens $^{1}/_{3}8$ Uhr wurde die Prostituierte H. in der Wohnung des D. erdrosselt aufgefunden. Der Verdacht der Täterschaft lenkte sich sofort auf den D., der schon wiederholt wegen Geisteskrankheit in der Irrenanstalt untergebracht gewesen war. Es wurde dessen Festnahme und Verbringung in die Anstalt veranlasst.

Ein Bruder der Mutter ist geisteskrank gestorben, eine Schwester ist schwachsinnig. Karl D. selbst erkrankte mit 21 Jahren, wurde menschenscheu, gab seinen Beruf auf, sass untätig umher, liess sich von Frauenzimmern ausbeuten, zeigte eigentümliche Gewohnheiten, nächtliche Unruhe, erzählte phantastische Geschichten, glaubte sich von der Polizei beobachtet, von Juden verfolgt; dazu kamen allerlei Sinnestäuschungen und sonderbare Empfindungen, er hörte Stimmen und suchte sie durch lautes Singen und Pfeifen zu übertönen, behauptete, ein Känguruh drücke auf seine Geschlechtsteile, schnitt häufige Grimassen und machte stereotype Bewegungen. Im Jahre 1901 erfolgte seine Entmündigung wegen Geisteskrankheit.

Seit 1904 befand er sich viermal in der Irrenanstalt zur Behandlung. Hier bezeichnete er sich als Oberstleutnant, behauptete ein Verhältnis mit einer Schwester des Kaisers zu haben, klagte selbst, er leide an zeitweisen Wutanfällen. Er zeigte ein starres und abweisendes Verhalten, merkwürdige Haltungen, lief viel ruhelos umher, griff sich an die Geschlechtsteile, sprach häufig nichts, murmelte nur vor sich hin.

Eigene Beobachtung.

Die körperliche Untersuchung des 42jährigen Mannes ergibt ausser Lebhaftigkeit der Reflexe nichts Bemerkenswertes. Äusserst kräftige Muskulatur. Er blickt mit gespanntem Ausdruck den Arzt an, antwortet nicht auf Fragen, widerstrebt gegen Berührungen, stösst zuweilen abgerissene Worte aus wie: „Was!“ Lacht ohne Grund, scheint zu halluzinieren. Geht nachts unruhig aus dem Bette, schläft wenig. Onaniert stark. Hat zu keiner Beschäftigung Lust. Sehr leicht gereizt, bricht plötzlich in Schimpfen aus: „Lump! Schweinehund!“ und dergl.

Gutachten.

Die Beurteilung des vorliegenden Falles wird dadurch wesentlich erleichtert, dass durch die mehrfache Beobachtung des D. in der Irrenanstalt und durch die Entmündigungsakten ein reichliches Material über die Entwickelung der geistigen Erkrankung vorliegt. Diese hat sich seit 20 Jahren unter Auftreten mannigfacher Sinnestäuschungen und Wahnideen phantastischen Inhalts sowie eigenartiger Willensäusserungen ausgebildet. D. sass meist in gespannter Haltung in seinem Zimmer, das er nur zur Nachtzeit verliess, sah mit starrem Blick stundenlang auf einen Fleck oder schnitt Grimassen. Dann wieder traten plötzliche Erregungszustände mit Schimpfen auf.

Demnach handelt es sich um einen in die Gruppe der Schizophrenie (Spaltungsirresein) gehörigen Verblödungsprozess, der unter der Verrücktheit ähnlichen Wahnerscheinungen begonnen hat (Dementia paranoides). Die geschilderten Eigentümlichkeiten im Wesen des D., sein unfreies Wesen, seine verschrobenen Haltungen, seine Neigung zu Wutausbrüchen sind charakteristische Symptome dieses Leidens. Bei seiner letzten Entlassung bestand die Krankheit fort, nur das äussere Verhalten war zeitweise ruhiger geworden. Es unterliegt keinem Zweifel, dass ebenso auch zur Zeit des Mordes die schwere Geisteskrankheit mit Wahnvorstellungen, Urteilsschwäche und Neigung zu Triebhandlungen fortbestanden hat. Schon das Gebahren des Täters nach Vollbringung der Tat gibt einen Hinweis auf seinen Geisteszustand, indem er die Leiche gleichgültig liegen liess und gar keinen Versuch machte, seine Schuld zu verdecken.

Ob die Tat als beabsichtigter Lustmord zu betrachten ist oder als mehr zufällige Folge krankhafter Reizbarkeit, ob sie durch Wahnvorstellungen oder Sinnestäuschungen bedingt wurde, oder ob sie eine blosse Triebhandlung darstellt, wird sich bei der Unzugänglichkeit und hartnäckigen Schweigsamkeit des D. nicht entscheiden lassen, tut aber auch nichts zur Sache. Es genügt die Feststellung, dass D. an einer schweren geistigen Erkrankung leidet, welche dauernd seine freie Willensbestimmung aufhebt.

Zusammenfassend gebe ich mein Urteil dahin ab:

1. Karl D. leidet seit Jahren an einer schweren chronischen Geisteskrankheit, die keine Aussicht auf Heilung bietet.

2. Es ist mit Bestimmtheit anzunehmen, dass D. auch zur Zeit der Begehung der Straftat sich in einem Zustande krankhafter Störung der Geistestätigkeit befunden hat, durch welchen seine freie Willensbestimmung ausgeschlossen war.

Beispiel 16.

(Falsche Anzeige und Erpressung bei Querulantenwahn (Paranoia).
§ 51 St. G. B.)

Der 41jährige Franz J. ist wegen falscher Anschuldigung und Erpressung angeklagt. Er verfolgte seit Jahren seinen Schwiegervater, der mit der Heirat seiner Tochter nicht einverstanden gewesen war und ihr nur eine beschränkte Unterstützung gewähren wollte, mit grimmigem Hass, verläumdete ihn in Briefen und Zeitungsartikeln und erstattete schliesslich die falsche Anzeige, sein Schwiegervater habe das mütterliche Erbteil der Tochter unterschlagen. Ausserdem suchte er durch Drohbriefe von diesem fortgesetzt Geld zu erpressen. Da er nach seiner Verhaftung eine Fülle nervöser Klagen vorbrachte, sehr aufgeregt sich benahm und sich von seiner Umgebung bedroht glaubte, wurde seine Begutachtung angeordnet.

Rachenreflex fehlt. Lidflattern. Herabsetzung der Hautempfindlichkeit. Sonst nichts von der Norm Abweichendes. Sehr erregbar, weint viel, stellt sich als Opfer verbrecherischer Intriguen hin. Führt immerfort Bibelsprüche im Munde, bekritzelt mit ihnen jedes Stück Papier, das ihm in die Hände fällt. Unter offenbarer Verdrehung der Tatsachen erhebt er die schwersten Anschuldigungen gegen Schwiegervater und Frau, die Behörden und Gerichte. Die Frau beschuldigt er ohne irgendwelche Unterlagen des Ehebruchs. Obgleich er in seinen Briefen an den Schwiegervater immer betont, die Rente sei angesichts des geschwächten Gesundheitszustandes seiner Frau zu gering, verbraucht er alles für sich, gibt ihr nur auf vieles Bitten markstückweise etwas ab. Auch in der Klinik queruliert er fortgesetzt gegen seine Umgebung, behauptet, die Pfleger schikanierten ihn, behandelten ihn wie einen Mörder, verlangt Verpflegung erster Klasse, macht ganz unnötige Bestellungen, unbekümmert wie seine Frau die Kosten aufbringen soll. Denkt nur an seine persönliche Bequemlichkeit ohne Rücksicht auf Frau und Kind. Der Ärger über seinen Schwiegervater habe ihn krank gemacht; dor sei an seinem Unglück schuld. Dass er selbst über seine Verhältnisse gelebt und nichts gearbeitet hat, sieht er nicht ein. Der Schwiegervater sei wohl in der Lage, ihm mehr Unterstützung zu gewähren. Die Zeugenaussage seiner Frau, dass sie vom Vater alles ihr Zustehende längst erhalten habe, bezeichnet er als wissentlich falsch. Der Umstand, dass der Schwiegervater der Frau hinter seinem Rücken fortgesetzt Geld schickte, damit es ihr zugute käme, hält er für ein Zeichen, dass jene beiden gegen ihn sich verschworen hätten. Man wolle ihn auf jede Weise mundtot machen und um seine Rechte betrügen. Er sei der in Wahrheit Geschädigte, der Schwiegervater der Betrüger und Erpresser! Er selbst habe nur in berechtigter Notwehr gehandelt, wolle lediglich sein Recht. Nur durch Drohungen gezwungen, habe er früher die schriftliche Erklärung abgegeben, keine Ansprüche zu haben; das sei nicht gültig. Er stehe in besonderen Beziehungen zu Gott, habe mehrfach himmlische Zeichen und Warnungen erhalten, fühle sich von der Vorsehung geleitet, sei ein frommer Mann, der durch die Verfolgungen der Bösen leiden müsse. Ist von diesen Vorstellungen vollständig beherrscht und Einwänden unzugänglich.

Aus der Vorgeschichte ergibt sich, dass der Vater ein Sonderling war, auch die Schwester leidet an Wahnvorstellungen. J. selbst hat ein sehr abenteuerliches und unruhiges Leben geführt, ist trotz guter Schulbildung und nicht eigentlich schlechter intellektueller Begabung im Leben zu nichts gekommen, geriet überall in Streit, machte sich durch sein schrulliges Gebahren unmöglich. In den letzten Jahren steigerten sich alle diese Erscheinungen, so dass er ganz erwerbsunfähig wurde. Er hatte nur noch Sinn für seine Kämpfe gegen Angehörige und weitere Umgebung.

Die jetzigen Wahnideen sind unmerklich hervorgegangen aus unklaren und irrigen Vorstellungen früherer Tage. Aus den Misshelligkeiten bei der Heirat hat sich die Idee rechtlicher Beeinträchtigung entwickelt. Überraschend ist zur Zeit der Widerspruch zwischen seiner zur Schau getragenen Frömmigkeit und der Gehässigkeit, mit welcher er seine vermeintlichen Widersacher verfolgt. Für die Verletzung der Rechtssphäre anderer hat er kein Verständnis, immer wieder betont er nur sein persönliches Recht, seine angeblichen Ansprüche. Alle diese Erscheinungen sind indessen in gleicher Weise Ausflüsse seines Wahns, der sich allmählich unerschütterlich festgesetzt hat und sein ganzes Denken und Tun beherrscht.

Zusammenfassend lässt sich sagen, dass J. an einer Mischung von Beeinträchtigungs- und Überschätzungsvorstellungen leidet, die sich systematisch zusammenschliessen und seine gesamte Stellung zur Aussenwelt verrückt haben. Durch diese Wahnideen, die ihn zu ständigem Querulieren treiben, ist er zu seinen Straftaten gekommen. Er hat demnach in einem Zustande krankhafter Störung der Geistestätigkeit gehandelt, in welchem die freie Willensbestimmung ausgeschlossen war.

Beispiel 17.

(Induktion von schizophrenem Querulantenwahn auf eine ganze Familie. Beamtenbeleidigung und versuchter Totschlag. § 51).

Der Müller T. hatte einen Rechtsstreit um den Gegenstand von 80 Mark verloren. Im Laufe des Prozesses benahmen er und seine beiden Söhne sich sehr aufgeregt, beschimpften Richter und Anwälte, schienen sich aber nach dem Urteile zu beruhigen. Nach 4 Jahren kehrte die nach Amerika verheiratete Tochter des T., Frau H., zurück, weil sie angeblich von ihrem Manne verfolgt, und mit Vergiftungsversuchen bedroht worden war. Er hätte ihr z. B. beim Beischlaf an seinem Kondom Gift in den Körper eingeführt, so dass ihr Leib stark anschwoll. Unter ihrem Einflusse begann die Familie erneut zu querulieren. Sie liess überall Plakate anschlagen, Richter und Bürgermeister seien bestochen gewesen, hätten Urkundenfälschung begangen, die Zeugen hätten Meineide geleistet. Gerichtliche Vorladungen blieben unbeachtet. Die Familie verschanzte sich. Einen Gendarmen, der zur Verhaftung schreiten sollte, schoss der eine Bruder nieder. Erst nach Wochen gelang es, die Mühle zu überrumpeln und die Insassen zu überwältigen. Vor allem Frau H. leistete verzweifelten Widerstand, musste gebunden fortgeschafft werden. Die Familie T. hatte auch an Ministerium und Landesvertretung grosse Eingaben gerichtet, in denen sie ihr Recht betonte, gegen die Verfolgungen der Behörde protestierte und die alten Beschuldigungen erhob.

Bei den übrigen Familienmitgliedern trat nach ihrer Verbringung in verschiedene Irrenanstalten schnell Beruhigung ein. Frau H. zeigte in hiesiger Klinik schwere katatonische Zustände, Stupor wechselnd mit triebhaften Erregungen, in welchen sie nackt umhersprang und ausserordentlich gewalttätig wurde. Abenteuerliche hypochondrische Vorstellungen, sie habe Schlangen im Körper, mischten sich mit Verfolgungsideen, in denen die Gerichte und Behörden eine Rolle spielten. Zerfahrene Äusserungen. Erotisches Gebaren. Das Zerreissen der Kleider begründete sie damit, sie wolle vom Staate nichts haben. Schmierte mit Kot. Glaubte sich von ihrer Umgebung fortgesetzt schikaniert, behauptete, es würden ihr uringetränkte Lappen auf das Gesicht gelegt, die Brüder seien im Keller ermordet und dergl.

Nach den gesamten Vorgängen konnte es keinem Zweifel unterliegen, dass die an schizophrener Wahnbildung leidende Frau H. ihre Verfolgungsideen auf die zu solcher Erkrankung veranlagten Angehörigen übertragen hatte. Alle waren für ihre im krankhaften Affekte auf Grund wahnhafter Vorstellungen verübten Straftaten nicht verantwortlich zu machen. Die gefährlichste Kranke, die dringend der weiteren Verwahrung in geschlossener Anstalt bedurfte, war jedoch die Frau H.

Beispiel 18.

(Eifersuchtswahn bei Verrücktheit (Paraphrenie). Entmündigung wegen Geisteskrankheit).

Auf Ersuchen des Amtsgerichts F. erstatte ich in der Entmündigungssache gegen die Ehefrau Marie Sch. nachstehend das erforderte Gutachten. Zur Verfügung standen die Entmündigungsakten und eigene Beobachtung.

Vorgeschichte.

Gegen die zum zweiten Male in die Psychiatrische Klinik aufgenommene 35jährige Ehefrau Sch. ist vom Ehemanne die Entmündigung beantragt mit der Angabe, dass sie bereits seit 3 Jahren geisteskrank sei und zu Verkehrtheiten neige. Bei ihrer Vernehmung hat sie erklärt, ihr Mann sei schlecht, verkehre mit anderen Frauen und habe sie grundlos in die Anstalt gesperrt. Sowohl zuhause als in der Klinik merke sie, dass immer an ihr „gezogen" werde. Sie könne deshalb überhaupt nicht schlafen. Jemand mache das aus Eifersucht.

Eigene Beobachtung.

Frau Sch. hat sich vom 1. 9. 15—23. 1. 16 und vom 19. 11, 18 bis jetzt in der hiesigen Klinik befunden. Sie wurde mit ärztlichem Notwendigkeitsattest eingeliefert, weil sie auf Grund von Verfolgungswahn die Kinder misshandelte und den Mann bedrohte. Bei ihrem ersten Aufenthalte behauptete sie, der Mann habe ständig geschlechtlichen Verkehr mit anderen Frauen, die nachts ins Zimmer kämen, ihr

Sachen fortschleppten. Zuhause hatte sie immer mit einem Besenstiel unter den Betten herumgesucht, hatte Salzsäure im Essen geschmeckt. In der Klinik fühlte sie sonderbares Ziehen, das ihr von aussen gemacht würde, hörte schimpfende Stimmen und sah Köpfe an der Wand. Die Pflegerinnen hielten es mit ihrem Manne, machten sie absichtlich krank, täten ihr Gift ins Essen. Sie bezog alles, was geschah und gesprochen wurde, auf sich, ward zeitweise erregt, beschimpfte und schlug ihre Umgebung. Über ihr Vorleben ist nichts Näheres bekannt. Eine Schwester soll nervös sein. Sie selbst soll seit 6 Jahren grundlose Eifersucht gezeigt haben.

35 jährige Frau, mittelgross, hager, muskulös. Sehlöcher und Sehnenreflexe regelrecht. Sprache frei. Alle Bewegungen sicher. Innere Organe ohne krankhaften Befund.

Verlangt ständig mit den gleichen Worten ihre Entlassung, redet sich sogleich in grossen Zorn gegen ihren Mann, den sie des Ehebruchs mit den verschiedensten Personen beschuldigt. Namentlich verkehre er geschlechtlich mit 3 Töchtern von den Leuten unten im Haus. Sie habe ihn dabei ertappt, dass er dort aus der Türe kam, aber er wollte es nicht wahrhaben, schlug sie, als sie die Mädchen ausschimpfte. — „Hier wird man von allen Leuten geärgert. Was brauche ich mich hier von den Leuten so angucken zu lassen? Und ständig wird man von den Leuten da unten gezogen. In dem Saal hier kann man nicht schlafen; es ist da, als ob einer einem ins Herz stechen täte. Vor 3 Jahren bin ich auch hier körperlich ruiniert worden. Seitdem bin ich nicht mehr dasselbe. Sie sticheln immer hier, die Wärterinnen, und lassen mich merken, sie meinten, ich wollte ihnen jemanden abspenstig machen. Das brauche ich mir doch nicht ständig gefallen zu lassen.“

(Wieso wird an Ihnen gezogen?) „Ja, gerade im Saal hier wird mir ständig ins Herz gestochen und auf den Kopf gedrückt. Es mag sein, was es will. Warum sie es gerade auf mich alle gepackt haben? Ich tue keinem was zuleide.“

(Zuhause auch?) „Da waren es unten die, die halten es mit meinem Manne, der ist grundverdorben. Von den Leuten unten geht es wohl aus, dass an mir ständig gezogen wurde. Aber zuhause ist auch von hier aus an mir gezogen worden, vielleicht weil damals das Geld nicht bezahlt worden ist. Wer es macht, weiss ich nicht. Die im 3. Stock steckten auch hinter der Decke. Mir sind Strümpfe fortgekommen; ich weiss nicht, ob die nicht die Strümpfe genommen haben.“

Fremde Leute liefen in ihre Wohnung und schleppten die Sachen fort. Sagt, sie würde ihrem Manne den Schädel einschlagen, wenn sie nur eine geeignete Waffe hätte. Der Kerl verdiene es nicht besser. — Sich selbst überlassen, arbeitet sie fleissig auf der Abteilung.

Gutachten.

Frau Sch. ist geistesgestört und leidet an chronischer Verrücktheit. Schon seit Jahren hat sich bei ihr allmählich ein festsitzendes Wahnsystem ausgebildet: Sie glaubt sich von ihrem Manne und zahlreichen Frauen, mit denen er ein ehebrecherisches Verhältnis haben soll, verfolgt und an ihrer Gesundheit geschädigt. Man mischt ihr Gift in die Speisen, zieht an ihrem Körper herum, drückt ihr nachts auf den Kopf, sticht sie ins Herz, stiehlt ihre Sachen. Mitunter hat sie ausgesprochene Sinnestäuschungen, hört Stimmen, sieht Köpfe an der Wand. Da sie alles, was in ihrer Umgebung geschieht und gesprochen wird, auf sich bezieht, fühlt sie sich fortgesetzt geärgert und schikaniert und gerät mit der Umgebung in Streit, wobei ihre krankhafte Reizbarkeit leicht in Gewalttätigkeiten ausartet. — Wie sie in der Klinik häufig ihrer Umgebung gefährlich wird, soll sie auch zuhause ihre Kinder misshandelt und den Mann bedroht haben. Es ist das ohne weiteres zu glauben, da sie noch jetzt mit Überzeugung erklärt, sie würde dem Manne den Schädel einschlagen, wenn sie nur eine entsprechende Waffe hätte.

Diese Form der Geistesstörung bietet nur schlechte Aussicht auf Genesung. Wohl mag im Laufe der Jahre die Gereiztheit abnehmen und dadurch die Kranke wieder lenksamer und ungefährlicher werden; allein wirkliche Heilung ist erfahrungsgemäss nicht zu erwarten. Der Wahn hat sich schleichend im Laufe von Jahren entwickelt und so festgesetzt, dass er das ganze Sinnen und Trachten der Kranken beherrscht, ihr Tun bestimmt.

Daraus ergibt sich schon, dass sie völlig unfähig ist, ihre Angelegenheiten zu besorgen. Wer derartig von wahnhaften Gedankengängen beeinflusst wird, ist nicht imstande, den Anforderungen der Wirklichkeit zu entsprechen, wird unberechenbar in seinen Handlungen und bildet eine Gefahr für seine Umgebung. Frau Sch. vermag nicht ausserhalb einer Anstalt zu sein, kann nicht ihr Hauswesen leiten, für die Kinder sorgen, mit dem Manne zusammenleben. Ihre Geschäftsfähigkeit ist zur Zeit gänzlich aufgehoben. Mein Gutachten lautet daher:

Frau Sch. leidet an chronischer Verrücktheit und vermag infolge von Geisteskrankheit nicht ihre Angelegenheiten zu besorgen.

Zur Erotomanie siehe Beispiel 5, S. 29, zu Eifersuchtswahn noch Beispiel 10, S. 77!

5. Der katatonische Symptomenkomplex.

a) Zustandsbild.

Der Name Katatonie oder Spannungsirresein ist ursprünglich zur Bezeichnung von Geistesstörungen eingeführt worden, die durch eigentümliche krampfartige Starre der Muskulatur auffielen. Am regelmässigsten finden sich derartige Spannungserscheinungen bei der Schizophrenie, kommen aber ausserdem vorübergehend bei den verschiedensten Psychosenformen vor.

Unter den katatonen Symptomen sind vor allen zu nennen sonderbare Krampf- und Hemmungsbilder psychischer Entstehung: Neben tik-artigen Bewegungen und Grimassieren zeigen sich bizarre Kontrakturen und starre Haltungen bald einzelner Muskelgruppen, bald des gesamten Körpers. Oder die Kranken versinken überhaupt in einen Zustand von Regungslosigkeit (Stupor), beachten nicht mehr Reize der Aussenwelt, antworten auf sie in ungenügender oder verkehrter Weise, obgleich die Auffassung nicht beeinträchtigt ist. In erster Linie handelt es sich um krankhafte Störungen der Willenstätigkeit.

Solche Kranke liegen wie schlafend da, stehen steif wie Bildsäulen auf einem Fleck, nehmen die verzwicktesten Haltungen ein: Knieellenbogenlage, Hockstellung, Fechterstellung usw. Mitunter lassen sich die Glieder, als wären sie von Wachs, in jede beliebige Lage biegen (Flexibilitas cerea), werden dann längere Zeit ohne Zeichen von Ermüdung festgehalten. So vermag der Kranke z. B. mit gleichzeitig emporgestreckten Armen und Beinen in Rückenlage zu verharren.

In anderen Fällen wieder wird jedem Versuche, den Katatoniker aus seiner Lage zu bringen, heftigster Widerstand entgegengesetzt: Er widerstrebt überhaupt jeder noch so notwendigen Massnahme, will sich nicht reinigen und füttern lassen, presst die Lippen zusammen, hält

Stuhl und Urin zurück, will nicht auf den Nachtstuhl, nicht ins Bad, will aber, einmal dorthin gebracht, auch nicht wieder aus der neuen Lage heraus. Man spricht bei solchem sinnlosen Widerstreben von Negativismus, bei hartnäckiger Stummheit von Mutismus. Es ist zu merken, dass alle die geschilderten Erscheinungen gemäss ihrer psychischen Entstehung ungemein rasch wechseln können. Sie verschwinden allmählich oder plötzlich ohne äussere Veranlassung oder unter bestimmten Umständen, gegenüber bestimmten Personen, stellen sich dann allmählich oder plötzlich von neuem ein. Stuporöse Regungslosigkeit kann von jähen Erregungszuständen und impulsiven Handlungen durchbrochen werden, die Stummheit von triebartigem Schreien.

Aus Negativismus machen die Kranken ferner alles möglichst verkehrt, ziehen die Hosen als Jacken an, steigen mit den Beinen in die Ärmel, defäzieren neben den Nachtstuhl usw.

Mit den Erscheinungen dieses Negativismus mischt sich vielfach willenlose Beeinflussbarkeit (Befehlsautomatie), und durch das gleichzeitige Nebeneinander solcher völlig gegensätzlichen Bilder entstehen dann höchst überraschende Zustände: Nicht nur Aufforderungen werden von den sonst widerstrebenden Kranken maschinenmässig befolgt, auch vorgemachte Bewegungen werden von ihnen zwangsartig nachgeahmt (Echopraxie), vorgesprochene Worte nachgeplappert (Echolalie). Der Kranke presst vielleicht negativistisch die Lippen zusammen, muss aber doch gleichzeitig versuchen, das gehörte Wort zu wiederholen. Dabei mag im übrigen stumpfe Gleichgültigkeit gegenüber den Vorgängen in der Umgebung herrschen.

Dauernde Affektstörungen gehören nicht zum Bilde, eher anfallsweise Erregungen depressiver, läppisch-heiterer oder zornmütiger Art. Vorwiegend bestehen Verlust der Initiative, der affektiven Ansprechbarkeit, der sittlichen Empfindungen und des Anstandsgefühls (Unsauberkeit, Masturbieren).

Auch die triebartige Unruhe katatoner Kranker hat etwas auffallend Gleichförmiges mit Neigung zur automatenhaften Wiederholung (Stereotypie), vollzieht sich oft ohne jeden sichtbaren Affekt mit leerer, starrer Miene. Die Betreffenden schwatzen, schreien, hüpfen, wälzen sich am Boden, rutschen auf den Knien, schlagen Purzelbäume. Sie neigen aber auch zu unerwarteten Angriffen auf die Umgebung, zu triebartiger Selbstbeschädigung, reissen sich Haare aus, zerren an den Genitalien, laufen mit dem Kopf gegen die Wand, stürzen sich vom Schrank herab, beissen sich; ja es ist Ausreissen des Augapfels beobachtet worden.

Etwaige sprachliche Äusserungen tragen ebenfalls das Gepräge des automatenhaft Stereotypen: Entweder kommt es zu unauf-

hörlichem monotonen Schwatzen mit häufiger Wiederkehr der gleichen
Worte und Wendungen und auffallender Gedankenarmut des Inhalts,
oder es wird ein einziger Satz, ein Wort endlos wiederholt (Verbigeration),
oder es lässt sich aus den bunt aneinander gereihten Worten überhaupt
kein Sinn mehr heraushören (Wortsalat). In anderen Fällen erfolgen
die sprachlichen Äusserungen nur in grossen Absätzen, mühsam, tropfen-
weise und unter zahlreichen Mitbewegungen des ganzen Körpers, lebhaftem Grimassieren und Gestikulieren.

Entweder besteht ausgesprochene Sprachverwirrtheit oder es
fällt doch an der Redeweise etwas sonderbar Geschraubtes und Ge-
ziertes auf. Nichtssagende Gemeinplätze werden mit feierlichem Ernst
vorgetragen, alberne Reimereien und Zitate an unpassender Stelle eingefügt, wunderliche Wortneubildungen gebracht. Fragen werden mitunter in gesuchter und unzutreffender Weise beantwortet, oder es wird
statt aller Antwort stets eine Gegenfrage gestellt.

Als Beispiel katatonischer Redeweise sei folgendes angeführt: „Non scholae
sed vitae, 3 Tage war der Frosch so krank, wofür ich koulanten Dank sage; ohne
Botanik hat die Medizin keine Wirkung, da das Vestibül frisch renoviert, so möchte
ich den Frosch beauftragen, mit unserem Merkur-Diana-Frieden von geschulten Händen
eine Dressur zustande zu bringen, das walte Gott und schütze die Pharmakopöe!“

Sehr auffallend sind die sprachverwirrten Schriftstücke der
Katatoniker abgefasst, mit merkwürdigen Schnörkeln, bald übermässig
grossen, bald winzig kleinen Buchstaben und endlosen Wiederholungen
der gleichen Sätze. Mitunter wird täglich genau dasselbe niederge-
schrieben. Der Satzbau kann trotz inhaltlichen Unsinns gut erhalten
bleiben. Nachstehend sei ein Beispiel mitgeteilt:

„Liebe Eltern! Ihr werdet wohl gewiss froh sein, von mir selbst eine frohe
Botschaft in Eure Hände zu bekommen. Es waren zwar 5 harte Zwetschensteine,
die ich knacken musste, aber der Kernsaft schmeckt einem hungrigen Magen doch
süss, und wenn das Knochenfeinmehl und der Saft zusammenkommt, dann bin ich,
dann sind wir alle etwas sorgenfreier. Es werden dann die Saaten unkrautfreier
und der Kleesamen oder Grassamen oder sämtliche Früchte schmecken süsser; die
Arbeit der einzelnen Berufsarten wird erleichtert, die Fahrstrassen der einzelnen
Schiffahrtslinien haben nicht soviele Anstösse mehr. Werden die Schornsteine ge-
reinigt, so entstehen schwarze Männer; kommt ein Bäcker oder Schlachter mit Blut-
schürze oder Kornmüller, so entstehen die Farben schwarz-weiss-rot. Die Fahnen-
träger dieser Flagge oder deren 5 Sinne sind mit Bazillen geimpft. Wird diese Uhr
zu stramm aufgenommen, so springt die Spiralfeder; es bekommen dann viele Leute
einen Schlaganfall. Ich befinde mich jetzt ganz wohl und meine Nebenwege sind
alle verschwunden. Mit recht freundlichen Grüssen an die freiwillige Feuerwehr,
das Reiterstandbild, die kleineren Verbände, alles in einem, die einzelnen Staaten
oder Ozeane ist die Erde.“

In den angeführten Sprach- und Schriftbeispielen fallen neben der
Geschraubtheit und Neigung zur Wiederholung die Sprunghaftigkeit und
Zerfahrenheit des Gedankenganges auf. Diese Erscheinung soll bei

Besprechung der geistigen Schwächezustände auf Seite 174 noch näher gewürdigt werden.

Vielfach spielen **hypochondrische** Empfindungen und Vorstellungen eine Rolle bei den sonderbaren Bewegungen und Äusserungen der Kranken. Das Gefühl, als würden die Gedanken von einer fremden Macht beeinflusst und behindert, ist besonders häufig und kann sich mit mannigfachen Verfolgungsideen und Grössenwahnvorstellungen verknüpfen. **Sinnestäuschungen** stellen sich gelegentlich auf allen Gebieten ein. Gehörshalluzinationen können befehlenden Charakter annehmen und verkehrte Handlungen veranlassen. (Vergl. auch paranoide Zustände bei Schizophrenie S. 132 und Beispiel 15, S. 135.)

Das Bewusstsein ist meist nicht getrübt, die Orientierung erhalten, Erinnerung für das auch im Stupor Erlebte vorhanden. Um so auffallender ist der Mangel jeden Gefühls für das Verkehrte des eigenen Tuns. Alles wird beschönigt oder abgestritten. Vorübergehende Dämmer- und Verwirrtheitszustände kommen vor, ebenso epileptiforme und hysteriforme Anfälle. **Geschlechtliche Erregung** drängt zu triebartiger Entladung: Schamloses Masturbieren, unzüchtige Angriffe auf die Umgebung.

b) Klinische Stellung des katatonischen Symptomenkomplexes.

Der Nachweis einzelner katatonischer Symptome besagt noch nicht, dass es sich um die zu geistiger Schwäche führende **Schizophrenie** (Katatonie oder Hebephrenie) handelt. Vielmehr finden sich Manieren, Stereotypien, Stupor auch im Verlaufe gutartiger Psychosen und bei organischen Gehirnkrankheiten. Ausschlaggebend sind Zerfahrenheit und fortschreitender geistiger Rückgang bei Fehlen körperlicher Lähmungssymptome.

Schon bei dem depressiven Zustandsbilde des **manisch-depressiven** Irreseins erwähnten wir die mögliche Steigerung der Hemmung bis zum Stupor: die sprachlichen Äusserungen können etwas Stereotypes annehmen oder völlig fehlen; die Denkerschwerung mag zeitweise Stumpfheit vortäuschen, ängstliches Abwehren als Negativismus gedeutet werden. Im allgemeinen darf aber daran festgehalten werden, dass ausgesprochener Negativismus mit Befehlsautomatie, zahlreichere stereotype Manieren, triebartige Handlungen, Schamlosigkeit, Unsauberkeit immer für Schizophrenie sprechen, während tiefgehender Affekt und richtige Denkhemmung hier vermisst werden. Der Manische ist weit energischer, aufmerksamer, gedankenreicher, bietet statt Zerfahrenheit Ideenflucht, lebhafteren Affekt.

Der Paranoiker ist besonnener; seine Schrullen sind durch seine Wahnvorstellungen begründet. Ausgeprägte Willensstörungen fehlen.

Bei der **Amentia** stehen Verwirrtheit und Ratlosigkeit dauernd im Vordergrunde, katatone Züge machen sich mehr episodisch geltend. Auch bei **epileptischen** Bewusstseinsstörungen tritt der katatonische

Symptomenkomplex nur vorübergehend auf, steht meist mit typischen Krampfanfällen in zeitlichem Zusammenhange.

Auf dem Boden der Hysterie können sich recht ähnliche Bilder entwickeln: Stupor, Puerilismus, Vorbeireden im Dämmerzustande. In der Regel benimmt sich aber der Hysteriker geordneter, weniger triebhaft, behält mehr Verständnis und Interesse für die Aussenwelt, wird durch äussere Vorgänge in seinem Gebahren stärker beeinflusst, wie überhaupt seine ganze Psychose mehr durch die Situation erzeugt, unterhalten und im Ablaufe bestimmt wird (vergl. S. 96).

Bei den organischen Gehirnkrankheiten bilden katatone Symptomenkomplexe verhältnismässig flüchtige Episoden. Körperlicher Befund, Vorgeschichte und charakteristische Demenz mit Abnahme von Gedächtnis, Merkfähigkeit, Urteil erlauben meist sichere Unterscheidung von der Schizophrenie.

Auf den angeborenen Schwachsinn vermag sich gelegentlich ein schizophrener Prozess aufzupflanzen. Idioten zeigen ebenfalls allerlei Stereotypien und triebartige Manieren. Bereits in der Kindheit einsetzende Hebephrenie lässt der Imbezillität recht ähnliche Bilder entstehen.

c) Stellung des katatonischen Symptomenkomplexes in foro.

Ausgesprochene katatone Krankheitsbilder sind so auffällig, dass man glauben sollte, derartige Fälle könnten strafrechtlich keine grosse Bedeutung erlangen, wenigstens der Begutachtung keine wesentlichen Schwierigkeiten bereiten. Dem ist aber nicht so wegen des lebhaften Schwankens aller Erscheinungen und der Neigung zu zeitweiligen weitgehenden Besserungen. Dadurch wird es bedingt, dass nicht nur im Beginne des Leidens, sondern auch weiterhin nach anscheinender Beruhigung und Entlassung des Kranken aus dem Schutze der Anstalt überraschend einsetzende Erregungen zu recht bedenklichen Verkehrtheiten der mannigfachsten Art führen (vergl. Beispiel 15, S. 135). Ferner lehrt die Erfahrung, dass eine katatone Psychose sich zunächst so schleichend entwickeln kann, dass die Umgebung lange Zeit nicht an das Bestehen wirklicher Geisteskrankheit glaubt und die vorhandenen Absonderlichkeiten falsch einschätzt. Ja, es geschieht immer wieder, dass auch Ärzte zunächst nur Psychopathie, Hysterie, Neurasthenie diagnostizieren und den vollen Ernst des Sachverhalts nicht erkennen.

Erleichtert werden diese Irrtümer durch die Tatsache, dass schizophrene Prozesse nicht selten auf dem Boden schwerer psychopathischer Veranlagung entstehen, und dass ihnen dann von Jugend auf bestehende Eigentümlichkeiten und nervöse Störungen voraufgehen, um unmerklich in die katatonen Symptome hinüberzuleiten.

Ein erblich schwer belasteter Rechtsanwalt, der stets als Sonderling gegolten hatte, geriet in Anklage wegen Beamtenbestechung. Bereits als Kind war er menschenscheu gewesen, hatte keine Freunde gehabt, war merkwürdig ungeschickt, hatte sich

z. B. trotz vieler Versuche unfähig gezeigt, das Schwimmen zu erlernen. In seinem Geschlechtsleben war er Masochist. Er hatte ausgesprochene Sammelwut oder, wie er es selbst nannte, die Vielsucht: 4 Aquarien, 60 Vögel waren in seiner Wohnung. Unterwürfig und ängstlich liess er sich von seiner Umgebung beherrschen und ausnutzen. Dem Dienstpersonal gab er ganz übertriebene Trinkgelder. Nur gelegentlich hatte er bereits seit über 6 Jahren Zornausbrüche mit Brüllen und Toben. Er war aber als Verteidiger sehr beschäftigt und entwickelte eine ganz erhebliche Arbeitskraft. Da erfolgte gegen ihn Anzeige, dass er den Aufsehern im Untersuchungsgefängnisse Geld gebe, wenn sie ihm Klienten zuführten. Nach seiner Verhaftung gebärdete er sich sehr aufgeregt, schrieb zu seiner Verteidigung Schriftsätze auf Schriftsätze, in denen er seine Unschuld mit leidenschaftlichen Worten beteuerte. Er habe nur aus Pflichtgefühl und übertriebenem Mitleid so gehandelt, nicht aus Gewinnsucht! Auch bei der Verhandlung verteidigte er sich energisch, beherrschte das umfangreiche Aktenmaterial. Die Sachverständigen sprachen sich übereinstimmend für schwere Psychopathie und verminderte Zurechnungsfähigkeit aus. $^{1}/_{2}$ Jahr nach der Verurteilung, gegen die er Revision geltend machte, trat eine depressive Verstimmung auf, die zunächst hysterischen Eindruck machte, aus der sich aber nach einem weiteren Vierteljahr ein schwerer katatonischer Zustand mit Ausgang in Verblödung entwickelte. Die sichere Entscheidung, ob es sich hier um eine Neuerkrankung auf psychopathischer Basis gehandelt hat oder ob schon die verkehrten Handlungen, welche zur Verurteilung des bisher unbescholtenen Mannes geführt hatten, als erste Anzeichen der im Anzuge befindlichen Geisteskrankheit anzusehen gewesen waren, dürfte kaum möglich sein.

Die Gefährlichkeit der Katatoniker besteht in ihrer unberechenbaren Neigung zu impulsiven Gewalthandlungen. Nicht nur infolge ihrer grossen Reizbarkeit und Zornmütigkeit oder auf Grund von Sinnestäuschungen und Wahnideen greifen solche Patienten ihre Umgebung in der rücksichtslosesten Weise an, manchmal lässt sich überhaupt kein Motiv für ihre Gewalttat finden, und man hat fast den Eindruck, als ob lediglich ein triebhafter Einfall die Ursache eines schauderhaften Totschlags gewesen sei. Bisweilen spielen wohl sexuelle Regungen eine Rolle (Beispiel 19, S. 147).

Am ersten sind noch bei den Angriffen auf die nächste Umgebung, auf Angehörige, Pfleger und Ärzte Beeinträchtigungsideen, Hass und Ärger von Bedeutung. Aber auch bisher unbekannte Personen fallen den triebartigen Gewalthandlungen zum Opfer.

Ein Kranker betrat, ohne ein Wort zu sprechen, einen Laden und würgte den ihm unbekannten Verkäufer. Ein anderer Patient der Klinik, der sonst stumpf dahin lebte, überfiel nachts wiederholt schlafende Kranke. Traten Pfleger dazwischen, kehrte er friedlich in sein Bett zurück. Es bestand der dringende Verdacht, dass die kurz vor seiner Einlieferung unter geheimnisvollen Umständen erfolgte Ermordung einer alleinwohnenden Frau ihm zur Last zu legen war. Seine Festnahme geschah nach triebhaften Angriffen auf harmlose Strassenpassanten. Wegen seines hartnäckigen Mutismus war von ihm selbst nichts darüber zu erfahren.

Ebenso kommen Fälle zur Beobachtung, in denen Katatoniker gleich mehrere Personen bedroht und verletzt haben. Sie können dabei nach einem überlegten Plane vorgegangen sein. Offenbar geben sie da dem auftauchenden Drange oder Einfall nicht sofort nach, sondern erspähen die Gelegenheit und treffen Vorbereitungen, ehe sie zur Ausführung ihres Vorhabens schreiten. Neben derartigen Gewalthandlungen kommt es zu einer Fülle von impulsiven Verkehrtheiten, die sich mehr im Rahmen kindischen Unfugs halten und nicht immer zu strafrechtlicher Verfolgung Anlass geben.

So schellte ein Kranker an allen Haustüren und spuckte den Öffnenden wortlos ins Gesicht. Dann setzte er sich in Hockstellung mitten auf die Strasse, in der ausgereckten Hand eine Rose haltend, bis ihn die Polizei mitnahm. Ein anderer lief im Dorfe von Haus zu Haus, verschleppte und vertauschte die unbeaufsichtigten Kinder.

Mitunter entwickelt sich ein richtiger Stehltrieb:

Ein Katatoniker schlich sich in der Pension, in der er wohnte, in alle Zimmer, hängte die Bilder ab und versteckte sie in seinem Bette, wo sie das Dienstmädchen beim Reinemachen fand.

Ferner kommen ungenügend oder gar nicht motivierte Brandstiftungen vor. Oder es entlädt sich eine sexuelle Erregung in brutalen Notzuchtsversuchen. Viele Kranke haben im Beginne des Leidens unter erotischen Vorstellungen und krampfhaften Erektionen zu leiden. Sie werden dann leicht gegen das andere Geschlecht beleidigend zudringlich, wiederholen trotz schroffster Abweisung in geradezu stereotyper Art immer wieder neue Annäherungsversuche. Manchmal schlägt auch der Geschlechtstrieb eine perverse Richtung ein.

Ein Familienvater, der bisher glücklich mit seiner Frau gelebt hatte, verfiel nach Ausbruch von Katatonie mit hypochondrischen Zügen einem förmlichen Hasse gegen sie. In der Klinik entwickelte sich bei ihm plötzlich eine fabelhafte homosexuelle Brunst: Blindlings stürzte er sich auf jede männliche Person, umklammerte sie und griff nach den Genitalien. Von seinen weiblichen Angehörigen wollte er nichts wissen. Monate hindurch hielt dieser höchst unangenehme Zustand an.

Charakteristisch für die meisten Strafhandlungen der Katatoniker ist das Sinnwidrige, Unbegründete und rücksichtslos Triebartige, das in ihrem ganzen Tun steckt.

Diese Eigenschaft wird manchmal Licht auf das Zustandekommen eines Verbrechens oder Vergehens werfen können, das vor offensichtlichem Ausbruche der Geisteskrankheit verübt ward. Wir müssen immer bedenken, dass unter Umständen gerade die der Begutachtung unterliegende Verkehrtheit das erste Anzeichen des heraufziehenden Leidens ist. Hier wäre es wünschenswert, eine längere Beobachtungsfrist als nur 6 Wochen zur Verfügung zu haben. Gelingt es in dieser verhältnismässig kurzen Zeit nicht, das Vorhandensein von Geistesstörung festzustellen, hat man doch im Gutachten dem etwa vorhandenen Verdachte Ausdruck zu geben.

Die Tatsache, dass sich katatone Zustände mit Vorliebe in eben dem Alter entwickeln, in welchem der junge Mensch dem Militärdienste mit seinen Anforderungen an Gehorsam und Pünktlichkeit unterworfen wird, macht es begreiflich, dass gerade militärische Delikte, wie

Gehorsamsverweigerung, Angriffe auf Vorgesetzte, unerlaubte Entfernung, Verlassen des Postens usw. besonders oft von solchen Kranken begangen werden. Vernehmung der Kameraden dürfte in der Regel bald erkennen lassen, dass schon vor dem Vergehen die ersten Sonderbarkeiten aufgetreten waren. Ein Alkoholexzess vermag das Leiden zu rascherem Ausbruch zu bringen, den Hang zu Triebhandlungen jäh zu steigern.

Die Frage der Entmündigung wird gewöhnlich erst bei voller Ausbildung des katatonischen Symptomenkomplexes aufgeworfen werden und dann einfach zu lösen sein. Wohl immer kommt nur Geisteskrankheit im Sinne des § 6, 1 B.G.B. in Betracht. Die grosse Unberechenbarkeit der Kranken, die Gefahr ungeheuerlichster Verkehrtheiten ist zu betonen.

Hinsichtlich der Ehescheidung haben wir vor allem die Aussichten auf Besserung ins Auge zu fassen. Der entwickelte katatonische Symptomenkomplex hebt zur Zeit ohne weiteres die geistige Gemeinschaft auf. Aber auch bei der echten Schizophrenie gibt es einen Verlauf in periodischen Schüben mit weitgehenden Remissionen. Ferner sind in der Literatur Fälle von Spätheilung nach vielen Jahren niedergelegt. Es hat daher die Entscheidung in erster Linie davon abzuhängen, wie weit bereits bleibende geistige Schwäche sich herausgebildet hat. Es gelten da die auf Seite 76 besprochenen Gesichtspunkte.

Zum Schlusse sei ausdrücklich auf die Gefahr hingewiesen, dass von Laien und nicht psychiatrisch gebildeten Ärzten das sonderbare, oft wie gemacht anmutende Verhalten der Katatoniker als raffinierte Simulation gedeutet wird. In älteren gerichtsärztlichen Veröffentlichungen über Simulanten sind Beobachtungen beschrieben, die wir heute mit grösster Wahrscheinlichkeit als Fälle von katatonischem Symptomenkomplex ansprechen müssen. Der widerspruchsvolle Wechsel von Stupor und Erregung, die infolge von Negativismus absichtlich falschen Antworten, das gesamte schrullenhafte Gebahren mit Faxen und Grimassen fordern den Argwohn auf bewusste Übertreibung allerdings heraus. Dennoch dürfte der wirklich Sachverständige, der zahlreiche derartige Kranke gesehen hat, vor diesem Irrtume wohl geschützt sein.

Lit. Nr. 12, 144, 252, 261, 309, 310, 322.

Beispiel 19.

(Mord bei Katatonie. Vorliegen des § 51 St.G.B. bejaht.)

Der 35jährige Maximilian G. sucht sich mehrfach einer 13jährigen Waise Gretchen L. zu nähern. Eines Tages will er zu ihr in die Wohnung ihrer Tante K., die gerade mit einem Bekannten in der Küche Kaffee trinkt. Als ihm nicht geöffnet wird, tritt er die Tür ein. Das Mädchen springt vor Angst aus dem Fenster. G. sticht, ohne ein Wort zu sprechen, die Frau K. tot und geht dann ruhig wieder heim. Erst als er sich verfolgt sieht, fängt er an zu laufen, wehrt sich heftig gegen

10*

seine Festnahme. Bei der Vernehmung schweigt er hartnäckig, äussert dann: „Fragen Sie doch Jesus Christus!" Später sagt er noch, blonde Menschen seien Tiere. Mit dem Gretchen habe er geschlechtlich verkehren wollen. Das einzige, was ihm auf der Welt noch Vergnügen mache, sei geschlechtliche Liebe. Vor der Leiche seines Opfers machte er einen gleichgültigen, stumpfen Eindruck, als ginge ihn die Sache nichts an. Gefragt, ob er eine Erklärung abzugeben habe, antwortete er: „Was soll ich sagen? Die Seele ist erlöst!"

In der Haft machte er einen „unheimlichen Eindruck". Aufgefordert, ein Geständnis abzulegen, erklärte er, ihm sei alles egal; die Menschen sollten über ihn richten, wenn sie das Recht dazu hätten. Er sei auf der äussersten Stufe angelangt, da gebe es keine Vollendung mehr. Immer zu leiden und seelische Qualen durchzumachen, habe doch keinen Zweck. Auch weiterhin sprach er öfters von seinen seelischen Qualen, denen er schon 10 Jahre ausgesetzt gewesen sei. In der Offenbarung Johannis habe er was vom „Tier" gefunden, das auf ihn passe. Er wurde zur Beobachtung seines Geisteszustandes der Psychiatrischen Klinik auf Antrag des Gerichtsarztes überwiesen.

Nach Mitteilung des Vaters hat die Mutter an Verfolgungswahn gelitten. Ihr Bruder war leicht erregbar. 4 Selbstmorde sind in ihrer Familie vorgekommen. G. selbst wurde im 21. Jahre auffallend rastlos, reiste zweimal nach Amerika. Nach seiner Rückkehr arbeitete er kurze Zeit bei seinem Vater, blieb dann plötzlich fort und liess nur einen Zettel zurück: „Ich komme nicht mehr." Die letzten 4 Jahre lebte er ganz abgeschlossen für sich allein. Aus einer Wirtschaft liess er sich das Essen holen. Der betreffende Wirt gibt als Zeuge an, G. habe niemals einen Menschen angeschaut; in die Wirtschaft sei er nie gekommen. Er grüsste auch keinen seiner früheren Bekannten.

In der Klinik gab G. an, das Ende der Welt sei nahe. „Der Mensch" habe schwarze Augen; die anderen seien Wiedergeburten. Er wollte aber lieber nichts reden, es werde doch alles falsch aufgefasst. Nach „Stimmen" gefragt, sagte er: „Ich höre genug, ich höre in mir selber alles, ich weiss nicht, was das ist." Dann wieder: „Die Knechte von Jesus Christus sind an allem schuld. Abraham, Isaak, Jakob, das sind die 3 Knechte. Ich kenne jeden Stamm dem Ansehen nach. Ich gehöre dem Stamm Juda an, Sie dem Stamm Isascha. Wir werden uns in 100 Jahren wiedersehen beim jüngsten Gericht." Tagsüber lag er still im Bette, sprach nichts, sah oft starr vor sich hin. Auffallend war die steife Haltung, der vom Kissen abgehobene Kopf, der Mangel jeder Teilnahme und jeder Initiative. Einmal äusserte er plötzlich, er sei Jesus Christus. Dieser stuporöse Zustand dauerte unverändert an; Vorgänge in der Umgebung wurden nicht beachtet. Die körperliche Untersuchung ergab ausser mangelhafter Ernährung nichts Bemerkenswertes.

Einmal gab er an, ein böser Geist sei in ihn gefahren, er sei schon vor Erschaffung der Welt dagewesen, ihm stehe das Recht über Leben und Tod zu. Es war aber nicht möglich, ihn zu Äusserungen über seine Tat zu bringen. Auf Nadelstiche achtete er nicht, liess eine in seine Stirnhaut gesteckte Nadel ruhig stecken. Erregungszustände wurden nicht beobachtet.

Nach diesem gesamten Bilde musste das Bestehen einer katatonischen Geisteskrankheit angenommen werden, die sich im Laufe von Jahren schleichend entwickelt hatte. Der Mord war als eine plötzliche Triebhandlung aufzufassen, die anscheinend im aufwallenden Ärger über die seinem sinnlichen Wunsche entgegengetretenen Hindernisse verübt worden war. Derartige unberechenbare Erregungszustände können sich bei diesem Leiden jederzeit einstellen. Vielleicht spielten auch seine zerfahrenen Wahnideen mit. Jedenfalls lagen bei der Schwere der Geisteskrankheit die Voraussetzungen des § 51 St. G. B. vor.

6. Delirien und halluzinatorische Verwirrtheit.

a) Zustandsbild.

Der voll entwickelte Symptomenkomplex eines Deliriums setzt sich zusammen aus Bewegungsunruhe in Form rastlosen Umherkramens und Suchens, aus Bewusstseinstrübung mit Aufhebung der Orientierung für Ort, Zeit, Personen der Umgebung und aus wechselnden Wahnvorstellungen und Sinnestäuschungen. Dagegen bei der ausgesprochenen Verwirrtheit fällt die fortgesetzte, aber mehr stille Unruhe des Deliranten weg und macht einem Wechsel von Bewegungsarmut und heftiger Erregung Platz, während der Affekt ängstlicher Ratlosigkeit bei massenhaften Sinnestäuschungen in den Vordergrund rückt, und sprachliche Äusserungen einen Zerfall der Vorstellungsreihen erkennen lassen.

Je nach der speziellen Art des Deliriums bestehen mannigfache Unterschiede, auf die bei Würdigung der klinischen Stellung auf Seite 150 eingegangen werden soll. Hier sei nur die häufigste und charakteristischste Form, das Delirium tremens der Trinker, näher geschildert:

Der Alkoholdelirant befindet sich in unablässiger Bewegung, wähnt sich bei seiner gewohnten Beschäftigung, auf seinem Arbeitsplatze. Gleichzeitig wird er von zahlreichen Halluzinationen, zumal des Gesichts und des Gefühls, beeinflusst. Der delirierende Maurer z. B. bildet sich ein, eine Kelle in der Hand zu halten, ruft halluzinierten Arbeitskollegen Aufträge zu, sucht eine imaginäre Wand, die er aufgemauert haben will, gerade zu rücken.

Der delirierende Kellner trägt eilfertig nur in seiner Einbildung vorhandene Flaschen herbei, tut, als ziehe er Korken heraus, schenke in Gläser ein, fragt vermeintliche Gäste nach ihren Wünschen, liest von einem leeren Blatte eine reichhaltige Speisekarte ab. Ein weiterer Delirant zieht an seiner gar nicht vorhandenen Zigarre, die er von Zeit zu Zeit aus seinem Munde zu nehmen scheint, lockt einen Hund, verscheucht eine Katze, die beide nur in seiner Einbildung existieren.

Vielfach verführen Gefühlsstörungen den Kranken dazu, halluzinierte Fäden aus dem Munde zu ziehen, die Bewegung des Hutabnehmens zu machen. Man ist auch imstande, ihm Gesichts- und Gefühlshalluzinationen zu suggerieren, indem man sich z. B. stellt, als drücke man ihm ein Geldstück in die Hand. Sogleich ist er überzeugt, ein solches gesehen oder gefühlt zu haben, hält die Hand vorsichtig geschlossen oder sucht auf dem Boden nach der ihm angeblich entfallenen Münze.

Fordert man den Alkoholdeliranten auf, aus dem Fenster zu schauen, eine leere Wand zu betrachten, so sieht er dort auf Befragen alle möglichen Dinge und Personen, ebenso bei Druck auf seine geschlossenen Augen. Lagegefühlsstörungen lassen ihn im unklaren sein, ob er steht oder liegt. Angstvoll stemmt er sich gegen die Zimmerwand, die ihm umzufallen scheint. Sein Gang ist unsicher, wie auf einem schwankenden Schiffe. Dabei ist die Grundstimmung humoristisch;

nur vorübergehend mögen sich ängstliche oder zornmütige Erregungen
einstellen.

Weniger typisch sind die Delirien anderer Entstehung. Die eigentümlich t r a u m h a f t e Bewusstseinstrübung mit unruhigem Umherkramen,
Zupfen, Wischen und mit mannigfach wechselnden Sinnestäuschungen ist
auch ihnen eigen. Sie zeigen fliessende Übergänge nach der nicht wie
die Delirien nur Tage, sondern Wochen und Monate dauernden halluzinatorischen Verwirrtheit (Amentia). Nach allen diesen Geistesstörungen
pflegt mehr oder weniger weitgehender Erinnerungsausfall für die Zeit
der Erkrankung zurückzubleiben, ja manchmal betrifft diese A m n e s i e
auch die letzte Zeit, welche dem Ausbruche einer halluzinatorischen
Verwirrtheit voraufging (r e t r o g r a d e Amnesie).

b) Klinische Stellung der Delirien und der Verwirrtheit.

Das oben geschilderte D e l i r i u m t r e m e n s geht mit Zittern und
Schweissausbruch einher und findet sich nur auf dem Boden des chronischen Alkoholismus. Der Urin enthält Eiweiss.

Bei den Delirien der E p i l e p t i k e r finden sich zahlreiche hypochondrische Erscheinungen und grosse Reizbarkeit mit Neigung zu tobsüchtiger
Gewalttätigkeit. Eigentliches Beschäftigungsdelir fehlt. Der Kranke
kramt mehr zwecklos umher, wird bald von schreckhaften, bald von
religiös-ekstatischen Halluzinationen und Wahnvorstellungen erfüllt, sieht
sich in der Hölle oder im Himmel, beim Jüngsten Gericht, wähnt zu
schweben oder zu fliegen, hält sich für den Messias usw. Die Sprache
ist öfter gestört: Lallen, Silbenstolpern, Einschränkung des Wortschatzes
auf wenige Wendungen (amnestische Aphasie), Hängenbleiben am eben
gebrauchten Worte (Perseveration), stereotypes Wiederholen desselben
(Verbigerieren). Auch apraktische und agnostische Erscheinungen werden
beobachtet. Der zeitliche Zusammenhang mit Krampfanfällen lässt sich
meist nachweisen.

H y s t e r i s c h e Delirien stellen sich vorwiegend dar als Remini-
szenz- oder Wunschdelirien: Im ersteren Falle spielt die Erinnerung an
irgend ein affektbetontes Erlebnis eine grosse Rolle in den Sinnestäuschungen, und der Kranke glaubt immer wieder die gleiche, meist
schreckhafte Szene von neuem zu durchleben, bringt sie dem Beobachter
in theatralischen Gebärden und pathetischen Äusserungen zur Anschauung, ist dabei durch Zwischenbemerkungen suggestiv zu beeinflussen.
Im anderen Falle glaubt er eine ersehnte Situation erreicht zu haben.
Äussere Eingriffe wie Packung, Faradisieren können dieses Delir, das
sich sonst festsetzt und sozusagen gewohnheitsmässig zu bestimmten
Stunden bei bestimmten Gelegenheiten (Menses) wiederholt, unterbrechen
und zu dauerndem Verschwinden bringen.

Auch die Delirien im Verlaufe f i e b e r h a f t e r E r k r a n k u n g e n
tragen bald schreckhaftes, bald ekstatisch verzücktes Gepräge. Ängstliches Fortdrängen, Angriffe auf die Umgebung, Selbstmordversuche sind
zu befürchten. Hier finden sich ganz besonders fliessende Übergänge

zur halluzinatorischen Verwirrtheit (Amentia) mit längerer Krankheitsdauer.

Bei den verschiedensten Intoxikationen (Morphium) und Selbstvergiftung (Eklampsie, Urämie) treten Delirium und Verwirrtheit auf, ferner bei chronisch erschöpfenden Krankheiten (Lungenschwindsucht, Herzleiden) und Kachexie (Krebs).

Im Verlaufe der Schizophrenie, namentlich bei ihrem akuten Ausbruche werden vorübergehende Bilder von Verwirrtheit beobachtet. Die Desorientierung ist jedoch meist eine weniger weitgehende, und Negativismus, triebartiges Gebaren und Zerfahrenheit des Gedankenganges bei verhältnismässig besserer Auffassung geben dem Bilde eine andere Färbung.

Die Delirien bei amnestischem Symptomenkomplexe (siehe Seite 178) stellen mehr Episoden dar. Störung der Merkfähigkeit, Erinnerungsausfall und Konfabulationen stehen im Vordergrunde der Erscheinungen. Vielfach sind polyneuritische Symptome bemerkbar.

Organische Gehirnkrankheiten (Dementia paralytica, arteriosclerotica, Meningitis, Pachymeningitis haemorrhagica, Tumor usw.), die zum Auftreten von Delirien und Verwirrtheit Veranlassung geben, lassen sich an den körperlichen Symptomen erkennen. Auch die nächtliche Unruhe der Dementia senilis mag zeitweise deliriösen Charakter annehmen.

c) Stellung der Delirien und Verwirrtheit in foro.

Dass durch eine Bewusstseinstrübung von der Art der Delirien und der halluzinatorischen Verwirrtheit die strafrechtliche Verantwortung vollkommen aufgehoben wird, liegt auf der Hand. Schwierigkeiten erwachsen hier der gutachtlichen Beurteilung höchstens durch die oft kurze Dauer solcher Zustände, ihren plötzlichen Ausbruch und raschen Ablauf. Dadurch geschieht es, dass der Sachverständige selbst verhältnismässig selten Gelegenheit erhält, den betreffenden Zustand zu sehen und bei seiner nachträglichen Beurteilung auf Zeugenaussagen angewiesen bleibt. Diese werden zwar in den meisten Fällen genügen, ein einwandfreies Bild von den Vorgängen zu geben, allein bei flüchtigen Anfällen der Störung mag es geschehen, dass überhaupt kein zuverlässiger Zeuge anwesend war.

Im Alkoholdelirium werden selten Strafhandlungen begangen. Plötzliche Angriffe auf die Umgebung, Brandstiftung, Widerstand, grober Unfug, falsche Anzeigen, Vernachlässigung der Amtspflichten mögen ausnahmsweise zu strafrechtlicher Verfolgung gelangen. Vorübergehende Aufhebung der Geschäftsfähigkeit kann nachträglich geltend gemacht werden. Meist ist das Gebaren der Kranken so auffallend, ihre Behauptungen sind so widersinnig, dass ihre rechtzeitige Erkennung und Verbringung in die Anstalt dem Eintritte wesentlicher Schädigung anderer oder der eigenen Person vorbeugen.

Ein Delirant trug sein Federbett auf die Polizei mit der Angabe, es steckten Kindsleichen darin. Ein anderer grub mitten in die Strasse ein tiefes Loch, um angeblich verschüttete Menschen zu retten. Ein Dritter wähnte, Einbrecher in seinem Laden zu bemerken, und setzte sich mit der Schusswaffe gegen seine Halluzinationen zur Wehr.

Praktisch wichtig ist die Tatsache, dass bei chronischen Alkoholisten erst in der Untersuchungshaft ein Delirium ausbrechen kann. Dieses hat dann in der Regel mit der verübten Straftat garnichts zu tun. Ein längeres Prodromalstadium des Delirium tremens gibt es nicht, nur einzelne Vorboten allgemein nervöser Art wie Schlaflosigkeit, Zerstreutheit, Reizbarkeit, Beklemmungsgefühl und dergl. werden in den letzten Tagen beobachtet. Immerhin wäre bei Affekthandlungen und Unterlassungsdelikten (Vernachlässigung des Dienstes, fehlerhafte Buchungen) kurz vor der Erkrankung zu berücksichtigen, dass jedenfalls ein erheblicher chronischer Alkoholismus vorgelegen hat. (Vgl. Seite 195.)

Weit grössere Neigung zur Gewalttätigkeit beobachtet man schon bei Infektionsdelirien. Die Behauptung, dass diese vor allem mit dem Thermometer zu diagnostizieren sind, bedarf dahin einer Einschränkung, dass es doch vorkommt, dass noch vor Auftreten von Fieber und sonstigen Erscheinungen der körperlichen Grundkrankheit eine einleitende Psychose (Delirium oder Verwirrtheit) einsetzt und zu verkehrten Handlungen führt.

Ein sonst friedfertiger Soldat glaubte plötzlich beim Essen grundlos, von seinen Kameraden verspottet zu werden, stach den einen mit dem Messer. Am nächsten Tage brach Scharlach mit heftigen Fieberdelirien und hoher Gewalttätigkeit aus. Mit Abfall des Fiebers schwand die Bewusstseinstrübung, und es fehlte auch jede Erinnerung an jenen Angriff auf seine Kameraden.

Ein Darmkranker behauptete, von seinem Bettnachbarn bestohlen zu sein. Die eingeleitete Untersuchung konnte nichts Tatsächliches feststellen. Das Hervortreten einwandfreier Delirien und der Nachweis von Typhusbazillen liessen jene falsche Behauptung als Ausfluss wahnhafter Einbildungen bei Typhuspsychose erscheinen.

Erhöhte Reizbarkeit mit Neigung zu aggressivem Gebahren beobachten wir auch bei Morphium- und Kokaindelirien; tobsüchtige Gewalttätigkeit z. B. bei Anilin- und Belladonna-Vergiftungen und vor allem bei Tollwut.

In erster Linie sind jedoch mit Recht die brutalen Handlungen verwirrter Epileptiker verrufen. Auf die Frage der nachträglichen Klarstellung epileptischer Straftaten durch Zeugenaussagen und ärztliche Untersuchung kommen wir im folgenden Abschnitte über die Dämmerzustände (S. 157) ausführlich zu sprechen. Dort wird auch die forensische Stellung der hysterischen Bewusstseinsstörungen zweckmässig zu erörtern sein (vgl. ferner S. 224).

Die deliriösen Erlebnisse verwirrter Epileptiker können sich ausserordentlich mannigfaltig gestalten:

Ein verwirrter Epileptiker machte verzweifelte Angriffe auf seine Umgebung, schnitt sich dann selbst in den Hals und die Gegend der linken Pulsader. Später erzählte er, er habe geglaubt, man wolle ihn hinrichten. Zweimal habe die Totenglocke geläutet, dann habe sich ein Lärm von Trommeln und Pfeifen erhoben, sich mit Posaunen, Donnerschlägen und dem Geschrei einer tausendstimmigen Menge zu schauerlichstem Getöse gesteigert. Vor sich sah er einen Block, ein Ofen wurde geheizt, alles drängte auf ihn ein, Entrinnen schien unmöglich. Da habe er im Entsetzen sich die Verletzungen beigebracht und sogleich ein Gefühl der Erleichterung verspürt, als nahe nun das Weltgericht.

Ein anderer Epileptiker sah den Teufel vor sich, mit dem er ringen musste, und hörte Christi Stimme, bildete sich ein, der Nachfolger des Heilands zu sein und gleich Abraham Opfer bringen zu müssen. Er hielt die Personen seiner Umgebung für Teufel, schlug seine alte Mutter nieder, verschloss das Haus und er würgte 2 Kinder. Als man ihn verhaftete, predigte er „wie ein Pfarrer". Später ward er stuporös, liess unter sich gehen. Als er nach einem Monat wieder klar wurde, hatte er die Erinnerung an sämtliche deliriösen Erlebnisse vollständig verloren.

Hier sei noch kurz ein anderes wichtiges Kapitel der forensischen Psychiatrie berührt: Auch ein Kindsmord gleich nach der Entbindung kann im Anfalle deliriöser Verwirrtheit verübt sein. Der von vielen solcher Straftat beschuldigten Personen gebrauchte Einwand, sie wüssten nichts von dem Vorgange, seien zu aufgeregt gewesen und erst hernach wieder zu sich gekommen, ist oft so handgreiflich erlogen, dass man sich nicht wundern darf, wenn er bei Richtern wenig Beachtung findet. Dennoch ist die Möglichkeit eines derartigen Verhaltens nicht zu bezweifeln.

Bei Eklampsie und puerperaler Infektion entwickeln sich nicht so selten deliriöse Verwirrtheitszustände mit hoher Neigung zu gewalttätigen Handlungen. Dann wird freilich das Bestehen einer Psychose kaum unbemerkt bleiben. Ausserdem können aber durch die mit dem Geburtsvorgange verbundenen Erregungen bei psychopathisch Veranlagten flüchtigere seelische Ausnahmezustände ausgelöst werden. In erster Linie ist hier an Epilepsie und schwere Hysterie zu denken.

Indessen beobachten wir auch ohne eine solche deutlich krankhafte Grundlage und in nicht strafrechtlichen Fällen, dass sich bei Gebärenden infolge der starken gemütlichen Erregung (Schmerz, Angst und Scham) zeitweilig die Sinne verwirren, die Umgebung ungenau aufgefasst wird, falsche Antworten erfolgen, einzelne Halluzinationen auftreten, die Erinnerung später sich getrübt erweist. Bisweilen entwickeln sich lebhafte Bewegungsunruhe und zornmütiges Gebahren. Es wird in der Literatur über einen Fall berichtet, wo die Gebärende im verwirrten Erregungszustande die Hebamme beiseite stiess, das halbgeborene Kind herausriss und am Bettpfosten zerschmetterte. Häufiger noch sind ruhig ablaufende Dämmerzustände. (Vgl. Seite 88.)

Gewiss bilden derartige Beobachtungen grosse Ausnahmen. Gleichwohl mahnen sie den Sachverständigen zur höchsten Vorsicht bei

Begutachtung einer Kindsmörderin, deren Tat sofort nach der Entbindung erfolgte. Sorgsam sind da alle in Betracht kommenden Zeugenaussagen zu sammeln und zu ergänzen. Auf die äusseren Umstände ist besonderer Wert zu legen. Hatte die Täterin bei und nach der Entbindung entsprechende Pflege, blieb ihr Zeit zur Überlegung, zur Vorbereitung ihrer Tat? Oder erfolgte die Geburt heimlich, überraschend, während sie vielleicht in ihrem Zimmer, auf einem Aborte eingeriegelt war, sich nicht zu helfen wusste? Man lasse sich mehrfach den ganzen Hergang im einzelnen erzählen, hüte sich vor Suggestivfragen, prüfe, ob Raum für eine Bewusstseinslücke bleibt, ob solche durch die Art der Darstellung wahrscheinlich gemacht wird. Wichtig ist der Nachweis einer getrübten und deliriös gefälschten Erinnerung. Immer ist bei der Schwierigkeit der Beurteilung derartiger Fälle Anstaltsbeobachtung zu beantragen.

Auf zivilrechtlichem Gebiete spielen Delirien und Verwirrtheit eine noch geringere Rolle. Für die Entmündigung kommen sie wegen ihrer kurzen Dauer überhaupt nicht in Betracht. Andererseits ist in stärker ausgebildeten Fällen ihre krankhafte Natur auch für Laienaugen zu einleuchtend, als dass die durch sie verursachte Störung der Geschäftsfähigkeit ohne böswillige Absicht übersehen werden könnte. Am ersten mögen auf dem Sterbebette einsetzende deliriöse Episoden, welche die Abfassung eines Testamentes zu beeinträchtigen drohen, die Zuziehung eines Sachverständigen erfordern. Bei den häufigen Schwankungen im Grade derartiger Bewusstseinsstörungen wird der Sachverständige am besten während der ganzen Dauer der Testamentserrichtung nicht nur anwesend bleiben, sondern auch durch geeignete Prüfung von Zeit zu Zeit sich von der geistigen Klarheit des Erblassers erneut überzeugen. Handelt es sich dagegen um nachträgliche Anfechtung des Testamentes eines Verstorbenen auf Grund behaupteter deliriöser Verwirrtheit während des Testierens, so ist der Gutachter fast stets auf die Berichte von Laien angewiesen und wird selten zu einer ganz befriedigenden Klarstellung des Sachverhaltes gelangen.

Grundsätzlich ist daran festzuhalten, dass leichte deliriöse Benommenheit, aus welcher der Kranke immer wieder vorübergehend durch Anrede herauszureissen ist, noch nicht die Geschäftsfähigkeit aufheben muss.

7. Dämmerzustände. (Pathologischer Rausch.)

a) Zustandsbild.

Den Delirien und Verwirrtheitszuständen schliessen sich die Dämmerzustände enger an, so dass gewisse Übergänge bestehen. Ihre scharfe Abtrennung hier geschieht im Interesse einer besseren Übersichtlichkeit

und ist um so wünschenswerter, weil gerade dem Gebiete der Dämmerzustände forensisch eine sehr viel grössere Bedeutung zukommt, als den
Delirien.

Wie der Name besagt, soll „Dämmerzustand" eigentlich die leichtere
Form von Bewusstseinstrübung bezeichnen, einen Zustand, in welchem
zwar keine Bewusstseinshelligkeit mehr besteht, aber auch keine völlige
Verdunklung eingetreten ist. In Wahrheit pflegt indessen die Bewusstseinstrübung meist eine recht schwere zu sein. Der Schein
geringerer Störung wird nur dadurch erweckt, dass es zum Wesen des
Dämmerzustandes gehört, dass das äussere Gebaren geordneter und
unauffälliger sich darstellt, als beim Deliranten oder halluzinatorisch
Verwirrten, und dass eine ganze Reihe von komplizierten Handlungen
in gewohnter Weise und sozusagen automatisch abläuft, obgleich die
reale Situation nicht mehr entsprechend aufgefasst und verarbeitet werden
kann. Diese Unauffälligkeit, welche den Laien oft genug zum
Glauben verleitet, er hätte es mit einem Geistesgesunden zu tun, ist
der Hauptgrund, warum die in Dämmerzuständen verübten Straftaten
trotz ihrer verhältnismässigen Seltenheit eine so hervorragende forensische
Stellung einnehmen.

Infolge der grossen einschlägischen Literatur ist leider vielfach eine
übertriebene Einschätzung der Häufigkeit derartiger Vorkommnisse in
Ärztekreisen eingerissen, indem vor Gericht gelegentlich Dämmerzustände
angenommen werden, wo es sich fraglos nicht um Bewusstseinstrübungen
gehandelt haben kann, Fälle, die das Misstrauen mancher Richter gegen
diese Diagnose leider z. T. rechtfertigen. Andererseits hat das Publikum
durch Romane, Theaterstücke und Gerichtsverhandlungsberichte Kenntnis
von der Existenz der Dämmerzustände erhalten mit dem Ergebnisse,
dass heute gar nicht selten Angeklagte den Versuch machen, alle ihre
Verfehlungen durch die Behauptung eines solchen Zustandes mit nach-
folgendem Erinnerungsverlust zu decken. Nimmt man hinzu, dass es
sich in der Regel um rasch ablaufende Anfälle handelt, die nur zur Zeit
der Tat bestanden hatten, nicht dagegen vom Sachverständigen selbst beobachtet wurden, so wird es erklärlich, warum auf keinem anderen Gebiete der gerichtlichen Psychiatrie die Beurteilung so zahlreichen Fehlerquellen ausgesetzt ist, als gerade hier. Wir haben 3 Haupttypen zu
merken:

1. Epileptische Dämmerzustände.

Die praktisch wichtigste Gruppe der Dämmerzustände bilden die
epileptischen. Wie die Epilepsie auf motorischem Gebiete zu anfallsweisen Krampferscheinungen führt, gibt sie auf seelischem Gebiete zu
Anfällen von flüchtiger Bewusstseinsstörung Veranlassung. Am klarsten
liegt der Zusammenhang bei den sogenannten „kleinen Anfällen"
der Epileptiker: Der Kranke verstummt plötzlich in der Unterhaltung,
blickt starr, wird blass, lässt fallen, was er gerade in der Hand hält,

oder vollführt einzelne zwecklose Bewegungen, dann ist der Anfall schon vorüber und der wieder geordnete Kranke weiss nichts von dem Vorangegangenen, fährt im Sprechen fort, als sei nichts gewesen. Diese kleinen Anfälle können im einzelnen die mannigfachsten Verschiedenheiten zeigen. Uns interessiert vor allem die begleitende Bewusstseinspause. Nicht immer handelt es sich um einfache geistige Leere. Mitunter jagen und verwirren sich die Gedanken, wahnhafte Verkennung der Situation, Sinnestäuschungen stellen sich ein. Die Kranken reden in verwirrter Weise, vollführen allerlei verwickelte Handlungen, die aber verkehrt ausfallen oder doch nicht in den ganzen Zusammenhang hineinpassen, sie giessen z. B. die Suppe, statt in den Teller, auf das Tischtuch, ohne es zu merken, entkleiden sich in Gesellschaft, verrichten ihre Bedürfnisse in einer Ecke des Zimmers und dergl.

Je länger die Bewusstseinstrübung anhält, um so komplizierter und äusserlich geordneter vermögen die automatisch ablaufenden Bewegungen sich zu gestalten. So kommt es, dass die Kranken, ohne aufzufallen, über die Strasse gehen, Hindernissen ausweichen, Grüsse erwidern und sonst gewohnte Handlungen vornehmen, z. B. die Strassenbahn besteigen, eine Fahrkarte fordern und bezahlen (vielleicht freilich in falscher Richtung) oder aber eine berufsmässige Arbeit verrichten. Nur werden sie nicht imstande sein, einer unerwarteten Änderung der gewohnten Sachlage Rechnung zu tragen. Es fehlt ihnen die Fähigkeit zu verständnisvoller Auffassung und Verarbeitung äusserer Eindrücke, zu normalem Denken mit zielbewusster Überlegung und Entschliessung. Daher rührt es, dass überraschende Verkehrtheiten jeden Augenblick den mechanischen Ablauf ihres unauffälligen, gleichgültigen Tuns durchbrechen können, dass schreckliche Gewaltakte, verursacht von illusionären Verkennungen und halluzinatorischen Einflüssen oder von auftauchenden triebhaften Erregungen, in Erscheinung treten, die jeder sichtbaren Veranlassung entbehren und darum für die entsetzte Umgebung unbegreiflich sind. Neben brutaler Gewalt, schamlosen Unzüchtigkeiten entwickelt sich in solchen traumhaften Ausnahmezuständen besonders der Drang zu planlosem Fortlaufen, Wandern und Reisen. (Poriomanie).

Epileptischer Kaufmann, der seit 3 Jahren an zeitweisen Dämmerzuständen leidet, greift plötzlich seine Umgebung an, muss gefesselt und in die Anstalt verbracht werden. Hier schreit er immerfort stereotyp: „Ich bin e Sau, du bist e Sau, er ist e Sau!" Auch auf alle Fragen antwortet er mit diesen Sätzen, macht triebartige Angriffe. Nach 2 Tagen lässt die Erregung nach, er wird stiller, traumhaft, mehr ängstlich. Erst nach 5 Tagen ist er klar und geordnet, hat keine Erinnerung an die ganze Zeit des Ausnahmezustandes.

Wohlhabender Rentner, der von Jugend auf Epileptiker ist, reist plötzlich von Hause fort, wird festgenommen, weil er durch Ausstreuen von Geld einen Strassenauflauf verursacht. Gibt keine rechte Auskunft über seine Personalien, weiss nicht, in welcher Stadt er sich befindet, wie er hergekommen. Macht traumhaft benommenen Eindruck, starrt gleichgültig vor sich hin, spricht leise, verwaschen, zeigt Schüttelbewegungen des Unterkiefers. Gegenstände kann er nur teilweise bezeichnen, sagt z. B. zu Schere: „Schneiden, schneiden; hab schon damit zu tun gehabt mit dem Sujet." Spricht einmal von Zigeunern, die ihn bedrohten. Zeitweilig tritt triebartige Unruhe auf. Erst nach einer Woche klar und geordnet, hat eine verschwommene Erinnerung an schreckliche Erlebnisse, als seien Angehörige umgebracht worden, und er habe sich unter Zigeunern auf einer Eisenbahn befunden.

Die Tatsache, dass im Dämmerzustande mehr noch wie im Delirium der Grad der Bewusstseinstrübung beständig schwankt und damit auch das Benehmen des Kranken, seine Ansprechbarkeit für äussere Reize erheblich wechselt, seine spätere Erinnerungslosigkeit nur eine teilweise ist und manche Nebensächlichkeiten unberührt lässt, diese Tatsache erschwert dem Laien das Verständnis für eine solche Form des Irreseins und gestaltet die Zeugenaussagen noch widersprechender und unzuverlässiger, als bei anderen psychischen Krankheitsbildern.

Die klinische Erfahrung aber lehrt, dass für den geübten Beobachter das Verhalten im Dämmerzustande sich durchaus nicht ganz unauffällig abzuspielen pflegt, nur werden die charakteristischen Erscheinungen von Laien in der Regel übersehen. Immerhin berichten manche Zeugen über stieren Blick, lallende oder schleichende Sprache, klanglose Stimme, verständnislose Wiederholung von Fragen, unvermittelte Äusserungen oft unsinnigster Art. Wichtig sind alle Schreibereien aus der kritischen Zeit, da sie bisweilen durch Form und Inhalt auf die Schwere der Bewusstseinsstörung ein bezeichnendes Licht werfen: Auslassungen von Buchstaben und Worten, merkwürdige Wortbildungen, unverständliches Gekritzel.

Immer suche man sämtliche in Betracht kommenden Augenzeugen über die von ihnen gemachten Beobachtungen eingehend auszufragen, berücksichtige die Art der Tat, das Benehmen des Täters vorher und nachher, seine eigene, ausführliche Darstellung der Tagesereignisse, soweit seine Erinnerung reicht. Die Tiefe der angeblichen Amnesie, ihre Begrenzung nach beiden Seiten hin, die Unmöglichkeit, den Täter durch Kreuzfragen mit seinen früheren Behauptungen in Widerspruch zu bringen, geben wertvolles Material zur Beurteilung des Falles. Natürlich ist es von gewisser Bedeutung, ob die betreffende Tat dem ganzen Charakter des Täters in gesunden Tagen schroff widerspricht, oder bei einem solchen Menschen auch ohne den Eintritt einer Geistesstörung hätte erwartet werden können. Doch sollte diese Überlegung nie den Ausschlag geben. Nicht unerwähnt darf schliesslich bleiben, dass erste Aussagen sogleich nach der Tat womöglich noch im Dämmerzustande

erfolgt und suggeriert waren, dass kurz nach Ablauf eines Dämmerzustandes manche Erinnerungsreste noch schwach vorhanden sein können,
die später verschwinden, und dass, wie bereits oben betont wurde, die Erinnerungslosigkeit durchaus nicht stets eine vollständige zu sein pflegt.
Andererseits ist es nicht mit einer Ausbreitung der Amnesie zu erklären,
wenn der Angeschuldigte bei seinen verschiedenen Vernehmungen im
Laufe von Tagen und Wochen ein ausführliches Geständnis ablegte, und
dann plötzlich bei der Hauptverhandlung nichts mehr davon wissen
will und alles abstreitet.

Im epileptischen Dämmerzustande werden oft Rechenaufgaben mühsam und mangelhaft gelöst, längere Worte völlig verändert nachgesprochen.
Ausgeprägtes Haftenbleiben an einem Gedanken, einem Wort, einer
Bewegung macht sich bemerkbar. Ohne jeden Zusammenhang mit der
Frage werden geläufige Phrasen, Wortreihen (z. B. die Wochentage)
vorgebracht oder unverständliches Gefasel (Inkohärenz der Ideenassozia-
tion). Die Kranken machen einen traumhaft benommenen Eindruck,
haben von Zeit zu Zeit einzelne Zuckungen im Gesicht, in den Händen
usw., gähnen oder stossen auf, lassen den Speichel fliessen, nässen in die
Kleider. Zwecklose Bewegungen werden ausgeführt, Berührungen rufen
lebhafte Abwehrbewegungen hervor. Es besteht meist verdriesslich reizbares, müdes oder ängstliches Wesen mit deutlicher Hemmung. Zu
Neuproduktionen ist die gestörte Denkfähigkeit des Dämmerzustandes
nicht fähig. Rasches Zurechtfinden in verwickelten Situationen, zielbewusste Durchführung eines längeren Gedankenganges, sachgemässes Verhandeln unter geschicktem
Zurückweisen von Einwürfen und überlegter Wahrung der
eigenen Interessen darf man von solchen Kranken nicht
erwarten. Wohl spielen Affekte und Gedankenkreise der gesunden
Zeit in den Ausnahmezustand hinüber, beeinflussen Äusserungen und
Handlungen, aber doch immer nur in unklarer und unvollkommener
Weise. Das ist für die spätere Beurteilung, ob ein epileptischer Dämmerzustand zu bestimmter Zeit vorgelegen haben kann, von Bedeutung.

2. Hysterische Dämmerzustände.

Etwas abweichend verhält sich das Bewusstsein in hysterischen
Dämmerzuständen. Hier ist die Störung lange nicht so tiefgehend.
Vorgänge der Aussenwelt werden besser aufgefasst, wenn schon vielfach
illusionär umgedeutet. Das gesamte Verhalten passt sich ihnen besser
an, wird durch sie mehr beeinflusst. Der Kranke ist jederzeit durch
energische Massnahmen aus seinem traumhaften Dahindämmern herauszureissen. Vielfach besteht Krankheitsgefühl mit allerlei nervösen Klagen.
Die eingebildete Situation drängt in Worten und Handlungen zu lebhaftem Ausdruck. Manchmal wird eine bestimmte Rolle, in die sich
der Kranke hineingedacht hat, konsequent durchgeführt. Er hält sich
z. B. für eine andere Person, im Besitze gewünschter Titel und Reich-

tümer, bringt die wahnhafte Situation in theatralisch eindringlicher Weise zur Darstellung. Das Gebaren eines Kindes wird in alberner Weise nachgeahmt. Mannigfache Gesichtstäuschungen rufen bald Entzücken, bald Flucht- und Abwehrbewegungen hervor. Bei dem Versuche einer Unterhaltung macht sich vielleicht das praktisch wichtige Vorbeireden geltend (Ganserscher Dämmerzustand) d. h. die Art der Antwort lehrt, dass die Frage aufgefasst und nur unrichtig beantwortet wird. Man hat fast den Eindruck, als ob eine gewisse Absicht dabei mitspielte, als ob der Kranke in der Überzeugung, nicht richtig antworten zu können, sich selbst dieses Nichtwissen suggerierte. Manchmal mag wohl auch die Art der Fragestellung selbst eine Suggestion bedingt haben. So wird falsch gezählt (1. 8. 5. 3. 9 usw.), unsinnig gerechnet (1 + 1 sind 6), bekannte Gegenstände verkehrt bezeichnet (Federhalter als „Stock", Knopf als „Taler", Schlüssel als „Messer" usw.) In dem Masse, als die Umgebung solchem Nichtwissen, das bei echtem Schwachsinn nicht vorkommt, Glauben und Interesse entgegenbringt, nimmt die Suggestion zu und es kann sich das Bild einer länger dauernden „Pseudodemenz" entwickeln. Andernfalls klingt der Zustand bald ab.

Im übrigen handelt es sich bei der hysterischen Bewusstseinstrübung mehr um hochgradige Zerstreutheit mit liebevollem Versenken in Wachträumereien. Die Kranken flüchten sich gewissermassen vor der ihnen unangenehmen Wirklichkeit in das Reich der Einbildungen, vergessen ihre wahren Erlebnisse, unter Umständen sogar bis auf die eigenen Personalien. Übergänge zu deliriösen Bildern sind häufig. Fast immer ist ein starkes Unlustgefühl, eine heftige seelische Erregung (Untersuchungshaft!) auf das Zustandekommen derartiger Ausnahmezustände von Einfluss. Die jeweilige Situation erzeugt und unterhält die Geistesstörung (Situationspsychose s. Seite 96). Nachher besteht meist Erinnerungslosigkeit.

Ein vielfach vorbestrafter Psychopath wird wegen Selbstmordversuchs eingeliefert. Seine Personalien sind zunächst nicht bekannt. Er selbst nennt sich Nena Sahib (Romanfigur), er werde von den Engländern verfolgt, gibt aber weiter keine Auskunft, will seine ganze Vergangenheit vergessen haben, liegt meist starr und teilnahmslos im Bette, bewegt sich nur wie ein Automat. Nach einigen Tagen erscheint ihm seine Frau im Traume und klärt ihn über seine Vergangenheit und wahren Personalien auf. Von da ab wird er allmählich freier. Hysterische Merkmale. Ähnliche Zustände nach Aufregung waren schon früher aufgetreten.

Hysterische Patientin bekommt öfter mitten im Gespräch einen eigentümlich leeren Gesichtsausdruck, blickt träumerisch in die Ferne, murmelt leise, beachtet Nadelstiche nicht. Fragen werden dann falsch beantwortet: April habe 56 Tage, es sei das Jahr 1807, nennt einen Korken „Nuss", Zigarre „Bleistift" usw. Der Zustand dauert mehrere Stunden, wenn nicht vorher durch energischen Anruf Erwachen erzwungen wird.

19jähriger, bisher gesunder Matrose erleidet durch nächtlichen Sturz aus der Hängematte heftigen Schreck. Klagen über Kopfschmerzen, hysterische Krämpfe, dann kindisches Wesen mit unbegründetem Lachen und Weinen, verkehrten Antworten: $2 \times 3 = 8$; $3 \times 4 = 25$; nennt Fünfmarkstück „Blei“; zählt nur vorwärts aber nicht rückwärts; örtlich unorientiert. Wedelt mit den Armen, hüpft und behauptet, fliegen zu können, er werde viel Geld bekommen. Dann wieder versteckt er sich ängstlich; man wolle ihn schlachten; er habe keinen tot gemacht. Allmähliche Aufhellung, hat keine Erinnerung an die Vorgänge der Erkrankung.

3. Pathologische Rauschzustände.

Unter pathologischem oder kompliziertem Rausche verstehen wir eine abnorme Reaktion des bereits vorher irgendwie krankhaft veränderten Gehirns auf Alkohol, so dass statt der auf S. 90 gewürdigten gewöhnlichen Betrunkenheit eine pathologische Bewusstseinstrübung entsteht. Nicht auf die Menge des genossenen Alkohols kommt es in erster Linie an! Diese kann sogar verhältnismässig gering sein. Auch keine blosse Intoleranz eines geschwächten Gehirns ist gemeint, so dass etwa nur der Rausch ungewöhnlich früh einsetzte. Vielmehr ist das allein Wesentliche die dem epileptischen Dämmerzustande verwandte Bewusstseinstrübung, die auch bei einem nicht an Epilepsie leidenden Menschen durch Alkoholgenuss hervorgerufen wird und mehrere Stunden anzuhalten vermag, um in der Regel mit tiefem Schlafe abzuschliessen.

Der im pathologischen Rausche Befindliche kann sich eine gewisse Zeit unauffällig verhalten, bis er gereizt wird. Alsdann tritt als Charakteristikum eine hochgradige Verwirrtheit mit Hang zu brutalster Gewalttätigkeit und sinnlosem Zerstören hervor. Meist besteht deutliche Verkennung der gesamten Situation, und Sinnestäuschungen können von Einfluss sein. In anderen Fällen bleibt das hervorstechendste Symptom die masslose Affekterregung (Wut und Angst) oder das Walten sinnloser Triebe, wodurch Handlungen verursacht werden, die mit dem gesunden Denken und Empfinden des Betreffenden in schroffstem Widerspruche stehen. Nach dem Terminalschlafe ist die Erinnerung an alle Vorgänge ganz oder grösstenteils ausgelöscht. Bemerkt sei, dass die Erregung des pathologischen Rausches gelegentlich erst bei brüskem Wecken eines nach reichlichem Alkoholgenuss Eingeschlafenen ausgelöst wird.

Mehr ausnahmsweise steht bei dem pathologischen Rausche dauernd eine traumhafte Veränderung des Bewusstseins im Vordergrunde, während das Moment der Erregung mehr zurücktritt. Die Kranken handeln automatenhaft unter der Herrschaft eines aus dem gesunden Geistesleben herüberwirkenden Vorstellungskreises ohne Berücksichtigung der sie umgebenden tatsächlichen Verhältnisse (Alkoholischer Trance). Bei beiden Verlaufsarten schwankt, wie bei den Dämmerzuständen, von Zeit zu Zeit der Grad der Bewusstseinstrübung, so dass vorübergehend die Auffassung gebessert, das Gebaren geordneter erscheint. Allein im Gegensatze zu den Erfahrungen beim gewöhnlichen Rausche rufen ausserordentliche Ereignisse keine Ernüchterung hervor, sondern eher eine Steigerung der Erregung.

b) Klinische Stellung der Dämmerzustände (einschl. des pathologischen Rausches).

Epileptische bezw. epilepsieähnliche Dämmerzustände entwickeln sich nicht nur auf dem Boden einer genuinen Epilepsie, sondern auch bei den verschiedensten organischen Gehirnkrankheiten, besonders bei Gehirngeschwulst, Hirnsyphilis, Dementia paralytica. Hier wird indessen die körperliche Untersuchung die Unterscheidung ermöglichen.

Für das Vorliegen einer Epilepsie, die bei Annahme eines epileptischen Dämmerzustandes nachweisbar sein muss, sprechen frühere (oft von Jugend auf bestehende) Krämpfe, Ohnmachten, Schwindelanfälle, Bettnässen, Schlafwandeln, grosse Reizbarkeit, Neigung zu zeitweisen Verstimmungen mit ängstlich-hypochondrischer oder misstrauisch-paranoider Färbung. Wichtig sind im Anfalle entstandene Narben, alte Zungenbisse.

Hysterische Dämmerzustände und ihnen verwandte Bilder erwachsen ausser auf dem Boden zweifelloser Hysterie auch bei sonstiger psychopathischer Veranlagung im Anschluss an seelische Erregungen. Sind diese nur stark genug, dürften sie sogar bei den meisten Menschen solche psychogenen Bewusstseinsstörungen hervorrufen können. Die bei Gebärenden neben deliriöser Verwirrtheit sich einstellenden seelischen Ausnahmezustände gehören wohl grösstenteils hierher; ganz selten tragen sie einen epilepsieähnlichen Charakter und erwecken dann Verdacht auf eine zugrunde liegende Eklampsie.

Die Erkennung der psychogenen Bewusstseineinengungen darf sich nicht in erster Linie auf das Vorhandensein hysterischer Zufälle verschiedenster Art in der Vorgeschichte stützen wollen, wenn gleich diese für die Beurteilung von Bedeutung sind, sondern vor allem auf das eigenartige Zustandsbild selbst in seiner engen Abhängigkeit von Vorgängen der Aussenwelt, die es erzeugen, unterhalten, im Verlaufe bestimmen und jäh wieder zum Verschwinden bringen.

Die praktisch wichtigste Form des hysterischen Dämmerzustandes ist der Gansersche Symptomenkomplex, der sich bei reiner Ausbildung zusammensetzt aus allgemeiner Schwerbesinnlichkeit mit Unorientierung, Kopfschmerzen, und namentlich dem eigenartigen Vorbeireden: Die auf einfachste Fragen erfolgenden verkehrten Antworten stehen fast immer mit der zu erwartenden richtigen Antwort in einem assoziativen Zusammenhange, als sei diese nur durch krankhafte Vorgänge unterdrückt (Unbewusste Simulation). Die Art der Fragestellung ist von unverkennbarem Einflusse auf die Antwort. Man kann förmlich ein Nichtwissen durch zu leichte Fragen suggerieren. Alles, was mit der unangenehmen Erinnerung (Straftat) in Beziehung steht, wird vergessen. Anderer Gedächtnisinhalt kann auf dem Umwege über dem

Kranken werte Erinnerungen herausgeholt werden. Fliessende Übergänge führen da zweifellos zur bewussten Übertreibung und erheucheltem Nichtwissen, zumal es sich in den weitaus meisten Fällen um kriminelle Individuen zu handeln pflegt. Die Abgrenzung ist nicht immer leicht und hat von Fall zu Fall unter Würdigung der Gesamtpersönlichkeit zu erfolgen. (Vergl. S. 96.) Ferner kommt die differentialdiagnostische Abtrennung von dem negativistischen Vorbeireden im katatonischen Symptomenkomplexe in Frage. Meist sind aber hier die Antworten unsinniger, zeigen nicht so regelmässig jenen assoziativen Zusammenhang mit der unterdrückten richtigen Antwort, sind sprunghafter, zerfahrener, häufig stereotyp. Der Negativismus pflegt sich noch in anderer Weise zu äussern, verbindet sich mit schrulligen Gebärden, Spannungserscheinungen und den übrigen Merkmalen katatoner Erkrankung. (Siehe S. 141.)

Im Verlaufe der Katatonie und Hebephrenie kommen episodisch den Dämmerzuständen ähnliche Anfälle von Bewusstseinstrübung mit überraschenden Handlungen vor, an welche die Kranken hinterher keine rechte Erinnerung zu haben behaupten. Doch ist immer zu bedenken, ob es sich nicht im Grunde mehr um impulsive Verkehrtheiten infolge von Zerfahrenheit und Willensstörungen gehandelt hat.

Das impulsive Irresein der Psychopathen ist nicht mit einer Bewusstseinstrübung verbunden. Triebhafte Handlungen wie gewohnheitsmässiges Schulschwänzen, Fortlaufen, poriomanisches Reisen dürfen an sich höchstens den Verdacht auf epileptischen Dämmerzustand erregen, finden sich in Wahrheit weit öfter ohne begleitende Bewusstseinsveränderungen bei Psychopathen und Schwachsinnigen aller Art als Ausfluss eines überwuchernden Trieblebens bei ungenügender Entwickelung oder erworbenem Fortfall der normalen Hemmungen. In anderen Fällen wieder führt depressiver Affekt oder neurasthenische Verstimmung zu planlosem Wandern.

Nach schweren Kopftraumen mit Gehirnverletzung kann sich eine Epilepsie entwickeln; nach Unfällen jeder Art, sofern sie mit starkem Schreck verbunden waren, Hysterie. In derartigen Fällen sehen wir natürlich unter Umständen auch entsprechende Dämmerzustände in Erscheinung treten. Ausserdem werden epilepsieähnliche Zustände isoliert nach Gehirnerschütterung beobachtet, bald in unmittelbarem Anschluss an die Kopfverletzung, bald späterhin unter Einwirkung einer neuen Schädlichkeit, wie Alkoholgenuss. Das leitet schon zu dem Begriffe des pathologischen Rauschzustandes hinüber.

Ein dem epileptischen Dämmerzustande ähnliches Bild haben wir endlich bei der sogenannten Schlaftrunkenheit. Wir verstehen darunter die Erscheinung, dass Psychopathen, zumal bei Übermüdung, nach Strapazen und Aufregungen aller Art, in einen ungewöhnlich festen Schlaf verfallen, aus dem sie nicht gleich vollständig zu erwecken sind. Es entsteht dann ein eigentümlicher Zustand getrübten Bewusstseins, in welchem sie ihre Umgebung schreckhaft verkennen, sich bedroht glauben, um Hilfe rufen, zu fliehen suchen oder sich verzweifelt zur Wehr setzen, selbst rücksichtslose Angriffe ausführen. Vielfach spielt stärkerer Alkoholgenuss vor dem Einschlafen mit. So begegnen wir wieder einer Verwandtschaft mit dem pathologischem Rausche.

Der pathologische Rausch unterscheidet sich von der gewöhnlichen Trunkenheit (S. 90) durch die Schwere der Bewusstseinstrübung, welche fast stets in gar keinem Verhältnisse steht zu den geringen körperlichen Lähmungserscheinungen. Gerade dieser Punkt, dass sich der Bezechte trotz seiner sinnlosen Handlungsweise ganz sicher auf den Beinen bewegte und die Sprache beherrschte, pflegt den Augenzeugen besonders aufzufallen. Ferner berührt es eine laienhafte Umgebung eigentümlich, dass jener durch die erschütterndsten Vorgänge nicht zu ernüchtern ist, ihnen gegenüber merkwürdig gleichgültig bleibt, auch nachher kein Verständnis, keine Reue für sein Tun an den Tag legt, ruhig in Schlaf verfällt. Wichtig kann endlich die Feststellung werden, dass der Rausch schon nach einer geringen Alkoholmenge sich plötzlich bemerkbar gemacht hatte. Doch bildet das letztere keineswegs die Regel.

Ausschlaggebend für die Beurteilung bleibt stets die Feststellung, ob eine krankhafte Gehirnveränderung als Grundlage für das Zustandekommen des pathologischen Rauschzustandes vorhanden war.

Neben den erwähnten Kopfverletzungen sind da vor allem schwere psychopathische Veranlagung und Neurasthenie, angeborener oder erworbener Schwachsinn, chronischer Alkoholismus und die verschiedensten beginnenden Psychosen in Betracht zu ziehen. Bei Epilepsie und Hysterie spricht man richtiger von einem durch Alkoholgenuss ausgelösten epileptischen oder hysterischen Dämmerzustande. Körperliche und seelische Strapazen scheinen ebenfalls bei dazu Disponierten vorübergehend eine geeignete Grundlage schaffen zu können. Schliesslich sind als auslösende Hilfsursachen zu nennen Schreck, Ärger, Streit, Aufenthalt in schlechter Luft und das oben erwähnte brüske Wecken aus dem Schlafe.

Vielfach hört man gegen die Möglichkeit der Annahme eines pathologischen Rausches einwenden, dass der Täter doch zu überlegt und zweckvoll gehandelt habe. Allein. bei näherem Zusehen in einschlägigen Fällen lässt sich immer zeigen, dass dem nur scheinbar so ist, dass es sich da um mechanische Wiederholung gewohnter Betätigungen gehandelt hat, während überall die Triebhaftigkeit der Impulse durchschimmert. Man hat zur Feststellung, ob eine Person zu pathologischen Rauschzuständen neigt, die künstliche ⌐Berauschung in der Klinik empfohlen. Doch sind die Ergebnisse eines solchen Versuches recht unzuverlässig, da die zur Zeit der begangenen Straftat vorliegenden Verhältnisse sich nicht nachahmen lassen, und der Explorand fast stets die Absicht merkt.

Bei chronischen Alkoholisten wie bei Epileptikern vermag die dauernd bestehende abnorme Reizbarkeit unter dem Einflusse von Alkohol an sich schon zu heftigen Zornausbrüchen Veranlassung zu bieten.

11*

Bei Schwachsinnigen schwinden leicht die von Haus aus geringen Hemmungen nach übermässigem Alkoholgenusse völlig, so dass die ungebändigten Triebe herrschen. In allen diesen Fällen hängt die Diagnose „Pathologischer Rausch" von dem Nachweise wirklicher Bewusstseinstrübung ab. Sonst spricht man besser nur von alkoholistischen oder schwachsinnigen Erregungszuständen.

c) Stellung der Dämmerzustände (einschl. des pathologischen Rausches) in foro.

Bei Besprechung der forensen Bedeutung der Dämmerzustände wird man auseinanderzuhalten haben, ob der betr. krankhafte Zustand z. Zt. der Tat vorhanden war, oder ob er sich erst hinterher während der Untersuchung eingestellt hat. Die genauere Kenntnis der hysterischen Haftdämmerzustände hat vor allem den Vorteil gebracht, dass sie den Sachverständigen vor dem Irrtume bewahrt, aus ihrem Vorhandensein im Augenblicke seiner Untersuchung übereilte Rückschlüsse auf den Geisteszustand zur Zeit der kriminellen Handlung zu ziehen. Daher ist ihre Abgrenzung gegen die schizophrenen Krankheitsbilder praktisch so ausserordentlich wichtig, weil eine Verwechslung in dieser Richtung zu einer völlig veränderten Beurteilung der Sachlage führen würde.

In der Regel werden Dämmerzustände, welche schon bei Begehung der Straftat bestanden hatten, vor Eintritt der Begutachtung abgelaufen sein, so dass ihre nachträgliche Feststellung nur an der Hand von Zeugenaussagen erreicht werden kann. Eigene Untersuchung und Beobachtung des Sachverständigen haben in erster Linie zu erforschen, ob eine krankhafte Grundlage vorhanden ist, auf welcher erfahrungsgemäss anfallsweise Bewusstseinstrübungen erwachsen. Dann ist durch Würdigung der Zeugenaussagen wahrscheinlich zu machen, dass in der Tat etwas Derartiges eingetreten war. Immer ist es wichtig zu wissen, ob die betr. Person bereits früher einmal in ähnliche Ausnahmezustände geraten war. Allein der Hauptnachdruck ist doch auf die Frage zu legen, ob die Bekundungen über das Gebaren bei Ausführung der Straftat und die Einzelheiten dieser selbst mit den wissenschaftlichen Erfahrungen über den Verlauf von Dämmerzuständen widerspruchslos in Einklang zu bringen sind und die Annahme einer solchen Geistesstörung glaubhaft gestalten. Die einzelnen Punkte, auf die es da ankommt, wurden bei Schilderung der Dämmerzustände und Besprechung ihrer klinischen Stellung bereits erwähnt (Seite 157).

Allerdings darf man nicht erwarten, dass Laien die eigenartige Bewusstseinsveränderung des Dämmerzustandes richtig einschätzen. Dennoch machen sie nicht selten einzelne Wahrnehmungen, die für die Beurteilung des Sachverständigen von höchstem Werte sind. Auf der anderen Seite darf das Fehlen solcher Angaben in den Akten noch nicht von vornherein den Verdacht auf einen Dämmerzustand ausscheiden lassen. Oft genug wird der Sachverständige durch persönliches Befragen der Zeugen unerwartet neue Gesichtspunkte gewinnen.

Grösste Vorsicht ist dem angeblichen Erinnerungsausfalle entgegenzubringen. Es gehört zu den beliebtesten und naheliegendsten Verteidigungsmitteln Krimineller, jede Kenntnis der ihnen zur Last gelegten Handlungen einfach abzustreiten. Das ist dann noch kein einwandfreies Symptom, das die Annahme geistiger Störung begründen dürfte. Gar nicht selten verzichtet der Angeklagte in der Hauptverhandlung plötzlich auf sein bis dahin hartnäckig behauptetes Nichtwissen, wenn er einsieht, dass er damit keinen Glauben findet, und verrät jetzt eine eingehende Kenntnis aller Vorgänge.

Dass natürlich eine retrograde Amnesie für den Bewusstseinszustand in der vergessenen Zeitspanne überhaupt nichts bedeuten würde, sei nebenher erwähnt: Wenn jemand infolge einer nach der Tat erlittenen Gehirnerschütterung oder infolge einer in der Untersuchungshaft ausgebrochenen Geistesstörung nachträglich die Erinnerung für einen grösseren vorausgegangenen Zeitabschnitt verliert, so ist er darum doch innerhalb dieser heute seinem Gedächtnis entschwundenen Frist geistesgesund gewesen. Hier steckt eine häufige Quelle fehlerhafter Begutachtung.

Aus unseren Ausführungen über die Triebhaftigkeit des Handelns in Dämmerzuständen (einschl. pathologischem Rausch) ergibt sich schon, dass plötzliche Gewalthandlungen wie Totschlag, schwere Körperverletzung, Bedrohung, Widerstand, Brandstiftung und sexuelle Angriffe überwiegen. Bei letzteren kommt es, wohl wegen der Wahllosigkeit, mit welcher der Trieb sich gegen zufällig Anwesende entlädt, auch bei sonst geschlechtlich normal empfindenden Individuen öfters zu homosexueller Betätigung und zu Vergehen an Kindern. Das Vorgehen kann äusserst brutal sein. Vielfach werden sadistische Züge dabei beobachtet. Über Kindsmord vergl. Seite 153!

Ausserdem werden triebhafte Diebstähle ausgeführt, Schwindeleien, Zechprellereien; von Militärpersonen Gehorsamsverweigerungen, Wachvergehen, unerlaubte Entfernung und Fahnenflucht. Entblössen der Geschlechtsteile vor Personen des anderen Geschlechts (Exhibitionismus) geschieht nicht nur zur perversen geschlechtlichen Befriedigung, sondern kann lediglich einer traumhaften Verkennung der Situation entspringen: Entkleiden oder Verrichten der Bedürfnisse in voller Öffentlichkeit.

Auf zivilrechtlichem Gebiete gilt von den Dämmerzuständen wieder das oben bei den Delirien Ausgeführte (S. 154). Nur dürfte Aufhebung der Geschäftsfähigkeit, entsprechend der im Dämmerzustande herrschenden schweren Bewusstseinstrübung, unter allen Umständen für die Dauer solcher geistigen Störung anzunehmen sein. Leichter wie das Befallenwerden von Delirien könnte an sich plötzliches Versinken in einen Dämmerzustand beim Abschlusse eines Kontraktes u. dgl. übersehen werden, doch ist immer zu bedenken, dass die hiermit verbundene Störung der Denktätigkeit notwendig im Verlaufe einer wirklichen Verhandlung mit Rede und Gegenrede zur Geltung kommen müsste. In der Tat bleibt denn auch die Rolle, welche der Dämmerzustand für Fragen der Geschäftsfähigkeit spielt, ausserordentlich gering. Seine Bedeutung ist fast ausschliesslich eine strafrechtliche.

Da die Dauer der Dämmerzustände in der Regel bloss Stunden und Tage bis Wochen, sehr selten Monate beträgt, so kommt eine Entmündigung kaum in Betracht, es müsste sich denn schon eine ganz ungewöhnliche Häufung derartiger Anfälle mit noch in der Zwischenzeit zurückbleibenden Störungen einstellen. Dagegen kann die Fähigkeit, als Zeuge auszusagen, bei einem an gelegentlichen Dämmerzuständen Leidenden in Zweifel zu ziehen sein, denn es darf unter Umständen die Befürchtung Berechtigung verdienen, dass die Erinnerungen des Betreffenden durch seine wahnhaften Erlebnisse und deliriösen Träumereien gefälscht worden sind. Es gilt das sowohl von Epileptikern wie von Hysterischen in allererster Linie. (Seite 28.)

Die Heilbarkeit sämtlicher in diesem Abschnitte besprochenen Zustände von Bewusstseinsstörung bedingt, dass die Voraussetzungen einer Ehescheidung wegen Geisteskrankheit nicht gegeben sind.

Lit. (Dämmerzustände) Nr. 16, 28, 34, 46, 81, 93, 99, 108, 112, 136, 148, 159, 199, 200, 203, 217, 221, 222, 223, 251, 268, 273, 275, 288, 296, 300, 323, 326.

Lit. (pathol. Rausch) Nr. 12, 42, 58, 102, 130, 180, 195, 289, 313, 320.

Beispiel 20.

(Mord im epileptischen Dämmerzustande. § 51 St. G. B. angenommen.)

Der 33jährige Kellner Ludwig W. hat am gleichen Tage ein Dienstmädchen auf offener Strasse mit dem Messer gestochen, dann die Inhaberin einer Wirtschaft gewürgt und auf den Boden geworfen, in einer Eierhandlung die Verkäuferin mit Totstechen bedroht, schliesslich in einem Schuhgeschäft die Verkäuferin Dora R. totgestochen. Nach seiner Verhaftung bestritt er den Mord nicht, wollte sich aber des Vorgangs nicht entsinnen können.

Die Erhebungen ergaben, dass W. aus schwer belasteter Familie stammt. Die Mutter ist nervös sehr erregbar; der Grossvater litt an Tobsuchtsanfällen und starb in der Irrenanstalt, ein Bruder desselben verübte Selbstmord, ein Bruder des W. leidet von Jugend auf an Krämpfen. Auch W. selbst hat als Kind an Krämpfen gelitten, zeigte stets ein sehr aufgeregtes Wesen. Nachts schrie er häufiger auf, als werde er verfolgt, lief im Hemde die Treppe hinunter, wusste nachher nichts davon. Mit 8 Jahren stürzte er die Treppe hinunter und erlitt eine schwere Gehirnerschütterung. In der Schule lernte er schwer. Später trank er stark. Wiederholt hatte er Anfälle, dass er plötzlich laut auflachte und die Hände aneinanderrieb, wusste nachher keinen Grund dafür anzugeben. Auch wurden Ohnmachten und Schwindelanfälle beobachtet. Tanzen konnte er nicht wegen sofort einsetzenden Schwindels. An manchen Tagen war er ausserordentlich reizbar, kam ständig mit seiner Umgebung in Streit. In einer seiner letzten Stellungen drohte er die Herrschaft zu erschlagen, als er sich über sie geärgert hatte. Die eigene Schwester würgte er einmal plötzlich ohne erkennbare Veranlassung am Halse, wollte nachher nichts davon wissen. Einen kleinen Jungen auf der Strasse misshandelte er, weil er sich einbildete, derselbe habe über ihn gelacht. Zu anderen Zeiten war er ruhig, mehr stumpf und lenksam.

Auch während der Beobachtung zeigte er ein sehr wechselndes Verhalten, war manchmal aufgeregt und unverträglich, voll nervöser Beschwerden, zu anderen Seiten einsilbig und in sich gekehrt. Körperlich fand sich ausser einem eigentümlich unsymmetrischen Schädel nichts Besonderes. An die zur Last gelegten Straftaten hatte er dauernd nur eine ganz unklare Erinnerung: Den Vormittag wäre er in verschiedenen Wirtschaften gewesen. Er entsinne sich, dass er die Absicht hatte, Schuhe zu kaufen. Die Verkäuferin des betreffenden Geschäftes habe er früher nicht gekannt, kann sich auch jetzt nicht auf ihr Aussehen besinnen. Ob er den Tag überhaupt in einem Laden wirklich gewesen ist, will er nicht mehr wissen. Bezweifelt es bei wiederholten Fragen. Steht der Tat verständnislos und ziemlich reuelos gegenüber. Das Ganze ist ihm wie ein böser Traum, an den er nicht recht glauben mag.

Auf Grund der Vorgeschichte (Krämpfe, Ohnmachten, Schwindelanfälle, Nachtwandeln, periodische Verstimmungen, explosive Reizbarkeit, Erinnerungsstörung) und der sinnlosen Triebhaftigkeit der Tat ward Unzurechnungsfähigkeit durch epileptischen Dämmerzustand angenommen. Alkohol mochte auslösend gewirkt haben.

Beispiel 21.
(Schwere Körperverletzung im epileptischen Dämmerzustande nach voraufgehendem Alkoholgenuss. § 51 angenommen.)

20 jähriger Taglöhner Fabian S. hat im Dirnenhause nach vollzogenem Beischlafe plötzlich ohne vorausgegangenen Wortwechsel dem Mädchen 2 Messerstiche in den Rücken, einen in die Magengegend, einen am linken Unterarm und einen am linken Oberschenkel beigebracht, dann sich selbst 6 Stiche in die Brust versetzt, welche zum Teil die Lunge verletzten, eine 10 cm lange oberflächliche Schnittwunde über den Kehlkopf und 3 tiefere Schnittwunden von 5—6 cm Länge oberhalb des linken Handgelenkes.

Auf das Geschrei des Mädchens kamen sofort Zeugen herbei, die angeben, der Täter habe mit geschlossenen Augen ruhig dagelegen, habe auf Anrede wohl die Augen geöffnet, aber nichts gesprochen, keinen Fluchtversuch gemacht. Bei seiner ersten Vernehmung erklärte er, betrunken gewesen zu sein und von nichts zu wissen. Er sei die Nacht mit Freunden in vielen Wirtschaften gewesen. Das Messer habe er stets bei sich getragen. Er sei erst im Krankenhause zu sich gekommen.

Erhebungen ergaben, dass der Vater geisteskrank gewesen war, eine Schwester sehr erregbar ist. S. selbst hatte als Kind an Veitstanz und Schlafstörungen gelitten, schwer gelernt, war immer schüchtern, doch reizbar. Mit 4 Jahren hatte er Krampfanfälle gehabt, wurde auch später öfter aus der Schule wegen plötzlichen Unwohlseins nachhause geschickt. Bettnässen bestand bis in das letzte Schuljahr hinein. Noch in den beiden letzten Jahren wurde Schlafwandeln bemerkt. Alkohol vertrug er stets schlecht, wurde dann gleich aufgeregt und benahm sich auffallend. In der betreffenden Nacht hatte er sich kurz vor der Tat von einem Bekannten getrennt, war diesem nur leicht angeheitert erschienen. Die Dirne hatte keinen Alkoholgeruch wahrgenommen, nichts von Trunkenheit gemerkt.

Die körperliche Untersuchung ergab steilen Gaumen, Zittern von Zunge und Händen, vereinzelte choreiforme Zuckungen am Körper, allgemeine Herabsetzung der Schmerzempfindlichkeit, sonst nichts Auffallendes. Die geistige Begabung war gering. Es bestand ein launisch-ungleichmässiges Wesen.

Er hatte dauernd keine Erinnerung an das Verlassen der letzten Wirtschaft, an die Trennung vom Bekannten und für alles das, was sich dann bis zu seinem Erwachen im Krankenhause abspielte. Auch bei der Gegenüberstellung mit seinem Opfer entsann er sich nicht, dieses schon einmal gesehen zu haben. Der ganze Vorgang war ihm unbegreiflich. Er hatte eine Braut. Lebensüberdruss stellte er bestimmt in Abrede. Er lebte bei seiner Mutter in geordneten Verhältnissen, galt als solide. Niemand von den Zeugen hätte ihn der Tat für fähig gehalten. Der Dirne war er zunächst nicht auffällig erschienen. Er hatte vor ihrer Türe gestanden, als sie zufällig hinaustrat, war ihr hineingefolgt und hatte sogleich den Beischlaf vollzogen. Allerdings hatte er die ihr etwas überflüssig erscheinende Aufforderung getan: „Zieh dich aus!", als sie schon nur noch ein Hemd anhatte. Er war ganz ruhig. Der Angriff erfolgte unvermittelt, nachdem er sich abgewaschen hatte, als sie sich zum Waschen niederbückte.

Auf Grund der Vorgeschichte (Krämpfe, Bettnässen, Schlafwandeln, Reizbarkeit, Verstimmungen, Alkoholintoleranz) und der triebhaften Tat mit auffallendem Nebeneinander ruhig geordneten Gebarens und brutalster Gewalttätigkeit wurde ein durch Alkohol ausgelöster epileptischer Dämmerzustand angenommen.

Der Schluss des betreffenden Gutachtens lautete: „Niemand hat den S. seiner Tat für fähig erachtet. Er selbst hat keine Erinnerung an die Tat. Es fehlt ihm aber auch die Erinnerung an vorhergehende gleichgültige Begebenheiten, wie kurz vor dem Beischlafe und während desselben, obgleich er sich hierbei ganz geordnet benommen hatte. Das deckt sich mit der wissenschaftlichen Erfahrung in ähnlichen Fällen, und es besteht kein Grund, an der Echtheit seiner Erinnerungslücke zu zweifeln. Die Tat ist eine so unmotivierte, jäh hereingebrochene, so sinnlos gewalttätige, dass sie bei der ganzen Sachlage nur als das Erzeugnis einer krankhaften, plötzlich einsetzenden Störung der Geistestätigkeit verstanden werden kann. Es ist nur eine glückliche Fügung des Zufalls, dass durch diese Tat eines bisher friedlichen Menschen nicht 2 Menschenleben vernichtet worden sind.

Würde S. betrunken gewesen sein, liesse sich unbedenklich auch an einen pathologischen Rauschzustand denken. Aber alle Zeugen sagen übereinstimmend aus, dass sie nichts von Trunkenheit gemerkt haben, dass S. nicht nach Alkohol roch. Gleichwohl spielt der Alkohol eine Rolle. S. hatte vor der Tat mehr getrunken, als ihm gut war. Er hatte ferner die Erregung des Beischlafes hinter sich und er ist ein Mensch mit krankhaftem Nervensystem, wie die Untersuchung ergibt, und hat früher zweifellos epileptische Erscheinungen geboten. Er hat in epileptischer Bewusstseinstrübung die ihm zur Last gelegte Handlung ausgeführt. Ich gebe somit mein Gutachten dahin ab, dass S. während der Begehung der Tat sich in einem Zustande krankhafter Störung der Geistestätigkeit befunden hat, durch welchen die freie Willensbestimmung ausgeschlossen war."

Beispiel 22.

(Schwere Kuppelei und Abtreibung. In der Untersuchungshaft Auftreten von hysterischem Dämmerzustand mit Vorbeireden. Zurechnungsfähig.)

40jährige Beamtenfrau A. K., die mit dem Manne in Scheidung lebt, ist wegen schwerer Kuppelei und Beihilfe zur Abtreibung angeklagt. Sie hatte ihre Wohnung Herren und jungen Mädchen zum Zwecke des geschlechtlichen Verkehrs zur Verfügung gestellt, richtige Orgien veranstaltet mit Essen, Sekt und Gesellschaftspielen, bei denen die Kleider ausgezogen wurden. Sie selbst erschien nackt mit hohen roten

Stiefeln und rotem Sonnenschirm. Vor allem ging sie darauf aus, unberührte junge Mädchen zur Teilnahme zu verführen. Das eine erstattete in der Reue Anzeige. Frau K. wurde bei einem ihrer Abendessen überrascht und verhaftet.

In der Haft versank sie in einen stuporartigen, traumhaft benommenen Zustand, antwortete nur zögernd und leise, konnte sich auf nichts besinnen, schien jede Erinnerung verloren zu haben, wurde daher zur Beobachtung auf ihren Geisteszustand nach der Klinik überführt. Hier liegt sie wie schlafend im Bette, öffnet erst bei wiederholter Anrede die Augen, wiegt den Kopf rhythmisch hin und her, weiss nicht, wo sie sich befindet und wo sie herkommt. Kann sich auf den Vorgang ihrer Verhaftung nicht besinnen. Kann die gewöhnlichsten Gegenstände nicht bezeichnen. Klagt Kopfweh und Schwindel. Nachts unruhig, wandelt mit unsichern Schritten umher. Auch in der folgenden Zeit will sie ihre eigenen Personalien, Geburtsjahr und Ort, das Jahr, den Monat usw. nicht wissen. Kann die Wochentage nicht aufsagen, nicht die Monate, nicht zählen. Sagt, der Monat habe 20 Tage, die Woche 8 Tage, die Minute habe 20 Sekunden. Rechnet 3×5 sind 12; 6×4 sind 14; $5 + 8$ sind 14. Wird sie direkt nach ihren Verfehlungen befragt, gibt sie ganz unsinnige Antworten, z. B. (Was für Mädchen kamen zu Ihnen) „Bekanntschaften von Helsingfors." (Was wurde in Ihrer Wohnung gemacht?) „O Tannenbaum, o Tannenbaum, du schreibst in goldnen Blättern." (Haben Sie von den Herren Geld genommen?) „Ich will unbedingt ein Jude sein." (Wurde bei Ihnen viel Sekt getrunken?) „Blut ist keine Buttermilch, nein es kostet mich mein Leben." (Abtreibungsgeschichte?) „Da spricht der Rossmarkt mit, Bockenheim, Marmelade, Automobile, Graf Zeppelin und Leberwurst."

Fragt man sie dagegen nach ihrem Befinden, berichtet sie zusammenhängend von einer früheren Kopfverletzung, klagt Kopfweh und Schwindel, beteuert ihre Anständigkeit, bittet, in einer besseren Klasse verpflegt zu werden. Nachts war sie fortgesetzt schlaflos und manchmal recht unruhig, glaubte ihr Kind zu sehen, schrie laut, sprang aus dem Bette, lief ängstlich umher, weinte, suchte ihre Sachen. Zeitweise, besonders ausserhalb der Visite, war sie äusserlich ruhig und schien geordneter. Dieses wechselnde Verhalten zog sich mehrere Monate hin und endigte mit völliger Aufhellung und Wiederkehr der Erinnerung bis zur Verhaftung. Bei der Hauptverhandlung betrug sie sich sachgemäss.

Die Vorgeschichte ergab, dass Frau K. von einer geistig abnormen Mutter stammt, ihre Geschwister schwach begabt sind. Sie selbst war gut begabt und, abgesehen von gelegentlichen hysterischen Anfällen nach Aufregung, immer gesund. Eine Gehirnerschütterung in der Kindheit blieb ohne Folgen. Sehr vergnügungssüchtig, trieb seit Jahren Ehebruch, weshalb der Mann auf Ehescheidung klagte. Körperlich ausser Herabsetzung der Schmerzempfindung nichts Besonderes.

Nach Entstehung, Bild und Verlauf des seelischen Ausnahmezustandes konnte es keinem Zweifel unterliegen, dass es sich nur um eine in der Haft entstandene hysterische Bewusstseinseinengung handelte, welche z. Zt. der Begehung der Straftaten noch nicht bestanden hatte. Charakteristisch waren das Vorbeireden, wobei die Art der Antwort der K. meist zeigte, dass die Frage von ihr aufgefasst worden war, ihre behauptete Unkenntnis der allereinfachsten Dinge, welche selbst der Verblödete sonst noch zu wissen pflegt, der Unterschied in ihren Antworten, je nachdem ihre Straftaten berührt wurden oder nur nach ihrem Befinden gefragt worden war. Zur Zeit dieses hysterischen Dämmerzustandes, der mit einzelnen Pausen sich unverhältnismässig lange hinzog (vermutlich weil wiederholte Besuche des Verteidigers die K. immer von neuem erregten und nicht zur Ruhe kommen liessen), waren Haft und Verhandlungsfähigkeit aufgehoben. Dagegen lehrte die ganze Art der Straftaten, die sich in planmässiger Ausführung über einen grösseren Zeitraum erstreckten, dass bei ihrer Begehung ein Dämmerzustand nicht in Frage kam.

Demgemäss wurde das Vorliegen der Bedingungen des § 51 St. G. B. verneint. Es erfolgte Verurteilung.

Beispiel 23.

(Militärisches Dienstvergehen im pathologischen Rausch. § 51.)

22 jähriger Matrose O. kommt abends angetrunken zu spät zum Dienst. Auf Drohung mit Meldung wird er erregt, schimpft und droht, den Vorgesetzten zu erstechen. Er wird mit Gewalt entkleidet und ins Bett gelegt. Hier beginnt er zu lärmen und zu toben, ist durch Zureden nicht zu beruhigen. Sobald jemand die Türe öffnet, stürzt er sich auf ihn mit den Worten: „Du willst mich totstechen!", packt den betreffenden an, drängt blind hinaus. Schliesslich wird er von mehreren Leuten zur Wache gebracht, beträgt sich hier „wie ein Verrückter", sucht dauernd die Wachtstube zu verlassen. Erst nachdem er gefesselt ist, schläft er ein.

Nach dem Erwachen hat er an keinen dieser Vorgänge Erinnerung. Er weiss, dass er vor Antritt des Dienstes in der Kantine gewesen war und Bier getrunken hatte. Damit erlischt die Erinnerung bis zu seinem Aufwachen.

Feststellungen ergaben, dass der Vater Trinker war und an Krämpfen litt, dass O. selbst schwer gelernt hat und stets als geistig minderwertig galt. Er war reizbar und neigte im Trunk zur Gewalttätigkeit, war wegen Körperverletzung vorbestraft.

Der Schädel ist auffallend unsymmetrisch. Die intellektuelle Begabung ist dürftig. Auch während der Beobachtung macht sich abnorme Reizbarkeit bemerkbar. An die Straftat hat O. dauernd keine Erinnerung.

Auf Grund der psychopathischen Veranlagung und des gesamten Zustandsbildes zur Zeit der Begehung der strafbaren Handlungen (Verkennung der Situation, Angst erstochen zu werden, blindes Fortdrängen, sinnlose Wut, fortgesetztes Lärmen und Toben, obgleich er zu Bett gelegt und versuchsweise mehrfach allein gelassen wird) musste pathologischer Rausch angenommen und mussten die Voraussetzungen des § 51 St.G.B. für vorliegend erklärt werden.

Beispiel 24.

(Sittlichkeitsverbrechen im pathologischen Rausch, Trance-Form. § 51
St. G. B. zugebilligt.)

21 jähriger Fähnrich berührt nachts an Bord wiederholt Mannschaften in unzüchtiger Weise. Fortgescheucht, kehrt er immer wieder. Dem einen Matrosen sucht er dreimal nacheinander an den Geschlechtsteilen zu spielen. Als dieser sich aus der Hängematte aufrichtet und ihn verjagt, geht er an die nächste Hängematte und macht sich dort in gleicher Weise zu schaffen. Am anderen Morgen hat er nur ein dunkel drückendes Gefühl, sich an jemandem vergangen zu haben, entsinnt sich nicht der Einzelheiten. Entschuldigt sich mit Trunkenheit.

Mutter war in der Irrenanstalt, Vater Trinker, Schwester hysterisch. Selbst schwach begabt, neigt zum Trinken, verträgt Alkohol schlecht, hatte schon wiederholt Zustände sonderbaren Benehmens im Rausche. Von perverser Triebrichtung bisher nichts bekannt, er selbst bestreitet jede Homosexualität. An dem betreffenden Abende hatte er zahlreiche Lokale besucht und viel Sekt getrunken. Als er an Bord die Wache übernahm, machte er auf Zeugen einen angetrunkenen Eindruck.

Auffällig waren die von dem Augenzeugen bekundeten Einzelheiten bei Ausführung der Tat: Er hatte keine Mütze, stützte sich mit beiden Händen, bewegte sich langsam. Obwohl er mehrfach gestört wurde, kehrte er stets in triebhafter Weise wieder. Er soll die Matrosen, wenn sie sich aufrichteten, erschrocken angestarrt haben. Dass er aber wirklich erschrak, ist kaum anzunehmen, da er immer wiederkehrte. Im gewöhnlichen Rausche hätte wohl solcher Schreck ernüchternde Wirkung ausgeübt.

Diese auffällige, mangelhaft überlegte, triebhafte Handlungsweise spricht für die Annahme eines krankhaft veränderten Geisteszustandes. Es handelt sich um einen schwer belasteten und geistig minderwertigen Menschen, der Alkohol schlecht verträgt und sich zur fraglichen Zeit wahrscheinlich in einem pathologischen Rausche (Trance-Form) befunden hat, so dass die Voraussetzungen des § 51 zugebilligt werden müssen.

8. Schwachsinn (Imbezillität und erworbene Demenz).
a) Zustandsbild.

Ausgesprochenere Schwachsinnszustände werden bei der ärztlichen Untersuchung der Feststellung nicht entgehen können. Sie bedingen dauernde Aufhebung von Zurechnungsfähigkeit und Geschäftsfähigkeit· Allein sehr viel schwieriger ist die Beurteilung der leichteren Grade des Schwachsinns und ferner, soweit es sich um eine im Laufe des Lebens erst erworbene Demonz handelt, der Frage, wann hat das Nachlassen der geistigen Fähigkeiten einen solchen Umfang erreicht, dass dio freie Willensbestimmung bei Begehung einer strafbaren Handlung oder bei Ausübung eines Rechtsgeschäftes aufgehoben war? Besonders verwickelt gestaltet sich die Sachlage, falls inzwischen der Tod eingetreten ist, und der Gutachter, ohne vielleicht den Kranken je persönlich gesehen zu haben, nachträglich sich darüber äussern soll, ob dieser bei Abfassung seines Testamentes noch die erforderlichen geistigen Fähigkeiten besessen hat.

Immer wird man sich vor Augen halten müssen, dass die blosse Gewinnung einer psychiatrischen Diagnose nicht ohne weiteres genügt, um die Entscheidung zu fällen. Sogar, wenn ein fortschreitender Verblödungsprozess anzunehmen ist, bleibt die Möglichkeit weitgehender Schwankungen, zeitweiser Besserungen und Stillstände zu berücksichtigen. Bei organischen Gehirnleiden, die gleichzeitig mit körperlichen Symptomen einhergehen, kann die Ausbildung dieser den intellektuellen Störungen vorauseilen. Charakteristische Merkmale einer beginnenden Dementia senilis oder arteriosclerotica besagen noch nicht, dass nun jede Handlungsfähigkeit, z. B. die Testierfähigkeit, bereits aufgehoben wäre. Allerdings wird uns die Erwägung, dass erworbene geistige Schwächezustände gerne das sittliche Empfinden zuerst zerstören, in allen derartigen Fällen davon abhalten, den § 51 St. G. B. abzulehnen.

Der Begriff des angeborenen Schwachsinns umfasst eine ganze Stufenleiter geistiger Mängel von der tiefstehenden Idiotie über das breite Gebiet der Imbezillität hinweg bis zu jenen höherstehenden geistig Minderwertigen, welche wir als Debile zu bezeichnen pflegen. Man kann sich für den praktischen Gebrauch folgendes Schema merken: Idioten lernen nur mangelhaft sprechen und erwerben sich einen ganz spärlichen Besitz an Vorstellungen. Imbezille verfügen zwar über viele konkrete, aber kaum über abstrakte Begriffe, so dass ihnen allgemeinere Vorstellungen und die Raum- und Zeitbegriffe, oft auch Zahlen und Farben völlig unklar bleiben. Dagegen sammelt der Debile ein grösseres Wissen konkreter und abstrakter Natur, zeigt sich indessen ausserstande, diese theoretischen Kenntnisse im Leben anzuwenden, und es fehlt ihm

vor allem das wirkliche Verständnis für die auswendig gelernten sitt-
lichen Forderungen und die Rechtsbegriffe. Daher gehören zu den
Kennzeichen der Debilität der Mangel eines festen Charakters und die
Unfähigkeit zu zielbewusster, selbständiger Lebensführung mit geschickter
Anpassung an schwierigere Verhältnisse und willenskräftiger Ausdauer;
es fehlen die Beherrschung des Trieblebens und die Achtung vor fremden
Rechten.

Der angeboren Schwachsinnige bleibt wie das Kind egoistisch und
zeigt lediglich oberflächliche Anhänglichkeit an die Angehörigen. An
die Stelle eines Gefühls für das Rechte treten durch die Erziehung nur
Scheu vor Strafe und Hoffnung auf Belohnung. Selbstgefälligkeit und
Eitelkeit, Rachsucht und Unehrlichkeit sind sehr häufige Eigenschaften,
während Dankbarkeit und Mitleid geringe Ausbildung erfahren. Die
Sinneswahrnehmungen sind vielfach ungenau, die Erinnerung unzuverlässig, das Wesentliche wird vergessen, das Unwesentliche breitgetreten
und ausgeschmückt. Nicht immer ist die Phantasie dürftig, sie vermag
bei mangelhafter Kritik ungezügelte Formen anzunehmen und sich mit
ausgesprochenem Hang zum Lügen zu verbinden (Pseudologia phantastica). Die Entlarvung derartiger Schwindeleien macht wenig Eindruck, zumal der Schwachsinnige bald selbst nicht mehr das Wahre
vom Falschen in seinen Erzählungen zu sichten imstande ist. Scham
und Reue sind bei ihm überhaupt ungenügend entwickelt. Die Schwäche
des Urteils und die schnelle Ermüdbarkeit des Denkens führen zu grosser
Ablenkbarkeit und Zerstreutheit, zu sprunghaft ungleichmässigen Leistungen und häufigeren Stimmungsänderungen. Gefühle beherrschen die
Handlungen mehr als Überlegungen; erheblicheren Einfluss üben Nach-
ahmung und Verführung aus. Allein als bestimmend auf die Entschlüsse
erweist sich immer wieder in erster Linie das eigene Triebleben.

Der Geschlechtstrieb erwacht nicht selten abnorm früh und erreicht eine bedenkliche Höhe. Unablässiges Masturbieren, Herandrängen
an Personen des anderen Geschlechts, sadistisches Behagen an der Misshandlung Schwächerer werden schon bei jüngeren Kindern beobachtet.
Im späteren Leben macht sich dieses verhängnisvolle Überwiegen
des Trieblebens nur noch stärker geltend. Den auftauchenden Begierden und Leidenschaften wird hemmungslos nachgegeben.

Bei jeder Untersuchung auf angeborenen Schwachsinn
erweist sich die Feststellung der gewonnenen Schulkenntnisse neben Prüfung von Urteilsfähigkeit, Kombinations-
vermögen und sittlichen Begriffen besonders wertvoll. Gedächtnis und Merkfähigkeit können trotz schwerer intellektueller Mängel
verhältnismässig gut erhalten sein. In der Regel stösst das Lösen von
Rechenaufgaben, die etwas Nachdenken erfordern, auf unüberwindliche

Schwierigkeiten. Doch muss man wissen, dass es unter den Schwachsinnigen auch Zahlenfexe und Rechenkünstler gibt.

Der Eintritt einer erworbenen Demenz mag sich zunächst
recht verschieden ankündigen. Im allgemeinen darf man sich merken,
dass bei der Gruppe sogenannter organischer Gehirnleiden wie Dementia
paralytica, arteriosclerotica, senilis usw. am frühsten und auffälligsten
das Gedächtnis für die Jüngstvergangenheit und das Urteil
leiden. Hier wäre es unzweckmässig, von einer Prüfung der Schulkenntnisse zuviel zu erwarten, da diese früher ausgezeichnet gewesen
sein können und dann erst nach erheblichem Fortschreiten des Krankheitsprozesses zweifellose Ausfälle werden erkennen lassen. Nur Rechenaufgaben, soweit sie frisch gelöst werden müssen, also nicht das auswendig gelernte Einmaleins (!), lassen sich meist mit Erfolg verwenden.
Ebenso ist das Umkehrenlassen wohlbekannter Reihen wie der Monats-
namen sehr zu empfehlen. Fragen nach der zeitlichen Orientierung,
den neueren Tagesereignissen, den eigenen Erlebnissen der letzten Zeit
bringen Lücken im Gedächtnis für die Jüngstvergangenheit am besten
zum Vorschein. Die Merkfähigkeit ist mit geeigneten Methoden näher
zu prüfen, am bequemsten ist das Nachsprechenlassen von 5—7 stelligen
Zahlen und Wiedererzählenlassen von Geschichten.

Ein annäherndes Bild von der Urteilsfähigkeit gewährt
schon der eigene Bericht des zu Untersuchenden über
seinen Zustand, seine Lage, seine Zukunftsabsichten,
ferner sein Eingehen auf suggestive Einfügungen des Arztes
und sein Verhalten gegenüber Einwänden. Geeignete Fragen
werden weitere Aufklärung bringen. Rascher Stimmungswechsel, Erschwerung der Auffassung, Störung im Gedankenablauf, Kritiklosigkeit
gegenüber inneren Widersprüchen, grosse Unsicherheit der zeitlichen
Angaben sind zu beachten. Wertvoll ist immer ein von dem zu Untersuchenden selbst geschriebener Lebenslauf; auch sonstige Aufzeichnungen
und Briefe mögen Bedeutung erlangen.

Auf Verlust der normalen Interessen, des Anstandsgefühls, des Rechtsempfindens, der Anhänglichkeit an die
Angehörigen werfen in solcher Unterhaltung spontane Äusserungen
des Exploranden ein grelles Licht. Vorsichtiger muss man mit der Bewertung der auf suggestive Fragen gegebenen Antworten sein. Hang
zum Zoten, zu törichten Scherzen, krankhafte Stimmungslage, hypochondrische und paranoide Gedankengänge, Apathie, Vergesslichkeit, Neigung
zu Konfabulationen werden bei wiederholten Untersuchungen immer
deutlicher hervortreten.

Ausserdem suche man von Zeugen, die den Exploranden schon
länger gekannt haben, ergänzende Angaben einzuziehen. Mitunter lässt

sich dann eine weitgehende Charakterdegeneration bei einem bisher hochgesinnten Menschen nachweisen.

Im übrigen siehe auf Seite 176—178 die charakteristischen Bilder der verschiedenen organischen Demenzformen, auch der posttraumatischen, der epileptischen und alkoholischen Demenz. Um Wiederholungen zu vermeiden, musste an dieser Stelle auf ihre Besprechung verzichtet werden.

Am wenigsten greifbar ist für den Untersucher im allgemeinen die beginnende schizophrene Demenz. Hier pflegen nicht nur die einst erworbenen Schulkenntnisse gut erhalten zu bleiben, sondern auch Gedächtnis und Auffassung, anfangs sogar das Urteil verraten keine merkliche Einbusse. Der nicht psychiatrisch durchgebildete Arzt hat daher Mühe, sich von den Behauptungen der Angehörigen, dem Kranken mangle die Geschäftsfähigkeit und er sei entmündigungsreif, überzeugen zu lassen. Am ersten mag ihm noch ihr Bericht über die eingetretenen Charakterveränderungen den Verdacht auf fortschreitenden geistigen Rückgang erregen: Energielosigkeit mit Unlust zu geregelter Beschäftigung, Verödung des Gemütslebens, hemmungsloses Nachgeben gegenüber auftauchenden Einfällen und Begierden, grosse Unbeständigkeit der Stimmungslage mit Neigung zu Zornausbrüchen, Gleichgültigkeit bei wichtigen Ereignissen, übertriebene Bewertung von Nichtigkeiten, feindseliges Verhalten gegen die Familie. Hierzu kommen dann schrullige Gewohnheiten und Gedankengänge, impulsive Verkehrtheiten.

Namentlich bei der hebephrenen Form der Schizophrenie kann sich eine solche schleichende Verblödung ohne Hervortreten deutlich psychotischer Erscheinungen vollziehen, so dass nicht nur Laien sondern selbst Ärzte lange Zeit an die Entfaltung unmoralischer Regungen und Ungezogenheiten denken, statt an krankhafte Vorgänge. Unter den Entgleisten, Vagabunden und Kriminellen, befinden sich nicht wenige verkannte Schizophrene. Ihre nervösen Beschwerden werden fälschlich als Zeichen von Hysterie oder Neurasthenie betrachtet, ihre gelegentlichen hypochondrisch-depressiven oder läppisch-heiteren Erregungen werden übersehen.

Auf der anderen Seite freilich muss man sich vor dem gleichen Fehler hüten, die Hemmung Depressiver oder die Konzentrationsunfähigkeit und Reizbarkeit Nervöser vorschnell als Symptome beginnender Demenz aufzufassen.

Bei sorgfältiger Untersuchung wird sich die Entwickelung einer schizophrenen Verblödung meist erkennen lassen an der eigentümlich sprunghaften Zerfahrenheit des Gedankenganges, wie sie bei wörtlichem Mitschreiben aller Antworten und Äusserungen am klarsten hervortritt, an der völligen Einsichtslosigkeit für das Verkehrte des

eigenen Tuns und an dem Mangel von Pflichtgefühl und
Verständnis für die Anforderungen der Wirklichkeit. Auch
die Kombinationsfähigkeit kann schon früh auffallendere Störungen erleiden. Erleichtert wird die Beurteilung durch den gleichzeitigen Nachweis wahnhafter Vorstellungen (Beziehungs- und Beeinträchtigungsideen,
hypochondrische Einbildungen) und katatonischer Erscheinungen (Negativismus, Manieren, Stereotypie). Zur Erläuterung des Gesagten werde
auf Beispiel 29, S. 185 hingewiesen.

b) Klinische Stellung der Schwachsinnszustände.

Die Idiotie umfasst sehr verschiedenartige Krankheitsformen.
Gemeinsam ist allen der unheilbare geistige Tiefstand, mag er nun auf
minderwertiger Anlage beruhen oder durch fötale Prozesse, Schädigungen
bei der Geburt, Gehirnerkrankungen in den ersten Lebensjahren verursacht sein. Eine Besserung ist nur bei dem Kretinismus durch rechtzeitige Darreichung von Schilddrüsensubstanz zu erhoffen. Die Erkennung eines so hochgradigen Schwachsinns begegnet bei jüngeren Individuen keinen Schwierigkeiten. Die juvenile Paralyse tritt infolge
ererbter Syphilis bei bisher normal entwickelten Kindern meist erst um
das 8. Jahr herum auf und geht mit den charakteristischen körperlichen
Zeichen einher. Ältere Idioten erinnern in ihrem Gebaren gelegentlich
an den erworbenen katatonischen Symptomenkomplex, allein schon die
Vorgeschichte wird eine Unterscheidung erlauben.

Ausgesprochene Imbezillität ist ebenfalls nicht zu verkennen.
Selbst ältere Imbezille fallen sogleich durch ihr kindisch-törichtes Schwatzen,
ihre überraschend lückenhaften Allgemeinkenntnisse und ihre hochgradige
Urteilslosigkeit auf. Auch hier sichert die Vorgeschichte (Schulzeugnisse)
die Diagnose. Schwieriger gestaltet sich die zutreffende Beurteilung der
Debilität, da fliessende Übergänge zur physiologischen Beschränktheit
hinüberführen. Hier muss jeder Fall besonders gewertet werden. Die
Berücksichtigung des gesamten Vorlebens und die Feststellung völliger
Unfähigkeit, den Kampf ums Dasein aufzunehmen, ohne Schutz und Aufsicht ein geregeltes Leben zu führen, die gedächtnismässig erworbenen
Kenntnisse zu benutzen, einen Beruf zu erlernen, werden eine wesentliche Ergänzung der eigenen Intelligenzprüfung bilden. Bei der letzteren
hängt der Untersucher zu sehr von dem guten Willen der Exploranden
ab, als dass er nicht, zumal in strafrechtlichen Fällen, immer die Möglichkeit böswilliger Übertreibung ins Auge fassen müsste. Auch bedenke
man, dass es bei der grossen Verschiedenartigkeit der individuellen
Veranlagung und des Bildungsganges kein Wissen gibt, das mit Sicherheit bei jedem Gesunden vorausgesetzt werden darf. Mangelhafter Schul-
besuch und kleiner Interessenkreis bedingen schon bei Nichtschwach-
sinnigen erschreckende Lücken. Der Grad der Urteilsfähigkeit mag infolge von Ermüdung, Ablenkung der Aufmerksamkeit, Unbeholfenheit

des sprachlichen Ausdrucks nur fälschlich herabgesetzt erscheinen. Wer sich imstande erwiesen hat, eine selbständige Stellung im Leben zu erringen und dauernd auszufüllen, darf in forensischen Begutachtungsfällen trotz aller Unkenntnisse nicht als angeboren schwachsinnig bezeichnet werden!

Grosser Missbrauch ist mit dem Begriffe des moralischen Irreseins getrieben worden. Soziale Unbrauchbarkeit und sittliche Mängel, wie sie uns bei Verbrechern in zuweilen erschreckendem Ausmasse entgegentreten, beweisen an sich niemals Geisteskrankheit, sondern lassen höchstens auf psychopathische Minderwerdigkeit schliessen. Bei dem sogenannten moralischen Irresein handelt es sich teilweise um die Haltlosigkeit und Triebhaftigkeit von Psychopathen (vergl. S. 187) teilweise um Charakterdegeneration bei beginnender Demenz, teilweise um zeitweise Ausschaltung aller sittlichen Vorstellungen in manischen Zuständen und vor allem um ihre ungenügende Ausbildung infolge von angeborenem Schwachsinn. Immer aber müssen vom Gutachter die krankhaften Prozesse aufgedeckt werden können, auf deren Boden die unmoralischen Neigungen und Betätigungen erwachsen sind. Die Beurteilung richtet sich dann nach Grad und Umfang dieses Grundleidens.

Von den organischen Demenzzuständen spielt die paralytische in forensischen Fragen die Hauptrolle. Es ist von hoher praktischer Wichtigkeit, dass sich die Diagnose der Dementia paralytica nicht nur auf seelische Veränderungen sondern ebenso sehr auf körperliche zu stützen hat. Das erleichtert dem Sachverständigen oft seine Aufgabe ganz bedeutend. Fehlen ausgesprochenere psychotische Erscheinungen, fällt doch gewöhnlich ein blödes Glücksgefühl (Euphorie) auf, das mit den Verhältnissen der Wirklichkeit im schroffsten Widerspruche stehen kann. Der nicht gerade hypochondrisch verstimmte Paralytiker hält sich fast immer für gesund, beurteilt alles hoffnungsvoll. Manchmal ist es nicht schwer, ihm Grössenideen einzureden. Auf die unmöglichsten Vorschläge des Untersuchers (Anbieten einer Million, einer hohen Anstellung) geht er bereitwilligst ein, hält sie für ernst, ärgert sich aber auch nicht, wenn er über den Scherz aufgeklärt wird. Ebenso machen ihm Vorwürfe und Beschimpfungen meist wenig Eindruck. Am stärksten geschädigt erweisen sich stets Urteil und Gedächtnis. Charakterdegeneration tritt stark hervor. Auffassung und Orientierung sind mehr vorübergehend getrübt, bisweilen bis zum Grade eines Dämmerzustandes. Weitgehende Remissionen sind anfangs häufig. Der Ausgang ist tiefste Verblödung.

Die Dementia arteriosclerotica entwickelt sich weit schleichender und führt nicht zu einer so weitgehenden Zerstörung der ganzen Persönlichkeit. Ausgesprochenes Krankheitsgefühl bildet die Regel. Die

Schädigung der Merkfähigkeit und zeitlichen Orientierung, Vergesslichkeit, Beeinflussbarkeit, rasche Ermüdbarkeit mit Verlust der Übersicht in verwickelten Situationen und Unfähigkeit zu produktiver geistiger Leistung überwiegen anfangs die Urteilsschwäche. Das äussere Gebaren ist weit geordneter. Daher wird der Umfang des geistigen Versagens von der Umgebung lange verkannt.

Bei der Dementia senilis pflegen Stumpfheit, Egoismus, pedantischer Eigensinn, Vergesslichkeit für das Jüngstvergangene, zeitliche Desorientierung, Nachlassen von Anstands- und Schamgefühl sich zuerst bemerkbar zu machen. Später erst greift der Erinnerungsausfall auch auf den älteren Gedächtnisinhalt über. Die geistige Leistungsfähigkeit, auch das Urteilsvermögen, versagt immer mehr. Die Merkfähigkeit kann so stark geschädigt werden, dass der Kranke alles sofort wieder vergisst und seine Erinnerungslücken mit Augenblickskonfabulationen ausfüllt. Mit freundlicher Geschwätzigkeit wird die Unterhaltung geführt, und mit allgemeinen Redensarten und Reminiszenzen aus ferner Vergangenheit (Kindheitserinnerungen) das Nichtwissen verdeckt. So unlogische Behauptungen wie bei der Paralyse sind selten. Über ihre Gedächtnisschwäche klagen die Kranken gerne selbst. Allmählicher Fortfall der anerzogenen Hemmungen lässt das Triebleben krass hervortreten. Vielfach machen sich hypochondrische und paranoische Gedankengänge geltend. Die nächtliche Unruhe kann auf deliriösen Vorgängen beruhen.

Die Demenz bei Huntingtonscher Chorea verbindet sich meist mit grosser Reizbarkeit und Neigung zu Wutausbrüchen, diejenige bei multipler Sklerose mit Euphorie. Gedächtnis- und Urteilsschwäche bilden sich hier nur langsam aus, erreichen keinen hohen Grad.

Die Demenz bei Hirnsyphilis zeichnet sich durch lebhaftes Schwanken der Erscheinungen aus und führt nicht zu dauernden starken Ausfällen. Der scheinbare zeitweise Blödsinn mit Merkunfähigkeit beruht wohl mehr auf Hemmungsvorgängen. Bleibend erweisen sich meist nur eine gewisse Erschwerung und Abschwächung der Urteilsfähigkeit, Abstumpfung der Interessen und sittlichen Empfindungen, leichte Vergesslichkeit.

Die Dementia epileptica bietet sehr verschiedene Grade der Ausprägung. Nicht jeder Epileptiker wird überhaupt dement, und tritt geistige Schwäche ein, so trägt sie nicht immer unaufhaltsam fortschreitenden Charakter. Bald früher, bald später stellen sich neben Reizbarkeit und Vergesslichkeit eine zunehmende Urteilsschwäche, Einengung des Interessenkreises und Verarmung der Vorstellungen ein. Das Denken wird schwerfällig und umständlich. Die Kranken erzählen in weitschweifiger und eintöniger Weise immer wieder von sich und ihrer Familie, kleben an Äusserlichkeiten, bewegen sich sozusagen nur noch in ausgeschliffenen Bahnen. Schliesslich kann sich weitgehende Stumpfheit mit Arbeitsunfähigkeit entwickeln. Ausgesprochen ist in der Regel die epileptische Charakterveränderung: Unwahrhaftigkeit, Eigensinn, Klatschsucht, Unverträglichkeit, Bosheit, Brutalität verbinden sich mit schmeichlerischer Unterwürfigkeit und bigotter Frömmigkeit.

Die alkoholische Demenz, wie sie durch jahrelangen Missbrauch geistiger Getränke verursacht wird, ist je nach der Art und Menge der genossenen Getränke und je nach der zugrunde liegenden psychopathischen Veranlagung ebenfalls recht verschieden stark ausgeprägt. Erzwungene Abstinenz kann erhebliche Besserung bedingen und manche anscheinenden Dauersymptome wieder zum Verschwinden bringen. Namentlich die zornmütige Erregbarkeit und die Neigung zu wahnhaften Gedankengängen (Eifersuchtswahn) werden dann günstig beeinflusst. Die Urteilsschwäche tritt vor allem in der absoluten Einsichtslosigkeit zutage. Daneben machen sich in erster Linie Willensschwäche und Vergesslichkeit geltend. Der Verlust der höheren sittlichen Gefühle führt zu Lügenhaftigkeit, Heuchelei, Verrohung, Schamlosigkeit, Lieblosigkeit gegen die Angehörigen, Arbeitsscheu.

Eine besondere Stellung nimmt der amnestische Symptomenkomplex oder die Korsakowsche Psychose ein, der nicht nur nach chronischem Alkoholmissbrauch, sondern auch nach anderen Vergiftungen (Kohlenoxydgas), Gehirnerschütterung, Strangulation und bei polyneuritischen Geistesstörungen beobachtet wird. Episodisch kommt er gelegentlich bei Dementia paralytica, Hirnsyphilis, Tumor des Gehirns vor, ausgeprägter und dauernder bei Dementia senilis als sog. Presbyophrenie. Das Wesentliche bei diesem geistigen Schwächezustande ist die schwere Störung der Merkfähigkeit mit örtlicher und zeitlicher Desorientierung und mit Ausfüllung der weitgreifenden Gedächtnislücken durch z. T. phantastische Konfabulationen. Deliriöse Attacken spielen eine gewisse Rolle. Fast stets bildet sich eine bleibende geistige Schwäche mit Vergesslichkeit und Urteilsschwäche aus.

Die gewöhnlichste Form der geistigen Schwäche nach Gehirnverletzungen stellt die Dementia posttraumatica dar: Abnahme der geistigen Regsamkeit, mässige Gedächtnis- und Urteilsschwäche, hohe Reizbarkeit, Abstumpfung der sittlichen Empfindungen. Dieser Verblödungsprozess kommt in der Regel bald zum Stehen und erreicht keine grosse Höhe, ist auch einer gewissen Rückbildung fähig, wenn nicht Alkoholmissbrauch komplizierend hinzutritt.

Die schizophrene Verblödung bildet den schliesslichen Endausgang der Hebephrenie, Katatonie, Dementia paranoides. Er wird nicht in allen Fällen erreicht; selten kommt der Krankheitsprozess in frühen Jahren völlig zum Stehen; häufiger entwickelt sich nur ein mässiger Defektzustand. Auch die einzelnen Bilder der Verblödung sind recht verschiedenartig. Charakteristisch sind jedoch stets Verlust der Initiative, Abstumpfung des Gemüts, Zerfahrenheit des Gedankenganges (vergl. Seite 142), Urteilsschwäche, Reizbarkeit, Neigung zu gezierten Bewegungen und impulsiven Handlungen. Reste der durchgemachten Psychose verleihen je nach der Form der letzteren dem Bilde des entstandenen Schwachsinns eine besondere Färbung. Hat sich, wie das gelegentlich geschieht, die Schizophrenie einer vorhandenen Imbezillität aufgepfropft, wird sich das im Mangel allgemeiner Kenntnisse ausprägen. Sonst können Auffassung, Gedächtnis und früheres Wissen unberührt bleiben. Auf sittlichem Gebiete machen sich starke Ausfälle geltend.

Immer hat der Gutachter zu bedenken, dass die Diagnose Schizophrenie an sich noch nicht den Eintritt einer bleibenden Demenz bedeutet, sondern nur die Wahrscheinlichkeit, dass sich eine solche einmal entfalten wird.

Stuporöse und erregt-verwirrte Zustände, Sinnestäuschungen und Wahnideen können wieder verschwinden. Weitgehende Besserungen und jahrelange Stillstände sind anfangs möglich. Man sei daher vorsichtig mit der Prognose, so lange nicht deutliche Demenz vorliegt.

c) Stellung der Schwachsinnszustände in foro.

Alle ausgebildeten Schwachsinnszustände, welcher Art sie nun sein mögen, heben die Zurechnungsfähigkeit ohne weiteres auf. Der Zeitpunkt der Begehung der Tat kommt nur dann in Betracht, falls die Begutachtung Jahre später erfolgen sollte. In derartigen Ausnahmefällen wäre es wenigstens denkbar, dass die Annahme einer schon damals vorhandenen erworbenen Demenz auf Grund der vorgeschichtlichen Erhebungen abgelehnt werden müsste. Liegt dagegen die Straftat noch nicht sehr weit zurück, kann nie ausgeschlossen werden, dass die jetzt bestehende Verblödung bereits in der ersten Entwicklung gewesen war und einen krankhaften Fortfall der gewohnten Hemmungen verursacht hatte.

Grössere Schwierigkeiten bereitet die Erwägung, ob bei einem bisher unbescholtenen Menschen ein für seine Umgebung unbegreifliches Verbrechen vielleicht das erste Anzeichen eines heraufziehenden Verblödungsprozesses (Hebephrenie, Dementia senilis) bildet. Ergibt die eigene Untersuchung keine genügenden Anhaltspunkte, wird man noch versuchen dürfen, durch Zeugenaussagen von Leuten, die den Betreffenden früher und in letzter Zeit gekannt haben, über auffällige Veränderungen seines Wesens und besonders über etwaige Charakterdegeneration Feststellungen zu machen. Gelegentlich wird man sich begnügen müssen, im Gutachten auf eine solche Möglichkeit hinzuweisen und der Zeit die weitere Klärung der Frage zu überlassen.

Vorsichtig sei man mit der Annahme einer arteriosklerotischen Demenz, so lange keine sicheren Merkmale einer organischen Gehirnerkrankung vorliegen. Von einer peripheren Schlagaderverhärtung sind Rückschlüsse auf das Vorliegen eines zentralen Prozesses nicht gestattet. Oft genug handelt es sich lediglich um neurasthenische Erscheinungen mit depressiver Verstimmung, um Hemmung, Zerstreutheit, Reizbarkeit, subjektives Gefühl der Leistungsunfähigkeit, und es ist eben nicht angenehm für den Sachverständigen, wenn der mit Bestimmtheit für aussichtslos verblödet Erklärte noch nach Jahrzehnten geistig frisch dahinlebt.

Gleiche Vorsicht ist bei der Beurteilung einer alkoholischen Geistesschwäche am Platze. Längere Enthaltsamkeit von berauschenden Getränken mag das Bild recht wesentlich verändern. Hier wie auch bei leichtem epileptischen Schwachsinn wird man, sofern es sich um Affektverbrechen handelt, der krankhaft gesteigerten Reizbarkeit weitgehend Rechnung tragen müssen, dagegen den mit Überlegung ausgeführten Strafhandlungen gegenüber mit der Annahme von Unzurechnungsfähigkeit zurückhaltender sein. Alsdann ist der Hauptnachdruck auf das Verhalten des Urteilsvermögens zu legen.

Unter den kriminellen Handlungen der Schwachsinnigen spielen im allgemeinen Eigentumsvergehen und sexuelle Verfehlungen die Hauptrolle. Imbezille und Hebephrene erliegen gleich jüngeren Kindern ausserordentlich leicht der Versuchung, lockende Gegenstände an sich zu nehmen, ohne die Folgen der Tat zu bedenken. Bei Paralytikern und Senilen entwickelt sich häufig ein förmlicher Stehltrieb, so dass sie alles zusammentragen und aufspeichern, was sie nur erwischen können. Selbst innerhalb der Irrenanstalten sieht man manche Schwachsinnigen immer wieder ihre Taschen mit allem Abfall vollstopfen, findet in ihren Betten die den Mitpatienten wahllos entwendeten Kleidungsstücke, Schuhe, Zeitungen, Essenreste.

Die völlige Ungeniertheit und verblüffende Offenheit, mit der schwachsinnige Diebe zu Werke gehen, machen auf Laien leicht den Eindruck besonders grosser Frechheit und Raffiniertheit. Indessen geben doch die Antworten bei der Vernehmung und das gesamte Gebaren in der Haft bald genug Verdachtsmomente für das Bestehen geistiger Störung. Namentlich das Verhalten von Paralytikern und senil Dementen pflegt ausserordentlich auffallend zu sein.

Ein Paralytiker schlägt einfach ein Schaufenster ein, um die Waren aus der Auslage an sich zu nehmen. Als er sofort festgenommen wird, lächelt er blöde und behauptet, sehr reich zu sein, er wolle jetzt ein eigenes Geschäft anfangen und habe dazu die Waren nötig.

Eine Senile geht gemütlich bei hellichtem Tage in einen fremden Garten und pflückt dort Blumen ab, ist sehr erstaunt, als sie darüber zur Rede gestellt wird, macht dann törichte Ausreden, sie habe sich geirrt.

49 jähriger Paralytiker, der seit Jahren als Wächter in einem öffentlichen Garten angestellt ist und sich stets einwandfrei geführt hat, fängt masslos an zu stehlen, schafft die Pflanzen gleich zu Hunderten fort. Als er entlassen und schon

angezeigt ist, klettert er noch wiederholt in den verschlossenen Garten über und stiehlt weiter. Als man ihn verscheuchen will, wird er drohend, hat gar kein Verständnis für das Unerlaubte seines Tuns. Verbringung in die Klinik, wo neben vorgeschrittener Demenz Pupillenstarre, Fehlen der Kniephänomene, Sprachstörung, positive 4 Reaktionen festgestellt werden. Es wird im Gutachten auf das Auftauchen wahnhafter Einfälle (er sei Generalfeldmarschall und sehr reich) und triebhafter Neigungen, denen er blindlings nachgibt, hingewiesen. Aufhebung der freien Willensbestimmung ist zu bejahen.

Ausser Diebstählen, Einbrüchen und Raub werden vor allem Betrug, Urkundenfälschung, Zechprellerei, Hochstapelei von solchen Schwachsinnigen verübt teils infolge Fehlens jeder Hemmung, aus Unüberlegtheit und kindischem Begehren nach verlockendem Besitze, teils auf Grund phantastischer Verlogenheit und grössenwahnsinniger Vorstellungen.

Die krankhafte Reizbarkeit führt zu gewalttätigen Handlungen wie Totschlag, Körperverletzung, Widerstand, Beleidigung; der gesteigerte oder doch hemmungslos waltende Geschlechtstrieb zu Notzucht, Blutschande, unzüchtigen Angriffen, Erregung öffentlichen Ärgernisses (Exhibitionismus). Hier überall ist oft Alkoholgenuss mit im Spiele.

Die sexuellen Delikte Schwachsinniger richten sich mit Vorliebe gegen Kinder und alte Frauen, weil sich die Täter an junge Mädchen nicht herantrauen, von diesen verspottet werden. Besonders oft kommt es zur unzüchtigen Betastung von Kindern durch Greise im Beginne seniler Demenz. Wird ein bisher unbescholtener Mann jenseits der 60er Jahre wegen einer solchen Verfehlung angeklagt, sollte stets an die Möglichkeit gedacht werden, dass dieses Leiden vorliegt.

Praktisch wichtig ist ferner die Neigung jugendlicher Schwachsinniger zum Anlegen von Feuer, sei es aus Unbedachtsamkeit, aus blosser Freude am Feuer, um beim Löschen helfen zu können, sei es aus Rachsucht, Schadenfreude oder gar aus Heimweh, weil sie dann aus einer ihnen verhassten Stellung fortzukommen hoffen. Aus letzterem Grunde ist es auch wiederholt geschehen, dass schwachsinnige Kindermädchen die ihnen anvertrauten Kleinen erwürgt oder vergiftet haben. (Vergl. S. 84.) Beim imbezillen und hebephrenen Rekruten beobachtet man am häufigsten Fahnenflucht, Wachvergehen und Gehorsamsverweigerung.

Im Beginne der Paralyse und der arteriosklerotischen Verblödung kommt es leicht zu Verfehlungen im Dienste, weil bei Nachlassen der geistigen Leistungsfähigkeit die Übersicht und das Pflichtgefühl früh verloren gehen.

Als Zeugen sind alle Schwachsinnigen wegen der Untreue ihres Gedächtnisses und ihres Mangels an Kritik unzuverlässig; um so mehr, wenn phantastische Verlogenheit und Klatschsucht gleichzeitig in Betracht zu ziehen sind (Epileptiker!).

Für die Beurteilung der Geschäftsfähigkeit einschliesslich Testierfähigkeit sind in Fällen erworbener Demenz die jedesmaligen zeitlichen Verhältnisse genau zu berücksichtigen, weil hier mit weitgehenden Schwankungen des Krankheitsgrades und vorübergehenden Remissionen, zumal im Beginne, gerechnet werden muss. Ebenso ist bei der Frage einer Ehescheidung wegen Geisteskrankheit die Möglichkeit derartiger Besserungen zu erwägen.

Bei der amnestischen Form der alkoholischen Demenz, der sogenannten Korsakowschen Psychose, ist zu bedenken, dass hier fehlende Erinnerung für einen früheren Termin erst durch die nachträglichen Erinnerungsausfälle bedingt sein mag und dann nichts für den Geisteszustand bei Abschluss eines damaligen Geschäftes bedeutet.

Lit. Nr. 12, 18, 21, 43, 68, 71, 75, 82, 98, 125, 128, 139, 150, 198, 213, 235, 238, 303, 311, 330, 348.

Beispiel 25.
(Notzuchtsversuch bei Imbezillität. Unzurechnungsfähig.)

Der 20jährige Taglöhner Wilhelm H., der schon dreimal wegen Sittlichkeitsverbrechens vorbestraft ist, hat sogleich nach der Entlassung aus dem Gefängnisse ein 11jähriges Schulmädchen niedergeworfen, sich auf dasselbe gekniet und ihm mit dem Gliede in den Haaren umhergewühlt bis zum Samenergusse.

Nach Mitteilung des Lehrers gilt H. im Orte als nicht normal, er war ein sehr schlechter Schüler, von geringer Begabung, fiel von frühster Jugend an durch Zurückbleiben in der geistigen Entwickelung auf. Laut Feststellung der Polizei waren beide Eltern und 6 Brüder geistig beschränkt. Ein Bruder des Vaters starb an Epilepsie, ein weiterer Bruder hatte 2 taubstumme Söhne. In der Lehre leistete H. nichts, entlief zweimal. Als Taglöhner war er verlogen und unzuverlässig, diente dem Spott zur Zielscheibe. Die Vorstrafen erhielt er, weil er mit 15 und 17 Jahren sich an kleinen Mädchen vergriff und eine 56jährige Frau zu vergewaltigen versuchte. Ärztliche Begutachtung hatte damals nicht stattgefunden.

Auffallend kleiner Schädel. Schmaler Gaumen. Lebhafte Reflexe. Sehr geringe Kenntnisse, hochgradige Urteilsschwäche. Jedes zielbewusste Handeln fehlt. Widersetzt sich einsichtslos der ärztlichen Untersuchung, neckt seine Umgebung in kindischer Weise, zerstört Sachen. Keine Anhänglichkeit an die Eltern. Weder Scham noch Reue. Schon bei den früheren Strafverbüssungen war er durch sein unverständiges Betragen, seine Widersetzlichkeit und triebartiges Onanieren aufgefallen.

Im Gutachten ward ausgeführt, dass H. an angeborenem hochgradigen Schwachsinn (Imbezillität) mit triebhaften Handlungen leide und als dauernd unzurechnungsfähig und gemeingefährlich anzusehen sei. Darauf erfolgte Freisprechung vom Schwurgericht.

Beispiel 26.
(Falsche Anzeigen, Beleidigung und Bedrohung bei Paralyse. Unzurechnungsfähig).

38jähriger Ingenieur F. F. hat gegen seine frühere Braut Luise S. auf Herausgabe von Geschenken geklagt und sie wegen Betrugs und Diebstahls angezeigt: Sie habe ihr Verlöbnis nur benutzt, um ihm in den letzten 4 Jahren 15000 Mark abzunehmen, und dann abgebrochen. Er verlange Schadenersatz!

Luise S. bestritt diese Beschuldigungen ganz entschieden, ihr Bräutigam F. F. habe ein zunehmend verändertes Wesen gezeigt, sie wiederholt misshandelt und gemein beschimpft, mit Erschiessen bedroht. Nachdem sie deshalb mit ihm gebrochen habe, verfolge er sie mit den gemeinsten Schmähbriefen. Sie halte ihn nicht für normal. Auf Grund der Zeugenerhebungen ward das Verfahren eingestellt und F. F. auf den Weg der Privatklage verwiesen. Nun belästigte er die Behörde mit zudringlichen Besuchen, massenhaften konfusen Schriftstücken, in denen er fortgesetzt neue Anzeigen wegen Schwindeleien, Betrügereien, Diebstählen, Beleidigungen, Misshandlungen erstattete. Während er der S. einerseits ohne den Schatten eines Beweises Gewerbsunzucht vorwarf, verlangte er auf der anderen Seite noch immer, sie zu heiraten. Auch auf der Strasse lauerte er ihr auf, lief ihr nach, beschimpfte und bedrohte sie. Als er schliesslich sogar tätlich wurde, erfolgte seine Verhaftung. Nach § 81 St. P. O. wurde seine Beobachtung in der Klinik angeordnet.

Alle Reflexe erhalten, aber Sprache stockend, leicht stolpernd, unter zahlreichen Mitbewegungen im Gesicht. Lumbalpunktion verweigert. Allgemeine nervöse Beschwerden, die er auf die gehabten Erregungen zurückführt.

Klagt weinend über die Schlechtigkeit seiner Braut, die sich mit anderen Männern abgebe, ihn bestohlen und krank gemacht habe. Seufzt und schimpft beständig, führt nachts Selbstgespräche. Stellt lange Listen auf über die Geldbeträge, die er von ihr zurückfordern will, kommt zu immer höheren Zahlen. Sehr vergesslich und urteilsschwach. Verfolgt auf Grund wahnhafter Gedankengänge in geradezu triebhafter Weise die S., hat für Einwände keinerlei Verständnis. Die Vorgeschichte ergibt nichts über Lues. Während er früher in seinem Berufe tüchtig war, ist er leistungsunfähig geworden, beschäftigungslos, hat grössere Schulden gemacht, prahlt aber mit seinem Können und angeblichen Erfindungen.

Wegen der fortschreitenden Demenz, die zweifellos vorlag, lautete das Gutachten auf Unzurechnungsfähigkeit nach § 51 St. G. B. Später traten stuporöse Zustände und Krampfanfälle ein. Nach dem plötzlich erfolgten Tode wurden paralytische Gehirnveränderungen und lebende Spirochäten im Gehirnbrei festgestellt.

Beispiel 27.
(Gattenmord bei Dementia senilis [Presbyophrenie]. Entmündigung wegen Geisteskrankheit.)

Dem Amtsgericht beehren wir uns in der Entmündigungssache des Gärtners Johann D. das im Termin vom 15. 5. d. J. versprochene Gutachten über dessen Geisteszustand nachstehend zu überreichen.

Vorgeschichte.

Der Antrag auf Entmündigung wegen Geisteskrankheit ist von der Staatsanwaltschaft gestellt worden, nachdem D. ein schweres Verbrechen begangen hat: Am 6. 12. vor. Js. wurde die Ehefrau des D. früh gegen 6 1/2 Uhr mit Schnittwunden am Halse im Bette tot aufgefunden. Sie hatte 2 tiefe Stichwunden am Kehlkopfe und kleinere Verletzungen in der Umgebung des rechten Ohres, im Gesicht und an den Händen. Neben ihr lag zu der Zeit, wo die Leiche gefunden wurde, schlafend ihr Ehemann. Der Schutzmann V., welcher die Nacht auf der Strasse die Runde hatte, gab an, er habe in dem betreffenden Hause um 12 Uhr ein Gestöhn gehört und durch das Fenster in die erleuchtete Stube gesehen. Vor dem Bette stand jemand im Hemd und schlug in langsamem Tempo mit beiden Händen auf das Bett. Das dauerte etwa 3 Minuten. Er nahm an, dass die Person rheumatische Schmerzen in den Armen hätte und sich Linderung !verschaffen wollte. Als die Person dann nach dem Ofen ging, setzte Zeuge seinen Weg fort.

Die Leiche war, als sie aufgefunden wurde, bereits starr. D. sass nachher gleichgültig auf einem Stuhle im Zimmer und erwiderte auf Fragen, er wisse von nichts. Sein Hemd war mit Blut bespritzt. Der Sohn gab an, er habe früh die Eltern ruhig im Bette liegend gefunden und die Tat erst bemerkt, als sie auf Anrufen nicht achteten. Auf dem Tische fanden sich ein langes Küchenmesser und

2 Taschenmesser, deren Klingen mit Blut befleckt waren. Auf dem Küchenstein stand ein Gefäss mit blutigem Wasser, in welchem sich der Ehemann D. wahrscheinlich nach der Tat die Hände gewaschen hatte. Bis dahin hatten die Gatten immer einig gelebt.

Feststellungen ergaben, dass der 79jährige D. schon länger kindisch gewesen war, reizbar und jähzornig. Wiederholt schon hatte er sich nachts angezogen und ausgehen wollen. Er meinte dann auf Befragen, es warteten Fuhrleute draussen, die Äpfel müssten geladen werden u. dergl. Seit Jahren konnte er seinem Berufe wegen Gedächtnisschwäche nicht mehr nachgehen. Auf der Strasse fand er sich ohne Führung nicht mehr zurecht. Öfters sprach er irre und erkannte seine Angehörigen nicht.

Bei der Vernehmung sass er stumpf da, ohne sich um seine Umgebung zu kümmern, wusste weder Datum noch Alter. Die Tat hatte er vergessen, behauptete, seine Frau liege krank im Stift. Wegen der augenscheinlich vorhandenen tiefen Verblödung wurde er ausser Verfolgung gesetzt.

Eigene Beobachtung.

Der fast 80jährige Mann sieht körperlich schwer greisenhaft aus. Der Kopf ist ganz kahl, die Haut runzelig und faltig. Die Haltung ist gebückt, die Muskulatur fast völlig geschwunden. Er hört und sieht schlecht, zittert stark. Alle fühlbaren Schlagadern sind stark geschlängelt und liegen als Rohre frei; das Fettpolster ist gänzlich geschwunden. Alle Organe befinden sich im Zustande des Altersschwundes.

Am geistigen Verhalten des D. fällt vor allem das gänzliche Versagen der Auffassung und Regsamkeit auf. Er zeigt in seinen Mienen gänzliche Apathie und kümmert sich um nichts, was um ihn vorgeht, fragt nach nichts, sitzt immer stumpf auf einer Stelle. Auf Befragen antwortet er wohl, verrät nun aber völlige Unorientiertheit für Ort und Zeit; die Merkfähigkeit ist annähernd aufgehoben. Er hat keine Ahnung von der Zeitrechnung mehr, glaubt, hier im Stifte zu sein, heute von Hause weggegangen zu sein u. dergl. Er erzählt ganze Geschichten, die er erlebt haben will und die nur phantastische Augenblickseinfälle darstellen. Er kennt niemanden in seiner Umgebung, auch nicht den Pfleger, der täglich mit ihm zu tun hat. Bisweilen meint er, seine Mutter und sein Vater lebten noch, er habe die Gärtnerei und die Frau sei auf den Markt gegangen, um Ware zu verkaufen.

Früher erworbene Gedächtnistatsachen sind noch erhalten. Die Urteilsfähigkeit aber hat stark gelitten. Selbst einfache Zahlenverhältnisse sind ihm vollkommen entfallen. Auf die Frage, wieviel Pfennige die Mark hat, antwortet er: „Das habe ich noch nicht ausgerechnet." 3 Markstücke zählt er zusammen, aber als er weitere 5 Markstücke zuzählen soll, versagt er schon. Nachts ist er meist schlaflos, wird unruhig und sucht umher.

Gutachten.

Es besteht seit Jahren bei D. eine geistige Schwäche, die sich auf dem Boden des Altersschwundes des Gehirns entwickelt und im letzten Jahre einen sehr hohen Grad erreicht hat. Zurzeit zeigt sich schwerste Verblödung mit Verlust von Auffassungsfähigkeit, Merkfähigkeit, Urteil und mit allgemeiner Stumpfheit.

Neben dieser weitgehenden Geistesschwäche und auf ihrem Boden ist eine Neigung zu triebhaften Handlungen entstanden, die sich besonders in zweckloser nächtlicher Unruhe mit rastlosem Umherkramen äussert, aber auch in komplizierteren Handlungen, die im Augenblicke auftauchenden Erinnerungsfälschungen entspringen. So darf vielleicht auch der unbegreifliche Mord als Ausfluss eines plötzlichen Angstzustandes, als eine Art Abwehr zu erklären sein infolge deliriöser Erlebnisse.

Jedenfalls gehen die vorhandenen Erscheinungen über den Grad einer einfachen Geistesschwäche weit hinaus. D. ist überhaupt nicht mehr geschäftsfähig. Dieser Zustand ist als ein dauernder anzusehen.

Wir geben daher unser Gutachten dahin ab, dass D. wegen Geisteskrankheit im Sinne des § 6, 1. B. G. B. seine Angelegenheiten nicht zu besorgen vermag.

Beispiel 28.

(Geschäftsunfähigkeit infolge von arteriosklerotischer Demenz.)

Der 64jährige Privatier David K. hat auf seiner Bank einen sehr ungünstigen Aktienumtausch veranlasst, den die Ehefrau rückgängig gemacht haben will. Nach ihrer Angabe hat er im letzten Jahre wiederholt Schlaganfälle erlitten, ist seither nicht mehr geistig klar, läuft den ganzen Tag umher, fängt planlos alle möglichen Sachen an, erscheint manchmal ganz verwirrt. Während er früher in Geldangelegenheiten peinlich genau war, macht er überhaupt keine Buchungen mehr. Sie will ihn daher entmündigen lassen.

Fühlbare Schlagadern stark geschlängelt und verhärtet. Sprache langsam und undeutlich. Linke Hand auffallend schwach, fühlt sich kühler an. Linkes Bein wird geschleppt. Sehnenreflexe links erhöht. Sehr unruhig, schwatzt ununterbrochen. Holt eine Liste seiner Einkünfte hervor, aus der er selbst nicht klug wird. Kann 13 × 13 nicht ausrechnen. Bringt die Monate rückwärts nicht zustande. Merkfähigkeit stark herabgesetzt. Klagt selbst über schlechtes Gedächtnis, er habe neulich die Wohnung seines Sohnes nicht finden können und sich auf der Polizei nach ihr erkundigt, da er nicht daran dachte, dass er sie im Adressbuche nachschlagen könnte. Der Vorgänge auf der Bank entsinnt er sich nicht recht, verliert bei seiner Erzählung wiederholt den Faden, weiss nicht, was er eben gesagt hat, behauptet schliesslich, der Beamte habe ihn missverstanden. Er habe den Tag nicht daran gedacht gehabt, dass er seiner Frau versprochen hatte, nicht mehr allein auf die Bank zu gehen. Lacht dabei kindisch. Äussert dann plötzlich die Befürchtung, er komme mit seinem Gelde nicht aus, obgleich er in guten Verhältnissen lebt. Schwankt unsicher in seiner Darstellung hin und her.

Es wird im Gutachten darauf hingewiesen, dass K. infolge von arteriosklerotischer Demenz mit weitgehender Urteils- und Gedächtnisschwäche jede Übersicht in geschäftlichen Dingen eingebüsst hat und dauernd nicht mehr als geschäftsfähig angesehen werden darf.

Beispiel 29.

(Schizophrene Demenz. Entmündigung wegen Geistesschwäche.)

Gegen die 36jährige Ehefrau Anna K. hat der Mann die Entmündigung beantragt, weil sie wegen Geistesschwäche nicht imstande sei, ihre Angelegenheiten zu besorgen und das Kind richtig zu erziehen. Sie war vor 11 Jahren kurze Zeit wegen eines katatonischen Erregungszustandes in der Irrenanstalt behandelt worden. Der Hausarzt bescheinigte lediglich „geistige Minderwertigkeit“. Im Entmündigungstermine erklärte die Frau, es bestehe zwischen ihr und dem Manne kein harmonisches Verhältnis, weil sie von ihm schlecht behandelt werde. Sie sorge richtig für Haushaltung und Kind, fürchte aber, dass er ihr Erbe verbrauche. Er gehe unnötig ins Wirtshaus. Sie fürchte, er spinne. Der zugezogene beamtete Arzt betonte, sie rechne gut, kenne die Preise der Lebensmittel, habe Verständnis für Geldwert. Auch ihre sonstigen Kenntnisse erschienen ihrem Stande und Bildung angemessen. Allerdings sei sie lebhaft erregt, weine und lache ohne Grund, spreche lieblos von ihrem Manne. Ihre Verstandeskräfte seien eben nicht gross, sie sei eine leicht explosible Natur; aber es bestehe kein gewöhnlicher Schwachsinn, und die Überreste der früheren geistigen Erkrankung seien nicht derart, dass eine Entmündigung eintreten müsse. Das Gericht beschloss auf Grund der Behauptungen des Ehemannes, dass sie das Kind gefährde, ihn selbst verläumde und schikaniere, grundlos eifersüchtig sei, ein weiteres Gutachten einzuholen.

Auffallend abspringender Gedankengang mit fortgesetzten Widersprüchen. Starkes Grimassieren. Grundloses Lachen. Kein Verständnis für die Bedeutung der

Entmündigung, kein Interesse dafür. Unruhig, springt bei der Unterhaltung öfters auf, greift alles an, was auf dem Tische liegt. Scheint gar nicht zu begreifen, warum sie untersucht wird, äussert: „Was soll ich machen? Ich habe mich doch gepflegt, habe doch Südwein getrunken. Was soll ich sonst noch machen? Es ist doch nicht nötig." Bestreitet, dass sie im Termine von einem Richter vernommen worden sei, es seien da nur so Herren gewesen, die so getan hätten: „Ich bitte Sie, ich sag mir, die ganze Wichs brauch ich nicht. Haben Sie eine Ahnung, wo man das Kind hintun sollte? Wo? Man kann es doch nicht hinstecken, wo man es gar nicht sieht. Das geht doch nicht. Uns wäre es schlecht gegangen, wenn wir mit unserer Mutter so was gemacht hätten. Das einzige ist, das Kind hört nicht. Sie hört auf ihre Mutter nicht. Zum Kuckuck, sie soll hören! Das ist nichts! (Zornig). Heut läuft sie mir ganz weit fort! (Lachend.) Ich hab es ihm nicht gesagt, sie hat tüchtig Prügel gekriegt. Sie tut mich schikanieren wie ihr Vater (Zornig). Ich möchte sie verdreschen und vermöbeln, dass nichts mehr drauf ginge! Das tät ich ihr mal gönnen. Ich darf mich nur nicht aufregen, denn ich brauche Ruhe. Ich darf sie aber auch nicht strafen, denn wenn ich ihr was tue, kriege ich von ihm Schläge. Das wird aber noch anders kommen! (Zornig). Wenn ich mich hinlege, schikaniert mich das Kind. Die beiden lassen mir gar keine Ruhe!" — Sie wolle sich schon am Manne rächen, denke nicht daran, ihm den Haushalt in Ordnung zu halten.

Deutet geheimnisvoll an, dass ihr Mann mit seiner eigenen Schwester ein Liebesverhältnis habe; äussert die Befürchtung, er wolle sie umbringen. Mit einer Frau im Vorderhause halte er es auch, und mit dem Kinde stecke er zusammen; das verklatsche sie. Sie habe so aufgeregte Nerven, sei vergesslich; erzählt das mit vergnügtem Lachen.

Im Gutachten wurde auf die eigentümliche Zerfahrenheit, das reizbare, widerspruchsvolle Wesen mit wahnhaften Gedankengängen und gehässiger Abneigung gegen Mann und Kind aufmerksam gemacht. Die Schulkenntnisse seien gut erhalten, aber Willens- und Gemütsleben seien gestört, so dass Gleichgültigkeit und auffallende Lenksamkeit mit unmotivierten Zornausbrüchen wechselten und ein unnatürlicher Hass gegen die nächsten Angehörigen sich entwickelt habe.

Frau K. erscheine unfähig, die wirkliche Situation richtig zu beurteilen, folge willenlos dem Manne zu der von ihr nicht gewünschten Untersuchung, benehme sich hier kindisch, zeige gar kein Interesse an dem Ausgange der Sache. Die Beeinträchtigungsideen gegen das Kind liessen eine falsche Behandlung, ja Misshandlung befürchten. Den Mann verläumde sie und suche ihn in jeder Weise zu schädigen. Wenn auch der Umfang ihrer Angelegenheiten nur klein sei, so erscheine sie doch nicht mehr imstande, auch nur diese zu besorgen. Für Entmündigung wegen Geistesschwäche seien die Voraussetzungen gegeben.

9. Psychopathische Zustände.

a) Allgemeine Übersicht.

Die grosse Zahl von geistig minderwertigen Menschen, welche sich dauernd im Grenzgebiete zwischen geistiger Gesundheit und geistiger Krankheit bewegen, wird zweckmässig unter der Bezeichnung „Psychopathen" zusammengefasst. Weniger empfehlenswert erscheint der ältere Namen „Degenerative", weil wir noch zu wenig von den näheren Gesetzen der Entartung wissen, und weil der Nachweis erblicher Belastung für die Annahme einer Psychopathie zwar wertvoll, aber nicht ausschlaggebend ist.

Psychopathen sind demnach Menschen, welche infolge abnormer Gehirnanlage eine Reihe ungewöhnlicher Erscheinungen auf seelischem Gebiete zeigen, die zunächst noch nicht so scharf ausgeprägt sind, um Geistesstörung zu bedingen, die jedoch unter der Einwirkung entsprechender Schädlichkeiten wohl einmal gelegentlich so stark werden können.

Wie bereits diese Definition erkennen lässt, handelt es sich um die mannigfachsten Schattierungen und Möglichkeiten. Die Verstandesentwickelung kann gut und schlecht sein, das Affekt- und Triebleben bietet bald zu grosse, bald zu geringe Erregbarkeit. Verkümmerung der sittlichen Empfindungen, Ansätze zu wahnhafter Eigenbeziehung und Entfaltung überwertiger Ideen werden beobachtet. Wesentlich bleibt immer das eigentümlich Unausgeglichene in der seelischen Veranlagung, die grosse Neigung zur Unbeständigkeit und die ausgesprochene Herabsetzung der Widerstandsfähigkeit gegen äussere Schädlichkeiten.

Da gegen die Debilität fliessende Übergänge bestehen, und auffallende Verkümmerung der sittlichen Empfindungen bei Psychopathen wie Schwachsinnigen sich häufiger findet, so ist es begreiflich, dass hier wiederholt eine Vermischung der Begriffe stattgehabt und zur Aufstellung des berüchtigten „Moralischen Irreseins“ Anlass gegeben hat. Wie schon auf Seite 176 ausgeführt wurde, sollte man bei der gerichtsärztlichen Begutachtung grundsätzlich einen so verfänglichen Begriff vermeiden und entweder von Schwachsinn mit psychopathischen Zügen oder aber lediglich von Psychopathie reden, wobei eben die letztere noch nicht als Geisteskrankheit gelten darf.

Gewiss unterliegt es keinem Zweifel, dass es von Jugend auf unsozial gerichtete Naturen gibt, welche infolge Mangels altruistischer Regungen und trotzigen Auflehnens gegen jede Ordnung immer wieder gegen das Gesetz verstossen müssen und notwendig zu Gewohnheitsverbrechern werden. Allein solche „geborene Verbrecher“ sind nach dem heutigen Stande unserer Gesetzgebung, sofern kein Schwachsinn besteht, nicht als unzurechnungsfähig anzusehen. Mit der Epilepsie hat eine derartige Geistesrichtung nichts zu tun.

Der besseren Übersichlichkeit halber wollen wir aus dem grossen Heere der Psychopathen folgende besonders häufig wiederkehrenden Bilder herausheben, die sich durch eigenartige Willensstörungen auszeichnen:

1. Abnorme affektive Erregbarkeit mit Mangel an Selbstbeherrschung führt zu launischem Verhalten und unüberlegten Handlungen, zu masslosen Zornausbrüchen, kindlichem Übermut, Verzweiflungsanfällen. Derartige zeitweise Verstimmungen tragen bald einen epilepsieähnlichen Charakter, zumal unter Einwirkung von Alkohol, mischen sich bald mehr mit hysterischen Erscheinungen. Seltener ist eine dauernde ungewöhnliche Affektlage, so dass man von konstitutionell-

manischen oder konstitutionell-depressiven Naturen reden
könnte: Die einen sind von Jugend auf lebhaft, heiter, stets mit sich
zufrieden, vielgeschäftig, jagen mannigfachen Interessen und Plänen nach,
nur ungenügend gezügelt durch sittliche Erwägungen; dabei mögen sie
wohl zeitweise eine gesteigerte Willensenergie entfalten, sind aber vorwiegend sprunghaft und ohne Ausdauer. Die anderen sind von jeher
zaghaft, entschlusslos, menschenscheu und ohne Selbstvertrauen, neigen
zu pessimistischer Betrachtungsweise und zum Grübeln. Die Unterscheidung von dem manisch-depressiven Irresein ergibt sich aus der Vorgeschichte und dem dauernden Fehlen sicherer Zeichen von Geistesstörung.

Die starke Selbstüberschätzung mancher abnorm erregbaren Psychopathen verbindet sich mit einer ausgesprochenen Nörgel- und Zanksucht,
macht sie zu unbeliebten Gesellschaftern und schwierigen Untergebenen
und verwickelt sie in beständige Streitigkeiten und Prozesse. Bei der
kleinsten wirklichen oder vermeintlichen Unbill werden diese **Pseudoquerulanten** von ihrer Leidenschaftlichkeit zu ganz unverhältnismässiger Gegenwehr fortgerissen, verbeissen sich, sind keiner Aufklärung
mehr zugänglich, lassen aber lediglich Einseitigkeit des Urteils und vielleicht vorübergehend einzelne überwertige Ideen, dagegen keine echten
Wahnvorstellungen erkennen.

2. Haltlose Willensschwäche führt zu schwankender Abhängigkeit
von den jeweiligen äusseren Verhältnissen, entbehrt der erforderlichen
Hemmungen gegenüber allen auftauchenden Verführungen und Verlockungen. Vielfach bestehen Unreife des Urteils, Mangel an Ausdauer
mit Arbeitsscheu, selbstgefälliges, egoistisches, reizbares Wesen, Neigung
zu zeitweisen Verstimmungen. Gelegentliche Reue erweist sich als nicht
nachhaltig genug, um auch nur vor der nächsten Versuchung zu schützen.
Geschlechtliche Begierde und Vergnügungssucht spielen eine unheilvolle
Rolle. Der Lebenslauf lehrt, dass trotz der besten Vorsätze und trotz
mitunter guter Anlagen eine Entgleisung unvermeidlich auf die andere
folgt: Stellungen werden aufgegeben, der Beruf grundlos gewechselt, die
unüberlegtesten Streiche vollführt; wiederholte Zusammenstösse mit dem
Strafgesetze bereiten der Familie die schwersten Unannehmlichkeiten.

Vielfach kommt es bei solchen Haltlosen, aber auch bei den
Erregbaren mit Selbstüberschätzung und Unternehmungsdrang zu
Bildern, welche an die Pseudologia phantastica der Imbezillen und
Hysteriker erinnern. Man hat da von **psychopathischen Schwindlern**
gesprochen: eine ungewöhnlich lebhafte Einbildungskraft und Sucht, zu
prahlen und von sich reden zu machen, treiben den Betreffenden zum
Lügen und Erfinden der tollsten Märchen, zu Verkleidungen, Annahme
falscher Namen und Titel, Aufführung förmlicher Kommödien, ohne dass
immer ein ersichtlicher Vorteil durch alle diese Mühe und Gefahren erlangt würde. Grossmannssucht und die Freude an der Verstellung selbst
scheinen bisweilen die Haupttriebfedern zu bilden.

So betrat ein Psychopath, der nie Soldat gewesen war, in der Uniform eines
Generalarztes ein Lazarett und besichtigte dasselbe, ohne als Schwindler entdeckt
zu werden. Erst später wurde er wegen Zechprellereien in einem vornehmen Gast-
hause verhaftet.

In der Regel freilich verbindet sich mit der von Jugend auf vorhandenen Unwahrhaftigkeit und Oberflächlichkeit des Denkens allmäh-

lich die bewusste Absicht, den Hang nach materiellen Genüssen auf möglichst bequeme Art zu befriedigen. Wirkliches höheres Streben und Gefühl für Pflichten fehlen. Die Kranken berauschen sich selbst mit ihren Erzählungen, denken sich zeitweise ganz in ihre Rollen hinein, unterliegen aber nicht in der Tat wahnhaften Einbildungen, sondern geben, in die Enge getrieben, ohne weiteres ihre Schwindeleien zu.

3. Die Süchtigen: Als Ausfluss einer triebhaften Willensstörung, welche die normale Selbstbeherrschung und Selbstbeschränkung durchbricht, haben wir die verschiedenen psychopathischen Suchten zu betrachten. Die auch bei den Gesunden vorhandene Sammelneigung (Bücher, Briefmarken, Münzen usw.) artet hier in masslose Vielsucht aus, die rücksichtslos auf Befriedigung drängt und den Betreffenden zum Sklaven seiner Liebhabereien macht. Nicht immer sind es stets und in gleicher Stärke vorhandene Neigungen, denen wir hier begegnen, sondern der Trieb flammt nur periodisch oder ganz vorübergehend in bestimmten Zeitabschnitten (in der Pubertät, während der Menstruation, Gravidität, im Rückbildungsalter) bei bestimmten Gelegenheiten (Warenhausdiebstähle) auf, um sich in schwer begreiflichen Handlungen zu entladen.

Putzsucht, Kauf- und Spielsucht, Verschwendungssucht müssen schon sehr stark entwickelt sein, um hierher gerechnet zu werden. Klarer liegt die krankhafte Wurzel bei der Sucht zur Brandstiftung, wie sie zumal unter Einwirkung von Alkoholgenuss sich bei Psychopathen geltend machen kann. Bei einem freiwilligen Feuerwehrmanne durchbrach diese Lust am Feuer nach Zechgelagen alle Schranken und trieb ihn bis zu seiner Entdeckung immer wieder, von Zeit zu Zeit Feuer anzulegen.

Praktisch bedeutungsvoll wegen der früher häufigen Verwechslung mit Dämmerzuständen ist die zeitweilig (auch wohl periodisch) auftauchende Sucht zum Wandern und Fortlaufen aus der bisherigen Umgebung. Ähnlich wie bei Schwachsinnigen kann plötzlich bei den mit gewohnheitsmässigem Wandertrieb (Poriomanie) behafteten Menschen ein augenblicklicher Einfall, eine zufällig sich bietende Gelegenheit (grössere Geldsumme), eine verhältnismässig geringe Gemütserregung (Ärger, Heimweh, Liebessehnsucht) ohne alle Berücksichtigung der Folgen den Entschluss zu einer weiten Reise auslösen. Ohne Abschied verschwinden sie aus ihrer Familie, ihrer Stelle, treiben sich lange Zeit umher, nehmen Arbeit an oder betteln, wenn ihnen das Geld ausgeht, bis sie eines Tages ebenso unvermittelt wieder auftauchen. In der Regel lässt sich nachweisen, dass dieser Wandertrieb sich bereits in der Kindheit gemeldet und zu hartnäckigem Schulschwänzen und Umhertreiben geführt hat. In selteneren Fällen macht es den Eindruck, als ob sich die Hemmungslosigkeit erst im Laufe des Lebens, im Anschluss an äussere Schädigungen, wie chronischen Alkoholmissbrauch oder Kopfverletzungen herausgebildet hat, doch dürfte wohl meist eine gewisse psychopathische Veranlagung gleichzeitig vorliegen. Auf das Zustandekommen des Einzelanfalles vermag Alkoholgenuss auslösend zu wirken.

Eine noch wichtigere Form triebhafter Willensstörung stellt die leidenschaftliche Sucht nach betäubenden Mitteln dar, vor allem nach berauschenden Getränken (Alkohol, Äther), aber auch nach den verschiedensten Medikamenten (Morphium, Kokain, Hyoszin, Chloralhydrat, Paraldehyd, Veronal, Brom usw.). Schliesslich muss übermässiges Rauchen, zumal von Zigaretten, als Nikotinmissbrauch ebenfalls hierher gerechnet werden.

Bei Psychopathen sehen wir alle diese Gewohnheiten und Neigungen, sobald sie einmal aus irgend einer zufälligen Veranlassung ihren Ursprung genommen haben, sich sogleich festsetzen und eine unumschränkte Herrschaft über das Individuum gewinnen. Über chronischen Alkoholismus und Morphio-Kokainismus mit ihren weiteren Folgeerscheinungen ist auf Seite 230 und Seite 234 näheres nachzulesen. An dieser Stelle sei nur darauf hingewiesen, dass alle diese Suchten darin übereinstimmen, dass ihnen stets eine psychopathische Willensstörung zugrunde liegt, welche nicht nur ihr Auftreten erklärt, sondern auch den Betreffenden unfähig macht, sich aus eigener Kraft von der als schädlich erkannten Neigung zu befreien. Vielfach zeigt es sich, dass die ihnen Verfallenen schon als Kinder allerlei triebhafte Angewohnheiten hatten, wie Nägelkauen, Grimassieren, Kopfschütteln, Gesichtszucken, Spucken, Schlafstörungen, Einnässen, Fortlaufen, Schulschwänzen usw. Statt richtiger Trunksucht kann auch periodisches Auftreten dipsomaner Anwandlungen beobachtet werden (Seite 233). Es ist mit der Beseitigung einer einzelnen Sucht nichts erreicht, so lange die Behandlung nur an ihre Stelle eine andere setzt.

b) Krankheitsbilder auf dem Boden der Psychopathie.

Aus einer psychopathischen Veranlagung heraus erwachsen sowohl mannigfache chronische Geisteskrankheiten, als auch besonders flüchtige psychogene Psychosen, die mehr oder weniger deutlich von der Situation abhängig sind, durch diese entstehen und mit ihr verschwinden; sie werden am besten dem Gebiete der Hysterie zugezählt. (Vergleiche Situationspsychosen Seite 96.) Ein näheres Eingehen auf alle solche Möglichkeiten ist hier nicht beabsichtigt, sondern es sollen lediglich einige bestimmte Krankheitsbilder kurz gezeichnet werden, die in dieser Form nur auf psychopathischer Basis sich entwickeln:

1. Nervosität (endogene Neurasthenie).

Unter dieser Beziehung verstehen wir eine der erworbenen Neurasthenie im äusseren Zustandsbilde ausserordentlich ähnliche reizbare Nervenschwäche, die aber mit Schwankungen das ganze Leben hindurch andauert. Ungenügend scheint in erster Linie die Willenskraft entwickelt zu sein. Es fehlt an zielbewusster Energie und Spannkraft, um mit entgegenstehenden Widerwärtigkeiten fertig zu werden. Übergrosse Empfindsamkeit und Ermüdbarkeit, zeitweilige seelische Erschlaffung mit abnormer Ablenkbarkeit, Zerstreutheit, Neigung zu Träumereien verbinden sich mit den körperlichen Erscheinungen und den üblichen Beschwerden der Neurasthenie (vergl. Seite 221). Störungen des Geschlechtslebens mit hypochondrischen Gedankengängen spielen häufig eine Rolle; Masturbation wird bisweilen das ganze Leben hindurch ausgeübt. Der Beginn solcher Nervosität ist bis in die Kindheit oder Pubertät zurück zu verfolgen; bessere Zeiten wechseln mit schlechteren, wo sich missmutig niedergeschlagene Stimmung und Neigung zu triebartigen Handlungen (Wandertrieb) bemerkbar machen. Alkoholmissbrauch kann das Bild komplizieren.

2. Hysterischer Charakter.

Der Begriff Hysterie wird auf Seite 222 ausführlicher besprochen werden. Mit der dort geschilderten hysterischen Reaktionsweise verbindet sich auffallend oft ein besonderer degenerativer Charakter, der sich aus verschiedenen psychopathischen Zügen zusammensetzt: Gesteigerte Phantasietätigkeit mit ausgesprochener Lügenhaftigkeit und Klatschsucht, Egoismus, unberechenbare Launenhaftigkeit, Reizbarkeit und boshafte Rachsucht, Lust am Intrigieren, unbezähmbarer Hang, um jeden Preis eine Rolle zu spielen, sich interessant zu machen, bilden zusammen mit den seelischen Zeichen (Stigmata) der Hysterie (gesteigerte Suggestibilität und Wille zum Kranksein) eine höchst unerfreuliche Mischung, die zu mannigfachen Strafhandlungen treibt. Es ist aber daran festzuhalten, dass alle diese Erscheinungen ganz ähnlich auch bei nicht hysterischen Psychopathen vorkommen und andererseits durchaus nicht immer bei Hysterischen angetroffen werden.

3. Zwangsvorstellungen.

Gesteigerte nervöse Erregbarkeit, Willensschwäche und das Gefühl der eigenen Unzulänglichkeit bereiten den Boden, auf welchem sich eigentümliche krankhafte Zwangsvorgänge entwickeln können, ohne dass immer eine ausgesprochene Geisteskrankheit (Melancholie, Schizophrenie) vorliegt. Charakteristisch ist hier überall, dass das betreffende Individuum im Gegensatze zu den an Wahnideen Leidenden volle Kritik behält, das Krankhafte seines Zustandes selbst einsieht und nur ausserstande ist, sich der andrängenden unsinnigen Vorstellungen und Befürchtungen zu erwehren.

Schon bei Gesunden kann es geschehen, dass sie im Zustande der Ermüdung einen Gedanken, ein Wort, eine Melodie nicht los werden, die sich immer wieder in ihr Denken einschieben und dieses stören. Bei Psychopathen, zumal endogen Nervösen (auch bei Hysterie und Neurasthenie), nehmen zeitweise derartige Vorgänge überhand, so dass über völlig gleichgültige Dinge nachgegrübelt werden muss. Zwecklose Fragen, wie „wozu gibt es Menschen?, warum hat der Tisch 4 Beine?, wieviel Pflastersteine hat die Strasse?" oder das Rechnen mit zufällig bemerkten Zahlen, wie Droschken- und Trambahnnummern, beherrschen zwangsartig das Denken, lassen sich nicht unterdrücken.

Noch unangenehmer als solche Grübel- und Fragesucht gestaltet sich die Zweifelsucht, welche den Betreffenden zwingt, unzähligemal

nachzuprüfen, ob er eine Tür geschlossen, einen Brief richtig unterschrieben oder in den Kasten gesteckt hat, ob ein Aktenstück keine ent-
stellenden Kritzeleien enthält, ein Streichholz ausgeblasen ist, im Rezept
die Zahlen stimmen usw. Vor lauter Kontrollieren der eigenen Handlungen wird der Patient schliesslich überhaupt mit keiner Tätigkeit
mehr fertig, scheut das Zusammensein mit anderen Menschen, verharrt
am liebsten untätig im Bette.

Daran schliessen sich dann die Phobien, zwangsartige Befürchtungen der verschiedensten Art: Die Furcht etwas zu berühren, sich
zu beschmutzen, andere anzustecken mit dem Drange zu fortwährendem
Waschen, die Scheu vor zweideutigen Äusserungen, die hinter dem harmlosesten Worte eine Zote wittert und jede Unterhaltung unmöglich
macht; der Gedanke, in Gegenwart anderer erröten zu müssen und dadurch irgendwelchen Verdacht zu erregen, womit sich dann unwillkür-
liches Erröten verbindet, so dass Menschenscheu entsteht; endlich die
Angst, über einen freien Platz, eine Brücke zu gehen, auf einen Turm
zu steigen. Bei jedem Versuche steigert sich die Angst ins Unerträg-
liche und verhindert die Ausführung.

Der Kranke erkennt wohl das Unsinnige seiner Befürchtungen und
strebt, ihrer Herr zu werden. Allein alsbald tritt heftigstes Beklemmungsgefühl mit Herzklopfen, Zittern und Schweissausbruch auf, dem erst, wenn
der Kranke dem übermächtigen Zwange nachgibt, das Gefühl der Be-
freiung folgt. Später freilich stellen sich Reue und Niedergeschlagenheit
ob der erneut bewiesenen Willensschwäche ein und vermehren das Qual-
volle des gesamten Zustandes. Nicht ganz selten entwickelt sich auf
diese Weise endlich verzweiflungsvoller Lebensüberdruss mit Selbstmordversuchen.

Zu den Phobien sind in letzter Linie auch die sogenannten Zwangsantriebe zu rechnen: Manche Patienten werden nach ihren Angaben
von dem schrecklichen Drange gepeinigt, einen Menschen zu töten, Feuer
anzulegen oder eine andere ihrem gesamten Charakter widersprechende
Gewalttat auszuführen. Voll Entsetzen hüten sie sich, ein Messer in
die Hand zu nehmen, um nicht plötzlich zustechen zu müssen, gehen
ihren Angehörigen aus dem Wege, bitten einen Arzt um Rat. Die Tatsache, dass es wohl nie zur wirklichen Ausführung solcher quälenden
Zwangsantriebe kommt, beweist, dass es sich eben nur um Befürchtungen handelt und nicht um wirklichen Trieb wie bei den impulsiven
Handlungen Schwachsinniger oder wie bei der folgenden Gruppe.

Allerdings erfahren wir gelegentlich bei weniger gefährlichen Verfehlungen, wie Diebstahl oder sexuellen Delikten, dass der Täter sich
hinterher mit einem „unüberwindlichen Zwange" entschuldigt und auf Befragen angibt, er habe lange gegen den Trieb angekämpft, bis ihm ein

Angstgefühl mit Zittern und Schweissausbruch die Selbstbeherrschung
geraubt habe. Allein der Umstand, dass es sich stets um Befriedigung
eines Wunsches gehandelt hat, und dass der Täter, auch wenn er dazu
reichlich Zeit gehabt hätte, niemals vorher zum Arzte gegangen ist, muss
Bedenken erregen, ob es sich um richtige Zwangsvorgänge handelt.

4. Impulsives Irresein.

Im Gegensatze zu den echten Zwangsantrieben, die sich bei
näherer Betrachtung mehr als Befürchtungen herausstellen und ähnlich
den Wahnideen eine Erkrankung des Vorstellungslebens bedeuten, haben
wir es bei dem sogenannten impulsiven Irresein wieder mit reinen
Trieb- und Willensstörungen zu tun. Die betreffende Handlung, die
sich plötzlich vollzieht, trägt in charakteristischen Fällen nicht nur
das Gepräge des Unüberlegten und Planlosen, sondern auch des Unsinnigen und gänzlich Zwecklosen und schädigt den Täter gelegentlich selbst. Dennoch sind es nicht immer Augenblickseinfälle, die zu
unvermittelter Ausführung drängen, vielmehr mag ein länger gehegter
Wunsch, der bisher unterdrückt werden konnte, nach jähem Versagen
der Hemmungen sich in die Tat umsetzen. Gelegentlich hört man von
längerem inneren Widerstreben mit schmerzlichen und ängstlichen Un-
lustempfindungen, und das sind dann die Fälle, welche schwierig von den
Zwangsantrieben abzutrennen sind. Meist handelt es sich nur um eine
Steigerung der triebhaften Neigungen, welche bei den Süchtigen auf
Seite 189 besprochen wurden. Immerhin sind seltenere Beobachtungen
beschrieben, in denen die Betreffenden z. B. völlig wertlose Dinge entwendeten oder das Gestohlene sogleich den Besitzern zurückerstatteten,
so dass der ganze Vorgang einen durchaus krankhaften Eindruck machte.
Doch ist das Gewicht der Motive nicht überall sicher abzuschätzen, und
der Sachverständige wird gut tun, mit der Annahme eines impulsiven
Irreseins höchste Vorsicht zu beobachten. Immer dürfte es sich um
ganz schwere Psychopathen oder Schwachsinnige handeln.

5. Degenerative Wahnbildung.

Namentlich in der Haft entwickelt sich bei Psychopathen gelegentlich akut eine phantastische Wahnbildung: Unter anfänglicher Verwirrtheit und Ratlosigkeit tauchen mannigfache Sinnestäuschungen und
Wahnideen auf, die vorübergehend fast ein deliriöses Bild vortäuschen.
In der Regel besteht aber ein deutlicher Widerspruch zwischen der anscheinenden Schwere der Störung während der Exploration und dem geordneten Verhalten in der Zwischenzeit, wo sich der Kranke unbeobachtet glaubt. Die zeitweisen Erregungen bleiben in gewissen Grenzen,
die Betreffenden sorgen selbst für ihre Bedürfnisse, halten sich sauber
und schlafen gut. Nur bei schwer degenerierten Individuen begegnet
man gelegentlich einem so weitgehenden Verluste von Anstand und
Reinlichkeit, wie das sonst nur Verblödungsprozesse mit sich bringen.

Neben Verfolgungs- sind es vor allem masslose Grössenideen, welche
solche Psychopathen produzieren. Beide machen den Eindruck plötzlicher
Einfälle oder Konfabulationen, sind nicht immer von entsprechendem
Gebahren begleitet, erscheinen auch unter sich unzusammenhängend und
widerspruchsvoll. Vielfach lässt sich beobachten, dass die tatsächlichen

Erlebnisse, die eigene unglückliche Situation den wahnhaften Gedankengang fortlaufend beeinflussen, trotzdem der Kranke jede Erinnerung an diese ihm unangenehme Wirklichkeit bei Befragen abstreitet. Nur wird sie den inneren Wünschen entsprechend wahnhaft umgestaltet: Der Untersuchungsgefangene betont seine Unschuld, die festgestellt worden sei, beklagt sich über ungerechtfertigte Verfolgungen durch Polizei und Gerichte, welche entweder bestochen oder unglaublich unwissend sein müssten, er werde jetzt alles aufklären, grosse Reformen einführen, die Welt durch seine fabelhaften Erfindungen beglücken, ungeheure Ehren und Reichtümer erwerben usw. Das gleiche wird in zahllosen Schriftstücken, Briefen, Eingaben, Beschwerden dargelegt. Der Unterschrift werden phantastische Titel angehängt. Die Entfernung aus der Haft lässt in der Regel alle diese Erscheinungen schnell zurücktreten. (Vgl. S. 97 und Beipiel 36, S. 216.)

C. Stellung der psychopathischen Zustände in foro.

Solange unser Strafgesetzbuch eine verminderte Zurechnungsfähigkeit (S. 15) nicht ausdrücklich anerkennt, wird die Bedeutung der Psychopathie für den gerichtsärztlichen Sachverständigen im Gutachten verhältnismässig wenig zum Ausdruck gelangen. Dennoch muss entschieden betont werden, dass bei der gerade in strafrechtlichen Fällen bestehenden Notwendigkeit, die Gesamtpersönlichkeit des Täters ins Auge zu fassen, es heute nicht mehr angängig ist, an den psychopathischen Zuständen vorbeizugehen. Die überwiegende Mehrzahl aller Verbrechen und Vergehen wird von geistig minderwertigen oder unharmonisch entwickelten Menschen verübt. Ihre zutreffende Beurteilung ist daher ohne die Kenntnis jener Zustände nicht wohl möglich.

Die abnorme affektive Erregbarkeit führt leicht zu Totschlag, Körperverletzung, Bedrohung, Hausfriedensbruch, grobem Unfug, Angriff auf Vorgesetzte; bei Frauen auch oft zu Diebstahl und gewerbsmässiger Unzucht. Manche Psychopathen haben eine lange derartige Strafliste mit immer den gleichen Verfehlungen. Wichtig ist, ob Alkohol mitgespielt und vielleicht einen pathologischen Rauschzustand verursacht haben kann; dann kommt Unzurechnungsfähigkeit in Frage. Sonst wird nur auf die abnorme Reizbarkeit als Milderungsumstand hinzuweisen sein.

Pseudoquerulanten beschäftigen die Gerichte häufig. Hier wird es vor allem Aufgabe des Sachverständigen sein festzustellen, dass weder eine paranoide noch eine manische Erkrankung vorliegt. Durch wohlwollende Freundlichkeit vermag er nicht selten auf den Psychopathen beruhigend einzuwirken, ihn zu einem gemässigteren Verhalten gegenüber dem Richter zu veranlassen und der drohenden Flut weiterer Beleidigungen, Verläumdungen und Beschwerden Einhalt zu tun. Andererseits wird eine genaue Darlegung der psychopathischen Grundlage mildere richterliche Beurteilung zur Folge haben.

Bei den Haltlosen ist die Willensschwäche und abnorm grosse Verführbarkeit zu betonen. Bei ihren wenig überlegten Schwindeleien, Urkundenfälschungen, Diebstählen, Einbrüchen usw., die sich vielfach gegen die eigenen Angehörigen richten, tritt das Moment der planlosen Triebhaftigkeit und Unbegreiflichkeit bisweilen so stark hervor, dass der Gerichtshof angesichts der reuigen Zerknirschung des Angeklagten sich zur Anwendung des § 51 St. G. B. geneigt zeigt. Trotzdem ist es Pflicht des ärztlichen Sachverständigen, falls nicht besondere Umstände wio z. B. sexuelle Erregung und starker Alkoholgenuss vor der Tat hinzukommen, das Fehlen eigentlicher Geistesstörung hervorzuheben. Darum bleibt es ihm unbenommen, alle zugunsten des Angeklagten anzuführenden psychopathischen Züge zu verwerten und das Vorhandensein eines Grenzzustandes zu erweisen. Gelegentlich wird dann das Gericht, wie im Beispiel 29, S. 198, vorübergehende krankhafte Störung der Geistestätigkeit mit Aufhebung der freien Willensbestimmung zur Zeit der Tat zubilligen.

Anders liegt hier die Frage der Entmündigung. Da wird der Sachverständige häufiger in die Lage geraten, dass er zum Schutze des Haltlosen eine Geistesschwäche im Sinne des § 6 B. G. B. annimmt. Die vollständige Unfähigkeit zu selbständiger Lebensführung tritt in manchen Fällen zu deutlich zutage, um Bedenken zu erlauben.

Bei Beurteilung der psychopathischen Schwindler sind Schwachsinn und schwere hysterische Störungen auszuschliessen. Die aus krankhafter Veranlagung entspringende Grossmannssucht und das Hineinträumen in die eigenen Lügengewebe sind entsprechend zu beleuchten. Je zweckloser und kindischer das ganze Tun sich darstellt, um so greller wird die Abnormität des Täters und das Vorliegen eines Grenzzustandes in die Augen fallen. An die Möglichkeit einer beginnenden Hebephrenie ist gerade hier besonders zu denken.

Die triebhaften Handlungen der Süchtigen sind von dem impulsiven Irresein und den echten Zwangsantrieben abzugrenzen. Die in Betracht kommenden Gesichtspunkte sind an den betreffenden Stellen schon angeführt. Wichtig ist, ob nicht allein durch die minderwertige Veranlagung bedingte Neigungen bestehen, vielmehr erst infolge neu hinzutretender Momente wie Menstruation, Gravidität, Kopfverletzung, Heimweh, nervöse Erschöpfung usw. der verbrecherische Trieb hervorgebrochen ist. Auch zeitweise Herabsetzung der Hemmungen durch Alkohol ist zu berücksichtigen.

Bei chronischer Trunksucht ist zu fragen, ob schon alkoholische Geistesstörungen oder Demenz sich eingestellt haben. Blosser Alkoholismus chronicus hebt noch nicht die Zurechnungsfähigkeit auf, kommt aber mindestens bei allen Affektverbrechen strafmildernd in Betracht. Als zweifellose Geistesstörungen sind Anfälle von Dipsomanie und pathologischer Rausch anzusehen.

Auch der Morphinismus und Kokainismus bedeuten an sich noch keine Geistesstörung im Sinne des § 51 St. G. B. Nur wenn die Strafhandlungen, besonders Diebstahl (zur Beschaffung der Geldmittel), Rezeptfälschung und andere betrügerische Massnahmen offensichtlich zur Erlangung des ersehnten Medikaments unter dem zwingendem Einfluss der Abstinenzerscheinungen (Seite 235) vorgenommen wurden, hebt der hier übermächtig sich äussernde krankhafte Drang die Zurechnungsfähigkeit auf. Im übrigen hängt die Beurteilung davon ab, wieweit schon krankhafte Charakterdegeneration oder andere psychische Vergiftungserscheinungen ausgebildet sind (Delirien).

Die Entmündigung chronischer Alkoholisten kann bereits wegen Trunksucht durchgeführt werden (Seite 54). Bei der durch krankhafte Sucht nach anderen betäubenden Mitteln erzeugten Unfähigkeit zur Besorgung der eigenen Angelegenheiten hat der Antrag auf Geistesschwäche zu erfolgen. Zahlreiche hysterische Erscheinungen, wie sie sich in derartigen Fällen nicht selten finden, können dann von Bedeutung werden.

Endogene Nervosität ist so wenig eine Geisteskrankheit, wie erworbene Neurasthenie. Indessen kann die durch sie erzeugte Leistungsunfähigkeit gelegentliche Verfehlungen und Unterlassungen im Amte teilweise entschuldigen, oder es kann die krankhafte Reizbarkeit zu Zornausbrüchen und Affekthandlungen führen, für welche die Verantwortlichkeit nicht ohne weiteres feststeht. Jeder Fall ist da gesondert zu betrachten. Einwirkung von Alkohol zur Zeit der Tat ist von hoher Bedeutung.

Ferner beobachten wir gerade in derartigen Fällen öfter Neigung zu sexuellen Delikten und können bisweilen bemerken, wie Hand in Hand mit der periodischen Steigerung der nervösen Erscheinungen ein Nachlassen der Widerstandsfähigkeit gegenüber den geschlechtlichen Trieben zu zeitweiligem Auftreten perverser Betätigung Veranlassung gibt.

Der hysterische Charakter verlangt immer Berücksichtigung. Ist er ausgeprägt vorhanden, dürften anfallsweise geistige Störungen wie Erregungs- und Dämmerzustände, Delirien oder Wachträume mit wahnhaften Gedankengängen und vereinzelten Halluzinationen selten ganz fehlen. Ihr mögliches Vorhandensein zur Zeit der Begehung einer Straftat ist in erster Linie zu erwägen. Weiter ist zu bedenken, dass Meineid, falsche Anzeigen, Beleidigungen, Schwindeleien aller Art, Diebstähle usw. den unmittelbaren Ausfluss krankhafter Störung der Vorstellungs- und Gedächtnistätigkeit bilden können. Zeugenaussagen solcher Kranken haben grundsätzlich als unzuverlässig zu gelten. Dass der weniger erfahrene Gutachter sich gegenüber der hysterischen Neigung zur Übertreibung von Krankheitssymptomen vor der fälschlichen Annahme blosser Simulation zu hüten hat, sei nebenher erwähnt. (Vergl. S. 212.)

Die Frage der Entmündigung wird sich nach der Schwere der gesamten seelischen Erscheinungen zu richten haben. Eine hysterische Reaktionsweise an sich ist noch keine Geistesstörung im rechtlichen Sinne. Zu beachten ist die grosse Flüchtigkeit der meisten psychischen Erscheinungen. Ehescheidung wegen Hysterie wird sich daher nur ganz ausnahmsweise durchführen lassen.

Die echten Zwangsvorstellungen spielen forensisch eine geringe Rolle. Die lähmenden Befürchtungen können bisweilen jede geregelte Tätigkeit unmöglich machen und dadurch zu Unterlassungen im Amte, aber auch zu allerlei unbegreiflichen Verkehrtheiten Veranlassung geben, über welche sich der Kranke aus verkehrter Scham über seinen Zustand dann manchmal nicht aussprechen mag. Hier vor allem gilt es, das Vertrauen des zu Untersuchenden zu gewinnen. Weit seltener bedingen die Zwangsvorstellungen selbst Antriebe zu strafbaren Handlungen. Am ersten scheint noch diese Möglichkeit bei dem Zustandekommen sexueller Verfehlungen zu bestehen; es kann da mitunter die Abgrenzung gegen einfache psychopathische Triebhaftigkeit sich recht schwierig gestalten. Endlich wäre noch der Möglichkeit zu gedenken, dass ein an geheimen Zwangsvorstellungen Leidender in seinen durch sie bedingten pedantischen Gewohnheiten von der Umgebung gestört wird und infolge seiner krankhaften Reizbarkeit mit Gewalttätigkeiten antwortet.

Eher werden Zwangsvorstellungen, welche nur ein Symptom bei beginnender Geisteskrankheit (Melancholie, Schizophrenie) bilden, zur Begehung von Straftaten führen. Dort hängt die Beurteilung von der Form des Grundleidens ab.

Auf die grosse Seltenheit echten impulsiven Irreseins ist bereits auf Seite 193 hingewiesen worden. In der Regel handelt es sich bei näherer Prüfung um beginnende Schwachsinnszustände (Hebephrenie usw.) oder um motorische Entladungen Manischer. Die alte Lehre von den monomanen Triebhandlungen (Kleptomanie, Pyromanie, Mordmanie usw.) hat sich mit den Fortschritten der gerichtlichen Medizin als unhaltbar erwiesen. Das gelegentliche Vorkommen reflektorischer Triebhandlungen in der Aufregung, Bestürzung, Angst, das zum Überschreiten der Notwehr führt, gehört streng genommen nicht in diesen Zusammenhang. Die impulsiven Gewalttätigkeiten Epileptischer sind in der Regel mit Bewusstseinstrübung verbunden. Die Auffälligkeit einer Straftat an sich ist noch kein Beweis ihrer Krankhaftigkeit. Immer muss die Gesamtpersönlichkeit des Täters ins Auge gefasst werden. Meist deckt die nähere Untersuchung lediglich eine psychopathische Triebhaftigkeit auf (Süchtige, affektiv Erregbare). Die sexuellen Triebhandlungen werden im folgenden Abschnitte berücksichtigt.

Die **degenerative Wahnbildung** ist eine ausgesprochene Hafterkrankung. Der Sachverständige darf nur nicht in den Fehler verfallen, sie vorschnell für eine chronische Geisteskrankheit anzusehen, die schon zur Zeit der Begehung einer Straftat in der Entwicklung hätte sein können. Am besten beantragt er im Zweifelsfalle die Beobachtung in einer dafür eingerichteten Anstalt gemäss § 81 St.P.O. Damit ist zugleich die Behandlung gegeben. (Siehe auch Seite 97.)

Lit. Nr. 1, 5, 24, 25, 26, 29, 33, 35, 49, 54, 76, 83, 89, 96, 111, 124, 156, 172, 177, 189, 224, 237, 248, 263, 287, 336.

Beispiel 30.
(Haltloser Psychopath mit Wandertrieb. Diebstahl. Freisprechung. Entmündigung wegen Geistesschwäche.)

Der 27jährige Kaufmann Philipp K. stammt von einer nervösen Mutter und einem Vater, der zur Zeit seiner Geburt bereits 67 Jahre alt war. Schon als Schüler zeigte er den Hang zum Schwänzen und Umhertreiben. Aus der Lehre blieb er nach Ärger plötzlich fort. Aus einer späteren Stellung in Hamburg reiste er ohne Urlaub nach Paris, ging einen dortigen Bekannten um Unterstützung an, er wolle nach London. Die benachrichtigte Mutter wandte sich an das deutsche Konsulat und veranlasste seine Verbringung in eine Anstalt. Hier war er anfangs niedergeschlagen, klagte allgemeine nervöse Beschwerden, arbeitete dann auf dem Felde, wurde Gärtner. Nach seiner Entlassung versprach er sehr bald einer älteren Dame die Ehe, trieb sich gleichzeitig mit Dirnen herum, machte Zechschulden, die unter Vorwürfen von den Angehörigen beglichen wurden. Nach neuem Ärger brach er bei seiner Mutter und älterem Bruder ein, entwendete wertvolle Kunstgegenstände, Bilder und Kleider, versetzte sie, trat die Reise nach Amerika an, um dort Obstkulturen anzulegen. Da er unterwegs noch in Deutschland den grössten Teil seines Raubes durchgebracht hatte, begab er sich zu einem Onkel, der zu seiner Familie in gespannten Beziehungen stand, und wusste ihn durch falsche Vorspiegelungen zu einem Darlehen von 6000 M. zu veranlassen. Mit diesem Gelde fuhr er, um Verfolgungen zu entgehen, über Basel, Genf nach Paris und weiter über Köln nach Hamburg, von dort wieder in die Schweiz. Nach abermaliger Rückkehr nach Hamburg, wo er sich planlos mit Dirnen umhertrieb, ohne zur Fahrt nach Amerika den Entschluss zu finden, wurde er erkannt und festgenommen. In der Anstalt F. liessen sich keine Zeichen von Geisteskrankheit oder Epilepsie feststellen. Er hatte gute Erinnerung an seine Irrfahrten. Nur machten seine Äusserungen „etwas schwachsinnigen Eindruck".

Schmaler Gaumen, schiefes Gesicht, Zittern der Zunge. Rachenreflex fehlt. Sehnenreflexe erhöht. Sonst nichts Besonderes körperlich.

Ruhig, geordnet, ohne Affektstörung, begründet sein Tun mit Ärger über die Verständnislosigkeit der Mutter, welche ihm nicht die nötigen Mittel zu seinem Weiterkommen bewillige. Es komme dann so über ihn, dass er plötzlich um jeden Preis fortmüsse, ohne die Folgen seines Tuns zu überlegen. Er habe gedacht, es sei für ihn und seine Familie das Beste, wenn er nach Amerika gehe, um es zu etwas zu bringen, oder von der Welt verschwinde, habe sich aber im letzten Augenblick vor der Überfahrt gescheut. Hat sehr gutes Schulwissen und Kenntnisse im Bankfache, rechnet leicht, versagt auch nicht bei den üblichen Urteilsfragen. Behauptet Reue für sein Tun.

Die Angehörigen hatten keine Anzeige gegen ihn erstattet. Da er aber bei der Durchreise in X. sich in die Wohnung eines Bekannten geschlichen und eine Standuhr mitgenommen und versetzt hatte, so kam es zur schöffengerichtlichen

Verhandlung. Im Gutachten ward ausgeführt, dass der anfängliche Verdacht auf Hebephrenie sich nicht habe beweisen lassen, und dass weder intellektueller Schwachsinn noch epileptischer Dämmerzustand in Frage komme. K. sei aber ein von Haus aus geistig minderwertiger, ganz haltloser Mensch, der zeitweise zu unüberlegten, fast triebhaften Handlungen neige und gerade in der in Betracht zu ziehenden Zeit einen Anfall ziel- und zwecklosen Hin- und Herreisens durchgemacht habe. Solche Wanderzustände· schienen fast periodisch bei ihm einzusetzen. Er sei jedenfalls nicht mit dem gleichen Masse zu messen, wie ein Vollsinniger, wenn schon die Voraussetzungen des § 51 St.G.B. nicht ohne weiteres erfüllt wären. Das Gericht gelangte unter Würdigung des gesamten Vorlebens und unter dem persönlichen Eindrucke des Auftretens des zerknirschten Angeklagten zu dem Urteil, dass erhebliche Zweifel an seiner Zurechnungsfähigkeit bei der Art seiner Tat bestehen blieben, und erkannte auf Freisprechung.

Das Entmündigungsgutachten betonte seine gute, intellektuelle Befähigung, sein umfangreiches Wissen, aber auch seine völlige Haltlosigkeit und Übererregbarkeit, so dass er bei der kleinsten auftauchenden Unannehmlichkeit alles hinwerfe und blindlings fortreise, seinen Mangel an Ehrgefühl und an festen Grundsätzen. Mit ähnlichen Verkehrtheiten sei trotz seiner Reue auch in der Zukunft zu rechnen. Verstehe man unter Geistesschwäche auch solche ungenügende Entwickelung der Willenstätigkeit, die gewissermassen ein Stehenbleiben auf kindlicher Stufe bedeute, so sei gar kein Zweifel, dass K. durch Geistesschwäche verhindert werde, seine Interessen in sachgemässer Weise wahrzunehmen. Er sei dann wegen Geistesschwäche im Sinne des B.G.B. nicht imstande, seine Angelegenheiten zu besorgen. Das Gericht schloss sich diesen Ausführungen an.

Beispiel 31.

(Morphinismus und Alkoholismus. Entmündigung wegen Geistesschwäche.)

Die 48jährige Witwe S. ist seit Jahren dem übermässigen Genusse betäubender Mittel ergeben. Schon vor 6 Jahren wurde sie vom Armenarzte in völlig berauschtem und verwahrlostem Zustande in ihrer Wohnung aufgefunden. Sie war morphiumsüchtig und fälschte Rezepte; wiederholte Entziehungskuren blieben ohne Erfolg. Mehrfach ward sie in den letzten Jahren wegen chronischem Alkoholismus der Irrenanstalt zugeführt. Wegen Widerstandes wurde sie verhaftet, erlitt auf der Polizeiwache Krampfanfälle. Sie nächtigte in Wirtschaften, lag tagsüber zu Bett oder trieb sich bettelnd umher, trug alles Geld ins Wirtshaus oder die Apotheke. Einmal hatte sie sich eine Veronalvergiftung zugezogen. Sie kaufte literweise Baldriantropfen und Hoffmannstropfen zum Trinken, wenn sie keinen Schnaps erwischen konnte. Ihr Hauswirt kündigte ihr wegen ihrer ständigen Trunksucht. Die Kinder kamen in Fürsorgeerziehung. Jetzt ist sie wegen Morphinismus in die Klinik eingewiesen.

Sehlöcher eng, reagieren schlecht. Angewachsene Ohrläppchen. Zunge und Hände zittern. Unsicherheit bei Stehen mit geschlossenen Augen. Sehnenreflexe lebhaft.

Völlig einsichtslos für ihren Zustand, verlangt nach erfolgter Morphiumentziehung unter den verschiedensten Vorwänden nach Sedobrol und Opium, die sie zu nehmen gewöhnt sei. Getrunken habe sie wenig, nur aus Gram über den Tod ihres Mannes. Zum Morphium sei sie von ihm verführt worden. Baldrian brauche sie gegen das Zittern, Veronal gegen Schlaflosigkeit, Hoffmannstropfen zur Kräftigung. Bestreitet Krampfanfälle. Vom Morphium sei sie früher nie richtig entwöhnt und daher immer bald rückfällig geworden. Aber jetzt sei sie gesund, verlangt unbelehrbar ihre Entlassung.

Entmündigungs-Gutachten.

Die S. ist als eine von Haus abnorm veranlagte Person, sogen. Psychopathin anzusehen, welche in haltloser Weise allen auftauchenden Süchten und Trieben er-

liegt. Sie neigt in gleichem Masse zum gewohnheitsmässigen Genusse von Alkohol,
Morphium, Veronal, Äther, Brom. Wiederholte Entziehungskuren haben sich stets
als nutzlos erwiesen, weil sie infolge ihrer Willensschwäche sich nach ihrer Entlassung aus der Behandlung nicht den Giften fernhalten kann. Sie ist einsichtslos,
eigensinnig, krankhaft reizbar und in ihren Behauptungen durchaus unzuverlässig.
Hartnäckig sucht sie immer von neuem die festgestellten Tatsachen abzuleugnen,
will sich sogar in der Klinik durch falsche Angaben die ersehnten Mittel verschaffen,
wie sie früher vor Rezeptfälschungen nicht zurückgeschreckt ist. Wichtiger als die
bei ihr vorhandenen körperlichen Zeichen der chronischen Giftwirkung sind die seelischen Erscheinungen, Reizbarkeit, Vergesslichkeit, Urteilsschwäche, Verlogenheit,
Arbeitsunlust. Die S. ist wegen ihrer hochgradigen Willensschwäche und Einsichtslosigkeit trotz der erhaltenen Besonnenheit sicher nicht imstande, selbst für sich zu
sorgen, sondern würde, sich überlassen, rettungslos in Verwahrlosung und Siechtum
versinken.

Zusammenfassend gebe ich daher mein Gutachten dahin ab:

1. Bei der Witwe S. hat sich auf dem Boden einer minderwertigen geistigen Veranlagung ein unbezähmbarer Hang zu
übermässigem Genusse betäubender Nervengifte (Morphium,
Äther, Alkohol usw.) entwickelt. Dieser hat im Laufe der
Jahre zu einer schweren Schädigung des Gehirns mit Abschwächung der geistigen Fähigkeiten und Charakterentartung
geführt.

2. Die S. vermag wegen Geistesschwäche im Sinne des § 6 B.G.B.
nicht ihre Angelegenheiten zu besorgen.

Beispiel 32.

Verfehlungen im Amte infolge von Zwangsvorstellungen bei endogener
Nervosität, verschlimmert durch Arteriosklerose. § 51 St. G. B.)

57 jähriger Rechtsanwalt Anton B. hat sich grober Fahrlässigkeiten im Amte
schuldig gemacht, indem er Gelder seiner Klienten nicht richtig anlegte, ihre Prozesse nicht führte, Termine nicht wahrnahm, Schriftsätze nicht abschickte, Schreiben
der Anwaltskammer bei eingelaufenen Beschwerden unbeantwortet liess, gerichtliche
Vorladungen nicht beachtete. In seinem Büro fand sich grenzenlose Unordnung,
keine Bücher waren geführt, Gelder lagen offen herum, unerledigte Aktenstücke und
Briefe waren überall versteckt. Allein im Futter seines Mantels steckten zahllose
uneröffnete Briefe, die er immer einfach in die zerrissenen Taschen geschoben und
anscheinend vergessen hatte.

Vorzeitig gealtert, starke Arteriosklerose. Gesteigerte Reflexe. Klagen über
Kopfdruck und Schwindelanfälle. 2. Aortenton unrein. Erblich belastet: 1 Schwester
und 1 Bruder sehr nervös, eine andere Schwester leidet an Wahnvorstellungen.
Vater starb an Tuberkulose. B. selbst war stets schwächlich und sehr nervös gewesen. Schon in seinem Assessorexamen hatte er an Zwangsvorstellungen gelitten,
seine angeblich abgeschickte Arbeit fand die Mutter hinter einem Schranke versteckt;
nur mit grösster Mühe konnte er sich zur Fertigstellung entschliessen. Litt immer
an Grübelsucht und Entschlusslosigkeit. Musste er vor Gericht auftreten, befiel ihn
jedesmal Zittern und solche Erregung, dass er kaum sprechen konnte. Jeden Koffer
musste er mehrmals aus- und einpacken, wurde kaum fertig. Zeitweise stark getrunken. Sehr reizbar, bekam wegen Kleinigkeiten heftigste Zornausbrüche. Sein
Kassenbuch fing er 50 mal neu an, führte es nicht weiter. In den letzten Jahren
nahmen alle diese Erscheinungen zu. Schon der Anblick eines Briefes, den er lesen
sollte, erregte ihm Angst, Zittern, Schweissausbruch und Herzklopfen. Schliesslich
konnte er überhaupt kein Schreiben mehr öffnen, liess alles liegen oder versteckte
die Sachen. Er war sich klar bewusst, dass ihm daraus Unannehmlichkeiten erwachsen würden, hatte indessen nicht die Kraft, gegen das lähmende Gefühl der

Angst anzugehen. Nicht einmal die eingehenden Geldbriefe konnte er mehr öffnen, obgleich er infolge des Ausbleibens von Einnahmen in Not geriet. Immerfort musste er über die gleichgültigsten Fragen nachgrübeln, musste unwichtige Zeitungsabschnitte aufheben, weil darin etwas Wichtiges stehen könnte. Suchten ihm seine Angehörigen zuzureden, geriet er in sinnlosen Zorn.

Im Gutachten wurde ausgeführt, dass B. schon seit Jahren infolge dieser Zwangsvorgänge nicht mehr im Besitze der freien Willensbestimmung gewesen sei. Er sei als geschäftsunfähig anzusprechen und bedürfe der Entmündigung.

Beispiel 33.

(Impulsiver Einbruchsdiebstahl einer schwangeren Hysterischen. Kein impulsives Irresein. Doch vermindert zurechnungsfähig.)

Am 10. I. 18 erstattete die Ehefrau N. Anzeige, es sei bei der Frau D. ein-gebrochen und Wäsche und Kleidungsstücke gestohlen worden. Nachforschungen ergaben, dass die N. selbst die Täterin war und die gestohlenen Sachen bei einer Bekannten S. versteckt hatte. Dieser hatte sie erzählt, sie habe die Sachen (8 grosse Pakete) gekauft, befürchte aber eine Revision, da sie keinen Bezugsschein gehabt habe. Die N. hatte den Schlüssel zur Wohnung der D., da sie von dieser beauf-tragt war, nach den Kindern zu sehen, wenn sich die D. auf Arbeit begab. Bei ihrer Vernehmung war die N. geständig, behauptete aber, die Sachen seien unver-schlossen gewesen, während die D. erklärte, die Schränke müssten mit Nachschlüssel geöffnet worden sein.

Der Ehemann N. sagte aus, seine Frau sei sehr erregbar, neige zum Einkauf' unnötiger Sachen, mache ihm bei Vorhaltungen die heftigsten Szenen, schreie, wälze sich am Boden, laufe mit dem Kopf gegen die Wand. Namentlich jetzt in der Schwangerschaft habe sich diese Erregbarkeit gesteigert. Mitunter klage sie Schwindel und Herzbeklemmung.

Die N. ist schmächtig, von kindlichem Äusseren trotz ihrer 25 Jahre, zeigt Zittern von Zunge und Händen, Erhöhung der Sehnenreflexe, sonst körperlich nichts Besonderes. Sie ist normal begabt, hat gute Urteilsfähigkeit, ist aber leicht erregbar, bietet bei der Beobachtung ein launisches Wesen, hat wechselnde nervöse Klagen. An die Tat hat sie gute Erinnerung, gibt jetzt zu, mit einem Sperrhaken die Schlösser geöffnet zu haben. Der Anblick der Einrichtung in der Wohnung der D., zu welcher sie stets Zutritt gehabt hatte, habe bei ihr Begier nach dem Besitze der Sachen ge-weckt. Sie habe gekämpft, aber dem Drange nicht widerstehen können: „Ich habe mich hinreissen lassen und habe das getan, was ich bei gesundem Menschenverstande nicht getan hätte. Es hat alles in mir getobt. Ich war erst befriedigt, als ich alles hatte." Sie habe auch früher manchmal Sachen an sich genommen, habe sich nie einen Wunsch versagen können. Sie habe bei der D. alles zusammengerafft, was sie tragen konnte, es in ihre Wohnung gebracht und dort in die Pakete verpackt. Im übrigen bot sie nichts Auffälliges, ass und schlief gut, zeigte keine Erregungen, Schwindel, Ohnmachten oder Krampferscheinungen, keine Wahnideen, keine Zwangs-vorstellungen. Sie betonte immer wieder: „Ich habe nicht überlegt; ich bin furcht-bar leichtsinnig, nehme alles auf die leichte Schulter. Ich war schon ein Unband in der Schule und habe mich gefreut, wenn es recht toll zugegangen ist. Viel Schläge habe ich natürlich geerntet vom Vater. Aber es war noch nicht genug, sonst hätte ich das nicht geschafft." „Der Reiz war zu gross, ich habe eine Befriedigung darin gesucht. Aber ich bin nicht geisteskrank." Schon seit einem Monat habe sie sich mit dem Plan getragen, habe dagegen angekämpft, aber der Gedanke habe sie nicht losgelassen. Sie habe die Sachen haben müssen!

Es handelt sich um eine hysterische Person, die an launenhaften Stimmungs-schwankungen leidet, äusserst reizbar ist und ihren triebhaften Einfällen nur mangel-hafte Hemmungen entgegenzusetzen vermag. Sie ist körperlich und geistig unvoll-kommen entwickelt (infantil). Allein sie ist keineswegs schwachsinnig, bietet keine Zeichen beginnender Geisteskrankheit. Sie kann auch nach der ganzen Art der Ausführung der Tat und wegen ihrer guten Erinnerung daran nicht im Dämmerzustande gehandelt haben. Die Tat macht wohl bis zu einem gewissen Grade den Eindruck des Triebartigen und mangelhaft Überlegten. Indessen hat Frau N., wie sie selbst berichtet, die Absicht schon länger gehegt, hat sich nur anfangs gescheut, bis sie dann schliesslich der Versuchung unterlag. Darauf ist sie planmässig vorgegangen, hat einen Sperrhaken benutzt, die gestohlenen Sachen sorgsam verpackt und unter falschen Angaben bei einer Bekannten versteckt, hat sogar selbst die Anzeige des Einbruches erstattet, um den Verdacht von sich abzulenken.

Allerdings bleibt beachtenswert, dass sie gerade damals schwanger war, denn es ist bekannt, dass nervöse Frauen in solchem Zustande häufiger von Gelüsten befallen werden, die sie zu anderen Zeiten nicht in dem Masse haben. Es kann bei ihnen auch zur Entstehung von Zwangsantrieben mit Angst, Herzklopfen, Zittern, Schweissausbruch kommen. Von alledem berichtet aber Frau N. nichts. Sie erzählt nur, dass sie von der Sucht nach fremdem Gut gepackt war und es nie im Leben gelernt hatte, sich einen Wunsch zu versagen. Sie hat nicht das Gefühl, einer unerklärlichen fremden Macht unterlegen zu sein, sondern meint selbst, dass nur ihr . kindischer Leichtsinn sie nicht die Folgen ihres Tuns überlegen liess. Unter diesen Umständen lässt sich nur sagen, dass die nervöse und geistig etwas minderwertige Person, die noch dazu gerade schwanger war, weniger wie ein normaler Durchschnittsmensch in der Lage gewesen sein mag, der Versuchung zu widerstehen. Die Voraussetzungen des § 51 St. G. B. sind nicht gegeben. — Mildes Urteil.

10. Sexualpathologische Zustände (Perversitäten).

a) Allgemeine Übersicht.

Geschlechtliche Verirrungen aller Art kommen auch bei dem Gesunden vor. Individuelle Erlebnisse, äussere Verhältnisse und Reizhunger spielen bei ihrer Entstehung eine schwer nachprüfbare Rolle. Besonders häufig werden sie jedoch infolge abnormer Triebrichtung bei Geisteskranken und Psychopathen beobachtet!

Die alte Form der Einteilung nach dem mehr zufälligen äusseren Bilde der Verirrung ist wenig befriedigend. Es lassen sich da in der Hauptsache unterscheiden gleichgeschlechtliche Neigung (Homosexualität, konträre Sexualempfindung), Wohllustempfindung durch Schmerz (Algolagnie), sei es durch aktiv eiuem anderen zugefügten (Sadismus) oder passiv erduldeten Schmerz (Masochismus), ferner Fetischismus, Exhibitionismus und Sodomie. Schon die Namen sind unglücklich gewählt: die Schriftsteller Marquis de Sade und Sacher Masoch haben beide sowohl sadistische wie masochistische Menschen beschrieben. Überhaupt vermischen sich in der Regel die verschiedensten Triebrichtungen.

Zweckentsprechender und wissenschaftlicher erscheint daher eine Einteilung, welche in erster Linie die Art des Zustandekommens geschlechtlicher Verirrungen berücksichtigt. Es macht für die Beurteilung einen wesentlichen Unterschied, ob eine Perversität von Jugend auf vorhanden, gewissermassen „angeboren" war und sich rein von innen heraus, ohne äussere Verführung entwickelt hat: Konstitutionelle Perversität. Oder ob sie nachweisbar im Laufe des Lebens infolge besonderer Erfahrungen und Vorstellungsverknüpfungen erworben wurde: Assoziative Perversität. Oder endlich ob sie nur vorübergehend unter Einwirkung zufälliger äusserer Momente, der gegebenen Situation, auftauchte: Situationsperversität.

Aus praktischen Gründen empfiehlt es sich aber, diese Entstehungsmöglichkeiten an der Hand der älteren Einteilung durchzusprechen.

Die weitaus zahlreichste und praktisch wichtigste Gruppe bilden die Homosexuellen. Beim Manne wird die gleichgeschlechtliche Liebe wohl auch als Urningtum oder Uranismus bezeichnet, beim Weibe als lesbische Liebe oder als Tribadismus. Sie hat zweifellos zu allen Zeiten und bei allen Völkern bestanden und bedeutete gelegentlich einen mehr zufälligen Ausfluss besonderer Verhältnisse, Sitten und Lebensanschauungen. Hier und da entwickelt sie sich immer wieder mit einer gewissen Gesetzmässigkeit als eine Art seelischer Missbildung auf psychopathischem Boden. Es handelt sich in den recht seltenen angeblich „angeborenen“ Fällen um eine ungenügende oder verkehrte Ausbildung der geschlechtlichen Entwicklung. Wie bei Kastraten tiefe Stimme und Bartwuchs sich nicht in der Pubertät einstellen, so bleibt bei diesen minderwertigen Menschen aus irgendwelchem uns noch nicht bekannten Grunde (Störungen der inneren Sekretion?) die normale Hinlenkung des beim Kinde noch nicht differenzierten Geschlechtstriebes gegen Angehörige des anderen Geschlechtes aus. Immer begegnen wir jedoch gleichzeitig auch noch anderen psychopathischen Erscheinungen. Sehr häufig sind vor allem gewisse Charaktermängel der Homosexuellen, ein unwahres eitles Wesen, kindisch unreife Schwärmerei, Einseitigkeit des Urteils. Die in der Literatur stellenweise niedergelegten Verherrlichungen der Homosexualität gehen auf die unzuverlässigen Prahlereien derartiger Individuen selbst zurück, die gerade im letzten Jahrzehnt eine skrupellose Propaganda entfaltet und manche urteilsschwachen, sexuell wenig entwickelten jungen Menschen höchst ungünstig beeinflusst haben.

Wie es auf körperlichem und intellektuellem Gebiete ein Zurückbleiben der Entwicklung (Infantilismus) gibt, so können wir auch Spätreifungen auf geschlechtlichem Gebiete oder dauerndes Stehenbleiben auf mehr kindischer Stufe beobachten. Bei derartigen Psychopathen, aber auch auf dem Boden einer erworbenen geistigen Minderwertigkeit (chronischer Alkoholismus), können mannigfache abnorme Strebungen und Angewöhnungen (Onanie) die Ausbildung der regulären Triebrichtung durchkreuzen. Nur gelegentlich vermögen wir nachträglich diesen Prozess näher zu verfolgen und zu erkennen, wie ein zufälliges stark affektbetontes sexuelles Erlebnis, z. B. die erstmalige Verknüpfung des Wollustgefühls mit der Erinnerung an eine Person des gleichen Geschlechts (mutuelle Onanie), zu dauerndem Festhalten an dieser perversen Art sexuellen Empfindens geführt hat. Verlockungen durch das Beispiel, durch schlüpfrige Lektüre spielen da eine grosse Rolle. Bei Gesunden ist wohl wenig Gefahr vorhanden, dass der erwachende Geschlechtstrieb trotz vorübergehender schwärmerischer Freundschaft zu Personen des gleichen Geschlechts dauernd einen falschen Weg einschlägt. Anders liegt die Sache bei psychopathischer Veranlagung mit Störungen des Trieblebens. Hier kann jede vorzeitige oder in ungewöhnlicher Art erfolgende sexuelle Erregung zu unlöslicher Verankerung des Triebs in dieser verkehrten Richtung führen.

Als Beispiel sei ein schwerer Psychopath genannt, dem die Mutter noch weit in die Pubertätszeit hinein eigenhändig häufige Klistiere gegeben hatte. Wegen des dabei eintretenden Wollustgefühls klagte er ihr immer wieder über Verstopfung. Die Folge war, dass sein ganzes Leben hindurch seine Sexualempfindung mit dem Vorgange der Stuhlentleerung eng verknüpft war. Er liess sich von Dirnen Klistiere machen, wälzte sich in seinem Kote, hatte schon beim Geruche desselben sexuelle Erregung.

Manche Urninge treiben die Verkehrung ihrer Triebe und Neigungen so weit, dass sie sich ganz wie Frauen zu gebärden trachten, gewissermassen schon am Spielen der weiblichen Rolle Genuss haben. Sie kleiden sich gerne weiblich (Transvestiten), schmücken sich mit falschen Haaren und Zöpfen, trippeln, sprechen hoch, erlernen weibliche Handarbeiten, beschäftigen sich mit Putzen und Kochen.

Umgekehrt sehen wir Tribaden öfter männlichen Gang, Sprechweise und Kleidung annehmen, stark trinken, schwere Zigarren rauchen, Sport und männliche Berufe bevorzugen. Alle diese Erscheinungen sind aber mehr sekundärer Natur, dienen nur zur weiteren Befriedigung der einmal entfachten gleichgeschlechtlichen Triebe, beweisen dagegen durchaus noch nicht deren konstitutionelle Natur. Auch eine verkehrte Erziehung dürfte da wenig Einfluss haben, werden doch zahlreiche Mädchen von ihren Eltern ganz wie Knaben behandelt und entwickeln sich in der Pubertät doch normal; und das gleiche lässt sich umgekehrt an Knaben beobachten.

Mit der Homosexualität kann sich die Algolagnie verbinden, oder aber isoliert auftreten. Je nach der herrschenden Triebrichtung sucht der Sadist geschlechtliche Befriedigung im Peitschen, Martern, Beschimpfen, Demütigen einer Person des gleichen oder anderen Geschlechts. Der Masochist wünscht eine entsprechende Behandlung von dem gewählten Partner zu erfahren. Die betreffenden Handlungen sind meist ziemlich harmloser, mehr symbolischer Art, können indessen gelegentlich recht gefährlich werden, zumal wenn sich der Sadismus kindliche Opfer sucht. Gelegentlich kommt es sogar bei Sadismus zum Lustmord.

Freilich stellt der letztere in den meisten Fällen mehr eine Vorsichts-massnahme nach vollzogener Notzucht dar.

Eine weitere Form sexueller Verirrung bildet der Fetischismus: Die sinnliche Verehrung wendet sich hier nur gegen einen Teil der begehrten Person (des gleichen oder des anderen Geschlechts), Fuss, Hand, Zopf, Gesässgegend, oder gegen ein bestimmtes Kleidungsstück, Stiefel, Handschuh, Hose, Schürze usw. Manchmal wird ein solches Kleidungsstück nur dann zum Fetisch, wenn es wirklich von der geliebten Person getragen wurde. In anderen Fällen genügt der Anblick des betreffenden Gegenstandes überhaupt schon (z. B. im Schaufenster), um geschlechtliche Erregung hervorzurufen und seinen Besitz begehrenswert zu machen. Bisweilen kann normaler Geschlechtsverkehr nur vollzogen werden, wenn der andere Teil derartige Fetische angelegt hat.

Dann ist der Exhibitionismus zu erwähnen, das Streben, den eigenen Geschlechtsteil einer Person des anderen Geschlechts zu zeigen und durch deren Erregung sich selbst sinnlichen Genuss zu verschaffen. Der Exhibitionist ist selten befriedigt, wenn sein schamloses Tun ohne Eindruck bleibt, sondern wünscht Aufmerksamkeit zu erwecken, sei es entrüstetes Erschrecken oder sinnliche Neugier.

Ein Seemann, der von diesem Triebe sehr stark beherrscht wurde, gestand, dass er bei jahrelangem Aufenthalte in der Südsee ganz davon abgekommen war, weil sich die schwarzen Weiber nicht darum kümmerten. Allein bei seiner Rückkehr wurde er gleich so erregt, dass er schon während der Einfahrt in den Hafen aus der Kajütenluke hinaus exhibitionierte.

Bei Algolagnie und Exhibitionismus in dieser Form handelt es sich ganz deutlich um assoziativ entstandene Perversitäten. Sehr häufig geht gewohnheitsmässige Selbstbefriedigung ihrem Auftreten jahrelang vorauf. Zur Steigerung der sinnlichen Erregung werden aufregende Bilder der Einbildungskraft zur Hilfe genommen, eigene Erlebnisse und Erfahrungen aus der Lektüre weiter ausgemalt. Nicht selten entwickelt sich ein häufiges Versenken in solche geschlechtlichen Träumereien. Neben psychopathischer Veranlagung kann chronischer Alkoholismus mit seiner Steigerung der Libido und Schwächung der Potenz eine verhängnisvolle Rolle spielen. Ferner sind zu nennen epileptische Charakter-entartung, Verblödungsprozesse aller Art, Neurasthenie, Nachlassen der Potenz im Rückbildungsalter oder bei Arteriosklerose des Gehirns und Dementia senilis.

Nicht eigentlich als echter Exhibitionismus sind diejenigen Fälle aufzufassen, in denen verwirrte Epileptiker, manisch erregte oder verblödete Kranke aus blosser Schamlosigkeit oder Unachtsamkeit sich rücksichtslos entblössen, ohne einen bestimmten Zweck damit zu verbinden.

Die Sodomie, Geschlechtsverkehr mit Tieren, stellt eine verhältnismässig harmlose Verirrung dar. Wäre sie nicht auf Grund religiöser Anschauungen mit strengen Strafen bedroht, würde sie forensisch überhaupt kaum eine Rolle spielen. Hier liegt streng genommen keine echte Perversität mehr vor, vielmehr handelt es sich fast stets um einen vermeintlichen Ersatz für den aus äusseren Gründen zur Zeit nicht möglichen normalen Geschlechtsverkehr, also höchstens um eine Situationsperversität. Sodomie findet sich besonders bei Schwachsinnigen.

Die hier gegebene Übersicht ist angesichts der unendlichen Fülle möglicher Verirrungen in keiner Weise erschöpfend. Allein für praktische Zwecke genügt ein solches Schema, in das sich etwaige neue Beobachtungen irgendwie werden einreihen lassen.

b) Stellung der sexualpathologischen Zustände in foro.

Die sexualpathologischen Zustände bilden ein besonders ausgedehntes Gebiet der gerichtsärztlichen Begutachtung. Nicht immer handelt es sich um eigentliche Sittlichkeitsdelikte, deren perverse Wurzel klar zutage liegt, wie Lustmord, unsittliche Berührungen und Angriffe, widernatürliche Unzucht, Erregung öffentlichen Ärgernisses und Beleidigung durch Exhibitionieren, sadistische Misshandlungen, unerlaubtes Tragen von Frauenkleidern, sondern es können die mannigfachsten Straftaten infolge Entgleisens des Geschlechtstriebs ausgeführt werden.

Am verständlichsten sind noch die Diebstähle der Fetischisten, die sich auf jede Weise des ersehnten Gegenstandes zu bemächtigen streben. Ein Teil der Zopfabschneider gehört hierher. Andere, mehr sadistisch gerichtete Individuen empfinden beim Zopfabschneiden ähnlichen Genuss, als wenn sie die Kleidung von Frauen mit Messer oder Säure beschädigen, und drängen sich auf der Strasse zu derlei Zwecken an ihre Opfer heran. Sie bilden eine harmlosere Abart der von Zeit zu Zeit auftauchenden sadistischen Messerstecher und Aufschlitzer. Diebstähle können übrigens schon an sich sexuell erregend wirken. Teils ist es der Kitzel der Gefahr, in die sich der Täter begibt, teils die vorgestellte Schädigung des Bestohlenen, welche Wollust erweckt.

Mitunter geschieht eine Überschreitung des Züchtigungsrechts an Kindern, an Schülern, ohne dass der Täter sich der ihn treibenden sadistischen Regungen selber deutlich bewusst geworden ist, so dass er jede perverse Neigung entrüstet abstreitet. Manchmal dagegen nehmen Sadisten absichtlich Stellungen an, in denen sie Gelegenheit haben, ihre Triebe zu befriedigen, oder sie errichten schwindelhafte Schulen, Stellenvermittlungsbüros, um jugendliche Personen an sich zu locken. Vielfach handelt es sich da gleichzeitig um konträre Geschlechtsempfindung. Oder sie geben sich als Ärzte aus, treiben Kurpfuscherei, um Gelegenheit zu körperlicher Untersuchung zu erhalten. Andere begnügen sich, falsche Anzeigen in die Zeitungen zu setzen, um mit den sich für eine Stelle Meldenden in Beziehung zu treten. Ein Homosexueller betrieb zu dem gleichen Zwecke Heiratsvermittlung, sammelte die eingesandten männlichen Photographien und empfand bei den Unterredungen sexuellen Genuss. (Siehe Beispiel 33, S. 208.) Betrug, Urkundenfälschung und alle möglichen Schwindeleien werden in derartiger Weise verübt.

Ein Masochist gab sich selbst als angeblichen Idioten, dem Bettnässen durch Strenge abgewöhnt werden müsste, nach auswärts in Pension zu Krankenschwestern. Die Korrespondenz mit glänzenden materiellen Versprechungen führte er so geschickt, dass ihm wiederholt der Betrug gelang. Am verabredeten Tage traf er mit einem (natürlich selbstgeschriebenen) Geleitbriefe seiner Angehörigen auf dem betreffenden Bahnhofe ein, wo ihn die betreffende Schwester abholen sollte. Er liess sich dann einige Tage erziehen und züchtigen und verschwand, ohne für die Unterkunft bezahlt zu haben.

Praktisch am wichtigsten sind die mannigfachen Verfehlungen der Homosexuellen. Nur in einem kleinen Teile der Fälle handelt es sich um echte Päderastie (Coitus per anum). Diese wird in der Regel angeblich heftig verabscheut. An ihre Stelle treten gegenseitige Onanie oder Umarmungen und Liebkosungen im Bette, in der Badewanne usw. Die ungenaue Fassung des § 175 St. G. B. macht aber auch diese Handlungen strafbar und eröffnet damit der Erpressung ein weites Feld. Der Paragraph heisst:

„Die widernatürliche Unzucht, welche zwischen Personen männlichen Geschlechts oder von Menschen mit Tieren begangen wird, ist mit Gefängnis zu bestrafen; auch kann auf Verlust der bürgerlichen Ehrenrechte erkannt werden.“

Eine nähere Bestimmung dessen, was alles unter „widernatürlicher Unzucht“ zu verstehen ist, fehlt. Der üblich gewordene Begriff „beischlafähnliche Handlung“ ist ausserordentlich dehnbar. Auffallen muss auch, dass die homosexuellen Handlungen von Frauen unberücksichtigt geblieben sind. Es geschieht nicht ganz selten, dass Homosexuelle sich eine Meineidsanklage zuziehen, weil sie als Zeugen in Abrede stellten, sich gegen den von ihnen nicht so weit gefassten § 175 vergangen zu haben. Doch ist die von vielen verlangte Aufhebung oder Abänderung dieser Gesetzesbestimmung auch nicht frei von Bedenken.

Bei der gerichtsärztlichen Beurteilung geschlechtlicher Verirrungen ist stets der Satz voraufzustellen, dass keine Perversität, so ungeheuerlich sie erscheinen mag, an sich Geistesstörung beweist, sie soll nur den Verdacht darauf erregen!

Auf geschlechtlichem Gebiete ist alles möglich. Auch Gesunde geraten da gelegentlich auf die unglaublichsten Abwege, zumal unter dem Einflusse von Alkohol. Beispiel, Verführung, Unmöglichkeit zu normalem Geschlechtsverkehr bei starkem Triebe sind immer in Betracht zu ziehen. Es ist z. B. bekannt, dass auf Kriegsschiffen, wo jedes weibliche Wesen fehlt, der günstigste Nährboden zur Entwicklung von Homosexualität besteht. In der Regel freilich handelt es sich auch dort um Psychopathen, die sich verirren.

Am schwierigsten ist die Beurteilung dann, wenn sich eine von Jugend auf vorhandene konträre Triebrichtung nachweisen lässt. Es wäre gewiss falsch, derartige bemitleidenswerte seeliche Missbildungen als lasterhafte Erscheinungen kurzerhand zu verdammen. Andererseits geht es nicht an, perversen Neigungen den Vorzug freier Betätigung zu gewähren, während der normal gerichtete Geschlechtstrieb entsprechend den Forderungen von Gesetz und Sitte zurückgedämmt werden muss. Es wird also in erster Linie darauf ankommen, ob der perverse Drang aus krankhaften Gründen nicht beherrscht werden konnte.

Damit stehen wir bei unserer Beurteilung auf gesichertem Boden. Es ist zu fragen, ob eine Geisteskrankheit oder erhebliche geistige Schwäche vorliegt, oder ob zur Zeit der Tat eine der besprochenen vorübergehenden Störungen des Bewusstseins (Dämmerzustände, pathologischer Rausch) in Betracht zu ziehen ist, oder ob endlich — und das ist die häufigste Frage — auf psychopathischer Basis sich eine so schwere Willensstörung herausgebildet hat, dass die freie Willensbestimmung im Sinne des § 51 St. G. B. ausgeschlossen werden muss. In solchen Fällen hätte der Perverse so sehr der Sklave seines Triebs zu sein, dass er von diesem blindlings zu den allernachteiligsten Handlungen gezwungen würde. Affektive Erregbarkeit, Haltlosigkeit und süchtige Triebstörungen an sich heben, wie schon wiederholt betont wurde, noch nicht die Zurechnungsfähigkeit auf, lassen sie höchstens als vermindert erscheinen. Echte Zwangsvorstellungen kommen kaum in Betracht. (Vergl. S. 193.)

Vor allem ist zu prüfen, wieweit die von dem Täter behaupteten unwiderstehlichen Antriebe den Charakter eines impulsiven Irreseins angenommen haben. (Vgl. Seite 197.) Das wird höchstens in einem ganz kleinen Bruchteile der Fälle zutreffen.

Es ist also die Frage der Verantwortlichkeit von Perversen bei jeder Einzelbeobachtung erneut zu erwägen; allgemein gültige Grundsätze lassen sich nicht aufstellen. Auf die Würdigung der gesamten Persönlichkeit ist immer der Hauptnachdruck zu legen.

Lit. Nr. 10, 44, 47, 48, 51, 59, 70, 73, 95, 97, 103, 113, 118, 120, 127, 133, 160, 212, 216, 224, 235, 254, 265, 267, 282, 299, 321, 329, 344, 346.

Beispiel 34.

(Homosexueller Fetischismus bei schwerer Psychopathie mit impulsiven Antrieben. § 51 erscheint zeitweise gegeben.)

Der 43 jährige G. W. wird beschuldigt, männliche Gesellschafter zum Zwecke widernatürlichen Verkehrs ins Haus genommen und mit der eigenen Frau verkuppelt

zu haben. Auch mache er in bedenklichen Darlehensgeschäften und Heiratsvermittlungen.

Stammt von blutsverwandten, schwerbelasteten Eltern. Von Jugend auf nervös,
sonderbar, ausserordentlich lügenhaft, ohne Gefühl für Scham und Ehre, masslos in
seinen Zornausbrüchen, launisch, ängstlich, lächerlich abergläubisch, feige, schlau und
skrupellos bei geringer Intelligenz und kleinstem Interessenkreis, absolut egoistisch,
mit der eigenen Familie ganz zerfallen.

Unsymmetrisches Gesicht. Zittern von Zunge und Händen. Erhöhte Reflexe.
Anästhetische Zone. Keine Lähmungserscheinungen. Will seit dem 18. Jahre, wo
ihn bei einem Besuche im Offizierskasino Uniformen und hohe Stiefel sexuell erregten,
konträr empfinden. Mit seinen sexuellen Neigungen verbindet sich Stiefelfetischmus:
„Nur hohe Lackstiefel befriedigen mich. Wenn ich Offiziere um mich herumstehen
habe, bin ich zufrieden." Auf der Strasse müsse er ihnen nachlaufen. Er sei schon
auf der Bahn weite Strecken ohne Billet gefahren, um neben ihnen sitzen zu können.
Hat Heiratsvermittlungen begonnen, um Offiziere kennen zu lernen, bei ihnen zu
sitzen, ihre Photographien in Händen zu haben. Lässt sich von ihnen anpumpen,
lädt sie zu sich ein, kauft ihnen Pferde. Hat selbst zahlreiche Uniformen, die er
zuweilen zu Hause trägt; hat für seinen Diener hohe Lackstiefel gekauft, die dieser
nackt anziehen muss. Würde es gerne sehen, wenn seine eigene Frau von einem
seiner Lieblinge ein Kind hätte. Er freue sich die ganze Woche, wenn der Besuch
eines Offiziers in Aussicht stehe, scheue kein Opfer, um das zu erreichen. Sein
höchster Wunsch sei, dass sich ein solcher Herr auf seinen Schoss setze, er würde
ihn dann gerne küssen, an die Stiefel greifen, male sich das aus und habe dabei
geschlechtliche Erregung. Habe selbst mit seiner Frau noch nie geschlechtlich verkehrt, lebe mit ihr wie mit einer Schwester. „Nackte Männer interessieren mich
nicht so, wie ein Offizier in Uniform. Einem schönen Leutnant habe ich 11 000 M.
gegeben, als er in Schulden war. Ich habe sogar meine Uhr versetzt, um solchen
Leuten zu helfen. Ich habe mich schon für sie verbürgt, ihre Schulden bezahlt. Es
hat mich schon mein halbes Vermögen gekostet." Er könne gegen diesen Trieb
nicht an. Lese er Briefe von Offizieren, onaniere er dabei. Beim Anblick von Offizieren laufe ihm gleich die Natur ab. Ebenso sei es ihm ein unwiderstehlicher Drang
wenn er in der Zeitung Heiratsgesuche von Offizieren lese, an diese zu schreiben.
Wiederholt habe er Gesellschafter, die er liebte, frei bei sich wohnen gehabt und
ihnen noch Taschengeld gegeben. Er habe eine ganze Sammlung Uniformen und
Stiefel. Widernatürliche Unzucht bestreitet er entschieden.

Während der Beobachtung in der Klinik merkwürdige Unruhe, kann nie lange
auf einem Fleck sitzen, springt in der Unterhaltung auf, läuft umher. Freundet sich
mit Landstreichern an. Onaniert schamlos im Krankensaale, als er von einem ihm
bekannten Offizier in der Zeitung liest. Spricht höchst gehässig von seinen Verwandten. Lügt und verwickelt sich vielfach in Widersprüche, ist gar nicht verlegen,
wenn ihm solche Unwahrheit nachgewiesen wird. Sehr reizbar sonst, unverträglich,
misstrauisch. Über seine Darlehensgeschäfte befragt, gibt er zu, dass er im Ärger
und aus Eifersucht manchmal zurückgefordert habe: „Ich habe ja die Neigung zu
den Offizieren, aber sie müssen um mich bleiben. Sonst kann ich furchtbar Spek-
takel machen. Ich fühle mich getäuscht und gekränkt." In seiner Unruhe halte er
es nirgends lange aus, müsse immer wo anders hinziehen, wo anders essen. Richte
gern Zimmer ein, mache selbst die Gardinen auf. Habe öfters Damenkleider angezogen und sich Perrücken aufgesetzt. (Einmal deshalb verhaftet.) Aber seit 3—4
Jahren habe er nur den quälenden „Stiefelgedanken" und müsse den Offizieren nach.
Vor den Schuhläden könne er lange stehen, habe dabei Genuss.

Im Gutachten wurde ausgeführt, dass es sich um einen schweren Psychopathen
mit Mangel jeden sittlichen Gefühls handle. Wegen seiner grossen Lügenhaftigkeit
dürfe man ihm nur einen Teil seiner Angaben glauben. Doch habe auch die Beobachtung ergeben, dass er Sklave seiner sexuellen Triebe sei, diesen blindlings auch
zu seinem offenbaren Nachteil nachgebe. Vor allem werde er zweifellos von

homosexuellen und fetischistischen Neigungen in einem Masse beherrscht, dass er durch sie zu für ihn unvorteilhaften und höchst unzweckmässigen Handlungen veranlasst werde. Es ist aktenmässige Tatsache, dass er lange vor Einleitung des Verfahrens gegen diese ihn quälenden impulsiven Zwangsantriebe ärztlichen Rat und Behandlung gesucht hat. Seine ganze Gedankenwelt ist nur von erotischen Bildern erfüllt; weitere Interessen besitzt er nicht. In der Untersuchungshaft hat er sich damit beschäftigt, die Namen seiner Lieblinge zu einer Liste zu vereinigen, um sich durch die öftere Lektüre dieser und die Ausmalung der Vorzüge der einzelnen sinnlichen Genuss zu verschaffen. Auch dabei hat er onaniert. Es ist durchaus mit der Möglichkeit zu rechnen, dass die Verkupplung seiner Frau erfolgt ist, um sich selbst durch die sinnliche Erregung eines Lieblings aufzuregen. Wie weit hier und bei den sonderbaren Darlehens geschäften sexuelle Antriebe im einzelnen eine Rolle gespielt haben, ist bei seiner Lügenhaftigkeit schwer genau abzuschätzen.

Seine Freude an weiblichen Beschäftigungen, wie Putzen, Kochen, Dekorieren, sein Interesse an Frisuren sind Symptome, die man bei homosexuellen Männern häufiger antrifft. Vor allem beherrscht ihn aber sein Stiefelfetischismus. Mit seinen Darlehen an Offiziere verband er z. T. offenbar den Zweck, diese an sich zu locken und um jeden Preis an sich zu fesseln. Ob nun die gegen ihn erhobenen Beschuldigungen, welche er bestreitet, in vollem Umfange stimmen oder nicht, jedenfalls handelt es sich um einen infolge seines krankhaft unmoralischen Denkens und Tuns höchst gemeingefährlichen Menschen, der wenigstens für einen Teil seiner Verfehlungen, nämlich so weit sein hemmungsloses sexuelles Triebleben von Einfluss war, nicht mehr als voll verantwortlich angesehen werden kann.

Bei dem schweren Psychopathen mit zahlreichen nervösen Erscheinungen und asozialen Tendenzen haben sich perverse geschlechtliche Antriebe bis zu einem Grade entwickelt, dass seine freie Willensbestimmung in Frage gestellt wird. Es ist daher die Möglichkeit gegeben, dass für seine Verfehlungen die Voraussetzungen des § 51 zutreffen. — Verfahren eingestellt.

Beispiel 35.

(Exhibitionismus bei psychopathischem Trinker. Vermindert zurechnungsfähig.)

Der 32jährige Metzgerbursche Friedrich D. ist angeklagt, wiederholt dadurch öffentliches Ärgernis erregt zu haben, dass er weiblichen Personen gegenüber auf offener Strasse seinen Geschlechtsteil entblösste und dabei onanierte. Bei seiner Vernehmung hat er angegeben, er fühle sich seit 4 Jahren beim Anblick weiblicher Personen sinnlich erregt und suche deren Aufmerksamkeit durch Zurufe zu erregen, entblösse sich und onaniere bis zum Samenerguss. Dabei stelle er sich vor, er vollziehe mit der betreffenden den Geschlechtsakt. Derartige Handlungen habe er schon in allen Stadtteilen vorgenommen, auch zu Rad. Bereits vor 6 Jahren war er wegen der gleichen Verfehlungen zu 3 Wochen Gefängnis verurteilt worden. Damals gab er an, aus Dummheit gehandelt zu haben. Nach der Bestrafung hatte er sich längere Zeit beherrschen können.

Ausser Zittern von Zunge und Händen ergibt die körperliche Untersuchung nichts Besonderes. Alle Reflexe erhalten. Ein Bruder soll geisteskrank gestorben sein. Er selbst hat schwer gelernt und seine Stellen häufig gewechselt. Immer reizbar, kommt leicht in Streit. Trinkt seit Jahren viel, vertrage es schlecht, hat öfter darauf Kopfweh. Onanie seit Jahren zugegeben.

Erzählt jetzt auf Vorhalt der Vorakten, er habe seinen perversen Trieb seit dem 16. Jahre. Damals habe er auf der Landstrasse sein Wasser abgeschlagen, als ein Mädchen vorbei kam und darüber lachte. Das habe ihm Wollustgefühle erregt. Von da ab habe er immer wieder versucht, die gleiche Situation herbeizuführen. Nach der Bestrafung habe er es ganz gelassen und geheiratet, bis jetzt infolge des Trinkens der alte Trieb sich wieder geregt habe und so stark ausgeartet sei. Anfangs habe er mit der Frau gut gelebt und Befriedigung im normalen Geschlechtsverkehr gefunden. „Durch das Trinken und meine Aufgeregtheit hatte ich mit der Frau Zank; sie wollte nicht mehr und ich bin immer fort von einer Wirtschaft zur anderen und habe alles Geld für mich verbraucht. So ist es gekommen. Jetzt trinke ich nicht mehr, und da ist es besser." Er habe sich immer vorgenommen, von seinem Hange zu lassen. Aber wenn er getrunken hatte, waren die guten Vorsätze vergessen: „Es war mir gleich, wie eine ausschaute. Wenn mir eine begegnete, dann habe ich in der Tasche gerieben und Bemerkungen zu ihr gemacht, bis es mir kam. Wenn niemand da war, habe ich ihn auch herausgeholt." Abends habe er sich beim Exhibitionieren an eine Laterne gestellt. Dabei habe er sich aufgeregt, dass die Beine zitterten. Er sei willensschwach und mit Güte leicht zu lenken. Nur durch das Zerwürfnis mit der Frau sei er wieder so weit gekommen. Jetzt hätten sie sich aber ausgesöhnt.

Gutachten.

Der Beschuldigte ist nicht geisteskrank. Weder Bewusstseinsstörungen, noch Wahnideen und Sinnestäuschungen lassen sich bei ihm feststellen. Seine Niedergeschlagenheit, die er jetzt zur Schau trägt, erklärt sich zur Genüge durch seine Lage und entbehrt krankhafter Züge.

Immerhin stammt er aus belasteter Familie, ist minderbegabt, reizbar, unverträglich, ohne Ausdauer und, wie er selbst zugibt, willensschwach. Hierzu kommt als weitere Schädigung jahrelange Trunksucht. Als Folgen sind sein Zittern an Händen und Zunge und seine Neigung zu schreckhaftem Zusammenfahren zu betrachten. Erhebliche geistige Schwäche lässt sich aber nicht nachweisen. Die perverse Art geschlechtlicher Betätigung, welche ihm zur Last gelegt wird, den sogenannten Exhibitionismus, treffen wir erfahrungsgemäss bei Trinkern und Epileptikern besonders häufig an, und zwar kann es sich dann gelegentlich um Verkehrtheiten im Dämmerzustande handeln. Bei D. ist das sicher nicht der Fall. Abgesehen davon, dass er Krämpfe, Schwindel, Ohnmachten bestimmt in Abrede stellt, ist besonders wichtig, dass er sowohl jetzt, wie vor Jahren gute Erinnerung an sein Tun zeigt. Er vermag genau zu erzählen, wie er vorging, um sein Vorhaben auszuführen, und wie er sich vor Überraschungen zu schützen suchte. Jedenfalls strebte er in zielbewusster Weise danach, sich den sinnlichen Genuss zu verschaffen.

Vermutlich bildete bei ihm, wie in der Regel bei solchen Fällen, die Onanie den Ausgang seiner abnormen Triebrichtung. Durch Zufall wurde es für ihn das Hauptvergnügen, dass eine weibliche Person seinen Geschlechtsteil sah und sich darüber erregte. Nach seiner Bestrafung konnte er sich längere Zeit beherrschen. In der Ehe verkehrte er in normaler Weise mit seiner Frau. Ein eigentlicher perverser Zwang besteht bei ihm nicht. Erst als er sich mit seiner Frau überwarf und stärker trank, tauchte der alte Hang wieder auf. Auch bei der einzelnen Verfehlung scheint jedesmal voraufgegangener Alkoholgenuss durch Abschwächung der hemmenden Vorstellungen eine verhängnisvolle Rolle zu spielen.

Zu seinen Gunsten ist anzuführen, dass erfahrungsgemäss in erster Linie geistig abnorme Individuen dem Exhibitionismus fröhnen, und dass es sich auch bei ihm um einen erblich belasteten, von Haus aus minderwertigen Menschen und Trinker handelt. So komme ich zu dem Schlusse, dass zwar die Voraussetzungen des § 51 St. G B. nicht gegeben sind, dass aber die geistige Minderwertigkeit und der übermässige Alkoholgenuss strafmildernd in Betracht kommen dürften.

Beispiel 36.

(Sadistische Körperverletzung durch jugendlichen Epileptiker. Unzurechnungsfähigkeit.)

15jähriger Auslaufer, stammt von nervösem Vater; Bruder ist Bettnässer. Leidet selbst an Schwindel- und Ohnmachtsanfällen, seltener an Zuckungen mit

14*

Zungenbiss; Bettnässer. Häufige Wutausbrüche. Hat mehrfach kleine Kinder an sich gelockt und schwer misshandelt. Bestrafungen durch den Vater erfolglos. Verhaftet, weil er jetzt wieder 6jährigen Knaben entkleidet und grausam auf das Gesäss gepeitscht hat. Reuelos.

Körperlich nichts Besonderes. Geistig beschränkt, schwerfällig, zeigt geringe Kenntnisse und mangelhaftes Urteil. Sehr reizbar und unverträglich, bedroht seine Umgebung im Streit in gefährlicher Weise. Nachts träumt er von allerlei Mordgeschichten, z. B. dass seine Mutter ins Zuchthaus kommt und umgebracht wird.

Wegen epileptischer Demenz mit triebhafter Gewalttätigkeit unzurechnungsfähig, ist als gemeingefährlicher Geisteskranker einer geschlossenen Anstalt zu überweisen.

11. Simulation.

Über die Häufigkeit von Simulation geistiger Störungen sind die Ansichten sehr geteilt. Man kann gerade in psychiatrischen Schriften öfters lesen, dass solche Vortäuschung selten und infolge ihrer grossen Schwierigkeit von vorneherein zum Misserfolg verurteilt sei. Allein ganz so einfach liegt die Frage leider keineswegs. Zunächst ist zu bedenken, dass psychiatrische Begutachtungen nicht immer nur von wirklichen Fachärzten geschehen, und dass daher gerade die erfolgreichsten Fälle von Simulation diesen manchmal unbekannt bleiben. Ferner muss aber eingestanden werden, dass die psychiatrische Wissenschaft noch nicht soweit gelangt ist, mit ihren Methoden unter allen Umständen sichere Ergebnisse zutage zu fördern. Die alte Anschauung, dass es nur scharf umschriebene Krankheitsbilder gebe, die man ohne genaue Sachkenntnis nicht nachzuahmen vermöchte, ist längst nicht mehr haltbar. Die möglichen Abweichungen von der Regel sind so mannigfach, dass diese vermeintliche Handhabe zur Entdeckung von Simulation als wertlos gelten muss. Auch die psychologischen Verfahren bringen uns hier nicht wesentlich weiter. Gewisse krankhafte Symptome wie Sinnestäuschungen und Wahnvorstellungen erfahren wir überhaupt nur aus den Mitteilungen der zu Untersuchenden selbst.

Schon bei der Begutachtung von nervösen Unfallkranken haben wir mit der Schwierigkeit zu kämpfen, dass ihre Angaben über Kopfschmerz, Schwindelgefühl, Schwäche und Niedergeschlagenheit nur indirekt einer Kontrolle zugänglich sind, indem wir möglichst unauffällig ihr Gebahren ausserhalb der Untersuchungszeit fortgesetzt beobachten lassen, ob es ihren Behauptungen entspricht. Noch verwickelter liegt aber die Sache bei der Frage nach Simulation geistiger Störung.

Zwar Vortäuschung von Verwirrtheit, Gedächtnisschwäche, Schwachsinn wird dem geübten Facharzte in der Regel bald durch unvermeidliche Züge von Übertreibung auffallen, und es wird sich dann eher die Frage erheben, ob z. B. ein haftpsychotischer Zustand (vgl. S. 95) sich entwickelt hat. Auch wird zu prüfen sein, ob neben der Übertreibung vielleicht eine wirkliche, von ihr überlagerte Störung wie vor allem Imbezillität besteht. Am häufigsten begegnet man bei Untersuchungsgefangenen Bildern, welche an den Gan ser schen Symptomenkomplex (Seite 161) erinnern.

Die Abgrenzung gegen eine bewusste Simulation ist auch da nicht immer einfach. Im allgemeinen wird man ein Erkennungszeichen darin finden, dass der Simulant, der seinen Unsinn ohne eine Bewusstseinseinengung vorträgt, deutlich über der Situation steht, den äusseren Vorgängen sich geschickter anpasst, in Abwesenheit des Arztes ein anderes Gebahren an den Tag legt, vielleicht am gleichen Tage, wo er auf Aufforderung des Untersuchers nur mühsam einige unverständliche Zeilen kritzelt, heimlich eine gewandt gewortete Mitteilung hinauszubefördern sucht u. dergl. Aus diesen Andeutungen geht schon hervor, dass es in solchen schwierigen Fällen immer besser ist, die Beobachtung in einer Irrenanstalt in die Wege zu leiten. Falsch wäre es jedenfalls, vorschnell eine Schizophrenie unter solchen Umständen zu diagnostizieren und demgemäss sein Gutachten abzugeben.

Auch in der Irrenanstalt mag die Entscheidung, um was es sich handelt, trotz der besseren Überwachungsmöglichkeiten, noch längere Zeit in Anspruch nehmen. Gelegentlich freilich genügt diese Versetzung in eine fremde Umgebung, um Änderung des Gebahrens herbeizuführen. Bisweilen antwortet aber der zu Untersuchende jetzt überhaupt nichts mehr und macht damit jede Exploration unmöglich. Dann heisst es ruhig abwarten. Schliesslich wird er sich einmal zur Aufgabe solchen Verhaltens entschliessen; oder, wenn wirklich ein katatonischer Stupor vorliegt, muss sich das ebenfalls aus dem weiteren Verlaufe herausstellen.

In wieder anderen Fällen steht der Sachverständige der Aufgabe gegenüber, die Echtheit der vom Kriminellen geäusserten Wahnideen und Sinnestäuschungen zu prüfen. Hier lasse man den zu Untersuchenden möglichst ausführlich seine angeblichen Einbildungen vortragen und verleite ihn durch Zwischenfragen zu immer eingehenderem Ausmalen. Trägt er nicht unwahrscheinlich dick auf, lässt er sich nicht durch Suggestionen zu Unvorsichtigkeiten treiben, sondern hält einfach an einigen wenigen Beeinträchtigungsvorstellungen und spärlichem Stimmenhören fest, ist es kaum möglich zu sagen, ob seine Angaben wahr oder falsch sind.

Hier muss der Untersucher in Betracht ziehen, ob der Betreffende in seinem Betragen von den angeblichen Wahnideen beeinflusst wird, ob er mit ihnen noch einen Affekt verbindet, oder ob er sie lediglich wie eine Reminiszenz bei Gelegenheit vorträgt. Man

begegnet gar nicht so selten bei psychopathischen Verbrechern alten
Residual-Wahnideen, die von einer früher durchgemachten Hafterkrankung
zurückgeblieben sind und bei Bedarf hervorgeholt werden. Diese stempeln
ihren Träger noch keineswegs unter allen Umständen zu einem geisteskranken Menschen ohne freie Willensbestimmung im Sinne des § 51
St. G. B.

Beispielsweise beschäftigte sich ein alter Krimineller nach jeder Verhaftung
sogleich mit der Erfindung des Perpetuum mobile, weil er einmal deshalb als Paranoiker
exkulpiert worden war. Sobald er sich auf freiem Fusse befand, dachte er nicht an
eine so zwecklose Tätigkeit.

Epileptische Krämpfe werden manchmal ganz besonders geschickt und täuschend nachgeahmt, sogar mit blutigem Auswurf und
Einnässen. Auch geübtes Wartepersonal lässt sich dadurch hinters
Licht führen. Der Sachverständige darf nur ärztlich beobachtete Anfälle als einwandfrei betrachten.

Eine Verbrecherin war 20 Jahre hindurch unzähligemal immer wieder begut-
achtet und wegen epileptischer Demenz exkulpiert, auch entmündigt worden, bis sich
endlich herausstellte, dass sie ihre Anfälle willkürlich machte und gar nicht schwachsinnig war. Sie entsann sich noch nach Jahren lachend der einzelnen falschen Antworten, die sie bei ihrer Entmündigung dem Gerichtsarzte gegeben hatte, wusste
auch die richtigen Antworten recht gut. In den Akten waren genau die gleichen
Fragen und Antworten aufgezeichnet und dazu die Bemerkung, dass aus ihrer Unfähigkeit, sich auf Geburtsort und Geburtsjahr zu besinnen, ihre hochgradige Gedächtnisschwäche infolge epileptischer Verblödung hervorgehe.

Dass gerade die Ergebnisse einer Intelligenzprüfung
stets mit höchster Vorsicht aufgenommen werden sollten, ist schon
bei der Untersuchung auf Schwachsinn erwähnt worden. (S. 100.) Manchmal kann man durch öftere Wiederholung der gleichen Prüfung an der
Hand eines längeren Schemas den Exploranden in Widersprüche ver-
wickeln. Auch Kontrolle seiner Äusserungen zu seiner Umgebung,
seines gesamten Benehmens ausserhalb der Untersuchung mag Fingerzeige bieten.

Ein Untersuchungsgefangener, den ich im Gefängnis untersuchte, gab auffallend schlechte Antworten. Bei meinem nächsten Besuche liess ich mir zunächst
seine Zellgenossen vorführen und hörte von ihnen auf Befragen, dass er damals
hinterher über die ärztliche Untersuchung gespottet und mit seinem absichtlichen
Vorbeireden geprahlt hatte. Sie wussten mir meine Fragen und die falschen Antworten teilweise zu nennen. Als ich nun dem Exploranden das Gehörte vorhielt,
war er so überrascht, dass er seine Verstellung aufgab und von da ab richtig antwortete.

Natürlich ist den Aussagen von Kameraden und Aufsichtspersonal
nur ein beschränkter Wert beizumessen. Die Urteile sind immer nach
der einen oder der anderen Seite hin subjektiv gefärbt. Aber die nach-
prüfbaren Tatsachen kann man, wie oben gezeigt wurde, mit Erfolg verwenden. Das gleiche gilt von einem etwaigen Eingeständnisse der
Simulation durch den zu Begutachtenden. Falsche Geständnisse,
Selbstanschuldigungen der Simulation kommen gerade bei Geisteskranken

vor. Man muss sich daher die Mühe machen, die Richtigkeit jedes Geständnisses nachzuprüfen, indem man den Betreffenden näher berichten lässt, wieso er simuliert haben will, was er absichtlich vorgeführt, und wie sich die Sache in Wirklichkeit verhalten habe. Die einzelnen Angaben sind an der Hand der Akten zu kontrollieren.

Vielfach zeigt es sich, dass Simulanten ein ganz bestimmtes System verfolgen, ja dass ihr Betragen in verschiedenen Fällen ganz merkwürdig übereinstimmt. Man hat geradezu eine Einteilung der hauptsächlichsten Simulationsformen vorgenommen. Besonders oft sind Bilder von Blödsinn, dann leichte Depression und Stupor, paranoische Zustände und Erregungen.

Viel häufiger wie reine Simulation ist die Vermischung gewollter Übertreibung nicht nur mit einzelnen Zügen psychopathischer Veranlagung sondern auch mit ausgesprochen psychotischen Erscheinungen, zumal hysterischer Natur. Der Kriminelle arbeitet sich bisweilen geradezu in eine Art Geistesstörung hinein! Man hat daher wohl von einer Simulationspsychose gesprochen. Hatte er schon früher eine richtige Haftpsychose durchgemacht, wird ihm die Erinnerung daran nützlich sein. Die damaligen Einbildungen werden jetzt neu verwendet. Etwa wirklich vorhandene nervöse Beschwerden werden in den Vordergrund gerückt und masslos übertrieben.

Gelegentlich mag es da Erfolg versprechen, wenn man dem Übertreiber energisch klar macht, dass er mit solchen Mätzchen nichts, erreicht und nur seine Lage verschlimmert. Vielleicht wird er durch solche kräftige Gegensuggestion aus seinem Einspinnen in eine Simulationspsychose noch herausgerissen. Nur muss man auch seiner Sache sicher sein. Zu diagnostischen Zwecken ist dieses Vorgehen nicht zu empfehlen, ebensowenig wie die früher beliebten heroischen Gewaltmittel. Hat man nicht gleich den gewünschten Erfolg, erhebt sich die peinliche Frage, wieweit man gehen darf, und jedes Schwanken gibt dem Gegner neue Hartnäckigkeit.

Besser ist immer der andere Weg, dass man seinen Argwohn nicht zeigt, dem zu Untersuchenden gleichmässig freundlich entgegentritt und seine Zeit abwartet. Dann wird der in Sicherheit gewiegte Explorand sich viel leichter durch eine Unvorsichtigkeit verraten. Man sammle ruhig alles Material, bis es zur Begutachtung genügt. Durch hingeworfene Bemerkungen, dass die oder die Erscheinung im Krankheitsbilde fehle, lassen sich manchmal beliebige neue Symptome suggerieren. Gelegentliche ironische Äusserungen des Arztes machen dann den Simulanten unsicher. Schliesslich kann ruhiges Auseinandersetzen der Aussichtslosigkeit des durchschauten Versuches und wohlwollender Rat sich mit den Tatsachen abzufinden, Aufgeben der Täuschung herbeiführen. Bleibt ein Geständnis aus, so ändert das nichts an der abgeschlossenen Beurteilung.

Ebenfalls in das Gebiet der Simulation gehört die oft versuchte Vortäuschung von Erinnerungslosigkeit für die Zeit der Straftat, worüber schon auf Seite 165 die Rede war. Ja, es ist schon eine vorbeugende Simulation beobachtet worden, indem ein Krimineller Geistesstörung vortäuschte, ehe er die beabsichtigte Straftat beging!

Lit. Nr. 3, 15, 22, 40, 80, 108, 110, 121, 137, 146, 160, 176, 191, 201, 229, 243, 253, 278, 316.

Beispiel 37.
(Simulation oder degenerative Wahnbildung in der Untersuchungshaft bei einem alten Verbrecher und Zuhälter?)

Der 40jährige Schlosser Georg H. ist schon 18mal vorbestraft, hat Zuchthaus und Arbeitshaus gehabt. Seine letzte Freiheitsstrafe wegen Zuhälterei war am 11. 11. 11 abgelaufen. Er schwindelte darauf zunächst der Witwe W. vor, er wolle sie heiraten und übernahm ohne Anzahlung ihr Kolonialgeschäft, um es sogleich weiter zu verkaufen. Dann entführte er die 17jährige Tochter derselben Henriette W. unter dem Versprechen der Heirat und hielt sie durch Misshandlungen zur Gewerbsunzucht an. Da er unter falschem Namen von Ort zu Ort zog, gelang erst im Oktober 1912 seine Verhaftung. Bei 7 Vernehmungen in den Monaten Oktober bis Januar 13 verteidigte er sich geordnet und sachgemäss, schrieb auch 3 ausführliche Eingaben, die keine Zeichen geistiger Störung erkennen lassen. Erst am 13. 1. 13, als seine Sache schlecht stand, erklärte er plötzlich bei einer Vernehmung, er habe seine Braut erschossen, und gab dann völlig verworrene Antworten.

Bei seiner Untersuchung im Gefängnisse behauptet er, wilde Tiere und Schlangen um sich zu sehen, die ihn ängstigten. Er höre Schimpfen und Drohen und fühle ein sonderbares Rucken im Körper. Er habe Kopfschmerz und Schwindel, Ohrensausen, und es drehe sich was im Gehirn. Nur die nervöse Angst habe ihn ruhelos von Ort zu Ort getrieben. Das Mädchen sei seine Braut. Er habe sie nie zur Unzucht angehalten. Die Anzeige sei ein Racheakt der Mutter, die eifersüchtig sei. Auch das Mädchen sei ganz verlogen. Er habe felsenfest auf das Mädchen gebaut und nicht geahnt, dass es ihm untreu gewesen sei und sich ein Geschlechtsleiden zugezogen habe. Ihm sei immer so, als ob er jemanden erschossen habe. Er sehe die Leiche vor sich liegen. Dann habe er furchtbare Angst, und es müsse doch etwas Schreckliches passiert sein. Er habe auch eine grosse Erfindung gemacht, durch die er sehr reich werden würde. Das Mädchen habe sich in ihm verliebt gehabt und sich ihm aufgedrängt; er habe es gar nicht mitnehmen wollen. Nun habe er aber schon eine andere Braut gehabt, und die habe ihn in ihrer Eifersucht verfolgt und bedroht. Will ihren Namen nicht nennen; das tue nichts zur Sache. Diese habe er dann am Wasserturm in L. erschossen. Nachts erscheine sie ihm mit Blut bedeckt. Dann springe er vor Angst auf, und die Erscheinung verschwinde wieder. „Es kann nicht sein! Ich glaube es nicht; es kommt nur, wenn ich allein bin." In seiner Angst habe er schon geschrien und an die Zellentüre geklopft. Aber auch bei Tage, wenn er so allein sitze, habe er die schreckhafte Erscheinung. Stiert plötzlich mit theatralischen Gesten in die Ecke. Sein Puls bleibt ganz ruhig; die Pupillen sind nicht erweitert wie bei Angst. Im Kopfe will er eine Schlange haben, die ihm durch ihre Bewegungen grosse Beschwerden bereitet, und die er deutlich zischen höre. Er spricht den Verdacht aus, dass im Essen Gift sei; isst aber immer mit Appetit. Auch die angeblichen Schlafstörungen sind nicht tatsächlich beobachtet.

Im Laufe der nächsten Besuche, bei denen ihm ruhig auseinandergesetzt wurde, dass Geisteskrankheit zur Zeit der Tat doch nicht in

Frage komme, sondern höchstens eine Hafterkrankung, und dass er dann unnütz seine Zeit. verliere, gab er die Sinnestäuschungen und Wahnideen ganz auf, räumte ein, dass seine früheren Erzählungen vielleicht auf „Träumen" beruht hätten. Betrug sich nun dauernd geordnet und antwortete auch wieder bei den Vernehmungen sachgemäss. Die körperliche Untersuchung ergab keine Abweichungen.

Im Gutachten wurde darauf hingewiesen, dass eine chronische Geisteskrankheit, die auch zur Zeit der Strafhandlungen vorgelegen hätte, sicherlich nicht in Betracht komme. Die Verlogenheit des Menschen, wie sie sich in seiner Darstellung seines Verhältnisses zu dem von ihm verführten und ins Unglück gestürzten Mädchens äussere, lasse gewiss sehr an die Möglichkeit bewusster Simulation oder wenigstens Übertreibung denken. Doch sei erfahrungsgemäss bei solchen psychopathischen Verbrechernaturen auch mit dem tatsächlichen Auftreten flüchtiger degenerativer Wahnbildung in der Haft zu rechnen. Nicht immer seien es echte Sinnestäuschungen, die da eine Rolle spielten. Auch lebhafte Träume und flüchtige wahnhafte Einfälle würden beobachtet, die gelegentlich zu phantastischer Ausdeutung und Weiterverarbeitung führen könnten. Die von H. geklagten nervösen Beschwerden, die nicht selten in der Haft sich geltend machten, dürften teilweise als Grundlage seiner Empfindung der Schlange im Kopfe usw. dienen. Da unter der psychischen Behandlung alle Erscheinungen rasch zurückgetreten seien, so liege kein Grund vor, die Haft- und Verhandlungsfähigkeit mehr anzuzweifeln. Der § 51 St. G. B. sei auf keinen Fall anwendbar.

Übersicht über die Verlaufsformen der Geistes-krankheiten.

Wenn auch zur jeweiligen Feststellung, ob Geistesstörung vorliegt und die Zurechnungsfähigkeit, Geschäftsfähigkeit usw. behindert, nicht unbedingt eine genauere wissenschaftliche Diagnose über die Art des Leidens erforderlich erscheint, auch bei dem heutigen Stande der Psychiatrie nicht immer mit befriedigender Schärfe zu stellen ist, so bleibt es doch immer zweckmässig, ihre Gewinnung möglichst anzustreben, weil wir uns nur so über manche wichtige Fragen wie Dauer, Heilbarkeit, Rückfallsgefahr ein einigermassen sicheres Bild machen können.

Aus diesem Grunde soll auf eine kurze Übersicht über die verschiedenen Formen der Geisteskrankheiten nicht verzichtet werden. Doch sei ausdrücklich betont, dass gerade in diesem Zweige medizinischer Wissenschaft die Namensgebung noch ausserordentlich wechselt und keineswegs eine allgemeine Übereinstimmung über die beste Einteilungsweise erreicht ist. Es handelt sich also in mancher Hinsicht mehr um einstweilige Gruppierungsversuche.

Jeder hier aufgeführten Krankheitsform ist nochmals eine knappe Aufzählung der bei ihr besonders beobachteten Strafhandlungen angefügt mit Hinweisen auf die in Betracht kommenden Abschnitte des 2. Hauptteils.

Manisch-depressives Irresein.

In dieser Gruppe werden heute die meisten manischen und depressiven (ängstlichen und hypochondrischen) Zustandsbilder zusammengefasst. Die Erfahrung hat gelehrt, dass sie vielfach bei der gleichen Person im Laufe des Lebens anfallsweise auftreten oder auch unmittelbar aufeinander folgen, gelegentlich sogar sich miteinander mischen. In der Regel läuft der einzelne Krankheitsanfall in verhältnismässig kurzer Zeit ab, ohne zu einer bleibenden Schwächung der geistigen Fähigkeiten zu führen. Allerdings gibt es Fälle, wo nur einmal im Leben ein manischer oder melancholischer Zustand einsetzt, oder es kehren immer bloss die gleichen Bilder wieder, so dass man richtiger von einer periodischen Manie bezw. Melancholie reden könnte. Die depressiven Erkrankungen, die im Rückbildungsalter einsetzen, enden nicht mehr stets mit voller Genesung, sondern können dauernde geistige Schädigung herbeiführen. Doch sind solche teilweise Ausnahmen nicht schwerwiegend genug, um die nahe innere Verwandtschaft aller dieser Krankheitsbilder in Frage zu stellen.

Hinsichtlich der Ätiologie hat sich herausgestellt, dass die wichtigste Ursache in einer angeborenen Anlage zur Erkrankung gesucht werden muss. Auffallend häufig ist erbliche Belastung nachweisbar, die gerne eine gleichartige ist, so dass Eltern und Kinder an derselben Form von Geistesstörung erkranken. Äussere Ereignisse haben mehr die Bedeutung zufällig auslösender Hilfsursachen. Hier sind zu nennen heftige Gemütserschütterungen, Strapazen aller Art, schwächende Krankheiten, Wochenbett und Stillgeschäft, Operationen, Kopfverletzungen, Sonnenstich. Melancholische Anfälle werden ausserdem besonders in der Schwangerschaft und im Rückbildungsalter (Klimakterium) öfter beobachtet.

Zweckmässig unterscheidet man:
1. Einmalige Anfälle von Manie und Melancholie.
2. Periodische Wiederkehr der gleichen Anfälle.
3. Zirkulären Verlauf: Wechsel von manischen und melancholischen Anfällen.
4. Mischformen von Manie und Melancholie.

a) Manie.

Der eigentlichen Geisteskrankheit geht meist ein mehrtägiges oder sogar mehrwöchiges nervöses Vorstadium vorauf, das gelegentlich eine depressive Färbung annimmt. Allerlei unbestimmte Beschwerden werden geklagt wie Gefühl von allgemeiner Abgeschlagenheit, von eingenommenem Kopfe, Neuralgien, Verdauungsstörungen, Appetit- und Schlafmangel, Reizbarkeit, ängstliche Unruhe und Arbeitsunlust.

Darauf folgt ziemlich plötzlich der Ausbruch lebhafter heiterer Erregung. Der Kranke glaubt sich genesen, freier und leistungsfähiger als je; es entwickeln sich rasch die bei Besprechung des manischen Zustandes auf Seite 115 geschilderten Erscheinungen: Bewegungsunruhe und Rededrang mit Ideenflucht bei dauernd gehobener, doch sehr reizbarer Stimmung und mit Neigung zum jähen Umschlagen in heftige Zornausbrüche oder weinerliches Wesen. Die Auffassung und Orientierung bleiben, ausser in Zeiten stärkster Erregung, gut erhalten. Sinnes-

täuschungen und wechselnde Wahnvorstellungen spielen mehr eine unter-
geordnete Rolle. Die krankhafte Selbstüberschätzung vermag zu einer
falschen Bewertung der Beziehungen zur Aussenwelt zu führen, so dass
der Manische auf Grund seiner vermeintlichen Vorzüge eine höhere
Lebensstellung beansprucht, sich sinnlich geliebt oder missgünstig zurückgesetzt glaubt. Hartnäckiges Querulieren kann sich entwickeln. Nur
bei den Mischformen findet sich vorübergehend Ausbildung eines förmlichen Verfolgungswahnsystems. Viel häufiger sind illusionäre Personenverkennung und Hang zu phantastischen Augenblickskonfabulationen.
Dumpfes Krankheitsgefühl ist wohl zeitweise vorhanden, aber keine
richtige Krankheitseinsicht. Der Geschlechtstrieb pflegt gesteigert zu
sein. Männer geraten leicht in übermässiges Trinken.

Die **Dauer** der Manie beträgt in der Regel nur einige Monate
bis 1 Jahr, kann sich aber, zumal bei älteren Personen, bis 2 Jahre
hinziehen. In $^4/_5$ der Fälle ist mit Heilung zu rechnen. Gewöhnlich
klingt die Erregung nur allmählich und unter häufigeren Schwankungen
ab, ist vielfach gefolgt von einem kurzen depressiven Nachstadium mit
dem Gefühle der Verzagtheit und leichter Niedergeschlagenheit. Je kürzer
der manische Anfall dauert, um so mehr besteht die Gefahr, dass ihm
ein ausgeprägter melancholischer Anfall sich anschliesst. Bei hochgradigster manischer Bewegungsunruhe, welche das Bild der Tobsucht
erreicht, ist das Leben gefährdet, indem entweder bei ungenügender
Nahrungsaufnahme Kollaps eintritt oder entsprechende Behandlung der
im Toben zugezogenen Verletzungen unmöglich wird. Ältere Leute sind
der Gefahr einer Apoplexie ausgesetzt. Sehr selten ist der Übergang in
eine chronische Manie.

Je nach dem Grade der Erregung lassen sich unterscheiden: **Hypo-
manie**, die leichteste Form, die von Laien in der Regel verkannt wird;
Mania simplex, welche dem geschilderten ausgebildeten manischen
Zustand (Seite 115) entspricht, und **Mania gravis**, die schwerste
Form mit hochgradigster Tobsucht und deliriöser Verworrenheit, die
forensisch keine nennenswerte Rolle spielt.

Die häufigsten **Strafhandlungen** bei der Manie stellen sich als
unmittelbarer Ausfluss des gehobenen Selbstgefühls mit Reizbarkeit und
Vielgeschäftigkeit dar: Grober Unfug, Gewalttätigkeiten aller Art,
Schwindeleien und (infolge des gesteigerten Geschlechtstriebs) sexuelle
Vergehen. (Siehe S. 119—121.)

Lit. vgl. Nr. 143, 264, 283, 298.

b) Melancholie.

Der Beginn ist ein mehr allmählicher; das oft Wochen und Monate
dauernde **Vorstadium** kann fast unmerklich in die eigentliche De-

pression ausmünden. Von nervösen Vorboten sind vor allem zu nennen Mattigkeit, Unruhe, Arbeitsunlust, Reizbarkeit und Schlaflosigkeit. Ferner können sich Magen- und Verdauungsbeschwerden, unangenehme Körperempfindungen, Neuralgien, Kopfweh, Ohrensausen, Schwindel einstellen und mit der einsetzenden Depression verbinden.

Die Haupterscheinungen der ausgebrochenen Geisteskrankheit sind dauernd trübe Verstimmung mit Angst (Seite 102) und Lebensüberdruss, dazu Denkhemmung und Bewegungsarmut. Sehr peinlich wird das Gefühl der eigenen Leistungsunfähigkeit und Entschlusslosigkeit empfunden. Sinnestäuschungen sind häufiger als bei der Manie, entsprechen ihrem Inhalte nach den gehegten Wahnvorstellungen. Versündigungswahn mit Selbstvorwürfen und Verarmungswahn stehen im Vordergrunde. (Seite 103.) Mit ihnen kann sich hypochondrische Wahnbildung verknüpfen oder mehr vereinzelt auftreten (Seite 110). Auffassung und Orientierung leiden wenig, gehen selten vorübergehend auf der Höhe eines besonders heftigen Angstanfalles (Raptus melancholicus) verloren. (S. 106).

Die Dauer schwankt zwischen Monaten und Jahren. Auch hier besteht bei älteren Personen eine schlechtere Heilungstendenz. In der Regel schwindet die Depression nach $1/2$ bis 1 Jahre, seltener nach 2—3 Jahren. Doch sind noch Heilungen nach 8 Jahren beschrieben worden. Übergang in chronischen Verlauf ist häufiger als bei der Manie. Das Leben ist in erster Linie durch die starke Selbstmordneigung gefährdet. Namentlich unvorhergesehenes Auftreten plötzlicher Verzweiflungsausbrüche kann böse Überraschungen bringen. Nahrungsverweigerung und Schädigung des Körpers durch grosse Bewegungsunruhe in der Angsterregung bedingen wie bei der Manie gelegentlich tödlichen Ausgang.

Dem äusseren Bilde nach werden unterschieden: 1. Melancholia simplex, einfach traurige Verstimmung mit Hemmung und ziemlich geordnetem Gebahren; 2. M. agitata s. activa, Vorherrschen ängstlicher Unruhe mit Jammern (hier handelt es sich vielfach schon um Mischformen); 3. M. attonita s. cum stupore, Entwicklung der allgemeinen Hemmung bis zum Bilde eines Stupors, ähnlich wie in katatonischen Zustandsbildern (Siehe S. 140), doch ist der dauernde und starke depressive Affekt unverkennbar. Es gibt auch einen manischen Stupor, wenn sich depressive Hemmung mit manischer Heiterkeit mischt.

Die häufigsten Strafhandlungen bei der Melancholie sind Brandstiftung und Angriffe auf Familienmitglieder, die dem Wunsche nach gemeinsamem Selbstmord oder nach Beseitigung der unerträglichen Spannung entspringen. Entschlusslosigkeit führt zur Vernachlässigung der Dienstpflichten (S. 107). Hypochondrische Ideen können zu den

mannigfaltigsten Verkehrtheiten führen (S. 113). Wichtig sind falsche
Selbstanzeigen infolge von Versündigungswahn (S. 109).

Lit. vergl. Nr. 183, 230, 298.

Neurasthenie.

Unter dieser Bezeichnung wird vielfach die auf angeborener minderwertiger Veranlagung beruhende Nervosität der Psychopathen (S. 190)
mit der eigentlichen erworbenen Neurasthenie zusammengeworfen. Für
forensische Zwecke ist die Unterscheidung ziemlich unwesentlich, denn
nur der Verlauf gestaltet sich verschieden, während die Symptome vielfach die gleichen sind, so dass der Vorgeschichte besondere Bedeutung
für die Diagnose zukommt.

Nach körperlichen oder geistigen Strapazen (Überarbeitung), schwä-
chenden Krankheiten, Infektionen, Vergiftungen entwickelt sich als Ausdruck der Erschöpfung des Nervensystems eine reizbare Schwäche:
Überermüdbarkeit bei gleichzeitig gesteigerter Erregbarkeit, ver-
drossene Stimmung, Zerstreutheit, Erschwerung der Auffassung und
Energielosigkeit verbinden sich mit Kopfdruck, Schlaf- und Appetitlosigkeit, Mattigkeit, mit Verdauungs- und Herzbeschwerden. Hypochondrische Umdeutung der unangenehmen Empfindungen, übertriebene
Besorgnisse sind häufig; manchmal handelt es sich dann überhaupt um
eine leichtere Form der Depression, die in das Gebiet des manisch-
depressiven Leidens gehört.

An sich bildet die Neurasthenie keine Geistesstörung.
Wir sehen aber, dass der Neurasthenie ausserordentlich ähnliche Bilder
gelegentlich richtige Geisteskrankheiten einleiten wie Melancholie, Hebephrenie, Dementia paralytica und arteriosclerotica. Daher sind neurasthenische Erscheinungen stets zu beachten.

Bei der echten Neurasthenie darf man von entsprechender Er-
holung und Behandlung Heilung erwarten, wenn auch der Verlauf je
nach der persönlichen nervösen Veranlagung sich im einzelnen recht
verschieden gestaltet. Rascher Umschwung zur heiteren Selbstzufrieden-
heit und Schaffensfreude sollte immer an die Möglichkeit einer manisch-
depressiven Grundlage denken lassen. Sehr schleppender Verlauf mit
Neigung zu Rückfällen ohne greifbare Veranlassung spricht immer für
die Beimengung endogener Nervosität.

Forensisch wichtig sind die grosse Reizbarkeit der Neurastheniker,
die zu Zornausbrüchen mit Gewalttätigkeit zu führen vermag, und ihre
Zerstreutheit, welche zu Dienstvergehen Veranlassung gibt. In der Regel
wird das Leiden nur strafmildernd in Betracht zu ziehen sein, wenn

nicht die Mitwirkung von Alkoholgenuss, der häufig schlecht vertragen wird, von wesentlicher Bedeutung war (Pathologische Rauschzustände siehe Seite 163). Ferner können sich Zwangsvorstellungen ausbilden (Seite 191). Die Potenz ist sehr oft geschädigt; über Onanie wird besonders bei der endogenen Nervosität geklagt. Perverse Handlungen scheinen auf neurasthenischer Grundlage vorübergehend in Erscheinung treten zu können. Vor allem sind Exhibitionismus und Fetischismus zu nennen (Seite 205).

Lit vergl. Nr. 54, 129, 202.

Hysterie.

Die Frage, ob wir es hier mit einer abgeschlossenen Krankheitseinheit oder nur mit einem besonderen psychopathischen Reaktionstypus zu tun haben, mag für unsere Zwecke ausser Betracht bleiben. Richtig ist, dass bei den verschiedensten psychopathischen Zuständen und geistigen Erkrankungen einzelne hysterische Zeichen gefunden werden. Den praktischen Anforderungen der gerichtsärztlichen Beurteilung entspricht aber die Annahme einer eigenen Krankheitsform Hysterie.

Charakteristisch sind die grosse Abhängigkeit von Vorgängen der Aussenwelt, indem die letzteren bei vorhandener hysterischer Veranlagung mannigfache seelische und körperliche Störungen anfallsweise hervorrufen, aber auch ebenso plötzlich beseitigen, und der ausgesprochene Wunsch krank zu erscheinen. Man hat manchmal geradezu den Eindruck, dass der Hysteriker sich vor unangenehmen Erlebnissen mehr oder weniger bewusst in seine Krankheit hineinflüchtet, oder dass er diese zur Erlangung irgendwelcher sonstigen Vorteile festzuhalten und auszubauen bestrebt ist. Dennoch ist der gesamte Mechanismus ein durchaus krankhafter und nicht mit Simulation zu verwechseln, mögen gleich Mischungen vorkommen!

Der sogenannte hysterische Charakter hat bereits auf Seite 191 Erwähnung gefunden. Als seelische Zeichen (Stigmata) der Hysterie sind hervorzuheben: Flüchtigkeit von Vorstellungen und Stimmungen, wodurch das Bild höchster Launenhaftigkeit entsteht, gesteigerte Suggestibilität und auffallende Neigung, seelische Vorgänge in körperliche Erscheinungen (Krämpfe, Lähmungen, Empfindungsstörungen) umzusetzen.

Als körperliche Stigmata sind zu merken: Druckpunkte, Fehlen von Bindehaut und Rachenreflex, Zittern, Lebhaftigkeit der Reflexe, Lähmungen, die sich nach Art und Ausdehnung nicht an die anatomischen Verhältnisse kehren, entsprechend widerspruchsvolle Gefühlsstörungen, Fehlen der Sinnesempfindungen auf der einen ganzen Körperhälfte u. dgl. Die Reflexstörungen finden sich freilich ebenso bei Psychopathen ohne deutlichen hysterischen Reaktionstypus, dagegen lassen Krämpfe und Lähmungen typischer Art stets sein Vorhandensein feststellen.

Der hysterische Krampfanfall unterscheidet sich in der Regel sehr wesentlich vom epileptischen: Die Aura fehlt meist. Das Hinstürzen erfolgt geschickter, ohne dass erhebliche Verletzungen eintreten. Statt blosser Muskelspannung und kurzer Zuckungen entfalten sich sehr viel mannigfaltigere Bewegungen, wie Aufbäumen des Körpers zum Kreisbogen, Umherwerfen und -Wälzen, Schlagen und Treten nach der Umgebung, Abwehr von Berührungen, ferner theatralische Stellungen, Zittern, Niesen, Lachen, Weinen, Schnauben und Brüllen. Es fehlen Einnässen, richtiger Zungenbiss, Babinskischer Zehenreflex, dessen Vorhandensein kurz nach dem Anfalle Epilepsie beweisen würde. Mit der Pupillenprüfung ist in der Praxis wenig anzufangen. Wichtiger ist die Art, wie der Anfall erlischt. Bei der Epilepsie ist nicht nur während des Anfalles das Bewusstsein geschwunden, sondern es stellt sich auch nachher erst langsam wieder ein. Entweder folgt gleich Schlaf oder ein dämmerhafter Zustand mit ungenauer Orientierung, für den später die Erinnerung teilweise fehlt. Der Hysteriker verliert oft überhaupt nicht das Bewusstsein, jedenfalls kehrt es rascher zurück, wenn sich nicht ein ausgesprochenes Delirium anschliesst. Meist erhebt er sich vom Anfalle gleich frisch und völlig geordnet. Der Epileptiker ist in der Regel abgespannt, klagt Kopfweh, hat grosses Schlafbedürfnis. Demgemäss machen stundenlange und stark gehäufte Krämpfe dem Hysteriker wenig aus, finden sich bei ihm öfter. Bei Epilepsie hingegen läuft der Einzelanfall in Minuten ab; gehäufte Anfälle rufen sehr bald einen ganz schweren körperlichen Zustand mit Hinfälligkeit, Fieber und weitgehender Bewusstseinstrübung hervor.

Die Hysterie bedeutet noch keine Geistesstörung; die seelischen Stigmata sind wie andere psychopathische Charakteranomalien zu bewerten. Reizbarkeit findet sich ebenso bei den affektiv Erregbaren (Seite 187), Launenhaftigkeit bei den Haltlosen (Seite 195), Lügenhaftigkeit bei den pathologischen Schwindlern (Seite 188). Auf dem Boden einer Hysterie können aber aus geringfügiger Veranlassung jederzeit zweifellose geistige Störungen emporschiessen, denen Bewusstseinstrübung von z. T. sehr flüchtiger Art eigen ist.

Zunächst beobachten wir öfter Wachträumereien mit Sinnestäuschungen und wahnhafter Ausspinnung der Einbildungen in einem Masse, dass den Kranken vorübergehend jede Kritik verloren geht (Beispiel 4, S. 29), ferner heftige Affektausbrüche mit zeitweiliger Störung von Auffassung und Erinnerung, die bald ängstliche Färbung (Raptus hystericus), bald zornmütige (Furor) annehmen. Oder es entwickelt sich eine läppische Heiterkeit mit gemacht kindischem Gebaren (Puerilismus) und Kindersprache, alberner Vielgeschäftigkeit, Neigung zum Zerstören und anderen Verkehrtheiten. In anderen Fällen treten uns richtige Delirien entgegen, wie sie auf Seite 150 beschrieben wurden. Forensisch am wichtigsten sind die hysterischen Dämmerzustände, die auf Seite 158 und Seite 161 ausführlich gewürdigt wurden. Hier sei nur noch einmal folgende kurze Übersicht gegeben: Wir haben entweder einen dem Schlafwandeln ähnlichen traumhaften Zustand (Somnambulismus) oder stuporähnliche Schlafanfälle (Lethargus) oder den Ganserschen Symptomenkomplex oder die seltene Erscheinung des Doppel-ichs mit alternierendem Bewusstsein, d. h. der Kranke wähnt sich vorübergehend in eine andere Person verwandelt und hat seine ganze bisherige Vergangenheit vergessen, kann aber in den früheren Bewusst-seinszustand zurückkehren und nun das zweite Ich vergessen haben. Diese beiden Zustände können anfallsweise miteinander abwechseln, alternieren. Hier handelt es sich um lebhafte Autosuggestionen und Verdrängung einer aus irgendwelchem Grunde unlustbetonten Erinnerung. Andeutungen solcher Vorgänge beobachten wir auch sonst bei Hysteri-schen, am besten während des Vorbeiredens im Haftdämmerzustande (Beispiel 22, S. 168). Aus allen diesen seelischen Ausnahmezuständen sind die Hysteriker durch genügend starke Reize (Faradischer Pinsel) oder Hypnose herauszureissen. Doch empfiehlt sich für den Gutachter im allgemeinen mehr ein Abklingenlassen, wodurch das Bild nicht ver-wischt wird.

Immer sei man vorsichtig mit der Diagnose „nur Hysterie" und überzeuge sich durch sorgsamste Untersuchung, dass kein anderes Leiden dahintersteckt. Schizophrene Prozesse werden gelegentlich von einem hysteriformen Vorstadium eingeleitet!

Die Strafhandlungen Hysterischer sind sehr verschieden zu bewerten, je nach der Schwere der dauernd vorhandenen seelischen Ab-weichungen und vor allem je nach der Feststellbarkeit anfallsweiser Be-wusstseinsveränderungen zur Zeit der Tat. Die meisten hysterischen Ausnahmezustände Krimineller entwickeln sich erst nach der Tat im Anschluss an Entdeckung, Festnahme, Verhör, in der Haft oder im Strafvollzuge (Situationspsychosen Seite 96). Delikte, in wirklichem Dämmerzustande verübt, sind sehr viel seltener. Alkoholgenuss spielt bei den Erregungszuständen mit (Pathologischer Rausch, S. 163). Zwangs-vorstellungen kommen zur Beobachtung (Seite 191); weit häufiger noch impulsive Handlungen (Beispiel 32, S. 201). Eifersuchtswahn, Querulanten-wahn und andere paranoische Bilder können sich entwickeln, die dann ganz wie paranoische Zustände zu begutachten sind (Seite 132).

Im übrigen besteht bei Hysterischen vielfach Neigung zu Diebstahl (Warenhausdiebstahl), Betrug und Schwindeleien. Die Unzuverlässigkeit hysterischer Zeugen (S. 28) ist zu berücksichtigen. Auf gleichzeitigen Schwachsinn ist zu achten (S. 181).

Alle hysterischen Erscheinungen sind starken Schwankungen unter-worfen; man muss daher mit der Prognose höchst vorsichtig sein! Durch dauernd vorhandene hochgradige hysterische Charakterentartung kann Zerrüttung der ehelichen Verhältnisse bedingt werden. Der blosse Nachweis hysterischer Stigmata besagt nichts für die Frage der Zu-rechnungsfähigkeit. Man darf nicht jede hysterische Unart gleich mit dem § 51 St. G. B. decken wollen.

Lit. Nr. 17, 20, 79, 81, 88, 112, 119, 136, 147, 162, 176, 209, 221, 222, 228, 288, 334.

Traumatische Neuropsychose.

Infolge der mit einem Unfalle beliebiger Schwere verbundenen seelischen Erregungen können sich einmal vorübergehende hysterische Psychosen und neurasthenische Krankheitsbilder entwickeln, dann aber auch lang andauernde Störungen von hysterisch-neurasthenisch-hypochondrischer Färbung. Eine wirkliche Verletzung braucht dabei nicht einmal stattgefunden zu haben! (Beispiel 3, Seite 27.) Meist lässt sich als Grundlage eine psychopathische Veranlagung nachweisen oder eine bereits vorher vorhandene Schädigung des Gehirns durch Alkoholismus, Arteriosklerose usw. Kombinationen mit den Folgen tatsächlicher Gehirnverletzung sind denkbar (siehe traumatische Psychosen Seite 254).

In der Regel entwickelt sich unter zahlreichen nervösen Klagen wie Schlaflosigkeit, Kopfschmerzen, unangenehmen Empfindungen, Herzklopfen, Blutandrang nach dem Kopfe, Schwindel, Zittrigkeit, Überempfindlichkeit gegen Sinnesreize eine verdriesslich niedergeschlagene Stimmung mit Reizbarkeit, Zerstreutheit, Vergesslichkeit, Neigung zum Querulieren. Gelegentlich kommt es sogar zu Lebensüberdruss mit Selbstmordneigung. Hier handelt es sich vielfach erst um die Folgen unseres Unfallrentenverfahrens, das den nervösen Kranken immer in neue Begutachtungen und Prozesse hineinzwingt, statt ihm durch einmalige Abfindung die wünschenswerte Ruhe zu verschaffen. Das Krankheitsbild kann sich so über Jahre hinschleppen, falls es nicht durch geeignete Massnahmen gelingt, den Patienten wieder an regelmässige Arbeit zu gewöhnen.

Wichtig für den gerichtlichen Gutachter ist die Kenntnis der bisweilen entstehenden hysterischen Pseudodemenz, die z. T. auf den Einfluss falscher ärztlicher Auffassung des Falles zurückzuführen ist. Im Grunde bedeutet sie eine dem Vorbeireden im Ganserschen Symptomenkomplexe verwandte Erscheinung. (Vergl. S. 161.)

Strafhandlungen derartiger Nervöser sind entsprechend denen von Hysterikern und Neurasthenikern zu beurteilen. Eigentliche Geistesstörung besteht in den seltensten Fällen. Immerhin ist stets auf Vorhandensein hypochondrischer Wahnvorstellungen oder eines Querulantenwahns zu fahnden; Verwechselungen mit der melancholischen Phase des manisch-depressiven Irreseins sind zu vermeiden.

Paranoia chronica.

Die chronische Verrücktheit pflegt sich häufig aus einer von Haus aus bestehenden misstrauischen oder übelnehmerischen Veranlagung so langsam und schleichend heraus zu entwickeln, dass sich nachträglich schwer sagen lässt, wann die eigentümliche Charakterrichtung wahnhaft entgleist ist. In anderen Fällen tritt deutlicher zu einer bestimmten Zeit die krankhafte Umwandlung der bisherigen Persönlichkeit hervor und führt unter lebhafteren Irreseinserscheinungen wie zahlreichen Sinnestäuschungen und Wahnvorstellungen zu einer allmählichen Abschwächung der geistigen Fähigkeiten. Ob es sich da um zwei getrennte Formen geistiger Erkrankung handelt, um Paranoia im engeren Sinne und um Paraphrenie, ist noch strittig. Für gerichtsärztliche Zwecke kommt es auf diese feinere Unterscheidung kaum an. In beiden Fällen haben wir es mit einer Geisteskrankheit der zweiten Lebenshälfte (vom 3.—4. Jahrzehnt ab) zu tun, die sich vor allem auszeichnet durch lebhafte Beziehungsideen und wahnhafte Umdeutung zufälliger Vorgänge in der Umgebung. In beiden Fällen wird bei erhaltener Besonnenheit ein innerlich geschlossenes und festgefügtes Wahnsystem aufgebaut, das unerschütterlich das ganze weitere Leben hindurch bestehen bleibt. Nur in den seltensten Ausnahmefällen scheint späterhin eine gewisse Korrektur einzutreten.

Sinnestäuschungen, namentlich des Gehörs, spielen besonders bei der zweiten Form eine grosse Rolle. Das Krankheitsbild, das sich in dieser Weise allmählich entwickelt, ist auf Seite 126 als paranoischer Zustand ausführlich besprochen worden. Dort ist auch der Abgrenzung gegen ähnliche Krankheitsbilder Erwähnung geschehen (S. 131).

Der spezielle Inhalt des fixierten Wahnsystems ist unerheblich. Meist stellt sich zuerst Verfolgungswahn ein und später machen sich Selbstüberschätzung und Grössenwahn geltend. Doch bedeutet das keinen gesetzmässigen Verlauf, so dass etwa der Grössenwahn als Folge der ausgedehnten Verfolgungsideen, gewissermassen als deren logische Erklärung zu denken wäre. Es kann vielmehr auch gleich anfangs der Grössenwahn hervortreten. Anscheinende Besserungen beruhen meist auf einem Nachlassen des Affekts, so dass sich der Kranke mehr beherrschen und seine Wahnideen verbergen lernt. Nähere Prüfung zeigt dann, dass ihm wirkliche Einsicht fehlt. Heftigere Erregungs- und Verwirrtheitszustände finden sich eher episodisch bei der zweiten Form, der Paraphrenie, gehören nicht zum eigentlichen Bilde der Paranoia.

Das Wahnsystem des Paranoikers im engeren Sinne enthält nichts geradezu Unsinniges, und eine zweifelsfreie Abschwächung der intellektuellen Fähigkeiten ist bei ihm nicht festzustellen. Der Verfolgungswahn führt öfter zu der Überzeugung, von einer grossen, geheimen Gesellschaft verfolgt zu werden. Auch hypochondrische und Eifersuchtsideen werden beobachtet. Der Erotomanische (S. 130) wähnt sich von einer gesellschaftlich höher stehenden Person geliebt, vielleicht auch aus Eifersucht verfolgt. Der Grössenwahnsinnige erfindet das Perpetuum mobile, beansprucht den Nobelpreis oder er wird Prophet, Religionsstifter, Messias, entdeckt seine fürstliche Abstammung und Anrechte auf einen Herrscherthron, auf Millionenerbschaften u. dergl.

Auch bei dem Paraphrenen kann die Arbeitsfähigkeit dauernd erhalten bleiben, doch ist eine Abschwächung seiner Urteilsfähigkeit unverkennbar. Seine Ideen sind massloser, widerspruchsvoller, seine Selbstbeherrschung geringer, seine Verbitterung und Neigung zu Verkehrtheiten dementsprechend bedenklicher. Bei der systematisierten Form treten zu den anfänglichen Verfolgungsvorstellungen ergänzende Grössenideen hinzu. Ein von vornherein vorhandener Grössenwahn gestaltet sich leicht ausserordentlich üppig und verbindet sich mit einer an Manie gemahnenden heiteren Verstimmung und Erregung (Expansive Form, Beispiel 5, S. 29). In anderen Fällen wieder stehen massenhafte Erinnerungsfälschungen und phantastische Einfälle im Vordergrunde des Krankheitsbildes und geben das Material zum Aufbau des Wahnsystems ab. (Konfabulatorische Form.) Über Eifersuchtswahn siehe S. 129.

Lit. Nr. 36, 94, 104, 174, 262, 345.

Der Querulantenwahnsinn.

Der Wahn rechtlicher Beeinträchtigung, der in erster Linie im Anschluss an einen verlorenen Prozess bei von Haus aus rechthaberischen und misstrauischen Menschen auftaucht und sich schnell ihres gesamten Denkens und Strebens unverrückbar bemächtigt, gehört ebenfalls vorwiegend in das Gebiet der Paranoia, hat daher auf S. 131 Berücksichtigung gefunden. Das Gefühl ungerechter Unterdrückung verknüpft sich bald mit deutlicher Selbstüberschätzung, indem sich der Kranke ganz besonders berufen glaubt, gegen die vermeintliche Parteilichkeit oder Unwissenheit der Richter, die Bestechlichkeit der Behörden und die verlotterte Gesetzgebung als unerbittlicher Reformator anzukämpfen. Jedes neue ungünstige Urteil, jede Ablehnung einer Beschwerde, auch jeder Versuch gütlicher Aufklärung wirken auf den richtigen Querulanten nur als frischer Anreiz zu immer heftigerem und rücksichtsloserem Querulieren, Schimpfen, Verläumden, Drohen. Er glaubt allein das wirkliche Recht zu kennen, lernt die unverstandenen Paragraphen auswendig, häuft Schriftsatz auf Schriftsatz, Klage auf Klage, Prozess auf Prozess. Mit seiner erhaltenen Besonnenheit und gutem Gedächtnis entspricht er so wenig der Vorstellung, welche Laien sich von Geisteskranken zu machen pflegen, dass, abgesehen von seinen Opfern, lange Zeit hindurch niemand in seiner Umgebung recht an Geistesstörung bei ihm glauben mag. So wird er mit Verwarnungen und Strafen immer weiter aufgestachelt, bis die Ungeheuerlichkeit seiner Behauptungen oder die Masslosigkeit seines Vorgehens, Einberufung von Protestversammlungen, Verteilung von Flugblättern, bewaffneter Widerstand, den Behörden die Augen öffnet, wenn nicht die Gerichte wegen der unsinnigen Belästigungen schon früher eine Begutachtung veranlasst haben. (Beispiel 16 u. 17, S. 136.)

Häufiger als sonst bei paranoischen Erkrankungen soll der Querulantenwahnsinn zu allmählicher Beruhigung, ja Abheilung neigen. Vermutlich spielen hier aber Verwechselungen mit ähnlichen Bildern bei Manie (S. 117) und Hysterie mit; auch der psychopathische Pseudoquerulantenwahnsinn (S. 188) kann vorübergehend bei stärkerer Erregung der sofortigen Abtrennung Schwierigkeiten bereiten.

Lit. Nr. 74, 114, 149, 185, 186.

Induziertes Irresein.

Die Übertragbarkeit wahnhafter Gedankengänge von einer Person auf die andere ist zur Genüge bekannt. Psychische Epidemien wie sie früher zur Zeit der Kreuzzüge, der Geisslerfahrten und der Tanzwut des Mittelalters geherrscht haben, wie wir sie aber auch selbst als „Kriegspsychose" während des Weltkrieges kennen lernen mussten, beruhen auf solcher Ansteckung. Die Erscheinung des sogenannten induzierten Irreseins bietet 3 Möglichkeiten: Entweder nehmen zwei dazu Veranlagte infolge der gleichen Ursache den gleichen Wahn in sich auf, oder ein willensschwacher Mensch lässt sich von einer für ihn autoritativen Persönlichkeit eine Wahnidee aufdrängen, oder endlich — und das ist für uns der wichtigste Fall — ein **Geisteskranker überträgt seine Wahnvorstellungen und Sinnestäuschungen bei engem Zusammenleben auf ein veranlagtes Individuum,** so dass nun auch dieses am gleichen Wahnsysteme weiterspinnt und die gleichen Halluzinationen selbst zu haben glaubt, bezw. mit der Zeit wirklich empfindet. Namentlich unter Geschwistern, zwischen Eltern und Kindern entwickelt sich eine derartige Induktion, weniger unter Eheleuten, da hier eben seltener die gleiche Veranlagung besteht.

Der Verlauf hängt davon ab, ob der zuzweit erkrankte Mensch rechtzeitig von der psychischen Infektionsquelle getrennt wird, ehe sich der Wahn fixiert hat. Dann pflegt rasch eine Korrektur bei ihm einzutreten. (Beispiel 17, S. 137.)

Die Straftaten aller Verfolgungswahnsinnigen stimmen darin überein, dass sie vorwiegend Ausfluss vermeintlicher Notwehr sind. Sie umfassen alle Arten der Bedrohung zwischen blosser Beleidigung und Mord. Das Nähere ist auf Seite 132 nachzulesen.

Lit. Nr. 30, 186, 325.

Infektionspsychosen.

Sowohl nach erfolgter Ansteckung, ehe noch eine akute Infektionskrankheit sichtbar ausgebrochen ist (Inkubationsstadium), als auch in ihrem Beginne (Initialstadium), auf der Höhe des Fiebers und endlich nach dessen Abfall (Deferveszenzstadium) sehen wir geistige Störungen plötzlich einsetzen, die den Ausdruck einer akuten Schädigung des Gehirns durch Bakteriengifte bilden.

Unabhängig von der speziellen Form der körperlichen Erkrankung (Grippe, Typhus, Scharlach, Pocken, Rose, Kindbettfieber usw.) entwickeln sich Unruhe, Reizbarkeit, Aufschrecken aus dem Schlafe, Phantasieren im Traume, allgemeine Erregung. Unmerklich vollzieht sich von hier der Übergang zu den eigentlichen Infektionspsychosen. Wir können da 3 Hauptgruppen unterscheiden.

1. Beim Fieberdelir treten zu der allgemeinen Übererregbarkeit gegen Licht und Geräusche, zu dem ungewollt lebhaften Gedankengange mit Wiederauftauchen alter Erinnerungsbilder allmählich ausgesprochene Illusionen und Halluzinationen. Die Gegenstände im Zimmer verzerren sich zu gespenstigen Spukgestalten, Tiere und Personen scheinen den Kranken zu umgeben. Das Klingen und Rauschen im Ohre formt sich zu flüsternden und rufenden Stimmen. Es entwickelt sich ein traumhaft benommener Zustand mit Verlust der Orientierung. (Siehe S. 150.) Ängstliche oder verzückte Erregungen führen zu verkehrten Handlungen. Die Dauer beträgt meist nur Stunden oder Tage, seltener Wochen.

2. Die schwerere Form der Amentia ist schliesslich nur gradweise verschieden und bietet zu den Delirien fliessende Übergänge. Aus dem geschilderten Stadium nervöser Beschwerden heraus entwickelt sich völlige Zusammenhanglosigkeit des Gedankenganges mit Verwirrtheit, Ratlosigkeit, massenhaften Sinnestäuschungen auf allen Gebieten und rasch wechselnden Wahnideen. Der Kranke ist völlig unorientiert, oft hochgradig erregt, dann wieder gesperrt, zeigt lebhaften und unbeständigen Affekt, führt unzusammenhängende Reden, neigt zu plötzlichen, sinnlosen Verkehrtheiten. Wochen und Monate hält dieser Zustand unter mannigfachen Schwankungen an, bis sich allmählich unter Nachlassen der Bewegungsunruhe Aufhellung anbahnt. Einzelne Wahnvorstellungen, zumal im Sinne der Beeinträchtigung können noch längere Zeit festgehalten werden, ehe sich volle Krankheitseinsicht einstellt. Nur selten kommt es zum Ausgang in bleibenden geistigen Zerfall.

3. Ungewöhnlicher ist die Verbindung der Verwirrtheit mit vorwiegend stuporösem Verhalten. Dauernde traumhafte Benommenheit mit nur geringer Bewegungsunruhe zeichnet besonders tödlich verlaufende Fälle schwerster Infektionen aus.

4. Endlich ist das Zurückbleiben geistiger Schwächezustände nach akuten Infektionskrankheiten zu erwähnen. Auffallende Herabsetzung der Merkfähigkeit bei eigentümlich apathischem oder reizbar weinerlichem Wesen mit sinnlosem Widerstreben und nächtlicher Unruhe sind für diese Form der infektiösen Geistesstörung charakteristisch.

Über die forense Bedeutung der Infektionspsychosen siehe unter Delirien und Verwirrtheit Seite 152.

Chronische Vergiftungen.

Praktisch am wichtigsten sind diejenigen toxischen Stoffe, welche der Mensch als Genussmittel freiwillig und mit einer mehr oder minder grossen Leidenschaftlichkeit zu sich zu nehmen pflegt, in erster Linie der Alkohol. (Vgl. Süchtige S. 189.)

a) Chronischer Alkoholismus.

Schon einmalige Zufuhr grösserer Mengen von Alkohol führt zu den bekannten charakteristischen Störungen der Betrunkenheit (Seite 90) oder bei krankhafter Gehirnveranlagung zum pathologischen Rausche (Seite 160). Von einem chronischen Alkoholismus sprechen wir dagegen dann, wenn ein Mensch sich durch fortgesetzte übermässige Trinkgewohnheit einer stetig zunehmenden Schädigung seines Zentralnervensystems aussetzt.

Der chronische Alkoholist ist in der grossen Mehrzahl der Fälle von Haus aus ein Psychopath mit triebhaften Neigungen (Vgl. Süchtige Seite 190). Oft waren schon seine Vorfahren Trinker, sind es seine Geschwister in gleicher Weise. Seltener hat man den Eindruck, dass in erster Linie ungünstige äussere Verhältnisse, Trinksitten, Verführung, Sorgen die Schuld tragen. Am gefährlichsten wirkt regelmässiger Schnapsgenuss.

Die körperliche Untersuchung ergibt in vorgeschrittenen Fällen ein rotes, schlaffes oder gedunsenes Gesicht, Erweiterung der kleinen Venen, besonders der Nase, auch wohl Acne rosacea. Bindehäute und Rachen sind stark gerötet. Der Würgreflex pflegt erhöht zu sein. Oft riecht schon auf grössere Entfernung die Ausatmungsluft nach Schnaps. Vielfach besteht morgens Würgen und Ausbrechen schleimiger Massen (Vomitus matutinus). Beachtenswert ist die Neigung zu unverhältnismässiger Blutung aus den kleinsten Hautverletzungen infolge Lähmung der Gefässwände (Nadelstich bei Sensibilitätsprüfung). Zunge und gespreizte Finger zeigen grobschlägiges Zittern. Ferner ist wichtig eine etwa vorhandene alkoholische Nervenentzündung, welche sich in Druckempfindlichkeit der grossen Nervenstämme an Arm und Bein äussert; es kann zu Lähmungen mit Muskelschwund kommen. Häufig sind nächtliche Wadenkrämpfe. Weiterhin wird vereinzeltes Auftreten epileptischer Erscheinungen (Krämpfe, Schwindelanfälle, nächtliches Einnässen) beobachtet. Nur in Fällen von schwerstem und langandauerndem Alkoholismus beobachtet man Augenmuskelstörungen und absolute Pupillenstarre. Gleichgewichtsstörungen bedingen Schwanken bei geschlossenen Augen.

Öftere Komplikationen sind Druckempfindlichkeit der Magengegend und belegte Zunge durch gastrische Störungen, Leberschwellung und ikterische Hautverfärbung durch Leberzirrhose, Eiweiss im Urin.

Auf seelischem Gebiete entwickeln sich hohe Reizbarkeit mit Zornausbrüchen und brutaler Gewalttätigkeit, Schreckhaftigkeit, Gedächtnisschwäche und Willenlosigkeit; die höheren sittlichen Empfindungen, Gefühl für Anstand, Ehre, Rücksichtnahme auf andere, Liebe zu den Angehörigen gehen verloren; der Interessenkreis schränkt sich ein; Pflichtgefühl und Arbeitslust schwinden. Schliesslich bildet sich die alkoholische Demenz heraus (Seite 178).

Auf dem Boden des chronischen Alkoholismus können mannigfache flüchtige seelische Ausnahmezustände erwachsen. Zu der anfänglichen Schlaflosigkeit und zeitweiligen Beklemmungsgefühlen treten wahnhafte Träume und Visionen, zu dem reizbaren Misstrauen Beeinträchtigungsideen und besonders Eifersuchtswahn (Seite 129), die Zornerregungen arten in Tobsucht aus. Hervorgehoben sei die Tatsache, dass anfangs alle diese Erscheinungen bei erzwungener Enthaltsamkeit (Haft!) sich zurückbilden können, so dass der Gutachter sich vor ein vollständig verändertes Bild gestellt sieht. Daher ist auch bei alkoholischen Zuständen Vorsicht mit der Prognose grundsätzlich anzuraten.

Der chronische Alkoholismus bedeutet, so lange er noch nicht zu ausgesprochener Demenz geführt hat, keine Geisteskrankheit und ist wie ein anderer psychopathischer Zustand zu beurteilen. (Vergl. S. 194.) Die Herabsetzung der Hemmungen führt leichter als bei Gesunden zu unüberlegten Delikten. Handelt es sich um ein Affektverbrechen, mag unter Umständen die krankhafte Reizbarkeit die Anwendung des § 51 begründen. Immer ist an pathologischen Rausch zu denken (Seite 160). Im übrigen ist nach dem Vorhandensein flüchtiger Ausnahmezustände zur Zeit der Begehung der Tat zu fahnden, oder nach wahnhaften Gedankengängen (Eifersucht).

Die häufigsten Strafhandlungen der Alkoholisten sind Gewalttätigkeiten und Sittlichkeitsverbrechen. Über Entmündigung siehe Seite 54.

Immer können sich bei Trinkern ausgesprochene alkoholische Geistesstörungen entwickeln:

1. Delirium tremens.

Es ist daran festzuhalten, dass ein typisches Delirium tremens nur bei chronischer Trunksucht entstehen kann. Den Ausbruch auslösen mögen mannigfache äussere Schädlichkeiten wie fieberhafte Erkrankungen (Lungenentzündung), Unfallverletzungen, zumal wenn sie Bettruhe erforderlich machten, Strapazen aller Art und heftige Gemütsbewegungen. Plötzliche Alkoholentziehung in Trinkerheilanstalten rufen kein Delirium hervor; die in der Haft bei Säufern ausbrechenden Delirien sind wohl ausser durch die ungewohnte Enthaltsamkeit durch die gleichzeitige seelische Erregung verursacht.

Die Geisteskrankheit tritt ziemlich plötzlich in Erscheinung; höchstens machen sich zuvor einige wenige Tage Vorboten bemerkbar wie ängstliche Unruhe, Schlaflosigkeit, Kopfschmerzen, Appetitlosigkeit, ferner zerstreutes vergessliches Wesen. Epileptische Anfälle gehen gelegentlich dem Ausbruch der Geistesstörung vorauf oder leiten diese ein. Dann entwickelt sich unter Auftreten zahlreicher Gesichtstäuschungen (Tiere) eine Trübung des Bewusstseins bis zum Verlust der Orientierung und tagelange schlaflose Unruhe in der Form des auf Seite 149 näher geschilderten Beschäftigungsdelirs. Die Stimmung ist eine eigentümlich ängstlich-humoristische (Galgenhumor). Die Dauer beträgt 2—10 Tage. Schliesslich fällt der Delirant in einen tiefen, langen Schlaf, aus welchem er in der Regel klar und mit mangelhafter Erinnerung an· die letzte Zeit erwacht.

Der Ausgang ist also Heilung, falls das Herz aushält. Hier liegt bei der tagelangen Unruhe des körperlich geschwächten Kranken die Hauptgefahr. Man kontrolliere daher fortlaufend den Puls und sorge für genügende Nahrungs- und Flüssigkeitszufuhr. Herzmittel wie Digitalispräparate oder Kampfer sind zweckmässiger als Darreichung von Alkohol.

Aus einem dem Delirium recht ähnlichen Beginn oder einem Stupor heraus entwickelt sich gelegentlich die Korsakowsche Psychose: Verlust der Merkfähigkeit und der örtlich-zeitlichen Orientierung mit auffallender Neigung, die klaffenden Gedächtnislücken durch lebhafte Augenblicksfabulationen auszufüllen, und mit öfterem Auftreten kurzer deliriöser Episoden. Die ·retrograde Amnesie kann ganze Jahre vor Ausbruch des Leidens aus der Erinnerung auslöschen. Gewöhnlich sind auf körperlichem Gebiete polyneuritische Symptome nachweisbar. Es handelt sich um eine besondere Form alkoholischer Demenz, einen meist bleibenden geistigen Schwächezustand, wie er ganz ähnlich aber auch bei anderen schweren Vergiftungen (Kohlenoxydgas) zustandekommt. Die Korsakowsche Psychose wird nur bei recht schweren Trinkern beobachtet, auch ohne voraufgegangenes Delirium tremens, und scheint sich mitunter mehr allmählich ohne scharfen Beginn herauszubilden. Die Heilungsaussichten sind schlecht. (Vergl. im übrigen S. 178.)

2. Akute Halluzinose der Trinker.

Die Halluzinose der Trinker ist mit dem Delirium tremens nahe verwandt und durch Zwischenformen verbunden. Es scheint, dass je nach der individuellen Anlage der eine Alkoholist leichter an Delirium, der andere an Halluzinose erkrankt. Ein wesentlicher Unterschied der beiden Krankheitsbilder besteht darin, dass in der Halluzinose im allgemeinen die Orientierung nicht verloren geht und dass Gehörstäuschungen überwiegen, während der Delirant verwirrt ist und besonders optische Halluzinationen hat. Der Affekt ist bei der Halluzinose ein vorherrschend ängstlicher mit Neigung zur Selbstbeschädigung.

Im übrigen erfolgt der Ausbruch der Halluzinose ebenfalls ziemlich plötzlich nach einem kurzen nervösen Vorstadium der bei dem Delirium geschilderten Art. Abnorme Ohrgeräusche formen sich zu Stimmen, welche den Namen des Kranken rufen, ihn beschimpfen und bedrohen. Auch andersartige Sinnestäuschungen können sich einstellen. Verfolgungsideen und hypochondrische Wahnvorstellungen oft des abenteuerlichsten Inhalts peinigen den Halluzinanten in einem solchen Masse, dass er die grössten Verkehrtheiten begeht, blindlings flüchtet, seine Umgebung angreift, im Selbstmord Rettung sucht. Die Dauer erstreckt sich meist über Wochen bis Monate. Bei Alkoholentziehung ist Ausheilung zu erwarten. Doch besteht wie bei dem Delirium tremens grosse Neigung zu Rückfällen, wenn wieder getrunken wird. Übergang in die Korsakowsche Psychose wird beobachtet.

Die Gesichtspunkte für die Beurteilung der Strafhandlungen der Deliranten sind unter Delirium (S. 151), der Alkoholhalluzinanten unter paranoischen Zustandsbildern (S. 132) nachzuschlagen. Dort ist auch der Eifersuchtswahn besprochen, der bei Trinkern besonders häufig ist; pathologischer Rausch siehe S. 160.

Lit. Nr. 65, 180, 181, 207, 237, 329.

Dipsomanie.

Zu den alkoholischen Geistesstörungen wird in der Regel die Dipsomanie gezählt, obgleich es sich hier nicht um die Folge, sondern um eine eigenartige Verlaufsform der Trunksucht handelt. Fast immer tritt das Leiden bei degenerativ veranlagten, schwer belasteten Individuen auf und ist abzutrennen von dem Hange mancher Alkoholisten, nur periodenweise und bei bestimmten Gelegenheiten (Lohnauszahlung) stärker zu trinken und sogenannte Bierreisen zu unternehmen. Das Wesentliche ist der anfallsweise einsetzende Zwang, der wie bei dem impulsiven Irresein (S. 193) einen nicht zu unterdrückenden Antrieb bedingt. Eine ständig wachsende Unruhe drängt dem Kranken, der in seiner freien Zwischenzeit häufig sogar einen Widerwillen gegen alkoholische Getränke bekundet, das Glas in die Hand. Manchmal gelingt es bei rechtzeitiger Erkennung der nervösen Vorboten des Anfalls, durch geeignete Massnahmen ihn zu unterbrechen. Andernfalls wird von dem Kranken ziel- und planlos getrunken, bis er nach Tagen in eine schwere Bewusstseinstrübung hineingerät. Ein tiefer Terminalschlaf kann den Anfall abschliessen.

So bedeutet die Dipsomanie in letzter Linie nur eine besonders heftige Steigerung der psychopathischen Sucht (S. 189) oder es handelt sich um eine ungewöhnliche Erscheinungsweise epileptischer Verstimmung (S. 243). Auch hysterische und manische Erregungen erzeugen unter Umständen ähnliche Bilder. Im typischen Anfalle ist die freie Willensbestimmung aufgehoben.

b) Morphinismus.

Die Morphiumsucht erwächst gleich der Trunksucht auf psychopathischer Veranlagung (Seite 186), allein fast stets ist das Mittel den Kranken infolge unvorsichtiger ärztlicher Verordnung in die Hände gefallen. Mit der Zeit wird es ihnen zum unbedingten Bedürfnisse und übt über sie eine um so zwingendere Herrschaft aus, weil jede Unterbrechung des gewohnheitsmässigen Gebrauches die unangenehmsten Abstinenzerscheinungen, Abgeschlagenheit, ängstliche Unruhe, Beklemmung, Herzklopfen, Zittern, Frost, Schweiss, Gähnen, Niesen, Aufstossen, Erbrechen, Durchfälle, Muskelschmerzen, Wadenkrämpfe, Herzschwäche, hervorrufen kann. Mit einer neuen, zumal subkutanen, Morphiumgabe schwinden rasch diese quälenden Störungen und der Kranke fühlt sich wieder frisch und leistungsfähig. Allmählich erweist sich aber stete Steigerung der gewohnten Dosen erforderlich.

Mit der Zeit kommt es zu fortschreitendem körperlichen Verfall: Schlaffe Gesichtszüge, Haarausfall, Impotenz, Dysmenorrhöe, Parästhesien, Schlaflosigkeit, Miosis mit schlechter Lichtreaktion, Fehlen des Kniephänomens können sich einstellen. Meist finden sich am Körper zahlreiche pigmentierte Einstichstellen der Spritze und Abszessnarben.

Wichtiger sind die seelischen Erscheinungen: Neben häufigem Stimmungswechsel machen sich Vergesslichkeit und Arbeitsunlust, Verlust der sittlichen Empfindungen mit unwahrhaftigem, querulierendem und egoistischem Verhalten bemerkbar. Die häuslichen und beruflichen Pflichten werden vernachlässigt, das Ehrgefühl schwindet immer mehr. Ängstliche Erregungszustände und Delirien können sich vorübergehend einstellen.

In forensischen Fällen hat sich die Beurteilung nach der Schwere dieser Erscheinungen zu richten. Bei den häufigen Rezeptfälschungen wird es in erster Linie darauf ankommen, ob der Kranke unter dem übermächtigen Zwange seiner Abstinenzerscheinungen gehandelt hat. (Vergl. S. 196.)

Die Behandlung hat in Durchführung einer Entziehungskur in geschlossener Anstalt zu bestehen. Alle anderen Kuren pflegen bei der Einsichtslosigkeit und Verlogenheit der Patienten kaum zum Ziele zu führen. Für die Prognose ist die Schwere der psychopathischen Veranlagung von Bedeutung, da das Fortbestehen süchtiger Neigung nur zu leicht zu Rückfällen oder Missbrauch anderer Betäubungsmittel führt. Unter Umständen kommt als Schutzmassregel die Entmündigung in Frage. (Beispiel 31, S. 199.)

c) Kokainismus.

Der noch gefährlichere gewohnheitsmässige Genuss von Kokain verbindet sich oft mit dem Morphinismus und wird vielfach durch den Unfug veranlasst, das Kokain als Ersatz für Morphium bei einem Entziehungsversuche zu verwenden. Hier kommt es nur noch rascher zu körperlichem und geistigem Verfall. Namentlich bilden sich grosse Willensschwäche und weitgehende Charakterdegeneration heraus. Vorübergehende Geistesstörungen entwickeln sich noch häufiger und viel stürmi-

scher. Zahlreiche Sinnestäuschungen auf allen Gebieten, unter
denen das Sehen kleinster Tierchen eine charakteristische Rolle spielt,
verbinden sich mit Verfolgungswahnvorstellungen. Neben Delirien und
Eifersuchtswahn treten besonders der akuten Halluzinose der Trinker
ähnliche Bilder auf. Auch nach erfolgter Entziehung des Kokains
können die Wahnvorstellungen noch eine Weile andauern.

Beurteilung, Behandlung und Prognose entsprechen den oben
dargelegten Verhältnissen bei Morphinismus. Bei allen diesen Zuständen
sind Zeugenaussagen der Kranken wegen ihrer mangelhaften Er-
innerungstreue mit höchster Vorsicht aufzunehmen. Vielfach sind Morphinismus und Kokainismus gleichzeitig mit chronischem Alkoholismus
vergesellschaftet.

Lit. Nr. 52, 76, 167, 234, 245.

Angeborener Schwachsinn.

Als anatomische Grundlage für die Entstehung von Schwachsinn
ist eine Entwickelungshemmung des Gehirns anzunehmen, deren Ursachen
sehr verschiedenartige sein können: Ausser ererbter minderwertiger
Veranlagung oder Schädigung des Keimes durch Trunksucht, Lues,
Tuberkulose der Erzeuger kommen nicht nur alle ungünstigen Momente
in Betracht, welche während Schwangerschaft und Geburt auf die Frucht
einwirkten, sondern noch in den ersten Lebensjahren üben Rachitis, Infektionskrankheiten mit meningitischen und enzephalitischen Komplikationen, ferner Schädelverletzungen und mangelhafte Beschaffenheit der
für die innere Sekretion wichtigen Organe nachteiligen Einfluss aus.

Da es sich also bei den von Jugend auf bestehenden Schwachsinns-
formen durchaus nicht um etwas klinisch Einheitliches handelt, geschieht
ihre Zusammenfassung lediglich aus praktischen Gesichtspunkten. Etwa
vorhandene körperliche Missbildungen (S. 99), zerebrale Kinderlähmung,
früh aufgetretene epileptische Krämpfe dürfen wohl den Verdacht auf
geistige Minderwertigkeit erregen und einen Fingerzeig für die Untersuchung geben, beweisen aber an sich noch nicht einen krankhaften
Geisteszustand.

Ausschlaggebend ist die Feststellung einer ungenügenden
Entwickelung der intellektuellen Fähigkeiten, durch
welche zeitlebens ein Verharren auf kindlicher Stufe verursacht wird.
Meist lehrt bereits die Vorgeschichte, dass in der Kindheit ein Zurückbleiben gegenüber den Altersgenossen beobachtet wurde, spätes Erlernen
von Sprechen und Laufen, Interesselosigkeit gegenüber Vorgängen in
der Umgebung, seltenes Fragen, Spielen mit Jüngeren, Versagen in der
Schule infolge erschwerter Auffassung, Unfähigkeit zur Konzentration
oder Untreue des Gedächtnisses. Später treten immer deutlicher die
auffallende Urteilslosigkeit hervor, der Mangel an höheren sittlichen
Empfindungen und Willensschwäche, Unbeständigkeit, Beeinflussbarkeit
verbunden mit Eigensinn und triebhaften Neigungen. Auf die schema-

tische Einteilung des Schwachsinns je nach seinem Grade in Idiotie, Imbezillität und Debilität, ferner auf die Stellung des sogenannten moralischen Irreseins ist auf S. 171 näher eingegangen worden. Unter den schwerer Schwachsinnigen kann man Stumpfe und Erregbare unterscheiden. Leichter Schwachsinnige werden namentlich beim Heraustreten aus dem elterlichen Hause unter den Anforderungen des täglichen Lebens auffälliger (S. 175). Andere, die sich noch leidlich durchs Leben geschlagen hatten, versagen plötzlich im Rückbildungsalter (Beispiel 6, S. 40). Wichtig sind die häufige Widerstandsunfähigkeit gegen Alkohol (pathologischer Rausch) und die Möglichkeit, dass sich auf dem Boden oines angeborenen Schwachsinns eine schizophrene Psychose entwickelt (S. 179).

Von speziellen Krankheitsformen, die schon heute bei der Idiotie abgrenzbar sind, seien angeführt der **Kretinismus** und **Mongolismus**: Der erstere findet sich endemisch in bestimmten Gegenden, vor allem in hochgelegenen Gebirgstälern, und scheint durch einen mit dem Trinkwasser aufgenommenen Erreger erzeugt zu werden. Unter Kropfbildung oder Schwund der Schilddrüse kommt es zur Entwickelung von geistigem Tiefstand verschiedenen Grades, meist einer stumpfen Idiotie, während sich gleichzeitig der kretinistische Habitus ausbildet: Grosser Kopf mit eingedrückter Nasenwurzel, breitem, faltigem Gesicht, wulstigen Lippen, verdickte Haut, watschelnder Gang, Zwergwuchs, vorgetriebener Leib, mangelhafte Entwickelung der Geschlechtsteile. Durch rechtzeitige und längere Darreichung der Schilddrüsensubstanz kann erhebliche Besserung erzielt werden. Ähnliche körperliche Veränderungen mit Abnahme der geistigen Fähigkeiten werden im späteren Leben durch operative Entfernung der Schilddrüse hervorgerufen: Myxödem.

Bei dem Mongolismus, der namentlich bei den jüngsten Sprossen kinderreicher Familien aufzutreten scheint, verbindet sich eine mehr lebhafte Form der Idiotie mit ebenfalls charakteristischen körperlichen Symptomen: Schiefe, schlitzförmige Lidspalten mit spärlichen Wimpern und mit Nickhaut, umgeknickte Ohrränder, knopfförmige Nase, vorspringende Jochbögen, rissige Zunge, eigentümlich schlaffe Gelenke.

Die Strafhandlungen der Schwachsinnigen sind triebhafter Art. Gewalttätigkeiten gegen ihre Umgebung, Tierquälerei, Brandstiftung, Sittlichkeitsverbrechen, Diebstähle sind vor allem zu nennen. (S. S. 180.) Lit. Nr. 43, 55, 62, 71, 150, 208, 257, 330.

Schizophrenie (Dementia praecox).

Unter der Bezeichnung Spaltungsirresein werden Krankheitsprozesse zusammengefasst, die sich vorwiegend im 2. und 3. Lebensjahrzehnt auf dem Boden einer endogenen Veranlagung entwickeln und trotz mannigfachen Verlaufes alle das Bestreben zeigen, allmählich oder schubweise in eine besondere Form der Verblödung überzuführen. Charakteristisch ist weniger eine Abnahme der intellektuellen Fähigkeiten, als der fortschreitende Zerfall der inneren seelischen Zusammenhänge, die Auflösung normaler Vorstellungsverbindungen, die Spaltung der engen

Verknüpfung zwischen Denken und Fühlen mit Ausbildung von Gemütsstumpfheit und dem Verlust jeder Initiative. (Vergl. Schizophrene Demenz S. 178.) Nach dem Verlauf lassen sich 3 Hauptgruppen unterscheiden:

1. Hebephrenie.

Das Jugendirresein beginnt ungefähr um das Pubertätsalter herum,
oft mit hysteriformem oder neurasthenieartigem Vorstadium, aber stets
mit Neigung zu impulsiven Verkehrtheiten, grosser Ablenkbarkeit und
sprunghaften Einfällen. Gelegentlich pfropft sich das Leiden einer schon
bestehenden Imbezillität auf. Zur zweiten Gruppe, der Katatonie, sind
fliessende Übergänge zu beobachten. Früh machen sich Zerfahrenheit
des Denkens (s. Seite 142) und Abstumpfung von Interesse, Energie und
Affekt bemerkbar. Hervorstechend sind ein albern läppischer Zug,
Urteilsschwäche, Nachlassen der Leistungen, Arbeitsscheu, Verlust der sittlichen Empfindungen. Ein grosser Teil
der Landstreicher scheint sich aus alten Hebephrenen zusammenzusetzen.

Im Beginne treten manchmal Zwangsvorstellungen auf, oder die
nervösen Beschwerden werden in hypochondrischer Weise ausgedeutet.
Depressive und heitere Verstimmungen oberflächlich läppischer Färbung,
vage Verfolgungsideen mit Argwohn zurückgesetzt zu werden und mit
Hass gegen die nächsten Angehörigen, Selbstüberschätzung bis zum
Grössenwahn, das Gefühl der Beeinflussung durch eine höhere Macht,
allerlei Sinnestäuschungen erzeugen äusserlich recht verschiedene Krankheitsbilder. Vielfach besteht ein Hang, sich mit den höchsten Fragen
zu beschäftigen und sonderbar hochtrabende, aber albern konfuse Schriftstücke anzufertigen. Das Wesentliche bleibt immer der fortschreitende
geistige Rückgang. Plötzliche akute Schübe mit Verwirrtheit und Erregung, Neigung zu triebhafter Gewalttätigkeit und zur Selbstbeschädigung können sich jederzeit einschieben. Andere Fälle werden niemals
so störend, dass Aufnahme in eine geschlossene Anstalt erforderlich würde.

Schematisch lassen sich trennen die einfache schleichende Verblödung, läppisch heitere Erregungen, depressiv stuporöse Zustände und
oberflächliche Depression mit Wahnbildung. Nur in einem kleinen
Bruchteil der Fälle macht der Krankheitsprozess vor Ausbildung deutlicher Verblödung Halt.

2. Katatonie.

Das Spannungsirresein kann in jedem Lebensalter auftreten, doch
nur selten bei Kindern, am häufigsten im 2.—3. Jahrzehnt, hin und
wieder auch erst im Rückbildungsalter. Mit der Hebephrenie hat es
die Störungen der Aufmerksamkeit, des Gedankenganges, Affektlebens
und Willens mit vorwiegendem Ausgang in Verblödung gemeinsam. Es
unterscheidet sich durch die stärkere Ausprägung von Negativismus,

Spannungserscheinungen und stereotypen Manieren (vergl.
katatonisches Zustandsbild Seite 140), welche dauernd das Bild beherrschen.

Infektionskrankheiten, Wochenbett, Kopfverletzungen scheinen auslösend wirken zu können. Häufiger fehlt jede greifbare Veranlassung.
Auch hier wird nicht selten ein neurasthenisch-hypochondrisches oder
hysteriformes Vorstadium beobachtet. Zwangsvorstellungen und impulsive Verkehrtheiten gehen bisweilen dem deutlichen Ausbruch des Leidens
vorauf. Erwächst es auf dem Boden ausgesprochener psychopathischer
Veranlagung oder angeborenen Schwachsinns, wird die anfängliche Beurteilung weiter erschwert, zumal das geschraubt-bizarre oder negati-
vistisch-ablehnende Verhalten leicht den Verdacht auf Übertreibung und
Simulation nahelegt. Folgende Verlaufstypen lassen sich abgrenzen:

1. **Depressive Form** entwickelt sich, zumal bei etwas älteren
Individuen, aus einem der Melancholie recht ähnlichen Beginn heraus.
Versündigungs- und Verarmungsideen werden geäussert, aber es fehlen
eigentliche Hemmung und tieferer Affekt. Es machen sich mehr Sperrung
und Negativismus und Hang zum Triebhaften bemerkbar. Das eintönige
Jammern hat etwas Sinnloses, hypochondrische Züge treten stark hervor.
Allmählich gelangen Verbigerieren, stereotype Gebärden, Wechsel von
Stupor und impulsiver Erregung, blindes Widerstreben immer stärker
zur Geltung. Schamloses Masturbieren, Unreinlichkeit, triebhafte Nahrungsverweigerung, zunehmende Gemütsstumpfheit und Zerfahrenheit
tragen weiter zur Klärung des Falles bei. Sehr gefährlich sind bisweilen die hartnäckigen Selbstbeschädigungsversuche.

2. **Die erregt verwirrte Form** bricht mehr akut aus und geht
mit mannigfachen Sinnestäuschungen, wechselnden Wahnideen und lebhafter Bewegungsunruhe einher. Nur vorübergehend erscheint das Bewusstsein getrübt; meist zeigt sich die Orientierung trotz ratlosen Gebarens überraschend gut erhalten. Der Affekt ist recht wechselnd,
vor allem läppisch heiter. Verfolgungs- und Grössenideen werden
namentlich im Beginne geäussert. Explosive Tobsucht unterbricht jäh
ruhigere oder stumpfe Zeiten. Mitunter hat die Bewegungsunruhe etwas
Krampfartiges oder erscheint theatralisch gekünstelt; der Kranke kann
sich geradezu wie ein Hampelmann gebärden. Allmählich schieben sich
immer längere Phasen stuporösen Verhaltens ein und es entwickelt sich
ein ausgesprochen katatones Bild mit Negativismus, Befehlsautomatie,
stereotypen Manieren (Seite 141).

3. Die **stuporöse Verlaufsform** kann sich aus der vorigen
entwickeln oder sogleich von Anfang an einsetzen. Die Kranken werden
stumm, unbeweglich, liegen wie schlafend da, sind nicht zu wecken.
Manche bieten Flexibilitas cerea (Seite 140), andere widerstreben gegen
jede Berührung. Die Glieder können schlaff sein oder wie in Kontrakturen zusammengezogen. Anfangs lässt sich der Stupor zeitweise unterbrechen. Später dauert er unter Umständen Wochen und Monate, ja
Jahre mit geringen Änderungen an. Atrophien, Gelenkschwellungen,
Dekubitus können sich entwickeln. Dennoch vermag sich der Stupor
jäh im Anschluss an einen erregenden Vorgang (Schreck, schmerzhafte

Erkrankung, Besuch von Angehörigen) zu lösen, kehrt aber meist bald wieder. Interkurrente Erregungszustände werden beobachtet.

4. **Paranoide Form**: Entweder nach einem depressiven Vorstadium oder ziemlich plötzlich treten zahlreiche Sinnestäuschungen und Verfolgungs- auch Grössenideen auf und scheinen ein System bilden zu wollen. Hypochondrischer Einschlag ist meist vorhanden. Vielfach besteht der Wahn, die Gedanken würden durch eine fremde Macht beeinflusst. Sehr bald fallen die zunehmende Zerfahrenheit des Gedankenganges, die Abstumpfung von Interesse und Initiative auf, während sich deutliche katatone Erscheinungen (Negativismus, Stereotypien, Stupor, impulsive Erregung) bemerkbar machen. Die Wahnvorstellungen scheinen mit der Zeit zurückzutreten, werden wenigstens nur gelegentlich und ohne Affekt geäussert. Sprachverwirrtheit und Mutismus erschweren aber die Exploration. Oft kommt es zu einer völligen Abkapselung gegen die Aussenwelt.

5. Die **Katatonie in Schüben** (zirkuläre Form) zeichnet sich dadurch aus, dass die Erkrankung zunächst in einzelnen Anfällen mit längeren freien Zwischenzeiten auftritt. Doch bedeuten diese keine Heilung, vielmehr bleibt jedesmal eine immer schwerer werdende Schädigung zurück, bis sich schubweise eine deutliche Verblödung entwickelt. Die Ähnlichkeit mit dem manisch-depressiven Irresein ist daher nur eine äusserliche und gibt höchstens im Beginne zur Verwechselung Anlass. In der Hauptsache folgen sich erregte und stuporöse Bilder. Die ersteren können von heiterer Verstimmung läppischer Art begleitet sein.

Einwandfreie körperliche Zeichen der Katatonie gibt es nicht. Die gelegentlichen Pupillenveränderungen und die Ergebnisse der Abderhaldenschen Dialysiermethode sind für forensische Zwecke noch nicht verwendbar. Beachtenswert ist, dass öfters epileptiforme und hysteriforme Anfälle und kollapsartige Zustände beobachtet werden. Ausheilung scheint im Anfange des Leidens vorzukommen. Etwa ein Viertel der Fälle verblödet nicht, sondern der Prozess bleibt auf einem Stadium leichter geistiger Schwäche stehen, so dass man praktisch von einer Art Genesung reden darf. Freilich ist die Gefahr neuer Krankheitsschübe nie auszuschliessen. Andererseits vermag auch eine scheinbar schon vorgeschrittene Demenz noch nach Jahren überraschende Besserung zu erfahren.

3. Dementia paranoides.

Die Erkrankung ähnelt im Beginne einer Paranoia oder Paraphrenie, zeigt nur in der Regel einen weit schnelleren Ausbruch. Die Wahnbildung ist eine ungemein reichliche und nimmt sehr rasch höchst abenteuerliche Formen an: Beziehungswahn, Verfolgungs- und Grössenideen, Sinnestäuschungen, Erinnerungsfälschungen werden in grosser Zahl vorgebracht. Meist herrscht eine lebhafte Erregung mit Bewegungsunruhe. Die verworrenen sprachlichen Ausserungen und die grosse Neigung zum Verbigerieren, zum Bilden neuer, höchst sonderbarer Worte, die triebhaften Erscheinungen und Manieren und die zunehmende Zerfahrenheit des Gedankenganges mit deutlicher Urteilsschwäche lassen bald das

Leiden als einen der chronischen Verrücktheit wesensfremden Prozess erkennen. (Siehe im übrigen unter paranoischem Zustand Seite 126!) Der Ausgang ist wohl stets Verblödung.

Die **Straftaten** der Schizophrenen beruhen in erster Linie auf ihrem Hange zu impulsiven Handlungen, wie er bei dem katatonischen Zustandsbilde besprochen worden ist (Seite 144). Ausserdem können paranoische Gedankengänge (Seite 132), depressive (Seite 105), hypochondrische (Seite 113) Erregungen zu Delikten führen. Die forensische Bedeutung der schizophrenen Demenz ist unter Schwachsinn (S. 179) besprochen worden.

Lit. Nr. 12, 144, 252, 261, 309, 310, 322.

Epilepsie.

Unter **genuiner** Epilepsie verstehen wir im allgemeinen eine chronisch fortschreitende Gehirnerkrankung, welche unter zeitweisen Anfällen von Krämpfen und Bewusstseinsstörungen im Laufe des Lebens zu einer charakteristischen Form von Verblödung führt (S. 177).

Stellen die epileptischen Anfälle lediglich ein Symptom neben anderen dar bei allgemeiner Vergiftung (Alkohol, Blei usw.) oder bei organischem Gehirnleiden (Tumor, Lues cerebri usw.), so sprechen wir von einer **symptomatischen** Epilepsie; ihre Prognose richtet sich nach dem Grundleiden. Treten die Anfälle nur ganz vereinzelt nach stärkerer Aufregung hervor, ohne dass sich eine Abschwächung der geistigen Fähigkeiten entwickelt, mag es sich um blosse **Affektepilepsie** bei Psychopathen handeln. Die erst in sehr vorgeschrittenem Alter einsetzende **Spätepilepsie** beruht meist auf Arteriosklerose.

Für die Entstehung einer **genuinen** Epilepsie ist erbliche Belastung, auch gleichartige, jedenfalls von erheblicher Bedeutung, ebenso Alkoholismus und Lues der Erzeuger. Ferner sind als Ursachen zu nennen Erkrankungen der Frucht, Geburtsverletzungen, Gehirnerschütterungen und Gehirnentzündungen in der Kindheit. Rachitis, Keuchhusten, Scharlach, Typhus werden besonders angeschuldigt. Das Leiden kann bis in die ersten Lebensjahre zurückreichen; manchmal hat es dann zunächst jahrelang ausgesetzt und ist plötzlich wieder hervorgetreten. Oder aber die Epilepsie stellt sich zum erstenmal in der Schulzeit ein, in der Pubertät, sogar noch im 3. Lebensjahrzehnt. Nicht immer ist der Verlauf ein ungünstiger, vielmehr können die Anfälle mit der Zeit an Zahl abnehmen oder dauernd selten bleiben, und ein eigentlicher Schwachsinn braucht sich überhaupt nicht zu entwickeln.

Charakteristisch für die Epilepsie ist vor allem der **grosse Anfall:** Seine Einleitung bildet in der Regel ein eigentümlich unbehagliches Vorgefühl (Aura), das sich äussern kann in Schwindel, Beklemmung, Frost, Halluzinationen, Denkstörungen, Hilferufen, Laufen usw. Dann

stürzt der Kranke, meist unter lautem Aufschrei, rücksichtslos nieder
und kann sich dabei schwere Verletzungen zuziehen. Die gesamte Muskulatur ist einige Sekunden tonisch gespannt, die Atmung angehalten;
das anfangs blasse Gesicht wird blaurot. Es folgen bei gewaltsam beschleunigter, oft krampfhaft unterbrochener Atmung und schnellem Pulse
ausgebreitete doppelseitige klonische Zuckungen von heftigem elementarem Charakter, bis allmählich nach mehreren Minuten Erschlaffung
der Muskeln eintritt. Zungenbiss, Abgang von Urin, seltener von Kot
und Sperma, sind, falls vorhanden, wertvolle Merkmale.

Von höchster Wichtigkeit ist stets das Verhalten des
Bewusstseins: Auf der Höhe des Krampfanfalles ist es völlig aufgehoben und durch äussere Reize ist keine Reaktion zu erzielen. Seine
Rückkehr erfolgt in der Regel allmählich, sozusagen bruchstückweise. Meist
besteht noch ein soporöses Nachstadium, häufig mit stertorösem Atmen,
das später in Schlaf überführt. In dieser Zeit reagiert der Kranke teilweise schon auf Reize wie Nadelstiche, ist auch wohl zu Antworten zu
bewegen, erweist sich indessen bei näherer Prüfung noch einige Zeit
schwer gestört. Er fasst ungenau auf, erkennt Personen nicht, besinnt
sich schlecht auf Daten und Personalien, rechnet mühsam und findet
manche Worte nicht. Kurz es besteht eine Art Dämmerzustand. Die
spätere Erinnerungslosigkeit für den Anfall pflegt sich zum Teil auch
über diese Zeit mitzuerstrecken. Treten während eines solchen Nachstadiums krampfartige Erscheinungen hervor, tragen sie entsprechend
der teilweisen Wiederkehr des Bewusstseins einen mannigfacheren und
mehr zweckvollen Charakter mit Abwehrbewegungen, Umherwälzen,
Schlagen, so dass ein erst jetzt hinzukommender Beobachter ein falsches
Bild vom Anfalle zu gewinnen vermag. Wesentlich ist neben eingehender Vernehmung der Augenzeugen über den gesamten Verlauf des
Anfalles die eigene Prüfung des seelischen Verhaltens beim Erwachen.

Ein in allen Fällen sicheres Merkmal für die epileptische Natur
des Anfalles gibt es nicht. Findet sich nach Aufhören der Zuckungen
isolierte Dorsalflexion der grossen Zehe bei Bestreichen der Fusssohle
(Babinskisches Zeichen), so ist das ausschlaggebend gegen blosse Hysterie;
es liegt dann Epilepsie oder eine Erkrankung der Pyramidenbahnen
vor. Leider fehlt aber dieses Zeichen recht oft! Lichtstarre der Pupillen bildet wohl im epileptischen Anfalle die Regel, kommt indessen
gelegentlich auch im hysterischen zur Beobachtung. Kleine Blutaustritte in Bindehaut, Gesichtshaut, hinter den Ohren können Folgen von
Krämpfen darstellen, besagen aber an sich wenig. Erheblichere Verletzungen beim Hinstürzen, Zungenbisse, Einnässen sprechen sehr für
Epilepsie, sind jedoch nur in einem Bruchteil der Fälle vorhanden.
Temperaturerhöhung bis zum Fieber und Albuminurie stellen sich mehr
bei starker Häufung der Anfälle ein (Status epilepticus); hier ent

wickelt sich ein schwerer körperlicher und psychischer Krankheitszustand. Die Auslösung des Anfalls durch seelische Erregungen, wie Ärger, wird gelegentlich auch bei Epileptikern beobachtet, doch spricht ein regelmässiger Nachweis solcher Zusammenhänge mehr für Hysterie oder Affektepilepsie, wie umgekehrt Fehlen jeder äusseren Veranlassung und Auftreten des Anfalls im Schlafe genuine Epilepsie wahrscheinlich machen. Die Art der postparoxysmellen Bewusstseinstrübung und des zurückbleibenden Erinnerungsausfalles wird manchmal für die Beurteilung den Ausschlag geben.

Neben dem grossen ist wichtig der kleine Anfall (petit mal): Plötzliche Zustände flüchtiger Geistesabwesenheit (absence), richtige Bewusstseinspausen können sich bei Epileptikern jederzeit einstellen, ihre Tätigkeit jäh unterbrechen. Manchmal blickt der Betreffende nur für Augenblicke starr vor sich hin, um sich gleich wieder unbefangen der bisherigen Beschäftigung zuzuwenden, ohne von der entstandenen Lücke zu wissen. Solche Anfälle wirken besonders auffällig, wenn sie mitten in eine angeregte Unterhaltung, Vortrag, Klavierspiel hineintreffen. Bisweilen sind sie von Zuckungen begleitet und nähern sich fast dem Bilde eines rudimentären Krampfanfalles: Es geht ein Ruck durch den Körper, der Kranke knickt in die Knie oder schleudert einen gerade gefassten Gegenstand im Bogen von sich. In anderen Fällen handelt es sich um einfache Bewusstseinstrübungen verschiedener Stärke und Dauer: Der Kranke empfindet nur Schwindel, sieht alles wie durch einen Schleier, hat sonderbare Gefühle, Halluzinationen, Denkstörungen, macht in der begonnenen Tätigkeit unbegreifliche Fehler. Das Ganze wirkt wie eine Art Aura, auf die kein Anfall folgt. Mit zeitlicher Ausdehnung derartiger Zustände entstehen jene wichtigen Äquivalente des epileptischen Anfalles, welche wir als Dämmerzustände zu bezeichnen pflegen (Seite 155).

Die häufigen akuten transitorischen Geistesstörungen der Epileptiker gehen Krampfanfällen vorauf (präparoxysmell) oder schliessen sich an sie an (postparoxysmell) oder stellen unabhängige, dem Anfall gleichwertige Krankheitserscheinungen (Äquivalente) dar. Sie können jederzeit unvermittelt einsetzen und Stunden bis Wochen, selten Monate dauern. Hier lassen sich dem Bilde nach abgrenzen:

1. Verstimmungen: Depression, zornige Gereiztheit, seltener ekstatische Gehobenheit überfällt plötzlich den Kranken, erschwert oder erleichtert den Ablauf seiner Gedanken und Bewegungen, entlädt sich in Angstausbrüchen mit Selbstmordneigung, brutalen Gewalthandlungen, Tobsuchtszuständen. Einzelne Halluzinationen, triebartige Stereotypien, hypochondrische Sensationen können eine Rolle spielen. Beziehungs-, Verfolgungs-, Grössenwahnvorstellungen lassen vorübergehend paranoide Krankheitsbilder erwachsen. Seltener sind Zwangsvorstellungen und katatonische Zustände. In der Verstimmung melden sich gerne triebartige Erscheinungen wie impulsives Fortlaufen, das von dem psychopathischen Wandertrieb kaum abzutrennen ist. (Seite 189.)

16*

2. Dämmerzustände: Die Kranken bewegen sich gewissermassen auf der Grenze von Bewusstseinshelle und Verwirrtheit. Der verblüffende Gegensatz zwischen ihren äusserlich geordneten, gleichgültigen Handlungen und ihren überraschend hervorbrechenden Verkehrtheiten ist auf Seite 157 ausführlich beleuchtet worden.

3. Delirien und Verwirrtheit wurden auf Seite 150 bereits besprochen. Ihre Erkennung als Geistesstörung bereitet wegen der Schwere der Bewusstseinstrübung mit Zerfall der Vorstellungsreihen und triebhafter Unruhe weniger Schwierigkeiten. Höchstens werden stuporöse Zustände von Zeugen übersehen.

In den meisten Fällen von genuiner Epilepsie bildet sich mit der Zeit, bald früher und bald später, ein deutliches Nachlassen der geistigen Fähigkeiten zusammen mit einer eigentümlichen Charakterdegeneration aus, wie das als epileptische Demenz auf Seite 177 geschildert worden ist. Die anfängliche nervöse Schwäche mit Neigung zu hypochondrischer Selbstbetrachtung steigert sich zu misstrauischer Reizbarkeit, unverträglichem Eigensinn, Selbstsucht, boshafter Klatschneigung. Die zuerst nur nach Anfällen bemerkbare Erschwerung des Denkens und der Erinnerung setzt sich dauernd als geistige Unbeholfenheit mit pedantischer Umständlichkeit und hochgradiger Vergesslichkeit fest. Nur ausnahmsweise erfolgt der Tod im epileptischen Anfalle.

Angaben der Vorgeschichte, welche für Epilepsie sprechen, sind: Krämpfe und häufiges nächtliches Aufschreien in der Jugend, Bettnässen, wiederholte Ohnmachten, Schwindelanfälle ohne greifbare Veranlassung, periodische Verstimmungen, Schlafwandeln oder Herausfallen aus dem Bette mit Erinnerungsverlust; ferner können zahlreiche Narben, deren Herkunft der Betreffende nicht recht erklären kann, und Zungennarben (nicht Zahneindrücke!) von Bedeutung sein. Mit der Einschätzung der kleinen Anfälle sei man vorsichtig, da ähnliche Bilder (auch gehäuft!) bei Hysterischen vorkommen und anamnestisch schlecht abzutrennen sind.

Die Strafhandlungen der Epileptiker erstrecken sich in erster Linie auf alle Arten der Gewalttätigkeit, Bedrohung und Beleidigung, Brandstiftung. Schon ihre Strafliste kann ausserordentlich charakteristisch sein. Auch wenn keine der beschriebenen transitorischen Bewusstseinsstörungen vorgelegen hat, bleibt die krankhafte Reizbarkeit zu beachten und die oft nachweisbare Widerstandsunfähigkeit gegen Alkohol. Unter den möglichen Sittlichkeitsdeliken spielt der Exhibitionismus (Seite 205) eine hervorragende Rolle. Die Vergesslichkeit und Lügenhaftigkeit vieler Epileptiker ist bei Wertung ihrer Zeugenaussagen zu berücksichtigen. (Seite 28.)

Lit. Nr. 6, 16, 19, 46, 91, 100, 147, 152, 220, 223, 273, 296, 304, 306, 328, 340.

Dementia paralytica.

Die neuere Forschung hat sichergestellt, dass es sich bei diesem verbreitetsten und forensisch wichtigsten organischen Gehirnleiden, der sogenannten Gehirnerweichung oder dem Lähmungsblödsinn, um eine besonders schwere Spätform der Syphilis handelt, welche unserer Behandlung nicht mehr zugänglich ist. Demgemäss haben wir stets nach einer früher (vor 6—15 Jahren) überstandenen syphilitischen Ansteckung zu fahnden und können diese, wenn nicht durch die Vorgeschichte, doch fast stets durch die Wassermannreaktion des Blutes nachweisen. Alle sonst angeschuldigten Schädlichkeiten spielen höchstens als Hilfsursachen eine zweifelhafte Rolle. Praktisch bedeutungsvoll kann unter Umständen die Tatsache werden, dass bei dieser einzigen Geisteskrankheit noch nach dem Tode durch die charakteristischen histologischen Präparate und das Vorhandensein von Syphiliserregern (Spirochäten) im Gehirn die Diagnose gestellt zu werden vermag. (Beispiel 26, Seite 182.)

Die Paralyse tritt in jedem Lebensalter auf, bei Kindern infolge Vererbung der Syphilis (vgl. S. 91). Am häufigsten ist naturgemäss die Erkrankung im 4. und 5. Lebensjahrzehnt, bei Männern verbreiteter als unter Frauen, in der Stadt mehr als auf dem Lande; einzelne Berufe wie Kellner sind besonders betroffen.

Dem eigentlichen Ausbruch des Leidens geht in der Regel ein längeres nervöses Vorstadium voraus mit Klagen über Kopfweh und Schlaflosigkeit, mit Reizbarkeit, Zerstreutheit, hypochondrischen Empfindungen, depressiver Verstimmung. Man mache es sich daher als Gutachter zur Pflicht, in jedem Falle anscheinender Neurasthenie nach überstandener Lues zu forschen und auf Paralyse zu untersuchen! Mit der Zeit melden sich einzelne mehr flüchtige organische Krankheitszeichen wie Augenmuskelstörungen, Aphasie, Neuralgien, Schwindel- und epileptiforme Krampfanfälle, Hemianopsie, motorische Lähmungen, Blasen- und Mastdarmschwäche. Auch die später bei voller Ausbildung beweisenden körperlichen Merkmale können da schon leicht angedeutet sein: Ungleichheit und unausgiebige oder verlangsamte Lichtreaktion der Pupillen, geringe Erschwerung der Sprache mit einzelnen Mitbewegungen im Gesicht, Ungleichheit der Gesichtsinnervation, Abblassung der Papille im Augenhintergrund, Abschwächung oder Ungleichheit der Patellarreflexe. Vor allem wird das Ergebnis der Lumbalpunktion ausschlaggebend werden. (S. 98.)

In den meisten zur Begutachtung gelangenden Fällen sind bereits einwandfreie körperliche Zeichen vorhanden: Reflektorische Pupillenstarre, artikulatorische Sprachstörung und entsprechende Schriftbehinderung (Seite 98), Verlust oder hochgradige

Steigerung der Patellarreflexe, Paresen oder Ataxie der Extremitäten Dazu kommen die 4 Reaktionen (Wassermann und Befund der Rückenmarksflüssigkeit).

Auf seelischem Gebiete entwickeln sich Erschwerung der Auffassung und der Verarbeitung äusserer Eindrücke, Verlust von Übersicht und Urteilsfähigkeit. Allmählich findet sich der Kranke, der jeder kleinen Schwierigkeit hilflos gegenüber steht, selbst im gewohnten Geleise nicht mehr zurecht, verläuft sich wohl gar auf der Strasse, begeht unbegreifliche Verkehrtheiten. Nicht nur die Merkfähigkeit, auch der ältere Gedächtnisinhalt leidet immer mehr. Gefühl für Anstand und Sitte schwindet, unbegründeter Stimmungswechsel, Reizbarkeit, rührselige Weinerlichkeit, Energielosigkeit und übermässige Beeinflussbarkeit fallen auf, und es bildet sich fortschreitend die auf Seite 176 geschilderte Demenz heraus.

Nicht immer vollzieht sich der geistige Rückgang in dieser schleichenden Weise, vielmehr können die mannigfachsten Bilder geistiger Störung den Verblödungsprozess begleiten und anfangs überdecken. Depressive, hypochondrische, maniakalische und halluzinatorische Erregungszustände, unsinniger Grössenwahn, Verfolgungsideen und katatonische Zustände, Delirien, heftigste Tobsucht mit Verwirrtheit treten in Erscheinung, beherrschen dauernd das Bild oder schwinden bald wieder. Eigentümlich ist ihnen stets ein ausgesprochen schwachsinniger Zug. Im Vordergrunde steht gewöhnlich einsichtsloses Glücksgefühl (Euphorie).

Immer sind weitgehende Besserungen (Remissionen) möglich; der Krankheitsprozess vermag sogar auf Jahre hinaus zum Stillstande zu kommen (Stationäre Paralyse). Mitunter lässt sich von vornherein ein mehr schubweiser (zirkulärer) Verlauf bemerken. Zeitweise Häufung von Krampfanfällen lässt einen Status paralyticus mit schwerer Benommenheit entstehen, von dem sich die Kranken aber überraschend gut wieder erholen können. In anderen Fällen führen „psychische Anfälle" von Benommenheit ohne Krampferscheinungen zu plötzlichen Verschlimmerungen. Schliesslich gelangen die Patienten, wenn nicht der Tod vorher infolge interkurrenter körperlicher Krankheiten eingetreten war, in das Terminalstadium tiefster Verblödung mit schwerem körperlichem Siechtum: Lähmungen, Kontrakturen, Unreinlichkeit, trophische Störungen mit Neigung zum Durchliegen (Dekubitus), Othämatom, Knochenbrüchigkeit können sich entwickeln. Die Durchschnittsdauer des ganzen Leidens beträgt 2—6 Jahre; doch kann sie in Ausnahmefällen sogar 10 und 15 Jahre übersteigen.

Zur besseren Übersicht lassen sich verschiedene Verlaufstypen abtrennen:

1. Galoppierende Paralyse: Akuter Ausbruch mit vorherrschender Verwirrtheit und Tobsucht, häufigen Krampfanfällen. In der Regel

kommt es zu schnellem tödlichem Ausgange, schon nach Tagen oder Wochen (Delirium acutum).

2. Expansive Form: Massenhafte Grössenideen der ungeheuerlichsten Art schiessen hervor und verleiten den Kranken, dessen Leiden bisher vielleicht gar nicht erkannt worden war, zu sinnlosen Geldausgaben, ausschweifenden Unternehmungen und anderen verkehrten Handlungen.

3. Depressiv-hypochondrische Form: Kleinheits- und Verarmungswahn, meist verbunden mit den abenteuerlichsten hypochondrischen Einbildungen, bedingen Angstzustände, Selbstmordversuche, Nahrungsverweigerung. Auch Versündigungsideen werden beobachtet.

4. Katatone Form: Ausbildung von tiefem Stupor oder von Negativismus mit zahlreichen Stereotypien, Neigung zu triebhaften Handlungen.

5. Paranoide Form: Verhältnismässig selten wird im Beginne der paralytischen Erkrankung ein Überwiegen von Beziehungsideen und gelegentlichem Stimmenhören mit Neigung zur Ausbildung eines Verfolgungswahns beobachtet. Eher verbindet sich das ebenso wie die Paralyse durch Spätsyphilis hervorgerufene Rückenmarksleiden Tabes dorsalis mit einer Paranoia (s. Beispiel 10, Seite 77). Aber an jede tabische Erkrankung vermag sich im Laufe der Jahre eine Paralyse anzuschliessen (aszendierende Paralyse).

Die bei hereditär-syphilitischen Kindern (meist zwischen 9 und 15 Jahren) einsetzende Frühform wird als juvenile Paralyse bezeichnet. Von einer atypischen Paralyse spricht man dagegen, wenn zunächst körperliche Herderscheinungen des Gehirns ganz im Vordergrunde stehen und sich erst allmählich die seelischen Veränderungen hinzugesellen.

Die Strafhandlungen der Paralytiker müssen sich bei der möglichen Mannigfaltigkeit von Bildern geistiger Störung je nach deren Färbung sehr verschieden gestalten können. Melancholische, manische, paranoische, deliriöse Psychosen, epileptiforme Erregungen und Dämmerzustände werden entsprechende Verkehrtheiten bedingen. Selbst eine Art Querulantenwahn gelangt vorübergehend zur Entwickelung (Beispiel 26, Seite 182). In der Regel prägt sich aber dem ganzen Tun doch die fortschreitende geistige Schwäche unverkennbar auf und führt zu plumpen, triebhaften Verfehlungen wie Sittlichkeitsdelikten, Diebstahl, Betrug, Beleidigungen usw. In dem Abschnitte über paralytische Demenz (Seite 180) ist darüber näheres nachzulesen. Schwierig ist nur die Beurteilung der Zurechnungsfähigkeit während der Remissionen. Hier bleibt zu bedenken, dass, wenn die früher beobachteten Krankheitserscheinungen auf stärkere Veränderungen im Gehirne haben schliessen lassen, es nicht angängig ist, das Fehlen krankhafter Charakterdegeneration zu behaupten.

Für den Gerichtsarzt ist auch der Sektionsbefund von Wichtigkeit. Die makroskopisch feststellbaren Veränderungen (Atrophie des Gehirns mit Verschmälerung der Windungen, Klaffen der Furchen, Erweiterung der Ventrikel, Ependym-

granulation, chronische Entzündung der Gehirnhäute) müssen allerdings schon recht
erheblich sein, um die Wahrscheinlichkeitsdiagnose zu gestatten. Dagegen gelingt
sichere Entscheidung auf Grund des mikroskopischen Bildes: Zerstörung der nervösen
Elemente, Wucherung der Stützsubstanz, dichte Infiltration der Gefässwandungen mit
Plasmazellen, reichliches Auftreten von Stäbchenzellen. Die Spirochäten sind nur
schwer im Schnitte nachweisbar, leichter lebend zu beobachten, wenn man am ersten
Tage nach dem Tode Gehirnbrei im Dunkelfelde untersucht.

Lit. vgl. Nr. 128, 139, 179, 238, 331.

Gehirnsyphilis (Lues cerebrospinalis).

Nicht erst die paralytische Spätform der Syphilis ergreift das Gehirn, sondern das Zentralnervensystem kann schon in früheren Stadien
einer luetischen Infektion erkranken. Dabei soll hier abgesehen werden
von den neurasthenischen Beschwerden und depressiven, paranoischen,
katatonischen Psychosen, die gelegentlich bei Syphilitikern auftreten,
ohne dass sich schon sagen lässt, ob diesen organische Gehirnveränderungen zugrunde liegen. Bei der eigentlichen Gehirnsyphilis handelt
es sich immer gleichzeitig um körperliche Herderscheinungen von seiten
des Zentralnervensystems.

Isolierte Gummen machen wie andere Geschwülste vor allem lokale
Herderscheinungen (Stauungspapille) mit Kopfschmerz, Schwindel, Erbrechen, Schwerbesinnlichkeit bis zur Schlafsucht. Treten stärkere
meningitische Veränderungen ein, kann es zu halluzinatorischen Er-
regungs- und Verwirrtheitsanfällen, Delirien, Stupor und anderen katatonen Erscheinungen, auch epileptischen Krampf- und Schwindelanfällen
kommen. Bei der vaskulären Erkrankungsform entsteht mit Vorliebe
der amnestische Symptomenkomplex nach Art einer Korsakowschen
Psychose (Seite 178).

Körperlich finden sich je nach dem Sitze des Erkrankungsprozesses Augen-
muskellähmungen, absolute Pupillenstarre, Optikusatrophie, Hemianopsie, Aphasie,
bulbäre Sprache, Schluckstörung, Mono- und Hemiplegien, Sensibilitätsstörungen,
Steigerung, Fehlen oder Differenz der Patellarreflexe usw.

Die sich entwickelnde geistige Schwäche bleibt mehr eine teilweise und ist bei entsprechender Behandlung weitgehender Besserung
fähig. Sie unterliegt lebhaftem Wechsel und setzt sich in der Hauptsache zusammen aus Erscheinungen von Gedächtnis- und Urteilsschwäche,
abnormer Beeinflussbarkeit, Abstumpfung der Willenskraft, des Interesses
und der sittlichen Empfindungen. Ein misstrauisch reizbarer Egoismus
mit Unehrlichkeit und Versagen des Pflichtgefühls macht sich vielfach
bemerkbar. Tiefere Verblödung ist selten.

Bei Beurteilung etwaiger Strafhandlungen ist neben Feststellung
der noch zur Zeit der Untersuchung vorhandenen Art und Ausdehnung
krankhafter Erscheinungen vor allem aus Zeugenaussagen zu erschliessen,
welche seelische Störungen bei Begehung der Tat obgewaltet haben

mögen. Hat vielleicht Alkoholgenuss mitgewirkt? Hinsichtlich der Prognose ist Vorsicht geboten.

Lit. vgl. Nr. 311, 315, 331.

Arteriosklerotische Geistesstörung.

Vor allem nach den 50er Jahren machen sich Erkrankungen an Schlagaderverhärtung geltend. Sie werden verursacht durch die verschiedensten Gifte und blutdrucksteigernden Schädlichkeiten wie Alkohol, Nikotin, Koffein, Blei, Lues, Typhus, Malaria, Gicht, Diabetes, überreichliche Ernährung, kachektische Zustände, angestrengte Muskelarbeit, seelische Erregungen. Auch ererbte Disposition scheint von Bedeutung zu sein. Ungefähr in 11 % der Fälle wird das Gefässsystem des Gehirns in erster Linie betroffen. Die Arteriosklerose des Gehirns entwickelt sich ausserordentlich langsam und schleichend, und ihre Frühsymptome sind recht unbestimmter Art. Bei Einwirkung einer neuen Schädlichkeit, im Augenblicke besonderer Anstrengung kann das Leiden plötzlich in Erscheinung treten. Insofern vermögen Unfälle, fieberhafte Erkrankungen, Exzesse, Strapazen oder Aufregungen die Bedeutung eines auslösenden Momentes zu erlangen.

Kopfschmerz und Schwindelgefühl, zumal bei Lageveränderungen, Schlaflosigkeit und Parästhesien bilden häufige Vorboten. Hierzu kommen Gedächtnisabnahme in Form mehr zeitweiligen Versagens, Erschwerung von Auffassung und Aufmerksamkeitsanspannung, Nachlassen von Urteilskraft, schöpferischer Leistung, Übersicht, Energie und Anteilnahme. Es stellen sich eine auffallende Rührseligkeit, Reizbarkeit mit brutalen Zornausbrüchen, laszive Neigungen, Abstumpfung des Ehrgefühls und der Gewissenhaftigkeit ein. Handelt es sich um von Haus aus minderwertige Charaktere, ist schon der Fortfall bisheriger Hemmungen infolge der sich geltend machenden geistigen Schwäche imstande, den Durchbruch eines verbrecherischen Hanges zu erleichtern.

Im Beginne des Leidens ist Verwechselung mit Neurasthenie oder Hysterie häufig. Körperliche Symptome sind zunächst noch zu unbestimmter Natur. Flüchtige Herderscheinungen tauchen auf und verschwinden wieder: Rindenzuckungen, Lähmungen, aphasische und apraktische Störungen, Gesichtsfelddefekte, Blickbeschränkung (Abduzensparese). Da sie selten in spezialärztliche Behandlung gelangt sind, ist ihre nachträgliche Deutung nicht leicht. Erst bei vorgeschrittener Erkrankung setzen sich dauernde Ausfälle fest. Oft wird die Sprache verwaschen und schleppend, fast skandierend, die Schrift ausfahrend und zittrig mit Neigung zum Verschreiben. Wichtig, aber nicht ausschlaggebend sind erhöhter Blutdruck, Verhärtung und Schlängelung der fühlbaren Schlagadern, denn eine periphere Arteriosklerose kann ohne gleichzeitige Beteiligung der Gehirngefässe bestehen und umgekehrt, und aus demselben Grunde ist die Arteriosklerose anderer Organe nur als Fingerzeig wertvoll (Albuminurie bei Schrumpfniere, Diabetes bei Pankreaserkrankung, stenokardische Anfälle bei Koronarsklerose).

Verhältnismässig häufig entwickelt sich eine Depression mit hypochondrischen Zügen. Sehr ausgesprochen ist dann in der Regel das quälende Krankheitsgefühl mit Ahnung des allmählichen geistigen und körperlichen Versagens. Auch kommt es gelegentlich zu Anfällen heftiger Angst mit Schluchzen und Jammern, Herzklopfen, Beklemmungsgefühl und Lebensüberdruss, doch ist der Affekt selten so tiefgehend, dass er zu ernsthaften Selbstmordversuchen führte. Querulierender Eigensinn und reizbarer Egoismus stehen vielfach im Vordergrunde des Bildes. Nur selten entfalten sich richtige Kleinheits- und Versündigungswahnvorstellungen, häufiger hypochondrische Wahnideen, als seien Lunge und Herz von Eiter zerfressen, Krebs vorhanden u. dergl. Episodisch kommt es vielleicht zu monotonem Schreien, ängstlichen Halluzinationen, blindem Fortdrängen mit Gewalttätigkeit. Hin und wieder begegnet man Zwangsvorstellungen.

Seltener sind expansive Färbung der Verstimmung mit Grössenideen, paranoische Gedankengänge mit Beziehungs-, Verfolgungs- oder Eifersuchtswahn, Verwirrtheitszustände und Stupor. Wichtig ist das Auftreten epileptischer Erscheinungen und apoplektiformer Insulte.

Mit der Zeit rückt die Verblödung immer mehr in den Vordergrund, erreicht aber sogar in den ausgeprägtesten Fällen trotz hochgradiger Merkunfähigkeit niemals das Bild so weitgehenden Zerfalls der Persönlichkeit wie bei Paralyse. Immer bleiben gewisse Reste erhalten, auch ist die Selbstkritik eine bessere, und an Stelle der blöden Euphorie des Paralytikers findet sich deutliches Krankheitsgefühl. Anfangs kommen erhebliche Remissionen vor, ja gewisse Schwankungen in der Schwere aller Erscheinungen werden bis zuletzt beobachtet. Der Tod erfolgt nach jahrelanger Dauer an Apoplexie oder einer anderen Organerkrankung.

Die Strafhandlungen der Arteriosklerotiker sind vielfach nur negativer Art, indem sie infolge allmählichen Versagens ihrer geistigen Leistungsfähigkeit sich Nachlässigkeiten im Amt und Beruf zu Schulden kommen lassen, nicht mehr die erforderliche Vorsicht anwenden, sich und andere durch ihre Leichtgläubigkeit schädigen. Seltener sind triebhafte Vergehen als Ausfluss geistiger Schwäche wie bei Dementia senilis (S. 252). Bisweilen aber reichen die Straftaten viele Jahre zurück bis in eine Zeit, wo der Betreffende noch ganz gesund und leistungsfähig erschienen war. Dann ist er während der Ausübung seiner Straftaten erkrankt, und es lässt sich höchstens sagen, dass er später infolge seines geistigen Rückganges immer skrupelloser und leichtsinniger zu Werke gegangen sei.

Die Möglichkeit lebhafter Schwankungen des Zustandes kommt vor
allem bei Beantwortung aller zivilrechtlichen Fragen in Betracht.
Die Angehörigen sind auf die Gefahr unzweckmässiger Geschäftsgebarung
aufmerksam zu machen, da sie sonst den Umfang des geistigen Nichtkönnens lange übersehen. (Beispiel 28, S. 185.)

Lit. vgl. Nr. 98, 213, 226.

Dementia senilis.

Der Greisenblödsinn stellt einen Altersschwund des Gehirns dar
und entwickelt sich demgemäss in der Regel erst vom 7.—8. Lebensjahrzehnt ab. Schlagaderverhärtung bildet keine notwendige Voraussetzung, ist aber meist gleichzeitig vorhanden. Wie weit erbliche Veranlagung eine Rolle spielt, ist nicht ganz aufgeklärt. Es gibt auch eine
seltenere präsenile Demenz, die bereits im 5.—6. Dezennium hervortreten kann.

Nervöse Klagen über Kopfschmerz, Schlaflosigkeit, Schwindelgefühl,
Ohnmachten mögen manchmal das sichtbare Hervortreten des Leidens
einleiten, doch liegt der eigentliche Beginn weiter zurück und verflicht
sich untrennbar mit den gewöhnlichen Beschwerden des Greisenalters.
Dessen übliche Merkmale erfahren allmählich eine krankhafte Steigerung:
Verlust der früheren Regsamkeit, Erschwerung des Denkablaufes, Unzuverlässigkeit des Gedächtnisses wandeln sich zu stumpfer Interesselosigkeit, kindischer Urteilsschwäche, Merkunfähigkeit
mit wachsenden Erinnerungsausfällen. Egoistischer Eigensinn verzerrt
sich zu boshafter Herrschsucht mit Reizbarkeit, die keinen Widerspruch
verträgt und gleich mit masslosen Zornausbrüchen antwortet.

Auch das Anstands- und Ehrgefühl stumpfen sich ab, so dass
auftauchenden Gelüsten und Trieben hemmungslos nachgegeben wird.
Der Kranke wird unsauber mit Kot und Urin, benimmt sich unappetitlich beim Essen, zeigt laszive Neigungen und begeht Exzesse in Baccho
et Venere. Zu dieser fortschreitenden Demenz können sich die verschiedensten Erscheinungen geistiger Störung hinzugesellen.

Bald vertieft sich die verdriesslich weinerliche Stimmung bis zur
ängstlichen (S. 102) oder hypochondrischen (S. 110) Niedergeschlagenheit
mit Versündigungs- und Verarmungsideen, mit monotonem Jammern und
triebartiger Unruhe. Bald bildet sich heitere Vielgeschäftigkeit und
endlose Geschwätzigkeit von fast manischer (S. 115) Färbung aus und mit
unleidlicher Reizbarkeit. Vorübergehende Verwirrtheitszustände mit
zahlreichen Halluzinationen und deliriöse Episoden können sich ein-

stellen. Seltener bricht im zeitlichen Zusammenhange mit apoplektischen Insulten hochgradigste Tobsucht aus und führt unter schreckhafter Verkennung der Umgebung zu blindem Fortdrängen, sinnlosem Brüllen, Schlagen, Wälzen, Nahrungsverweigerung. Hier ist ein rasch tödlicher Ausgang die Regel.

In anderen Fällen wieder macht die misstrauische Vorsicht des Alters einem paranoischen Gebaren Platz. (S. 126.) Der oft schwerhörige Kranke vermutet unerlaubte Dinge im Hause, schleicht suchend umher, wittert sexuelle Verfehlungen, Diebstahl, Bedrohung durch Einbrecher, Mörder und Erbschleicher, Gift in den Speisen. Er schimpft, schreit um Hilfe, greift seine Umgebung an, macht unerwartete Selbstmordversuche.

Eine Sonderstellung nimmt die presbyophrene Form ein, indem die hier besonders stark hervortretende Merkfähigkeitsstörung und Desorientierung sich mit Neigung zur Ausfüllung der Erinnerungslücken durch Augenblickskonfabulationen nach Art der Korsakowschen Psychose (S. 178) verbinden. Traumhafte und halluzinatorische Erlebnisse werden in solche Fabeleien hineinverwoben. Die Kranken sind sich über Ort und Zeit, die Personen der Umgebung, ihr eigenes Alter völlig im unklaren, wähnen, sie müssten zur Schule, rufen nach ihrer Grossmutter, entdecken überall Bekannte aus ihrer Jugendzeit.

Bei allen im höheren Alter verübten Straftaten sollte man an die Möglichkeit einer beginnenden Dementia senilis denken, zumal wenn es sich um bisher unbescholtene Personen handelt. Verhältnismässig häufig sind unsittliche Verfehlungen an Kindern, Versuche der Blutschande, Exhibitionismus, welche infolge Fortfalls jeder Hemmung durch laszive Triebneigungen hervorgerufen werden. Ferner werden plumpe Diebstähle nach Art der paralytischen (S. 180), Fahrlässigkeitsdelikte, auch Brandstiftung öfters verübt. Paranoische Wahnvorstellungen führen zu Körperverletzungen, Totschlag (Beispiel 27, S. 183) und Beleidigungen. Die Art der Tat ist oft wertvoll als Fingerzeig für vorliegende geistige Störung. Die Beurteilung kann aber dadurch erschwert werden, dass die Charakterdegeneration der Ausbildung eigentlicher Demenz voraufgeht. Dann muss versucht werden, durch Zeugenaussagen über auffällige Veränderungen im gesamten Gebahren Stützen für die Annahme eines Krankheitsprozesses zu beschaffen.

In zivilrechtlicher Beziehung kommen vor allem die Fragen der Entmündigung und der Vertragsfähigkeit in Betracht. Gerade die manisch erregten Senilen, die in erster Linie zu unsinnigen Geldausgaben, Heiraten, Testamentsabfassungen neigen, werden häufig von den eigenen Angehörigen nicht als krank angesehen. Die Demenz braucht bei ihnen noch wenig ausgebildet zu sein, so dass der Gutachter hier gut tut, die unbegründet heitere Verstimmung mit Selbstüberschätzung und Hang zu kindischen Streichen, ferner die krankhafte Unruhe und Reizbarkeit in erster Linie zu betonen.

Lit. Nr. 98, 125, 198, 218, 235, 333, 348.

Geistesstörungen bei anderen organischen Gehirnkrankheiten.

Auf die organischen Demenzzustände ist bereits auf Seite 177 kurz eingegangen worden. Im allgemeinen gelten für sie in forenser Beziehung die auf Seite 179 aufgestellten Regeln.

Bei multipler Sklerose, die namentlich im 2.—3. Lebensjahrzehnt sich entwickelt und in erster Linie körperliches Siechtum bedingt (Nystagmus, temporale Abblassung der Papillen, skandierende Sprache, Intentionstremor, Fehlen der Bauchreflexe, spastische Paraparese der Beine mit hochgradiger Steigerung der Sehnenreflexe und Babinski, Blasenstörungen, epileptiforme Anfälle), kommt es nur sehr allmählich zur Ausbildung von Urteils- und Gedächtnisschwäche bei Euphorie und kindisch-egoistischem Wesen. Selten finden sich vereinzelte Halluzinationen, episodische Erregungen, Verwirrtheit, paranoide und hypochondrische Wahnbildung, auch wohl Grössenideen. Wichtiger ist die manchmal mit der Zeit einsetzende Charakterdegeneration mit Verlust der sittlichen Vorstellungen und hemmungslosem Walten des Trieblebens. Eigentums- und Sittlichkeitsdelikte werden dann in erster Linie beobachtet.

Bei der progressiven chronischen Chorea (Huntington), die zu tieferer Verblödung führt, herrschen depressive Verstimmungen vor. Doch vermag die krankhafte Reizbarkeit leicht zu Wutausbrüchen mit Gewalttätigkeit zu führen.

Bei der Paralysis agitans bleibt die eigentliche Intelligenz in der Regel unbeeinträchtigt. Dagegen können sich hypochondrische und paranoide Wahnideen mit hoher Reizbarkeit bemerkbar machen.

Bei Gehirntumoren entwickelt sich manchmal ein amnestischer Symptomenkomplex nach Art der Korsakowschen Psychose (vgl. Seite 178). In anderen Fällen stellt sich eine symptomatische Epilepsie ein, so dass ausser Krampf- und Schwindelanfällen heftige Erregungen und richtige Dämmerzustände oder Delirien (Seite 150) auftreten und zu entsprechenden Verkehrtheiten führen können.

Die forensische Bedeutung aller dieser seelischen Ausnahmezustände ist indessen gering, da es sich um körperlich sieche und auch für das Laienauge deutlich kranke Menschen handelt.

Schwieriger zu erkennen sind manchmal die durch Schädigung der Sprachzentren im Gehirne verursachten Zustände von Aphasie, auf die daher aus praktischen Gründen an dieser Stelle noch kurz eingegangen werden mag. Wir reden von einer motorischen Aphasie, wenn Verlust der Wortbewegungsbilder Stummheit bedingt, von einer sensorischen, wenn durch Beeinträchtigung der Wortklangbilder für das gehörte Wort das Verständnis verloren gegangen ist.

Die Bedeutung solcher Aphasie für zivilrechtliche Fragen hängt in erster Linie von dem Umfange der gleichzeitig vorhandenen Geistesschwäche ab und wird daher weitgehend durch die Art der Grundkrankheit bestimmt. Insofern sind Aphasien bei Gehirnsyphilis, Arteriosklerose des Gehirns, Dementia senilis usw. ganz anders zu bewerten als die durch Blutung bei Nierenleiden oder Embolie bei rheumatischer Endokarditis hervorgerufenen Aphasien. Immer halte man sich vor Augen, dass die blosse Tatsache einer Aphasie an sich weder Geschäftsfähigkeit noch Zeugnisfähigkeit aufzuheben braucht. Indessen lehrt die Erfahrung, dass bei solchen Gehirnkranken meist weitgehende Überermüdbarkeit und Übererregbarkeit bestehen. Namentlich die hohe Reizbarkeit mit Neigung zu Wutausbrüchen muss bei der strafrechtlichen Beurteilung gebührend berücksichtigt werden, auch wenn keine erheblichere Geistesschwäche nachweisbar ist.

Hinsichtlich der Testamentserrichtung stellen die §§ 2243 und 2238 des B. G. B. für Personen, welche nicht sprechen oder lesen können, besondere Vorschriften auf.

Lit. vgl. Nr. 68, 132.

Traumatische Geistesstörungen.

Nach schwerer mechanischer Gewalteinwirkung, welche den Schädel traf, ist immer mit der Möglichkeit zu rechnen, dass eine Verletzung des Gehirns durch Quetschung, Bluterguss oder Splitterung der spröden inneren Knochenschicht erfolgt ist. Herderscheinungen fehlen, wenn nur sogenannte stumme Stellen des Gehirns verletzt wurden. In anderen Fällen wieder kommt eine Hirnerschütterung (Commotio cerebri) zustande mit Bewusstlosigkeit, anschliessendem Schwindel, Erbrechen, Kopfschmerz, fehlender Erinnerung für die letzten Erlebnisse (retrograde Amnesie).

An jede Kommotion kann sich ein deliranter Zustand anschliessen, auch wenn kein Alkoholmissbrauch getrieben worden war: Delirium traumaticum. Dasselbe ermangelt des für Trinker charakteristischen Humors, der leichten Beeinflussbarkeit der Visionen und zeigt statt Beschäftigungsdelirs mehr triebhafte Erregungsausbrüche mit Hang zur Gewalttätigkeit und Selbstbeschädigung. Bei allmählicher Aufhellung stellt sich gern ein amnestischer Symptomenkomplex nach Art der Korsakowschen Psychose (Seite 178) ein. Nur steht der Verlust der Merkfähigkeit mehr im Vordergrunde des Bildes, während die Konfabulationen zurücktreten. Oder es entwickelt sich eine länger andauernde Verwirrtheit mit Inkohärenz des Gedankenganges, Ratlosigkeit und mannigfach wechselnden Sinnestäuschungen und Wahnideen wie bei einer Amentia (Seite 229). Seltener bedingen stuporöse Phasen, Stereotypien und

Negativismus das Zustandekommen eines katatonischen Zustandsbildes (Seite 140).

Endlich vermag nach schwerer Kopfverletzung mit Gehirnschädigung trotz äusserer Besonnenheit eine dauernde Abnahme der intellektuellen Fähigkeiten zurückzubleiben. Diese Dementia posttraumatica, welche bereits auf Seite 178 Erwähnung gefunden hatte, kann durch Abschwächung der geistigen Regsamkeit, von Urteil und Gedächtnis so sehr der Dementia paralytica gleichen, zumal auch Pupillenstörungen traumatisch bedingt vorkommen, dass nur Untersuchung der Rückenmarksflüssigkeit (Seite 98) eine Unterscheidung ermöglicht.

Schwierig wird die Beurteilung leichterer geistiger Schwächezustände, falls sie sich nicht aus der Bewusstlosigkeit der Hirnerschütterung oder dem Delirium traumaticum unmittelbar herausentwickelt haben, sondern erst nach längerer Zeit in Erscheinung traten bezw. bisher übersehen wurden. Vielleicht fällt der Umgebung nur eine gewisse Stumpfheit und Schwerfälligkeit im Denken auf, oder der Kranke klagt selbst über geringere Leistungsfähigkeit, Vergesslichkeit, Neigung zu unüberlegten Handlungen, zeigt aber im übrigen lediglich eine missmutige niedergeschlagene Stimmung. Bei Straftaten solcher Traumatiker ist natürlich der Umfang der Demenz in erster Linie festzustellen. Allein es muss auch der erhöhten Reizbarkeit und Widerstandsunfähigkeit gegen Alkohol Rechnung getragen werden. (Pathologischer Rausch Seite 160.)

Gerade diese explosive Diathese, wie sie erfahrungsgemäss nach schweren Kopfverletzungen auch ohne Ausbildung eigentlicher Demenz vorhanden sein kann, ist praktisch von hoher Bedeutung. (Vergl. S. 94.) Gelegentlich verbindet sich die krankhafte Reizbarkeit weiter mit epilepsieähnlichen Zügen, mit Schwindelanfällen, Verstimmungen und Dämmerzuständen, so dass man von einer traumatischen Epilepsie reden könnte.

Mit grosser Vorsicht ist die Behauptung zu prüfen, dass ohne Ausbildung aller oben geschilderten Verhältnisse nach einer Kopfverletzung ausschliesslich eine ethische Charakterdegeneration mit früher nicht beobachtetem Hange zu kriminellen Handlungen sich eingestellt haben soll. Sicherlich ist es denkbar, dass ein in der Entwickelung begriffenes jugendliches Gehirn durch traumatische Schädigung in der normalen Ausreifung behindert wird, oder dass schon leichte Abschwächung der intellektuellen Fähigkeit die bisherige Beherrschung des Trieblebens stört und unsittliche Neigungen hemmungsloser hervorbrechen lässt. Immer jedoch ist von Fall zu Fall der behauptete Zusammenhang zwischen Trauma und Charakterveränderung sorgsam zu prüfen. Zeitlich weit zurückliegende Kopfverletzungen, die jahrelang keinerlei krankhafte Erscheinungen hinterlassen hatten, dürfen nicht plötzlich zum Zwecke einer Exkulpierung kritiklos herangezogen werden.

Was bisher von grobmechanischen Kopfverletzungen ausgeführt wurde, gilt in gleicher Weise von Schädigungen des Gehirns durch andere traumatische Ursachen wie Sonnenstich, Blitz, elektrischen Schlag, Vergiftung mit Gasen usw. Überall hat man neben Art und Schwere der Verletzung die nervöse Veranlagung in Betracht zu ziehen. Streng abzutrennen sind alle durch Schreck und sonstige seelische Vorgänge bedingten Unfallfolgen, die als mannigfache transitorische psychische Störungen und Pseudodemenz in Erscheinung treten können (vgl. Traumatische Neuropsychosen Seite 226). Nicht nur in zivilrechtlichen Fragen ist diese Unterscheidung oft von wesentlicher Bedeutung, auch die Beurteilung, ob eine Missbandlung zu Siechtum im Sinne des § 224 St. G. B. geführt hat, wird je nachdem sehr verschieden ausfallen dürfen (Seite 26).

Nicht mehr zu den traumatischen Psychosen im engeren Sinne sind die Fälle zu zählen, in welchen durch die Kopfverletzung, mag sie nun leicht oder schwer gewesen sein, eine endogene Erkrankung wie manisch-depressives Irresein oder Schizophrenie ausgelöst wird. Wohl mag da gelegentlich aus Billigkeitsrücksichten eine Unfallrente zuerkannt werden in der Annahme, dass das Leiden sonst vielleicht nicht so früh zum Ausbruch gelangt wäre. Allein falsch würde es sein, nun auch alle späteren periodischen Anfälle in gleicher Weise zu entschädigen, und noch grössere Vorsicht verlangt die Beantwortung von Fragen aus § 224 St. G. B.

Die stets vorhandene Möglichkeit einer weitgehenden Besserung bei posttraumatischer Demenz ist von dem Gutachter vor allem dann zu bedenken, wenn Ehescheidung wegen Geisteskrankheit beantragt wurde.

Lit. vgl. Nr. 178, 214, 274.

Literaturverzeichnis.

1. Anton: Gefährliche Menschentypen. Archiv f. Psych. 54. S. 89.
2. Derselbe: Arzt und Jugendgericht. Psychiatr. Wochenschr. 1917. S. 89.
3. Aronheim: Simulation epilept. Krämpfe bei einem 13jährigen Schulknaben. Münch. med. Wochenschr. 1905. S. 459.
4. Aschaffenburg (Bumke): Handbuch der Psychiatrie. Leipzig u. Wien. Deuticke.
5. Derselbe: Das Verbrechen und seine Bekämpfung. Heidelberg. Winter.
6. Derselbe: Stimmungsschwankungen der Epileptiker. Halle. Marhold. 1906.
7. Derselbe: Der Vorentwurf zum deutschen Strafgesetzbuch. Deutsche med Wochenschr. 1909. Nr. 47/49.
8. Derselbe: Strafvollzug an Geisteskranken. Ärztl. Sachv.-Zeit. 1903. S. 1961.
9. Derselbe: Tötung und Notzucht. Pitaval d. Gegenwart. Leipzig. Hirschfeld.
10. Derselbe: Zur Psychologie der Sittlichkeitsverbrechen. Monatsschrift für Kriminalpsych. 2. S. 399.
11. Derselbe und Wilmanns: Die sogen. geminderte Zurechnungsfähigkeit. Zeitschr. f. Psychiatr. 71. S. 690.
12. Auer: Psych. Störungen bei Marine-Angehörigen und deren forense Beurteilung. (Kat., path. Rausch, Imbezill.) Arch. f. Psych. 49. H. 1.
13. Bahn: Justizirrtum und Kinderaussage. Monatsschr. f. Kriminalpsych. 1913. S. 434.
14. Becker: Verfall in Geisteskrankheit von Personen, an denen ein Verbrechen begangen wurde. Vierteljahrschr. f. ger. Med. 3. F. 49. S. 76.
15. Derselbe: Über Simulation von Schwachsinn. Klinik f. psych. und nerv Krankheiten 4. S. 69.
16. Berg: Nekrophilie oder Leichenschändung im epileptischen Dämmerzustande. Zeitschr. f. Med.-Beamte. 1913. S. 681.
17. Bettmann: Hysterische Selbstverstümmelung. Münch. med. Wochenschr. 1903.
18. Berkhahn: Schwachsinnige im B.G.B. Braunschweig 1904.
19. Binswanger: Die Epilepsie. Wien. Hölder. 1899.
20. Derselbe: Die Hysterie. Wien. Hölder. 1904.
21. Derselbe: Der moralische Schwachsinn mit bes. Berücksichtigung d. kindl. Altersstufe. Berlin 1905.
22. Derselbe u. Krause: Obergutachten über einen mit Simulation verbundenen Fall von Hysterie. Monatsschr. f. Psych. 6. S. 336.
23. Derselbe u. Siemerling: Lehrbuch d. Psychiatrie. Jena. G. Fischer.
24. Birnbaum: Die psychopathischen Verbrecher. Berlin. Langenscheidt.
25. Derselbe: Degenerative Phantasten. Zeitschr. f. Psych. 64.
26. Derselbe; Die strafrechtl. Beurteilung der Degenerierten. Ärztl. Sachverst.-Zeit. 11. Nr. 5.
27. Derselbe: Zur Frage der Verhandlungsfähigkeit mit bes. Berücksichtigung der retrograden Amnesie. Ibid. 16. Nr. 8.
28. Blachian: Notzuchtsdelikte im epilept. Dämmerzustande. Friedreichs Blätt. f. ger. Med. 1901. S. 894.

29. **Bleuler**: Der geborene Verbrecher. 1896.
30. **Boedecker**: Ein for. Fall v. induziertem Irresein. Char. Ann. 16. S. 479.
31. **Boldt**: Schwere hyster. Lähmung eine Züchtigungsfolge. Ärztl. Sachverst.-Zeit. 1911. S. 289.
32. **Bonhoeffer**: Bemerkungen z. Frage d. Einführung d. verminderten Zurechnungsfähigkeit. Char. Ann. 37.
33. **Derselbe**: Über den pathologischen Einfall. Deutsche med. Wochenschr. 1904. Nr. 39.
34. **Derselbe**: Bewusstseinsstörung mit erhaltener Erinnerung. Zentralblatt für Nervenkd. Okt. 1900.
35. **Derselbe**: Degenerationspsychosen. Halle. Marhold. 1907.
36. **Derselbe**: Zur strafrechtlichen Beurteilung gewisser paranoischer Zustände. Zeitschr. f. Psych. 57. S. 401.
37. **Derselbe**: Beruf u. Alkoholdelikte. Monatsschr. f. Kriminalpsych. 2. S. 593.
38. **Derselbe**: Sittlichkeitsdelikt und Körperverletzung. Ibid. S. 465.
39. **Brasch**: Die Geisteskranken im B.G.B. Berlin. Karger. 1899.
40. **Bresler**: Simulation v. Geisteskrankheit u. Epilepsie. Halle. Marhold. 1903.
41. **Derselbe**: Die Rechtspraxis d. Ehescheidung b. Geisteskrankheit u. Trunksucht. Psychiatr. Wochenschr. 3.
42. **Derselbe**: Gerichtl. Gutachten betr. Trunksucht und krankhafte Rauschzustände. Ibid. 17. S. 216.
43. **Buchholz**: Aufgaben d. ärztl. Sachverständigen b. d. Beurteilung Imbeziller. Zeitschr. f. Psych. 57.
44. **Derselbe**: Haarfetischist. Ärztl. Sachverst.-Zeit. 14.
45. **Burgl**: Geisteskrankheit als Ehescheidungsgrund. Friedr. Blätter f. ger. Med. 1900. S. 104.
46. **Derselbe**: Transitorische Bewusstseinsstörungen d. Epileptiker vor d. Strafrichter. Münch. med. Wochenschr. 1900. Nr. 37.
47. **Derselbe**: 20 Fälle v. Exhibitionismus. Friedr. Bl. f. ger. Med. 54. S. 215.
48. **Bumke**: Zur Frage der Häufigkeit homosexueller Vergehen. Münch. med. Wochenschr. 1904. Nr. 52.
49. **Derselbe**: Was sind Zwangsvorgänge? Halle. Marhold. 1906.
50. **Cimbal**: Die Entmündigung wegen Trunksucht. 24. Hauptvers. d. pr. Med.-Beamten-Ver.
51. **Colla**: 3 Fälle homosexueller Handlungen im Rauschzustande. Vierteljahrschrift f. ger. Med. 1906.
52. **Cohn**: Zivilrechtl. Bedeutung d. Morphinismus. Ärztl. Sachv.-Zeit. 1899. S. 185.
53. **Cramer**: Gerichtliche Psychiatrie. Jena. G. Fischer.
54. **Derselbe**: Nervosität. Jena. G. Fischer. 1906.
55. **Derselbe**: Moralische Idiotie. Münch. med. Wochenschr. 1898.
56. **Derselbe**: Behandlung der Grenzzustände in foro. Berl. klin. Wochenschr. 1900. Nr. 47.
57. **Derselbe**: Alkoholgenuss als grobes Verschulden. Med. Klin. 1909.
58. **Derselbe**: Über d. for. Bedeutung d. normalen u. pathol. Rausches. Monatsschrift f. Psych. 1902.
59. **Derselbe**: Die konträre Sexualempfindung in ihren Beziehungen zu § 175 St. G B. Berl. klin. Wochenschr. 1897. Nr. 43.
60. **Dannemann**: Sittlichkeitsverbrechen. Klin. f. psych. u. nerv. Krankh. 1907.
61. **Delaquis**: Sichernde Massnahmen gegenüber unzurechnungsfähigen und vermindert zurechnungsfähigen Verbrechern. Verh. d. Schweiz. Jurist.-Ver. 1913.
62. **Delbrück**: Die pathologische Lüge. Stuttgart. 1891.
63. **Dittrich**: Handbuch der ärztlichen Sachverständigentätigkeit. Wien und Leipzig. Braumüller.
64. **Dörfler**: Der Geisteszustand der Gebärenden. Friedr. Blätter f. ger. Med. 1893. H. 4.

65. Dreyfuss und Gruhle: Fall Sirius (Säufer als Brandstifter). Verbrecher-typen. Berlin. Springer. 1904. Bd. 1.
66. Dyrenfurth: Einige gerichtsärztliche Erfahrungen. Vierteljahrschr. f. ger. Med. 56. 1918. Suppl.
67. Endemann: Die Entmündigung wegen Trunksucht. Jur.-psych. Grenzfragen. 1. Bd. H. 4.
68. Erdt: Gerichtsärztliche Bedeutung d. Huntingtonschen Chorea. Friedr. Bl. f. ger. Med. 1903.
69. Erlenmeyer: Die Entmündigung wegen Trunksucht nach dem B. G. B. Koblenz 1899.
70. Eulenburg: Sadismus und Masochismus. Wiesbaden 1902.
71. Finkh: Forensisch interessanter Fall v. hochgradigem Schwachsinn. Friedr. Bl. f. ger. Med. 1905.
72. Fischer: Schwangerschaft und Diebstahl. Zeitschr. f. Psych. 61. S. 312.
73. Foersterling: Stehltrieb und sexuelle Abnormität. Ibid. 64. S. 171.
74. Freese: Der Querulant und seine Entmündigung. Jur.-psych. Grenzfragen. 4. 1909.
75. Friedländer: Über die Bewertung der Imbezillität und die sogen. Moral insanity in praktischer und forensischer Beziehung. Wien 1909.
76. Derselbe: Morphinismus, Kokainismus, Alkoholismus, Saturnismus. Jena. G. Fischer. 1913.
77. Friedrich: Strafzumessung u. Alkohol. Monatschr. f. Kriminalpsych. 9. S. 23.
78. Freudenthal, Allmenröder, Becker, Polligkeit, Vogt: Das Jugend-gericht in Frankfurt a. M. Berlin. Springer. 1912.
79. Fürstner: Zurechnungsfähigkeit d. Hysterischen. Arch. f. Psych. 1899. S. 267.
80. Derselbe: Über Simulation geistiger Störungen. Ibid. 19. S. 601.
81. Ganser: Über einen eigenartigen hysterischen Dämmerzustand. Archiv für Psych. 30. S. 633.
82. Derselbe: Schwachsinnige Brandstifter. Zeitschr. f. Psych. 62.
83. Gaupp: Moralisches Irresein. Jur.-psych. Grenzfragen. 2. Halle.
84. Derselbe: Selbstmord. München. Gmelin.
85. Derselbe: Hypomanie und Querulantenwahn. Berlin 1910.
86. Derselbe: Dienstverweigerung aus religiösen Gründen. Württ. Korr. 1918.
87. Derselbe u. Wollenberg: Zur Psychologie d. Massenmordes. (Fall Wagner). Verbrechertypen. Berlin. Springer. 1914.
88. Göring: Hysterische Schwindler. Zeitschr. f. d. ges. Neur. 1910.
89. Gross: Zur klin. und for. Beurteilung des Pseudoquerulantenwahns. Viertel-jahrschr. f. ger. Med. 1905. Suppl. S. 135.
90. Gruhle: Ursachen der jugendlichen Verwahrlosung und Kriminalität. Berlin. Springer. 1912.
91. Derselbe: Fortschritte in der Erkenntnis der Epilepsie. Zeitschr. f. d. ges. Neur. Ref. 2. S. 1.
92. Gudden: Strafhaft und ihr Einfluss auf die Entwickelung von Geisteskrank-heit. Friedr. Bl. f. ger. Med. 1900.
93. Derselbe: Die physiologische und pathologische Schlaftrunkenheit. Arch. f. Psych. 40. H. 3.
94. Derselbe: Entmündigungsgutachten über einen Fall v. paranoider Psychose. Friedr. Bl. f. ger. Med. 1914. S. 135.
95. Derselbe: Eigentüml. Fall von Selbstverstümmelung und Selbstbefriedigung infolge erworbener sex. Perversität. Char. Ann. 18.
96. Derselbe: Diebstahl infolge von Zwangsvorstellungen. Friedr. Bl. f. ger. Med. 1911. S. 417.
97. Haberda: Unzucht mit Tieren. Vierteljahrschr. f. ger. Med. 1907. Suppl. S. 184.
98. Halbey: Die senilen und arteriosklerotischen Seelenstörungen und ihre Be-ziehungen zur gerichtl. Psych. Ref. Med. Klin. 1912.
99. Heilbronner: Fugues. Jahrb. f. Psych. 23.

100. Heilbronner: Die forensische Diagnose d. Epilepsie. Münch. med.Wochenschr. 1911. Nr. 9/10.
101. Derselbe: Trunkenheitsdelikte und Strafrecht. Ibid. 1908. Nr. 13.
102. Derselbe: Über pathologische Rauschzustände. Ibid. 1901. Nr. 24/25.
103. Derselbe: Forensische Beurteilung gewisser sex. Perversitäten. Vierteljahrschr. f. ger. Med. 3. F. 19. H. 2.
104. Derselbe: Über die Entmündigung v. Paranoikern. Münch. med. Wochenschr. 1903. Nr. 15.
105. Heine: Forensische Bedeutung d. Amnesie. Vierteljahrschr. f. ger. Med. 1911.
106. Hellwig: Aberglaube und Zurechnungsfähigkeit. Monatsschr. f. Kriminalpsych. 1915. S. 379.
107. Henneberg: Pseudologia phantastica. Char. Ann. 25.
108. Derselbe: Zur Beurteilung des Danebenredens (Gansersches Symptom) in forens. Fällen. Ibid. 28.
109. Derselbe: Zur forensisch-psychiatr. Beurteilung spiritistischer Medien. Arch. f. Psych. 37. H. 3.
110. Derselbe: Über Aggravation und Simulation. Berl. Ges. für Psych. und Nervenkrankh. 9. Juli. 1917.
111. Hermkes: Aus der Begutachtung psychopathischer Persönlichkeiten. Arch. f. Psych. 58. S. 635.
112. Hey: Das Gansersche Symptom. Berlin. Hirschwald. 1904.
113. Hirschfeld: Die Homosexualität des Mannes und des Weibes. Berlin. Marcus. 1914.
114. Hitzig: Über den Querulantenwahnsinn. Leipzig. Vogel. 1895.
115. Hoche: Handbuch der gerichtlichen Psychiatrie. Berlin. Hirschwald.
116. Derselbe: Richter und Sachverständige. Neur. Zentralbl. 1902. Nr. 7.
117. Derselbe: Gefährlichkeit Geisteskranker. Med. Klin. 1906.
118. Derselbe: For. Beurteilung sex. Vergehen. Ibid. 1896. Nr. 2.
119. Hösel: Strafrechtliche Beurteilung d. Hysterischen. Vierteljahrschr. f. ger. Med. 3. F. 32. H. 2.
120. Hoppe: 3 Fälle von Sittlichkeitsvergehen. (Exhib.) Ibid. 1900. H. 4.
121. Derselbe: Simulation und Geistesstörung. Ibid. 3. F. 25. H. 1/2.
122. Hübner: Lehrbuch d. forens. Psychiatrie. Bonn. Marcus & Weber.
123. Derselbe: Kriminalpsychologisches über das weibl. Geschlecht. Zeitschr. f. Psych. 69.
124. Derselbe: Pathologie d. Degenerierten. Deutsche med. Wochenschr. Mai. 1903.
125. Derselbe: Psychologie u. Psychopathologie d. Greisenalters. Med. Klin. 1910.
126. Derselbe: Selbstmord. Jena. G. Fischer. 1911.
127. Jlberg: Lustmord und Lustmörder. Monatsschr. f. Kriminalpsych. 2. S. 596.
128. Derselbe: Die forens. Bedeutung der Dem. paralytica. Arch. f. Krim. Anthropolog. 46. S. 102.
129. Jahrmärker: Über einen forensen Fall von symptomatischer Augenmigräne. (Neurasth.) Zeitschr. f. prakt. Ärzte. 1899. S. 393.
130. Derselbe: Krankhafte Rausch- und Affektzustände. Monatsschr. f. Kriminalpsych. 1908. S. 26.
131. Derselbe und Wedemeyer: Zur Praxis der Entmündigung wegen Geisteskrankheit und Geistesschwäche. Marburg. Elwert. 1908.
132. Jolly, F.: Einfluss der Aphasie auf die Tätigkeit der Testamentserrichtung. Arch. f. Psych. 13. S. 325.
133. Derselbe: Perverser Sexualtrieb und Sittlichkeitsverbrechen. Klin. Jahrb. 1903.
134. Jolly, Ph.: Gutachten über einen Fall von Querulantenwahnsinn. Friedr. Bl. f. ger. Med. 1908.
135. Derselbe: Simulation von Geistesstörung. Ärztl. Sachverst.-Zeit. 1913. S. 214.
136. Jung: Hysterischer Stupor bei einem Untersuchungsgefangenen. Journ. f. Psychol. 1. S. 110.

137. **Jung:** Ärztliches Gutachten über einen Fall von Simulation geistiger Störung. Schweiz. Zeitschr. f. Strafrecht. 17. 1904.
138. **Kaufmann:** Psychologie des Verbrechens. Berlin 1912.
139. **Kirchberg:** Über Eigentumsvergehen bei Dem. paralytica. Arch. f. Psych. 49. H. 3.
140. **Derselbe:** Psychische Störungen während der Geburt. Ibid. 52. S. 1153.
141. **Klein:** Über die Gefahren der Untersuchungshaft. Zeitschr. f. Med.-Beamte. 1909. H. 6.
142. **Klieneberger:** Über Pubertät und Psychopathie. Grenzfragen des Nerven- und Seelenlebens. Wiesbaden 1914.
143. **Kölpin:** Über einen for. interessanten Fall von Manie. Zeitschr. f. Psych. 60. S. 454.
144. **Derselbe:** Mord bei Dem. praecox. Friedr. Bl. f. ger. Med. 1908.
145. **König:** Beiträge zur for.-psychiatr. Bedeutung von Menstruation, Gravidität und Geburt. Arch. f. Psych. S. 685.
146. **Derselbe:** Beiträge zur Simulationsfrage. Ihid. 58. S. 667.
147. **Köppen:** Über Epilepsie und Hysterie in forensischer Beziehung. Klin. Jahrb. 1903. S. 217.
148. **Derselbe:** Somnambulismus und Verbrechen. Char. Ann. 27.
149. **Derselbe:** Zur Lehre von der überwertigen Idee und der Beziehung derselben zum Querulantenwahnsinn. Zeitschr. f. Psych. 51. S. 998.
150. **Kompe:** Idiotie und Imbezillität in strafrechtlicher Beziehung. Friedr. Bl. f. ger. Med. 1904. S. 187.
151. **Kornfeld:** Querulierende Geisteskranke. Jahrb. f. Psych. 17. S. 298.
152. **Derselbe:** Gerichtsärztliches Gutachten, Epileptiker betreffend. Friedr. Bl. f. ger. Med. 98. S. 459.
153. **Derselbe:** Geisteszustand Taubstummer. Zeitschr. f. Psych. 62.
154. **Kraepelin:** Lehrbuch der Psychiatrie. 8. Aufl. Leipzig. Ambr. Barth.
155. **Krafft-Ebing v.:** Gerichtliche Psychopathologie. Stuttgart. Enke.
156. **Kreuser:** Sonderlinge und ihre psychiatrische Beurteilung. Psychiatr. Woch. 15. Jahrg. Nr. 52.
157. **Derselbe und Lenel:** Die Prognostik der Geistesstörungen in § 1569 B. G. B. Zeitschr. f. Psych. 57.
158. **Kürbitz:** Der Kindesmord und seine forens. Bedeutung. Gross' Arch. f. Krim. 60. S. 278.
159. **Kundt:** Diebstahl im Dämmerzustand. Friedr. Bl. f. ger. Med. 1902.
160. **Kurella:** Fetischismus oder Simulation. Arch. f. Psych. 28.
161. **Laquer:** Mitwirkung der Ärzte bei der Ausführung des Fürsorge-Erziehungs-Gesetzes. Vierteljahrschr. f. ger. Med. 3 F. 26. Suppl.
162. **Derselbe:** Der Warenhausdiebstahl. Halle. Marhold. 1907.
163. **Leppmann:** Identische Vererbung und ihre forens. Verwertung. Ärztl. Sachverst.-Zeit. 4. Jahrg. S. 9.
164. **Derselbe:** Über Strafvollzugsunfähigkeit. Ibid. 1905. Nr. 19.
165. **Derselbe:** Mängel des Pflegschafts- und Entmündigungsverfahrens. Ibid. 1913. S. 45.
166. **Derselbe:** Alkohol und Ehescheidung. Ibid. 1905. S. 65.
167. **Lewin:** Ein forens. Fall von chron. Kokainismus. Neur. Zentralbl. 91.
168. **Lilienthal:** Der Hypnotismus und das Strafrecht. Zeitschr. f. d. ges. Strafrechtswiss. Bd. 7. S. 281.
169. **Liszt v.:** Die strafrechtliche Zurechnungsfähigkeit. Ibid. 17. S. 70.
170. **Longard:** Hypnose vor Gericht. (Notzucht in Hypnose). Vierteljahrschr. f. ger. Med. 3. F. 25. S. 1.
171. **Löwenfeld:** Hypnotismus. Wiesbaden. Bergmann. 1901.
172. **Lückerath:** Degenerationspsychosen. Ärztl. Sachverst.-Zeit. 1909. S. 45.
173. **Marbe:** Kinderaussagen in einem Sittlichkeitsprozess. Fortschr. d. Psychol. 1. Bd. Berlin. Teubner.

174. Margulies: Über Selbstanklagen bei Paranoia. Arch. f. Kriminal-Anthrop. 20.
175. Marx: Zurechnungsfähigkeit und Geschäftsfähigkeit. Berl. klin. Wochenschr. 1912. S. 585.
176. Mayer: Simulation und Hysterie. Zeitschr. f. d. ges. Neur. 39. S. 315.
177. Merklin: Sittlichkeitsverbrechen, Zwangsvorstellungen. Ärztl. Sachverst.-Zeit. 1906.
178. Meyer, E.: Ursachen der Geisteskrankheiten. Jena. G. Fischer.
179. Derselbe: Die pathol. Anatomie der Paralyse in ihrer Bedeutung für die forens. Praxis. Ärztl. Sachverst.-Zeit. 1907. Nr. 7.
180. Derselbe: Rausch und Zurechnungsfähigkeit. Arch. f. Psych. 42. H. 1.
181. Derselbe: Epileptoide Zustände bei Alkoholintoxikation. Med. Klin. 13. Nr. 3.
182. Derselbe: Aus der Begutachtung Marine-Angehöriger. Arch. f. Psych. 39. H. 2.
183. Derselbe: 4 Fälle von Brandstiftung. Vierteljahrschr. f. ger. Med. 3. F. 23. Nr. 2.
184. Derselbe: Selbstanzeigen Geisteskranker. Arch. f. Psych. 40. H. 3.
185. Derselbe: Zur Kenntnis des Querulantenwahns. Friedr. Bl. f. ger. Med. 1903.
186. Derselbe: Beitrag zur Kenntnis des induzierten Irreseins und des Querulantenwahns. Arch. f. Psych. 34. H. 1.
187. Derselbe: Beitr. zur Kenntnis des Eifersuchtswahns. Ibid. 46. H. 3.
188. Derselbe: Grab- und Leichenschändung durch Geisteskranke. Ibid. 58. S. 779.
189. Derselbe und Puppe: Über gegenseitige Anziehung und Beeinflussung psychopathischer Persönlichkeiten. Vierteljahrschr. f. ger. Med. 3. F. 43. H. 1.
190. Mezger: Der Krankheitsbegriff im § 51 St.G.B. Zeitschr. f. d. ges. Strafwiss. 33. S. 159.
191. Moeli: Über irre Verbrecher. Berlin 1888.
192. Derselbe: Anstaltsaufnahmen nach § 81 St.P.O. und § 656 Z.P.O. i. Pr. Psychiatr. Wochenschr. 20. S. 235.
193. Derselbe: Bestimmungen über die Entlassung Geisteskranker. Halle. Marhold. 1906.
194. Derselbe: Muss das Verfahren aufgegeben werden, den Strafvollzug wegen Geisteskrankheit zu unterbrechen? (493 St.P.O.) Monatsschr. f. Kriminalpsych. 5. S. 165.
195. Derselbe: Vorübergehende Zustände abnormen Bewusstseins infolge von Alkoholvergiftung und deren forens. Bedeutung. Zeitschr. f. Psych. 57. S. 171.
196. Derselbe: Lüge und Geistesstörung. Ibid. 48. S. 257.
197. Derselbe: Die Geistesstörungen im B.G.B. und der Z.P.O. Berlin. Hirschwald. 1899.
198. Derselbe: Superarbitrium der Witwe G. (Senil.) Vierteljahrschr. f. ger. Med. 3. F. 6. H. 1.
199. Möller: Sittlichkeitsdelikte im epilept. Dämmerzustande. Ibid. 3. F. 44. S. 284.
200. Moenkemöller: Forens. Bedeutung pathologischer Bewusstseinstrübung. Ibid. 3. F. 28. H. 2.
201. Derselbe: Simulation und Verhandlungsfähigkeit. Ibid. 48. S. 301.
202. Derselbe: Die forensische Bedeutung der Neurasthenie. Arch. f. Psych. 54. S. 273.
203. Moerchen: Über Dämmerzustände. Marburg. Elwert. 1901.
204. Derselbe: Degenerierte Frauen höherer Stände. Deutsche med. Wochenschr. 1910. S. 1982.
205. Derselbe: Die Entmündigungssache Peill-Schillings. Psychiatr. Wochenschr. 14. Jahrg. S. 445.
206. Moll: Erdichtete Überfälle. Zeitschr. f. ärztl. Fortbildung. 14. S. 672.
207. Müller: Sammelbericht über Arbeiten auf dem Gebiete der Alkoholpsychosen aus den Jahren 1906—10. Zeitschr. f. d. ges. Neur. Ref. 4. Bd. S. 1.
208. Muralt v.: Über moralisches Irresein. München. Reinhardt. 1903.
209. Niessl v. Mayendorf: Zur forensischen Beurteilung Hysterischer. Arch. f. Psych. 59. S. 301.

210. Nitsche und Wilmanns: Geschichte der Haftpsychosen. Zeitschr. f. d. ges. Neur. 1911. Ref. 3. H. 5/6.
211. Oberndorfer und Steinharter: Die posthypnotischen Aufträge in ihrer psychiatrischen und juristischen Bedeutung. Friedr. Bl. f. ger. Med. 1904. Nr. 4.
212. Pfaffrath: Mädchenstecher. Ärztl. Sachverst.-Zeit. 1903.
213. Patschke: Arteriosklerotische Psychosen in gerichtlicher Beziehung. Vierteljahrschr. f. ger. Med. 3. F. 50. S. 206.
214. Pelmann: Grenzzustände. Bonn. Cohen.
215. Derselbe: Gutachten in der Ehescheidungssache K. gegen K. Psychiatr. Wochenschr. 1900. Nr. 22.
216. Pfister: Zur Kenntnis des Exhibitionismus. Vierteljahrschr. f. ger. Med. 3. F. 26. H. 2.
217. Derselbe: Beleidigung eines Untergebenen durch unzüchtiges Berühren im noktambul. Zustande. Ärztl. Sachverst.-Zeit. 1919. Nr. 3.
218. Pieszeczck: Die gerichtsärztliche Bedeutung der senilen psychischen Erkrankungen. Zeitschr. f. Psych. 73. S. 393.
219. Plaut: Zur forensischen Beurteilung der kongenital Luetischen. Zeitschr. f. d. ges. Neur. 11. S. 639.
220. Rad v.: Zeugnisfähigkeit der Epileptiker. Friedr. Bl. f. ger. Med. 1900.
221. Raecke: Beitr. zur Kenntnis des hysterischen Dämmerzustandes. Zeitschr. f. Psych. 58. S. 115.
222. Derselbe: Stupor bei Strafgefangenen. Ibid. S. 409.
223. Derselbe: Epileptische Wanderzustände. Arch. f. Psych. 43. S. 398.
224. Derselbe: Zwangsvorstellungen und Zwangsantriebe vor dem Strafrichter. Ibid. 43. S. 1251.
225. Derselbe: Zur psychiatrischen Beurteilung sexueller Delikte. Ibid. 49. S. 25.
226. Derselbe: Die Frühsymptome der arteriosklerotischen Gehirnerkrankung. Ibid. 50. H. 2.
227. Derselbe: Geistesstörung u. Kriminalität im Kindesalter. Med. Klin. 1914. Nr. 3.
228. Raimann: Die hysterischen Geistesstörungen. Leipzig u. Wien. Deuticke. 1904.
229. Derselbe: Simulation von Geistesstörung. Jahrb. f. Psych. 1902.
230. Derselbe: Homozide Melancholiker. Wien. Deuticke. 1907.
231. Redlich: Beitrag zur Kenntnis der Pseudologia phantastica. Zeitschr. für Psych. 55. S. 88.
232. Reiss: Verminderte Zurechnungsfähigkeit von Schwerverbrechern. Monatsschrift f. Kriminalpsychol. 1914. S. 308.
233. Derselbe: Gerichtsärztliche Erfahrungen mit geistig Minderwertigen im Heimatsgebiet. Württ. Corr. 1918.
234. Remertz: Morphinismus und Entmündigung. Arch. f. Psych. 53. S. 943.
235. Rettich: Sittlichkeitsdelikte im Greisenalter. Zeitschr. f. Psych. 71. S. 685.
236. Richter: Urkundenfälschung oder willensunfreies Handeln? Ärztl. Sachv.-Zeitschr. 4. S. 179.
237. Rieger: Die Trunksucht und die Suchten. Festschrift für Werneck. Jena. G. Fischer. 1905.
238. Derselbe: Gutachten, ob ein von Paralytischem abgeschlossener Hauskauf rechtsgültig ist. Vierteljahrschr. f. ger. Med. 3. F. 14. H. 2.
239. Roesen: Forensisch-psychiatrische Beurteilung der Heimwehverbrecherinnen. Zeitschr. f. Psych. 70. S. 974.
240. Rüdin: Über die klinischen Formen der Gefängnispsychosen. Ibid. 58.
241. Rupprecht: Straffällige Jugend und psychopathische Minderwertigkeit. Münch. med. Wochenschr. 1911. Nr. 14.
242. Derselbe: Zur Psychologie des jugendlichen Verbrechers der Grossstadt. Ibid. 1910. S. 1592.

243. **Schäfer**: Simulation von Geisteskrankheit. Monatsschr. f. Kriminalpsychol. 10. S. 604.

244. **Schenk**: Psychologie des Trinkers. Ärztl. Sachverst.-Zeit. 1911. S. 501.

245. **Schmidbauer**: Einfluss des Morphinismus auf die strafrechtliche und zivilrechtliche Zurechnungsfähigkeit. Friedr. Bl. f. ger. Med. 37. S. 377.

246. **Schmidt**: Forensisch-psychiatrische Erfahrungen im Kriege. Berlin. Karger. 1918.

247. **Schmidtmann** (Siemerling): Handbuch der gerichtlichen Medizin. Berlin. Hirschwald.

248. **Schneider**: Lehre vom Zwangsdenken in den letzten 12 Jahren. Zeitschr. f. d. ges. Neur. Ref. 1918. S. 113/193.

249. **Schott**: Wiederaufhebung der Entmündigung oder Umwandlung der Entmündigung wegen Geisteskrankheit in solche wegen Geistesschwäche. Friedr. Bl. f. ger. Med. 1904.

250. **Derselbe**: Aus der Praxis der Entmündigung wegen Trunksucht. Zeitschr. f. Psych. 71. S. 213.

251. **Derselbe**: Dämmerzustände und ihre gerichtsärztliche Bewertung. Friedr. Bl. f. ger. Med. 1908.

252. **Derselbe**: Mord bezw. Totschlag und Dem. praecox. Vierteljahrschr. f. ger. Med. 3. F. 30. H. 2.

253. **Derselbe**: Simulation und Geistesstörung. Arch. f. Psych. 41. H. 1.

254. **Schrenck-Notzing v.**: Zur forens. Beurteilung von Sittlichkeitsvergehen mit besonderer Berücksichtigung der psycho-sexuellen Anomalien. Arch. für Krim. Anthrop.

255. **Derselbe**: Die gerichtliche medizinische Bedeutung der Suggestion. Ibid. Bd. 5.

256. **Derselbe**: Das angebliche Sittlichkeitsvergehen des Dr. K. an einem hypnotisierten Kinde. Zeitschr. f. Hypnot. Bd. 8. H. 4.

257. **Schubart**: Jugendlicher Schwachsinn im heutigen und künftigen Strafrecht. Monatsschr. f. Kriminalpsych. 1910. S. 543.

258. **Schultze, E.**: Entmündigung wegen Geisteskrankheit oder Geistesschwäche. Halle. Marhold. 1903.

259. **Derselbe**: Sicherung der Gesellschaft gegen gemeingefährliche Geisteskranke. Arch. f. Psych. 48. S. 1.

260. **Derselbe**: Über krankhafte Wandertriebe. Zeitschr. f. Psych. 60.

261. **Derselbe**: Psychosen bei Militärgefangenen. Jena. 1904 und 1907.

262. **Schultz-Schultzenstein**: Gattenmord bei chronischer Paranoia. Vierteljahrschr. f. ger. Med. 3. F. 27. H. 1.

263. **Schwarzwald**: Die Kriegsdelikte der Psychopathen. Zeitschr. f. d. ges. Neur. 43. H. 3/5.

264. **Seelert**: Pathologie des Querulantenwahns. (Man.) Zeitschr. f. Psych. 73. S. 303.

265. **Seiffer**: Über Exhibitionismus. Arch. f. Psych. 31.

266. **Seige**: Neuere forensisch-psychiatrische und kriminelle Arbeiten. Sammelref. Med. Klin. 1912. S. 789.

267. **Seydel**: Beurteilung perverser Sexualvergehen in foro. Vierteljahrschr. f. ger. Med. 1892.

268. **Siebert**: Hysterische Dämmerzustände. Arch. 60. S. 153.

269. **Derselbe**: Über einen von einem Geisteskranken ausgeführten Raubmord. Zeitschr. f. Psych. 72. S. 485.

270. **Siefert**: Unverbesserliche Gewohnheitsverbrecher usw. Jur.-psych. Grenzfragen. 3. Bd. H. 5.

271. **Derselbe**: Über die Geistesstörungen der Strafhaft. Halle. 1907.

272. **Siemerling**: Geisteskrankheit und Verbrechen. Berlin. Hirschwald. 1909.

273. **Derselbe**: Über die trans. Bewusstseinsstörungen der Epileptiker in forens. Beziehung. Berl. klin. Wochenschr. 1895. Nr. 42.

274. Siemerling: Zur forens. Beurteilung der traumatischen Epilepsie mit konsekutiver Geistesstörung. Tübingen 1895.

275. Derselbe: Sittlichkeitsverbrechen und Geistesstörung. Festschr. Nietleben. 1896.

276. Derselbe: Menstruationspsychosen und ihre forens. Bedeutung. Zeitschr. f. Psych. 62.

277. Derselbe: Kasuistische Beiträge zur forens. Psychiatrie. Vierteljahrschr. f. ger. Med. 3. F. Bd. 12 und 13.

278. Derselbe: Simulation und Geisteskrankheit bei Untersuchungsgefangenen. Berl. klin. Wochenschr. 1905. Nr. 48.

279. Derselbe: Obergutachten über den Geisteszustand des Metzgers F. Sch. (Brandstiftung.) Friedr. Bl. f. ger. Med. 1901.

280. Derselbe: Obergutachten über den Geisteszustand d. B. (ob er bei Unterzeichnung einer Urkunde verfügungsfähig war). Ibid. 1901.

281. Derselbe: 3 Obergutachten betr. Testierfähigkeit. Ibid. 1902.

282. Sioli: Über perverse Sexualempfindung. Zeitschr. f. Psych. 50. S. 897.

283. Derselbe: Gefährdung eines Eisenbahntransportes im maniakalischen Zustande des zirkul. Irreseins. Vierteljahrschr. f. ger. Med. 1889. Bd. 51. S. 369.

284. Sommer: Kriminalpsychologie. Leipzig 1904.

285. Derselbe: Genealogie und Vererbungslehre vom psychiatrischen Standpunkt. Deutsche med. Wochenschr. 1911. S. 1733.

286. Stelzner: Analyse von 200 Selbstmordfällen. Berlin. Karger. 1906.

287. Dieselbe: Die psychopathischen Individuen. Berlin 1911.

288. Stern: Beitr. zur Klinik hyster. Situationspsychosen. Arch. f. Psych. 50. H. 3.

289. Stier: Akute Trunkenheit. Jena 1907.

290. Derselbe: Fahnenflucht und unerlaubte Entfernung. Jur.-psych. Grenzfragen. 2.

291. Strassmann: Zur Frage der Verhandlungsfähigkeit. Monatsschr. f. Kriminalpsych. 10. S. 686.

292. Derselbe: Neuere Erfahrungen über Familienmord. Vierteljahrschr. f. ger. Med. 3. F. 51. S. 54.

293. Derselbe: Die verminderte Zurechnungsfähigkeit. Ibid. 30. H. 1.

294. Strohmayer: Psychopathologie des Kindesalters. Tübingen. 1910.

295. Thomas: Mordtaten von Geisteskranken. Vierteljahrschr. f. ger. Med. 3. F. 24. H. 1.

296. Tintemann: Tötung mehrerer Personen durch einen Epileptiker im Dämmerzustand. Ärztl. Sachverst.-Zeit. 22. S. 49.

297. Derselbe: Beitrag zur Psychologie der Verbrechen im Rausch. Monatsschr. f. Kriminalpsych. 1914. S. 166.

298. Thomsen: Praktische Bedeutung des manisch-depressiven Irreseins. Med. Klin. 1910. Nr. 45/46.

299. Derselbe: Exhibitionismus. Zeitschr. f. Psych. 53. S. 650.

300. Többen: Gerichtsärztliche Begutachtung der Dämmerzustände. Vierteljahrschr. f. ger. Med. 3. F. 36.

301. Derselbe: Beitrag zur Psychologie und Psychopathologie der Brandstifter. Berlin. Springer. 1917.

302. Tuczeck: Geisteskrankheit und Geistesschwäche nach dem B.G.B. Psych. Wochenschr. 1900. Nr. 34.

303. Derselbe: Begriff und Bedeutung der Demenz. Monatsschr. f. Psych. 14.

304. Veit: Über Kriminalität der Epileptiker. Epilepsia. Bd. 2.

305. Vocke: Entmündigung wegen Geisteskrankheit oder Geistesschwäche. Zeitschrift f. Psych. 1903.

306. Vogt: Epilepsie im Kindesalter. Berlin. Karger.

307. Derselbe: Zur Fürsorgeerziehung. Monatsschr. f. Kriminalpsych. 5. S. 158.

308. Voss: Entartung und Entartungsirresein. Deutsche med. Wochenschr. 1919.

309. **Wachsmuth:** Mord und Selbstmord im katatonischen Dämmerzustand. Ärztl. Sachverst.-Zeit. 17.

310. **Derselbe:** Doppelmord, Mordversuch, Selbstmordversuch bei Katatonie. Fiiedr. Bl. f. ger. Med. 1908.

311. **Wagner v. Jauregg:** Späte Charakterveränderung mit Auftreten eines paranoiden Zustandes (L. cerebri). Jahrb. f. Psych. 38. S. 1.

312. **Waldschmidt:** Über die bestehenden Möglichkeiten zur Unterbringung trunksüchtiger Personen. Monatschr. f. Kriminalpsych. 1914.

313. **Wassermeyer:** Übersicht über die in den Jahren 1901—10 begutachteten Marineangehörigen. Arch. f. Psych. 55. H. 3. (Pathologischer Rausch.)

314. **Derselbe:** Zur Begutachtang bei Raubmord. Friedr. Bl. f. ger. Med. 1913.

315. **Derselbe:** Streitige geistige Krankheit bei Lues cerebri. Friedr. Bl. f. ger. Med. 1909.

316. **Derselbe:** Geisteskrankheit oder Simulation. Ibid. 1912.

317. **Weber:** Unterbringung geisteskranker Verbrecher. Ergebn. der Neur. und Psych. 1. Bd. 3. H.

318. **Derselbe:** Die Praxis bei der Durchführung der Pflegschaft nach dem B.G.B. Monatsschr. f. Kriminalpsych. 9. S. 257.

319. **Derselbe:** Zur for.-psych. Beurteilung von Eheangelegenheiten. Ärztl. Sachverst.-Zeit. 22. S. 157.

320. **Derselbe:** Einfache Betrunkenheit oder pathologischer Rausch. Klinik für psych. und nerv. Krankh. 1900. H. 3.

321. **Derselbe:** Diebstahl aus sexuellen Motiven. Zeitschr. f. Psych. 55. S. 177.

322. **Weiler:** Mord und Mordversuch bei Dem. praecox. Friedr. Bl. f. ger. Med. 1914. S. 257.

323. **Derselbe:** Mord im epileptischen Dämmerzustande. Ibid. 1913. S. 161.

324. **Westphal, A.:** Beitr. zur forens. Psychiatrie. Char. Ann. 19.

325. **Derselbe:** Über psychische Infektion. Ibid. 20. S. 664.

326. **Derselbe:** Über hysterische Dämmerzustände und das Symptom des Vorbeiredens. Neur. Zentralbl. 1903. H. 1.

327. **Weygandt:** Zurechnungsfähigkeit und Rechtssicherheit. Vierteljahrschr. f. ger. Med. 3. F. 47. S. 281.

328. **Derselbe:** Bedeutung des Schwachsinns und der Epilepsie für das B.G.B. Zeitschr. f. Behandlung des jugendlichen Schwachsinns. 17.

329. **Derselbe:** Vergehen im Amt eines degenerativ-homosexuellen Alkoholisten. Gross' Arch. f. Krim. Anthrop.

330. **Derselbe:** Imbezillität vom klinischen und forensischen Standpunkt. Deutsche med. Wochenschr. 1909. Nr. 46.

331. **Derselbe:** Begutachtung bei Paralyse und Syphilis des Zentralnervensystems. Neur. Zentralbl. 1913. S. 1342.

332. **Wickel:** Fahnenflucht und Geistesstörung. Friedr. Bl. f. ger. Med. 99.

333. **Derselbe:** Sittlichkeitsverbrechen und Geistesstörung. Vierteljahrschr. für ger. Med. 3. F. 25. H. 2.

334. **Wildermuth:** Zurechnungsfähigkeit der Hysterischen. Jur.-psych. Grenzfragen 2. H. 1/2.

335. **Wilhelmi:** Gutachten über Totschlag, ob in Bewusstlosigkeit durch Trunkenheit verübt? Vierteljahrschr. f. ger. Med. 3. F. 24. H. 1.

336. **Wilmanns:** Heimweh oder impulsives Irresein? Monatsschr. f. Kriminalpsych. 3. S. 136.

337. **Derselbe:** Über Gefängnispsychosen. Halle. Marhold. 1908.

338. **Derselbe:** Beitr. zur Psychologie der Kinderaussagen. Vierteljahrschr. f. ger. Med. 3. F. 47. S. 102.

339. **Wollenberg:** Grenzen der strafrechtlichen Zurechnungsfähigkeit bei psych. Krankheitszuständen. Zeitschr. f. Psych. 56.

340. **Wollenberg:** .Forensische Bedeutung der Krampfkranken. Münch. med. Wochenschrift 1898. S. 1603.
341. **Derselbe:** Forensisch-psychiatrische Bedeutung des Menstruationsvorganges. Monatsschr. f. Kriminalpsych. 1904. S. 36.
342. **Derselbe:** Über das Querulieren Geisteskranker. Jur.-psych. Grenzfragen 2.
343. **Ziehen:** Psychiatrie. Leipzig. Hirzel.
344. **Derselbe:** Zur Lehre von den psychopathischen Konstitutionen. Char. Ann. 34.
345. **Derselbe:** Neuere Arbeiten über path. Unzurechnungsfähigkeit. Monatsschr. f. Psych. 5. S. 52.
346. **Ziemke:** Zur Entstehung sex. Perversitäten und ihre Beurteilung vor Gericht. Arch. f. Psych. 51. S. 420.
347. **Zingerle:** Transitorische Geistesstörungen und deren forens. Beurteilung. Jur.-psychiatr. Grenzfragen. Bd. 8. H. 7.
348. **Derselbe:** Über das Greisenalter in forensischer Beziehung. Arch. f. Krim. Anthrop. 40. S. 1.

Sachregister.

Die Anatomie des Menschen. Mit Hinweisen auf die ärztliche Praxis.

Von Prof. Dr. **Friedrich Merkel** in Göttingen.

*I. Abt.: Allgemeine Gewebelehre: Grundzüge der Entwicklungslehre: 1913. Geb. Mk. 8.—.
*II. Abt.: Skelettlehre. Passiver Bewegungsapparat: Knochen und Bänder. 1913. Textband geb. Mk. 6.— und Atlas geb. Mk. 6.—.
*III. Abt.: Muskellehre. Aktiver Bewegungsapparat. 1914. Textband geb. Mk. 5.— und Atlas geb. Mk. 5.—.
*IV. Abt.: Eingeweidelehre. 1915. Textband geb. Mk. 7.— und Atlas geb. Mk. 10.—,
*V. Abt.: Haut, Sinnesorgane und nervöse Zentralorgane. 1917. Textband geb. Mk. 7.— und Atlas geb. Mk. 10.—.
VI. Abt.: Peripherische Nerven. Gefässsystem. Inhalt der Körperhöhlen. 1918. Textband geb. Mk. 8.— und Atlas geb. Mk. 10.—

Grundriss der pathologischen Anatomie. Von Professor Dr. H. Schmaus, München. Dreizehnte und vierzehnte Auflage. Herausgegeben von Prof. Dr. G. Herxheimer in Wiesbaden. Mit über 800 grösstenteils farbigen Abbildungen im Text und auf 7 Tafeln. 1919. Der spezielle Teil erscheint in Kürze. I. Allgem. Teil Mk. 24.—.

***Lehrbuch der Zahnheilkunde.** Von Professor Dr. Port, Direktor des zahnärztlichen Instituts in Heidelberg und Professor Dr. Euler, Vorstand des zahnärztl. Instituts in Erlangen. Mit 606 teils farbigen Abbildungen. 1915. Geb. Mk 20.—.

Lehrbuch der topographischen Anatomie. Von Professor Dr. H. K. Corning in Basel. Mit 677 meist farbigen Abbildungen. Achte und neunte Auflage. 1918. Geb. Mk. 30.—.

Lehrbuch der Ohren-, Nasen- und Kehlkopf-Krankheiten. Nach klinischen Vorträgen für Studierende und Ärzte. Von Geh. Med.-Rat Prof. Dr. O. Körner, Rostock. Sechste und siebente Auflage. Mit 251 teils farbigen Abbildungen. 1918. Geb. Mk. 18.—.

***Grundriss der chirurgisch-topographischen Anatomie.** Von Geh. Med.-Rat Prof. Dr. O. Hildebrand in Berlin. Dritte Auflage. Mit 194 teils mehrfarbigen Abbildungen. 1913. Geb. Mk. 12.60.

Grundriss zum Studium der Geburtshilfe. Von Geh. Rat Dr. E. Bumm, Prof. und Direktor der Universitäts-Frauenklinik in Berlin. Zwölfte Auflage. Mit über 600 bildlichen Darstellungen. 1919. Gebd. Mk. 36.—.

Lehrbuch der Harnanalyse. Von Prof. Dr. Ivar Bang in Lund. 1918. Geb. Mk. 7.60.

Taschenbuch der mediz.-klinischen Diagnostik. Von Prof. Dr. O. Seifert, Würzburg und Prof. Dr. F. Müller in München. Zwanzigste Auflage. 1918. Geb. Mk. 10.—.

Der Sektionskurs. Kurze Anleitung zur pathol.-anatomischen Untersuchung menschlicher Leichen. Von Prof. Dr. B. Fischer, Direktor des Senckenbergschen Patholog. Instituts an der Universität Frankfurt a. M. Unter Mitwirkung von Privatdozent Dr. E. Goldschmid und Bildhauer Benno Elkan. Mit 92 zum Teil farb. Abbildungen. Geb. Mk. 10.—.

*** Hierzu Teuerungszuschlag.**